全国高职高专院校药学类专业核心教材

中医药概论

（供药学类、中医药类专业用）

主　编　李智红
副主编　梁少帅　杨周赟　周雪峰　杨丽蓉
编　者　（以姓氏笔画为序）
　　　　王　烨（重庆护理职业学院）
　　　　王　菁（北京卫生职业学院）
　　　　田　丹（长春医学高等专科学校）
　　　　李　欧（乐山职业技术学院）
　　　　李智红（重庆三峡医药高等专科学校）
　　　　杨　烨（江苏医药职业学院）
　　　　杨丽蓉（广东江门中医药职业学院）
　　　　杨周赟（四川中医药高等专科学校）
　　　　邱　麒（福建卫生职业技术学院）
　　　　张　芳（雅安职业技术学院）
　　　　周雪峰（重庆三峡医药高等专科学校）
　　　　黄金山（重庆三峡医药高等专科学校附属中医院）
　　　　梁少帅（山东中医药高等专科学校）

中国健康传媒集团
中国医药科技出版社

内容提要

本教材为"全国高职高专院校药学类专业核心教材"之一，根据全套教材的总体编写思路和原则，结合药学类专业人才培养目标及中医药概论的课程标准要求编写而成。全书分为基础篇、诊断篇、治疗篇和临床篇四篇，内容涵盖中医药学的发展简史及基础理论知识，诊断的方法及辨证、中医体质、养生与预防、中药基础、常用中药、方剂基础知识、常用方剂及中成药，临床常见病选方指导。针对专业特点及岗位需求，本书还设立了实训及附录，便于学生学习。本教材为书网融合教材，即纸质教材有机融合电子教材、教学配套资源（PPT、微课、图片等）、题库系统、数字化教学服务（在线教学、在线作业、在线考试），使数字资源更加多样化、立体化。

本教材供全国高职高专院校药学类、中医药类专业师生参考使用。

图书在版编目（CIP）数据

中医药概论/李智红主编. —北京：中国医药科技出版社，2022.8（2024.8 重印）.

全国高职高专院校药学类专业核心教材

ISBN 978 – 7 – 5214 – 3251 – 0

Ⅰ.①中… Ⅱ.①李… Ⅲ.①中国医药学 – 高等职业教育 – 教材 Ⅳ.①R2

中国版本图书馆 CIP 数据核字（2022）第 086160 号

美术编辑　陈君杞
版式设计　友全图文

出版　**中国健康传媒集团** | 中国医药科技出版社

地址　北京市海淀区文慧园北路甲 22 号

邮编　100082

电话　发行：010 – 62227427　邮购：010 – 62236938

网址　www.cmstp.com

规格　889mm × 1194mm $\frac{1}{16}$

印张　26 $\frac{1}{2}$

字数　840 千字

版次　2022 年 8 月第 1 版

印次　2024 年 8 月第 4 次印刷

印刷　大厂回族自治县彩虹印刷有限公司

经销　全国各地新华书店

书号　ISBN 978 – 7 – 5214 – 3251 – 0

定价　**79.00 元**

获取新书信息、投稿、为图书纠错，请扫码联系我们。

出版说明

为了贯彻党的十九大精神，落实国务院《国家职业教育改革实施方案》文件精神，将"落实立德树人根本任务，发展素质教育"的战略部署要求贯穿教材编写全过程，充分体现教材育人功能，深入推动教学教材改革，中国医药科技出版社在院校调研的基础上，于2020年启动"全国高职高专院校护理类、药学类专业核心教材"的编写工作。

党的二十大报告指出，要办好人民满意的教育，全面贯彻党的教育方针，落实立德树人根本任务，培养德智体美劳全面发展的社会主义建设者和接班人。教材是教学的载体，高质量教材在传播知识和技能的同时，对于践行社会主义核心价值观，深化爱国主义、集体主义、社会主义教育，着力培养担当民族复兴大任的时代新人发挥巨大作用。在教育部、国家药品监督管理局的领导和指导下，在本套教材建设指导委员会和评审委员会等专家的指导和顶层设计下，根据教育部《职业教育专业目录（2021年）》要求，中国医药科技出版社组织全国高职高专院校及其附属机构历时1年精心编撰，现该套教材即将付梓出版。

本套教材包括护理类专业教材共计32门，主要供全国高职高专院校护理、助产专业教学使用；药学类专业教材33门，主要供药学类、中药学类、药品与医疗器械类专业师生教学使用。其中，为适应教学改革需要，部分教材建设为活页式教材。本套教材定位清晰、特色鲜明，主要体现在以下几个方面。

1. 体现职业核心能力培养，落实立德树人

教材应将价值塑造、知识传授和能力培养三者融为一体，融入思想道德教育、文化知识教育、社会实践教育，落实思想政治工作贯穿教育教学全过程。通过优化模块，精选内容，着力培养学生职业核心能力，同时融入企业忠诚度、责任心、执行力、积极适应、主动学习、创新能力、沟通交流、团队合作能力等方面的理念，培养具有职业核心能力的高素质技能型人才。

2. 体现高职教育核心特点，明确教材定位

坚持"以就业为导向，以全面素质为基础，以能力为本位"的现代职业教育教学改革方向，体现高职教育的核心特点，根据《高等职业学校专业教学标准》要求，培养满足岗位需求、教学需求和社会需求的高素质技术技能型人才，同时做到有序衔接中职、高职、高职本科，对接产业体系，服务产业基础高级化、产业链现代化。

3. 体现核心课程核心内容，突出必需够用

教材编写应能促进职业教育教学的科学化、标准化、规范化，以满足经济社会发展、产业升级对职业人才培养的需求，做到科学规划教材标准体系、准确定位教材核心内容，精炼基础理论知识，内容适度；突出技术应用能力，体现岗位需求；紧密结合各类职业资格认证要求。

4. 体现数字资源核心价值，丰富教学资源

提倡校企"双元"合作开发教材，积极吸纳企业、行业人员加入编写团队，引入一些岗位微课或者视频，实现岗位情景再现；提升知识性内容数字资源的含金量，激发学生学习兴趣。免费配套的"医药大学堂"数字平台，可展现数字教材、教学课件、视频、动画及习题库等丰富多样、立体化的教学资源，帮助老师提升教学手段，促进师生互动，满足教学管理需要，为提高教育教学水平和质量提供支撑。

编写出版本套高质量教材，得到了全国知名专家的精心指导和各有关院校领导与编者的大力支持，在此一并表示衷心感谢。出版发行本套教材，希望得到广大师生的欢迎，对促进我国高等职业教育护理类和药学类相关专业教学改革和人才培养做出积极贡献。希望广大师生在教学中积极使用本套教材并提出宝贵意见，以便修订完善，共同打造精品教材。

数字化教材编委会

主　编　李智红
副主编　梁少帅　杨周赟　周雪峰　杨丽蓉
编　者　（以姓氏笔画为序）
　　　　王　烨（重庆护理职业学院）
　　　　王　菁（北京卫生职业学院）
　　　　田　丹（长春医学高等专科学校）
　　　　李　欧（乐山职业技术学院）
　　　　李智红（重庆三峡医药高等专科学校）
　　　　杨　烨（江苏医药职业学院）
　　　　杨丽蓉（广东江门中医药职业学院）
　　　　杨周赟（四川中医药高等专科学校）
　　　　邱　麒（福建卫生职业技术学院）
　　　　张　芳（雅安职业技术学院）
　　　　周雪峰（重庆三峡医药高等专科学校）
　　　　黄金山（重庆三峡医药高等专科学校附属中医院）
　　　　梁少帅（山东中医药高等专科学校）

前　言

本教材是"全国高职高专院校药学类专业核心教材"之一，教材编写严格按照高等职业教育药学类相关专业教学标准要求编写，围绕专业课程核心内容，精炼基础理论知识，内容适度；专业知识加强针对性和应用性，贴合行业岗位能力需求，教材在内容上以学生毕业后从事药品生产、经营、流通、使用等工作岗位应具备的中医药学基本知识和基本技能为依据，以"必需、够用"为度，强调基本技能的培养。

教材的编写秉持立德树人，以学生为中心的理念，以传播中医药防治疾病、维护健康的重要基础知识为目的，根据药学类相关专业岗位需求进行设计，注重中医药学的传统特色与实践结合，涵盖中医基础理论（含中医诊断）、中药、方剂与中成药、临床常见病选方指导等四篇、十五章内容。根据实际工作需要，结合"理、法、方、药"的中医诊治思维和知识体系精髓，将中医药知识分为基础篇、诊断篇、治疗篇和临床篇，同时从专业特点及岗位需求出发，设立实训和附录。

教材内容注重学生实践能力培养，以典型案例为引领，将教学内容与实践紧密相接，使学生能够更多地了解实际岗位知识和技能，做到学以致用。每章均设计了"学习目标"，以增强学习的目的性和主动性；设计"情景导入""药爱生命"，生动展现知识点，同时也引入课程思政元素，塑造学生职业素质能力；设计"看一看""想一想"，有效拓展课堂内容；设计"练一练""目标检测"和配套数字资源，引导学生课后反思和自主学习，提升学生学习能力和中医思辨能力。

本教材参考了国内相关教材的部分内容，在此深表谢意。感谢本教材编委所在院校对本教材编写工作的大力支持。

虽经编写组人员努力工作，但由于水平所限，内容难免有不够严谨之处，望各院校师生在使用教材的过程中提出宝贵的意见和建议，以便于进一步修订提高。

编　者
2022 年 5 月

目 录

第一篇　基础篇

第二篇　诊断篇

第三篇　治疗篇

第四篇 临床篇

1

第一篇
基础篇

第一章 绪 论

> **学习目标**
>
> **知识目标：**
> 1. **掌握** 中医药理论体系的主要特点。
> 2. **熟悉** 中医药的典型代表著作及著名医家。
> 3. **了解** 中医药理论体系的形成和发展概况。
>
> **技能目标：**
> 1. 能正确理解中医药的基本特点。
> 2. 能正确列举中医药的经典著作和著名医家。
>
> **素质目标：**
> 熟悉中医药文化，树立文化自信。

导学情景

情景描述：据晋代史学家陈寿所著的《三国志》记载，有一天同在衙门里当差、同住一个屋檐下的倪寻和李延同时生病了，一起找华佗诊治。两人主诉症状一模一样，都是头痛、发热。华佗为二人诊治后，给倪寻开了导泻的药物（如大黄、芒硝一类的药物），而给李延开了发汗的药物（如麻黄、桂枝一类的药物）。

情景分析：贪凉受冷所致，多为感冒，当以祛邪解表。

讨论：倪寻和李延同住一起，又同时病倒，病症一样都是头痛、发烧，为什么华佗先生却给二人用了不同的药呢？

学前导语：华佗先生的这一则医案故事就是典型的同病异治的代表性医案。中医诊治强调辨证论治，诊治疾病一定要针对具体的病因病机。倪寻、李延二人虽然病情、症状相同，但是引起疾病的原因和疾病的发展情况是不一样的。倪寻的病是因为里实证引起的，病邪在体内，所以用泻下的方法，让病邪从体内排出；而李延的病是因为表实证引起的，病邪在体表，所以用发汗的方法，让病邪随汗而解。

中医药是中华民族几千年传承下来的医学实践经验的结晶，凝聚着中华民族的博大智慧，是中华文明的瑰宝。在科学技术飞速发展的今天，中医药仍以其独特完整的理论体系和卓越的疗效，表现出越来越旺盛的生命力，因此，继承和发扬中医药是我们义不容辞的神圣职责。中医药概论是介绍中医学、中药学的基础理论和基本知识的一门学科，主要研究中医基础理论、中药及方剂学等的基本理论，研究各种中药的来源、采制、性能，中药及方剂的功效及临床应用等基础知识。

第一节 中医药学的发展简史

中医药是劳动人民在长期的生产、生活实践中逐步积累和创造的产物。因为生存的需要，我们的祖先在生活、劳动以及适应自然环境的斗争中，自发形成了疗伤治病的原始医学知识，并不断地丰富、总结和发展，逐步形成了以整体观念为指导思想，以中国古代哲学的精气学说和阴阳五行学说为思维模式，以脏腑经络和精气血津液的生理、病理为核心，以辨证论治为诊疗特点的独特的医学理论体系。

一、中医药学的萌芽

从远古时期到春秋时期，人们通过实践逐步发现、认识和使用药物，从感性的经验过渡到理性的认识，从最初的口耳相传到形成文字记载，这是中医药的起源阶段和萌芽时期。

"神农尝百草"和"药食同源"形象地概括了药物知识萌芽的实践过程。在原始社会人与自然的斗争中，中医药学有了最初的萌芽。在采食植物过程中，人类逐渐发现食用了某些植物后具有减轻或消除病痛的功效，并有意识地加以利用，渐渐积累了某种植物对特定疾病治疗作用的经验。随着狩猎、渔业及采矿业的发展，古人逐步了解到了某些动物的脂肪、血液、内脏、骨骼、甲壳及某些矿物等的食用价值和治疗作用，从而积累了一些动物及矿物药的知识。饮食方式的改进，如火的应用，烹调术的进步，酒、醋的发现，催生了早期药物加工、应用技术，出现炮炙、配伍和汤剂、酒剂等。

远古人类通过对自然界动物习性的观察及自身对疾病的体验，发现了某些植物的茎、叶对伤口的特殊治疗作用，积累了药物外敷的经验；并在无意识用手抚摸、压迫受伤部位时，起到了散瘀消肿、减轻疼痛的作用，或用一些尖硬物体，如石头、荆棘等刺激身体的某些疼痛部位或刺破身体的病变部位，出现了意想不到的疼痛减轻现象，逐渐形成并积累了按摩和运用骨针治疗的经验；发现用冷或热的物体对身体局部进行冷、热刺激，可以减轻某些疾病的症状，逐渐积累了运用砭石治疗的经验。古人对这些经验反复进行总结，由此产生了按摩和运用砭石、骨针治疗的方法，并在此基础上逐渐发展为针刺、艾灸和推拿疗法，进而形成了经络等学说。

人类在这一时期积累了较为丰富的中医药知识，为中医药学的形成奠定了基础。

二、中医药学理论体系的确立

从奴隶社会到春秋时期，人类的认识能力不断提高，随着社会政治的巨变，经济、文化飞速发展；诸子蜂起、百家争鸣，学术繁荣；元气论、阴阳五行学说等哲学思想日益成熟，为中医学理论体系的形成提供了理论方法和思想基础。同时医疗活动更为活跃，积累了丰富的医疗经验和临床用药经验，为中医药学理论体系的形成做好了准备。通过无数医家的努力，使其得以不断发展，逐渐形成其独具特色的理论体系，《黄帝内经》《难经》《伤寒杂病论》《神农本草经》等医学经典著作的出现标志着中医药学理论体系的初步形成。

中国最早的文字商代甲骨文已有了疾病和医药卫生的记载，周代开始有了医学最早的分科，将医学分为四科，即食医（营养医）、疾医（内科）、疡医（外科）、兽医，并建立了一套医政组织和医疗考核制度，开展除虫、灭鼠、改善环境卫生等防病调护活动。春秋时期秦国医生医和提出了著名的"六气病源"病因学说，该学说提出了阴、阳、风、雨、晦、明六气致病的观点，是后世形成的风、寒、暑、湿、燥、火"六淫病源"说的基础，被后世称为病因理论的创始者。

在《管子》《论语》《国语》等书中，开始出现一些重要的医学名词术语，出现有关于精、气、神与气血的论述，认为一切有形的物质，都是由无形的气变化而来的，人也是由气生成的。人的生成是由于"天出其精，地出其形，合此以为人"。气和精是构成万物的精微物质。此外，认为世上万物的生成变化都是神作用的结果，人的机体是由气血来决定少、壮、衰、老。《史记·扁鹊仓公列传》记载神医扁鹊重视病情观察，提出了"切脉、望色、写形、言病之所在"，为中医独创的诊断技术——四诊和后世的辨证论治提供了理论依据。这些医学概念为后世医学理论的形成打下了基础。

药爱生命

　　一次，扁鹊路过虢国，适逢虢太子清晨鸡鸣时突然死去，全国上下在举行祈祷，向侍从打听，方知虢太子死了还不过半日，还未掩埋。扁鹊请求进去看看，并说虢太子也许还有生还的希望。侍从不相信，扁鹊灵机一动，告诉侍从说，太子的鼻翼一定还在扇动，大腿内侧一定是温暖的。侍从半信半疑地将话告诉了国王。国王十分诧异，忙把扁鹊迎进宫中。扁鹊一面安慰国王，一面让徒弟子阳磨制石针，针刺太子头顶的百会穴。一会儿，太子竟渐渐苏醒过来，扁鹊又让弟子子豹用药物灸其两胁，太子便能慢慢地坐起来！经过中药的进一步调理，太子二十来天便康复如初。这事很快传遍各地，扁鹊走到哪里，哪里就有人说："他就是使死人复活的医生！"扁鹊听了谦逊地说："我哪里能使死人生还呢，太子患的是尸厥症，本来就没有死，我只不过是使他苏醒过来罢了。"

　　后来，人们常用"起死回生"这个词来形容医生的高超技艺。

　　约成书于春秋战国至秦汉时期的《黄帝内经》是我国医学史上现存最早医学理论专著，它的问世标志着中医药学理论的确立。《黄帝内经》简称《内经》，包括《素问》和《灵枢》两部分，各有9卷，81篇，合计18卷，162篇，包括阴阳、五行、藏象、经络、病机、诊法、辨证、治则治法、五运六气以及针灸、汤液、养生等。《黄帝内经》中所述的医学内容，处于当时世界的先进水平，在人体形态学方面，关于人体的骨骼、血脉的长度、内脏器官的大小和容量等方面的记载，基本符合实际情况。如《黄帝内经》中记载食管和肠管的长度比例为1∶35，这与现代测量的1∶37非常接近。心主血脉的理论，认为血液在脉管中"流行不止，环周不休"，这种认识比英国哈维在公元1628年发现血液循环早1000多年，大大超越了当时的世界先进水平。《黄帝内经》不仅反映了当时医学发展的成就，而且为中医药学理论体系的确立奠定了基础，是中医药学发展的基础。

　　《难经》是继《黄帝内经》之后的又一部医学经典著作，是一本在当时可与《内经》媲美的古典医籍，成书于汉以前，相传系秦越人所著。共设81个疑难问题，故又称《八十一难》。它一方面继承和发扬了《黄帝内经》在脏腑、经络、疾病、针灸等方面的精髓，另一方面又以崭新的视角论述了脉诊和奇经的理论，它提出的命门、三焦等新的观点，进一步完善了中医理论，促进了中医学的发展，备受后世医家的推崇。该书提出的"独取寸口"的诊脉方法，至今仍运用于中医临床，有"脉学之父"之美誉。

　　《神农本草经》简称《本经》或《本草经》，是我国现存最早的药物学专著。成书于东汉末期，由众多医家不断搜集整理之后成书。全书共收载药物365种，其中植物药252种，动物药67种，矿物药46种。书中提出中药最早的分类法，根据药物的养生、治病、有无毒性等特点，将药物分为上、中、下三品，上品药多属补养类，毒性小或无毒；中品药多系补养而兼有攻治疾病作用的药物，有的有毒，有的无毒；下品药大多是除寒热、破积聚等攻治疾病的药物，其中有毒的居多，不可久服。《神农本草经》提出了中药的性味理论，即寒、热、温、凉四气和辛、甘、酸、苦、咸五味，为中药理论的确立奠定了基础。书中所载黄连治痢、常山截疟、麻黄平喘、水银疗疥疮等，都行之有效，属于世界药物学史上最早的记载。

　　《伤寒杂病论》是我国现存最早的一部临床医学专著。为东汉末年医家张仲景（后世誉之为"医圣"）所著。张仲景"勤求古训，博采众方"，在《内经》《难经》等理论指导下，总结吸纳前人及同时期医家的医疗经验，同时结合自己的临床实践撰写成《伤寒杂病论》。书中创造性地融理、法、方、药于一体，将中医基础理论与临床实践紧密结合起来，为我国临证医学的形成和发展奠定了坚实的基础。《伤寒杂病论》开创了辨证论治的先河，确立了辨证论治的理论体系。后世医家在整理过程中将该书分为《伤寒论》和《金匮要略》两部，前者以六经辨证方法论述外感疾病为主，后者以脏腑辨证方法论述内伤杂病为主。《伤寒论》载方113首，《金匮要略》载方262首，除去重复的方，两书实载方剂269首，使用药物达214种。在剂型研制、组方用药及其加减上都有独到见解，书中所载方剂组方严谨、用药精当、疗效显著，该书对医学发展影响很大，被誉为"方书之祖"。

同时期的名医华佗，首创麻沸散，进行全身麻醉，施行外科手术，是世界医学史上是最早的记载。华佗被誉为"外科鼻祖"。华佗精通内、外、妇、儿各科，提倡锻炼身体，增强体质，模仿虎、鹿、熊、猿、鸟五种禽兽的动作姿态创编了"五禽戏"，奠定了我国体育保健的基础，开创了体育运动疗法的先河。

总之在先秦、秦、汉时期，中医药学无论在人体结构、生理、病理、诊法、辨证、治则、治法等基础理论方面，还是中药在临床的运用等各个领域都有丰富的经验和知识积累，中医药学基本理论开始确立和完整理论体系的开始形成。

练一练

哪位医家开创了辨证论治的先河（　　）

A. 孙思邈　　　　B. 张仲景　　　　C. 扁鹊　　　　D. 华佗　　　　E. 李时珍

答案解析

三、中医药学理论体系的发展

随着时代的不断进步，中医药理论不断丰富，治疗技术日益提高，临床各科逐渐形成，中医药理论体系也进一步成熟和发展。

（一）晋隋唐时期

晋隋唐时期，中医药理论更加系统化，临床医学各科日趋分化渐至成熟。西晋时期王叔和的《脉经》是我国现存最早的脉学专著。该书集汉以前脉学之大成，详述了脉学的辨脉方法，提出24种脉象，确立了寸口诊脉法，首创"三部九候"及脏腑分配原则，对脉学的形成和发展有极大的推动作用。皇甫谧的《针灸甲乙经》是我国现存第一部针灸学专著，此书为后世的针灸学发展奠定了基础。

陶弘景所著《本草经集注》，对《神农本草经》进行校勘整理和注释，并增补了名医用药经验。全书7卷，载药730种，较《神农本草经》药物品种增加了一倍。雷敩所撰《雷公炮炙论》是我国现存最早的一部炮制类专著。全书分上、中、下三卷，载药300种，涉及药物的炮制经验和方法。炼丹术和制药化学在这一时期也居世界领先地位，著名炼丹家有晋代葛洪、梁代陶弘景。至唐代，炼丹技术进一步发展，炼制的轻粉、红升丹、白降丹至今仍为外科所常用。

隋代巢元方等编著的《诸病源候论》，重视对病源的探讨和各科病证症状的描述，是我国现存第一部病因病机证候学专著。唐代政府于659年颁行了由苏敬等人主持编撰的《新修本草》（又名《唐本草》）。这是我国历史上第一部由政府颁行的药典，也是世界上最早的国家药典。它比欧洲纽伦堡政府1542年颁行的《纽伦堡药典》早883年。该书共54卷，包括本草、药图、图经三部分，载药850种，在国外影响较大。

唐代医家孙思邈集毕生之精力，著成《备急千金要方》《千金翼方》，有"药王"之誉。《备急千金要方》分为30卷，合方论5300首；《千金翼方》亦30卷，载方2571首。两书对临床各科、针灸、食疗、预防、养生等均有论述。尤其在营养缺乏性疾病防治方面，成就突出。如认为瘿病（指甲状腺肿类疾病）是因人们久居山区，长期饮用一种不好的水所致，劝告人们不要久居这些地方；对夜盲症患者，采用动物肝脏治疗等。孙思邈还提出"大医精诚"，体现了中医对医道精微、心怀至诚、言行诚谨的追求，是中华民族高尚的道德情操和卓越的文明智慧的体现，是中医药文化的核心价值理念。

王焘著成《外台秘要》，全书共40卷，1104门（据今核实为1048门），载方6000余首，内容包括临床各科、各家方书所载方药，尚有来自于民间的单方、验方、名方，书中记载了消渴病人尿甜等，为后世提供了宝贵经验，是唐代又一部规模巨大的综合性医籍，可谓集唐以前方书之大成。

👁 **看一看**

《肘后备急方》，原名《肘后救卒方》，为东晋葛洪所著。书名翻译过来即"袖珍急救手册"。古代人的衣袖很宽大，通常在袖子里靠近肘部的地方缝有小口袋，用来装随身物品。此书篇幅精练，可供人们放入肘后的口袋随身携带，以备遇到急症之时查阅，故得名。书中总结和创新了许多有科学价值的内外治法，增加了推拿、捏脊、蜡疗、灸法等外治法，载方101首，所载急救方，用药数量少，随处可采，易于获得，疗效可靠，正如葛洪自己选方用药时所云："率多易得之药，其不获已，须买之者，亦皆贱价，草石所在皆有"。被后世誉为"简便廉验"的方书和实用的"急救手册"。

（二）宋金元时期

宋金元时期，中医学术氛围浓厚，新理论、新方药层出不穷，使中医药学的发展进入一个蓬勃发展时期，在百家争鸣的学术氛围中，中医药学有了突破性的进展。

宋代是中医药发展的鼎盛时期。诸多医家整理了前代的本草文献，总结了当时全国药物调查结果和临证方药的新经验，在药物学诸多方面取得了卓越的成就。政府对本草的修订十分重视，先后编撰了《开宝本草》《嘉祐本草》《图经本草》等专著。《图经本草》是中国现存的第一部刻版药物图谱，对后世本草图谱的绘制具有深远影响。宋代本草学的代表作当推唐慎微的《经史证类备急本草》（简称《证类本草》），在《嘉祐本草》《图经本草》的基础上，新增药物476种，附方3000余首，图文详备，是宋代药物学的最高成就，在中国药学史上占有重要地位。宋以前许多本草资料后来已经亡佚，多赖此书的引用得以保存下来。

在方剂学方面，北宋有官颁的三大方书。由宋代翰林医官院组织编著的《太平圣惠方》载方16834首，该书先述诊脉辨阴阳虚实法，次叙处方用药法则，继则按类分叙各科病证，是一部临床实用的方书。宋代官药局将收集医方加以校订，编成《太平惠民和剂局方》，载方788首，这是我国历史上第一部由政府编制的成药药典，其中许多方剂至今仍在临床中广泛应用。《圣济总录》，系北宋末年政府组织医家广泛收集历代方书及民间方药而编成，共200卷，载方近20000首，前代方书几乎全被囊括。除了官修方书外，宋代医家还有个人方书，如严用和的《济生方》，许叔微的《类证普济本事方》，陈无择的《三因极一病证方论》等，均有重要的临床价值。陈无择的《三因极一病证方论》，提出了著名的三因学说，标志着中医病因学日臻成熟。钱乙的《小儿药证直诀》，系统论述了小儿的生理病理特点，提出了以五脏为纲的儿科辨证方法，确立了中医儿科的诊疗体系。陈自明的《妇人大全良方》系统总结了妇科的诊疗经验和理论，对妇科的发展影响较大。宋慈的《洗冤集录》，是世界上第一部法医学专著，先后被译为荷、法、日、朝、英、俄等多种文字，流传国外。

宋代专设"太医局"作为培养中医人才的最高机构。教学方法也有很大改进，如针灸医官王惟一《铜人腧穴针灸图经》，并铸成两具针灸铜人，精细刻制了十二经脉和354个穴位作为针灸教学和考试医师之用，作为最早的教学模型具有直观具体、形象逼真的展示效果，是中国医学教育发展史上的一大创举。

金元时代，中医学涌现了许多各具特色的医学流派，其中最具代表性的金元四大家如下。①刘完素为代表的"寒凉派"：倡"火热论"，认为"六气皆从火化""五志过极皆能生火"，治疗擅用寒凉药，强调降火。②张子和为代表的"攻下派"：倡"攻邪论"，认为疾病皆由邪气侵犯，"邪去则正安"，治疗注重祛邪，故主张"汗、吐、下法"。③李东垣为代表的"补土派"：倡"脾胃论"，认为

"内伤脾胃，百病由生"，治疗重视补益脾胃。④朱丹溪为代表的"滋阴派"：倡"相火论"，认为人体相火易妄动、耗伤阴液而致病，基本病理变化为"阳常有余，阴常不足"，所以治疗主张补养阴液以平相火。金元四大学派，各有发明及独创之处，从不同角度丰富和发展了中医药学理论，对后世产生极其深远的影响（表1-1）。

表1-1 金元四大家

医家	朝代	派别	学术思想
刘完素（号河间）	金	寒凉派	提出"六气皆从火化"，善于运用寒凉药物治病
张从正（字子和）	金	攻下派	提出"病由邪生"，善于用汗、吐、下法祛邪
李杲（号东垣）	金	补土派	提出"脾胃论"，善于调理脾胃补养元气
朱震亨（号丹溪）	元	养阴派	提出"相火论"，善于用滋阴降火治病

（三）明清时期

明清时期，中医药学理论体系更趋完善，藏象理论更加充实，临床各科辨证进一步提高，尤其是温病学迅速发展。明代赵献可提出了"命门学说"，强调命门之火在人体的重要作用。张景岳的《景岳全书》在阴阳学说及藏象学说等方面的学术观点对后世医学发展产生较大影响。李中梓在总结前人对脏腑认识的基础上，明确提出了"肾为先天之本，脾为后天之本"。这些思想对中医药学的发展都有促进作用。明初朱橚等人编著的《普济方》是我国现存最大的一部方书，全书168卷，2175类，载方61739首。可以说是集15世纪以前方书之大成，促进了后世方剂学的发展。

明代医药学家李时珍亲自上山采药，广泛到各地调查，历时27年之久，写成了划时代的巨著《本草纲目》，是中国医药学史上的一座里程碑。该书收载药物1892种，载方11096首，绘图1109幅，综合了16世纪以前的植物学、动物学、矿物和冶金等多学科知识。这部史作自1593年起先后被翻译成日、法、英、德、俄等多国文字，在世界广泛传播，产生了深远的影响。李时珍被誉为"药圣"，是世界公认的伟大科学家。

公元十一世纪中医即开始应用"人痘接种法"预防天花，成为世界医学免疫学的先驱。温病学在此阶段已逐渐成为一门独立学科，标志着中医传染病学的发展。明代吴又可的《温疫论》，提出了"戾气"学说，是17世纪在传染病病因学上的卓越创见，对温病学说的创立产生了相当的影响，书中对瘟疫的传染途径、证候、治疗等做了详尽的论述。清代叶天士在总结前人学术成就及临床实践的基础上，创立了"卫气营血辨证"。吴鞠通进一步总结并发展了温病学说，著《温病条辨》，创立了三焦辨证。薛生白和王孟英都为温病学做出了贡献，他们分别著《湿热条辨》和《温热经纬》，使温病学形成了完整的理论体系。叶天士、吴鞠通、薛生白、王孟英被后世誉为温病学四大家（表1-2）。清代医家王清任根据尸体解剖和临床经验写成《医林改错》，改正了古代医书在人体解剖方面的一些错误，强调了解剖知识对医生的重要性，并发展了瘀血致病理论与治疗方法。

表1-2 温病四大家

医家	代表作	学术思想
叶桂（字天士）	《温热论》	提出温病的"卫气营血"辨证理论体系
薛雪（字生白）	《湿热条辨》	提出对湿温病的治疗纲领
吴瑭（字鞠通）	《温病条辨》	提出温病的"三焦辨证"理论体系
王孟英（字士雄）	《温热经纬》	集温病学说之大成，重视"伏气"温病

（四）近现代

近百年来，随着西医在中国广泛地传播，形成中医、西医、中西医结合并存的局面。一些医家逐渐认识到中西医各有所长，因此试图把两种学术加以汇通，逐渐形成了中西医汇通学派。其代表人物及其著作是：唐宗海之《中西汇通医书五种》；朱沛文之《华洋脏腑图像合纂》；张锡纯之《医学衷中参西录》等。从1954年起，先后影印、重刊或校点评注了《神农本草经》《新修本草》《证类本草》《本草纲目》等数十种重要的古代本草专著。能反映当代本草成就的药学代表著作包括《中华人民共和国药典》《中药志》《全国中草药汇编》《中药大辞典》等。

1956年之后，全国各地相继成立了中医药院校，各种不同版本的中医统编教材相继问世，使中医理论体系得以不断完善与提高，达到了系统化和规范化。在应用现代科学方法研究中医药方面，如经络与脏腑实质研究；针刺麻醉的研究；中药治疗慢性肾衰竭；针灸促进脑卒中后遗症的康复；中药提高肿瘤病人生活质量、延长存活期，减少放、化疗副作用；中药治疗白血病也取得可喜疗效；小夹板固定治疗骨折；针灸纠正胎位、中药治疗艾滋病等均取得了令世人瞩目的成就。运用现代手段研究中药也取得标志性成果，如中国女科学家屠呦呦在中国本土进行科学研究，发明了抗疟良药青蒿素，为全世界人民带来了福音，并因此获得了诺尔贝生理学或医学奖。这也是中国科学家首次获诺贝尔科学奖。

2003年，中医药在传染性非典型肺炎（简称"非典"或SARS）的救治中发挥了不可低估的作用，在2020年初抗击新冠疫情的过程，中医药在降低死亡率、提升治愈率方面，都彰显了中医辨证论治的特色优势，在病毒性传染病方面显示了非常好的作用。

👁**看一看**

中医药学是几千年沉淀下来的中国文化精髓，一把草药、一根银针，保佑着中华民族的繁衍昌盛。据《中国疫病史鉴》记载，西汉以来的两千多年里，中国先后发生过321次疫病流行。"中国古人非常重视传染病。"两千多年前的医著《黄帝内经》中就有关于疫病的记载，汉代张仲景创作了我国历史上第一部治疗传染病的专著《伤寒杂病论》，晋朝葛洪的《肘后备急方》在世界医学史上第一次提出以狂犬脑治狂犬病的免疫疗法。其后的医书，对疟疾、麻疹、白喉、水痘等急性传染病及其辨证治疗办法都有明确记载。

中国清代瘟疫高频率流行，人口却出现激增，中医的贡献功不可没，尤其与预防天花的人痘接种术的推广有关。中医人痘接种术于18世纪流传国外，启发英国医生詹纳发明了"牛痘"来代替"人痘"。后来，牛痘接种术又传向世界各地。今天，由当初牛痘发展起来的疫苗技术已成为现代医学对付瘟疫最有效的方法。

2017年7月1日，我国首部《中华人民共和国中医药法》（简称《中医药法》）正式实施。《中医药法》涵盖了中医药服务、中医药保护与发展、中医药人才培养、中医药科学研究、中医药传承与文化传播以及保障措施、法律责任等多个方面，并就建立健全中医药管理体系、保护中医药知识产权，对社会力量举办中医医疗机构、中药材质量全程监管等做出明确规定。《中医药法》作为第一部全面、系统体现中医药特点的综合性法律，对于中医药行业的发展具有里程碑意义。

中医药学研究已成为世界性研究课题，受到国际医学界的关注，中医药已经广泛应用于不同的国家和不同的民族，可以预见中医药学必将得到进一步发扬光大。这门古老传统的医学，正日益展现其广阔的应用前景。

第二节　中医学的基本特点

中医学有其独特的理论体系，最基本的特点是：整体观念和辨证论治。整体观念是中医学理论的指导思想，辨证论治是中医学治疗疾病的基本原则。

一、整体观念 🇪 微课

整体即完整性和统一性。中医学非常重视人体自身的完整性、统一性及人与外界环境的相互联系。中医学认为人体本身是一个有机整体，脏腑之间、脏腑与体表组织器官之间在结构上相互联系，生理上相互协调，病理上相互影响，是一个不可分割的整体。同时还认识到，"天人合一""形神合一"，人与自然和社会共存，时刻受到自然环境和社会环境的影响，人在适应环境和改造环境的过程中，维持着自身正常的生命活动。这种人体自身的完整性和内外环境的统一性的思想，称为整体观念。这一思想贯穿于中医学的生理、病理、诊断、辨证、养生、防治等各个方面。

（一）人是一个有机整体

人体由若干脏腑和组织器官所组成，均有不同结构和功能，但不是孤立的，而是相互为用相互制约的，它们结构上相互联系，生理上相互协作，病理上相互影响，诊断上察外知内，治疗上整体调治。

1. 结构上 人体以五脏为中心，配合六腑，通过经络系统的"内属于脏腑，外络于肢节"联结作用，把形体官窍、四肢百骸等全身组织器官有机联系起来，构成一个以五脏为中心的表里相联、上下沟通、协调共济、井然有序的统一整体，它们相互联系，不可分割，任何局部都是整体的一个组成部分。机体通过精、气、血、津液的作用，共同完成人的生命活动。

2. 生理上 脏腑、组织器官虽然有着各自不同的生理功能，而这些生理功能都是整体机制活动的组成部分，正是由于各脏腑器官发挥着各自的功能活动，才有了人体正常的生理活动。脏腑、组织器官必须相互协作和彼此制约，方能维持人体生理平衡。所以脏腑与脏腑之间，脏腑与五体及五官九窍之间的密切联系、相互协调和制约，是进行人体正常生命活动的前提，各脏腑之间既相辅相成又相互制约，共同维持了人体正常的功能活动。

3. 病理上 脏腑病变可以通过经络反映于体表，体表有病也可通过经络影响脏腑，脏腑之间的病变也可以通过经络相互传变。如肝脏有病，既可以反映到它所联系的目和筋以及和它相表里的胆，也可以影响到脾胃和肾。任何局部的病变都可能引起整体的病理反应，整体功能的失调也可以反映于局部，这就是注重整体联系的病理观。

4. 诊断上 中医学运用"有诸内者，必形诸外"的司外揣内、以表知里的思维方法，通过五官、五体、舌脉等外在变化来把握内在疾病的变化规律。如舌通过经络直接或间接与脏腑相通，所以察舌可以测知内脏功能的变化。通过观察患者外在的表现来了解和判断内脏病变，从而作出正确诊断，这就是察外知内，是中医诊断疾病的重要手段。

5. 治疗上 从整体出发，着眼于调节整体功能的失常，从脏腑之间及脏腑与组织器官之间的联系入手，进行综合治疗，而不仅限于病变的局部。对于局部的病变，不是头疼医头，脚疼医脚，而是主张整体调治。如"肝开窍于目"，肝和目的关系密切，故临床治疗眼睛疾病多从治肝着手，常常收到满意疗效。牙龈肿痛、出血，通过清泻胃火而治愈，也是因为足阳明胃的经脉循行于牙龈。这些都是注重整体联系的治疗方法。

（二）人与自然界的统一性

"天人合一"，人是整个物质世界的一部分，人类生活于自然界，自然界存在着人类赖以生存的必要条件。同时，自然界的变化又可直接或间接地影响人体，机体则相应地产生生理性反应。自然界的变化过于剧烈，超越人体所能适应的范围，便会产生病理性变化。

1. 季节气候对人体的影响 一年四时气候的变化规律为春温、夏热、长夏湿、秋燥、冬寒。人体生理上适应性变化就会有春生、夏长、长夏化、秋收、冬藏。春夏季节，阳气发泄则人体多汗少尿，秋冬季节阳气收敛，则可见少汗多尿。气候变化，脉象亦随之发生变化。如春夏脉多浮大；秋冬脉多沉小。

2. 昼夜晨昏对人体的影响　一日之内随着昼夜晨昏的变化，人体的阴阳气血也会进行相应的调节。早晨阳气初生，中午阳气隆盛，人的精力旺盛而投入工作；到夜晚则阳气内敛，是休息睡眠的时候。由于阳气在白昼偏盛且趋于表，夜间偏衰而趋于里，故疾病在一日内也会呈现"旦慧、昼安、夕加、夜甚"的规律。

3. 地区方域对人体的影响　人类外在的生存环境直接影响人体生理功能，地区方域的气候、水土、人文、风俗在一定程度上会影响人体。如江南多湿热，人体腠理多疏松；北方多燥寒，人体腠理多致密。易地居住跨度太大，自然环境突然改变等，均可引起人体不适。如女孩子易地而居，容易导致月经不调等。

综上所述，人所适应的自然界包含有时间和空间的要素，加上人与人适应自然环境的能力不同，所以用整体观念来指导治疗，确定治则，即体现为因时、因地、因人制宜。

（三）人与社会环境的统一性

人生活于社会，是社会的组成部分，人能够影响社会，而社会的变化对人也会产生影响，故社会因素必然对人的生理病理产生影响。其中最明显的是社会的进步与落后、社会的治与乱以及人的社会地位的变动。

社会不断进步，经济繁荣昌盛，人们的生活蒸蒸日上，食品衣物供给丰厚，居住环境优雅、舒适，空气清新，这些有利于人类的健康，加上人类对卫生、预防、保健知识的了解逐渐增多，开始重视防病治病和养生保健，因此人类的寿命随着社会的进步而逐渐延长。但另一方面，促进社会进步的大工业生产带来水、土、大气的污染，以及噪音和过度紧张的生活节奏直接威胁着人类的健康，给人们带来了新的疾病。

社会的治与乱对人体的健康影响很大。社会安定和谐，人们生活规律，抵抗力强，不容易生病。相反，社会动乱无安全感，生活不安宁，抵抗力下降，各种疾病容易发生和流行。历史上由于战争、灾荒，人们流离失所，背井离乡，饥饱无常，导致瘟疫流行，死亡率增高常常难以避免。

个人社会地位的转变，势必带来物质生活及精神心理的一系列变化。现代社会竞争激烈，伴随而来的就业、升迁、贫富、人际关系等问题无时无刻不在困扰着人们，给人们带来更多的精神压力，如不能正确面对和处理，则会影响健康导致疾病的发生。

总之，中医学把人体看成一个以五脏为中心的整体，同时认为人和自然界以及社会也是一个不可分割的整体，这种整体观念贯穿中医学所有领域，成为中医理论体系的一大特点。

二、辨证论治

辨证论治是中医认识和治疗疾病的基本原则，是中医对疾病的一种特殊的研究和处理方法。中医学认识疾病和治疗疾病的过程，就是辨证论治的过程。

（一）辨证论治的概念

所谓辨证，是将望、闻、问、切四诊所收集的资料、症状和体征，通过分析、综合、辨清疾病的原因、性质、部位以及邪正之间的关系，最终概括、判断为某种性质的证。所谓论治，是根据辨证的结果，确立相应的治疗原则和方法。辨证和论治，是诊治疾病过程中不可分割的两个部分，是理论和实践相结合的体现。辨证是确定治疗的前提和依据，论治是治疗疾病的手段和方法，也是检验辨证是否正确的方式。辨证论治，有效指导了临床理、法、方、药的具体运用。

（二）病、证、症的概念及其关系

辨证论治涉及病、证、症的内容，只有正确理解病、证、症的含义才能深刻理解辨证论治的实质及临床意义。

1. 症 即症状和体征的总称。症状是主观感觉到的不适或病态改变，如头痛、咳嗽、发热、呕吐等。体征是患者的客观表现，是医生在检查患者时得出的异常征象，如舌苔黄腻、脉象弦数等。症状和体征是疾病过程中个别表面现象，不能反映疾病的本质。

2. 证 即证候。既不是疾病的全过程，也不是疾病的某一项临床表现。所谓证，是指在疾病发展过程中，对某一阶段的病因、病位、病性和邪正关系所做的病理性概括。它包括病的原因（如风寒、风热、瘀血、痰饮等）、病的部位（如表、里、某脏、某腑、某条经络等）、病的性质（如寒、热等）和邪正关系（如虚、实等），反映了疾病发展过程中，该阶段病理变化的全面情况。

3. 病 即疾病。是指有特定病因、发病形式、病机、发展规律和转归的一种完整的过程。如感冒、痢疾、麻疹、哮喘和中风等。具体表现为由若干证候所组成，不同病理阶段的证候都有不同的症状和体征。

病、证、症三者既有联系，又有区别。症是疾病过程中个别的、孤立的现象，证所揭示的是疾病某一阶段的病理状态，病所反映的是疾病病理的全过程。症状和体征是疾病和证候的基本要素，是单一的临床表现。有内在联系的症状和体征组合在一起即构成证候，反映疾病某一阶段的病理本质，而各阶段的证候叠加起来，便是疾病病理的全过程。

（三）辨证与辨病的关系

中医临床分析病证时，认识到辨病是探求病变全过程的发展规律，辨证是辨别疾病过程中某一阶段的病理状态。中医历来强调辨证，也不忽视辨病。辨病抓住疾病的基本矛盾，而辨证抓住当前疾病的主要矛盾。例如感冒，临床有风热表证和风寒表证两种常见证候，只有将证候辨别清楚，抓住当前的主要矛盾，才能确定辛凉解表或辛温解表的治疗方法，才能治愈感冒。

辨证论治作为中医临床诊治疾病的基本特点，能辨证地看待病和证的关系。既看到一种病可以包括几种不同的证，又看到不同的病在发展过程中可以出现同一证候，因此在临床论治时，可采取"同病异治"或"异病同治"的方法（详见第十章）。

1. 同病异治 是指同一种疾病，由于表现出来的证不同，则治疗方法亦不同。例如麻疹发病初期，疹发不透，治宜发表透疹；疾病中期肺热壅盛，治宜清泻肺热；疾病后期余热未清，肺胃阴亏，治宜养阴清热。

2. 异病同治 指的是不同的疾病，在其发展过程中，如果出现了相同的证，可采用相同的治法。例如久痢脱肛、肾下垂、子宫下垂，虽是不同的疾病，但辨证都为中气下陷证，均可采用补气升提法治疗。

由此可见，中医治病的侧重点不在于病的异同，而在于证的区别。相同的证反映着相同性质的矛盾，可用相同的方法治疗，不同的证反映着不同性质的矛盾，可用不同的方法治疗。即所谓"证同治亦同，证异治亦异"。这种针对疾病发展过程中不同性质的矛盾用不同方法去解决的思想，正是辨证论治的精髓所在。

? 想一想

病、症、证有什么关联？辨证与论治之间有何关系？

答案解析

目标检测

答案解析

一、选择题

1.《伤寒杂病论》的作者是（　　）

　　A. 李时珍　　　　　　　　B. 华佗　　　　　　　　C. 张仲景

　　D. 神农　　　　　　　　　E. 扁鹊

2. 主张"阳常有余，而阴常不足"观点的医家是（　　）

　　A. 张仲景　　　　　　　　B. 刘完素　　　　　　　C. 朱丹溪

　　D. 李杲　　　　　　　　　E. 张子和

3. 被后世医家称为"药王"的是（　　）

　　A. 扁鹊　　　　　　　　　B. 张仲景　　　　　　　C. 华佗

　　D. 孙思邈　　　　　　　　E. 李时珍

4. 辨证论治体系的确立是（　　）

　　A. 战国——三国时期

　　B. 魏晋——五代时期

　　C. 秦汉时期

　　D. 宋金元时期

　　E. 夏——春秋时期

5. 我国第一部由政府颁发的药典是（　　）

　　A.《神农本草经》　　　　　B.《本草经集注》　　　　C.《证类本草》

　　D.《本草纲目》　　　　　　E.《新修本草》

6. 我国第一部病因病机专著《诸病源候论》的成书年代是（　　）

　　A. 隋朝　　　　　　　　　B. 魏晋　　　　　　　　C. 唐朝

　　D. 宋朝　　　　　　　　　E. 明清

7. 中医学"证"的概念是（　　）

　　A. 疾病的症状与体征

　　B. 对疾病症状与体征的调查过程

　　C. 对疾病症状与体征的分析过程

　　D. 疾病发展过程中某一阶段的病理概括

　　E. 阴阳失调的具体表现

8. 第一次提出诊脉独取寸口的是（　　）

　　A.《千金要方》　　　　　　B.《千金翼方》　　　　　C.《伤寒论》

　　D.《难经》　　　　　　　　E.《肘后备急方》

二、简答题

何谓"整体观念"？简述其内容。

三、案例分析题

患者，男，13岁，小学生。盛夏时节，因贪凉，吃了雪糕，外加冰镇饮料，回家后感觉脘腹胀闷疼痛，泛恶欲吐，口淡不渴，不思饮食，头身困重，大便溏泄。舌体胖苔白腻，脉濡缓。医生诊为寒湿困脾之泄泻。

　　分析：案例中的病名、证候和症状。

（李智红）

书网融合……

 重点回顾　　　　e 微课　　　　习题

第二章 阴阳五行

导学情景

情景描述：患者，女，32岁。主诉：腹痛2天。2日前，寒冬夜间外出，衣单薄，饮冷饮，回家后腹痛难忍。症见刻下腹痛，身体蜷缩，四肢不温，腹痛喜按，不喜饮水，小便清长，大便时溏，舌淡苔白，脉沉迟有力。

情景分析：阴胜则寒，阴胜则阳病。

讨论：请运用阴阳学说对本案例进行辨证。

学前导语：患者寒冬夜间外出，衣单薄，寒邪外邪肌表；饮冷饮，寒伤脾胃，导致少腹中寒。寒邪属阴，阴胜则寒，阴胜则阳病，故患者表现出阴盛阳虚之象。因寒性收引，患者身体蜷缩；阳气虚无法温养四肢，故四肢不温；阴寒凝聚少腹，按之则阳气得以布散，故腹痛喜按；阳虚无法温化水液，故不喜饮水，小便清长；阳虚伤脾，故大便稀溏；舌淡苔白，脉沉迟有力，也是阴盛的表现。

阴阳学说和五行学说统称为阴阳五行学说。阴阳学说是阐述事物的对立统一性，五行学说是阐述事物的内在联系。二者联合，用以阐明事物在运动过程中的发展规律。我国古代医药学家，在长期的医疗实践中，将阴阳五行学说应用于医药学领域，借以阐明人体的生理功能、病理变化以及药物的基本性质和作用规律，并用以指导预防、诊断、治疗，成为中医药理论体系的重要组成，对中医药理论体系的萌芽、确立与发展有着极其深远的影响。

第一节 阴阳学说

PPT

阴阳学说是建立在物质基础上的，旨在阐述自然界对立统一的基本法则。自然界一切事物产生、消亡的全过程，都是从阴阳变化开始的。人作为自然界生物的一份子，其生理、病理变化均离不开阴阳，故中医学也遵循阴阳学说这个基本法则。

一、阴阳的基本概念

（一）阴阳的含义

阴阳最初是指日光的向背，面向日光为阳，背向日光为阴。在长期的生活实践中，先人将天地、昼夜、水火、雌雄等相互对立的事物（现象）以阴阳加以概括，阴阳的含义逐渐引申为相关联事物（现象）对立统一的属性。它既说明了事物的对立性，也道出了事物的关联性。阴阳是自然界相互关联的事物（现象）对立双方属性的概括，是自然界必须遵循的基本法则。

👁 看一看

太极，太，至也；极，极限也；太极即达到极限，物极则变，变则化。太极动而生阳，动极而静；静而生阴，静极复动；一动一静，互为其根。太极拳动作"行云流水、刚柔并济"。其中"四两拨千斤""以柔克刚""以静制动"的太极哲学，在理论上沿袭了阴阳学说，在医理上则以《黄帝内经》为基础，将拳术与导引、吐纳相融合，达到身心兼修的效果。

（二）阴阳的特性

1. 普遍性 是指阴阳的存在及其运动变化是自然界的基本法则。一切事物（现象）的发生与发展，都是阴阳对立统一，物质世界是阴阳对立统一的结果。从天地的回旋，到万物的产生与消亡等，均为阴阳的存在及其运动变化规律。

2. 相对性 是指事物（现象）的阴阳属性在一定条件下是可变的，即事物（现象）的阴阳属性是相对的，并非绝对的。如一年四季中，春天相对冬天而言，温暖属阳，而相对夏天而言，则寒凉属阴。

3. 可分性 阴阳学说认为，阴阳之中还可以再分阴阳，永无止境以至无穷。如以白天和夜晚而言，白天为阳，夜晚为阴。而一日之中，上午和下午相对而言，上午阳气渐旺为阳中之阳，下午阳气渐衰为阳中之阴。

4. 相关性 阴阳学说认为，阴阳所分析的事物或现象必须是相互关联的。如以寒热而言，寒为阴，热为阳。没有寒，也就无所谓热；没有热，也就无所谓寒。不相关联的事物或现象，则不能划分其阴阳属性。如天与男、右与下等。

（三）事物（现象）阴阳属性的界定

事物（现象）阴阳属性的划分是有律可循的。中医学中以水火作为阴阳的征象，反映了阴阳的基本特性。水，性寒而润下，故属阴；火，性热而炎上，故属阳。一般而言，划分事物（现象）阴阳属性的依据是：凡属于温热的、明亮的、运动的、上升的、外向的、功能的等都属于阳的范畴；寒凉的、晦暗的、静止的、下降的、内在的、物质的等都属于阴的范畴。如"水为阴，火为阳""天为阳，地为阴""静者为阴，动者为阳""阳化气，阴成形"。由此可知，阴阳的基本特性是划分事物（现象）阴阳属性的标准。

根据阴阳功能和属性的不同，中医学把人体中具有营养、滋润作用的气称为"阴"，具有温煦、推动作用的气称为"阳"；精为阴，气为阳；营气为阴，而卫气为阳。中医学中的阴阳是代表两种相互对立的物质属性或特定的运动趋向（表2-1）。

表2-1 阴阳属性的划分

属性	物质属性									运动趋势或状态
阴	下	地	夜	秋冬	寒冷	湿润	重	浊	晦暗	成形、下降、静、抑制、衰退
阳	上	天	昼	春夏	温热	干燥	轻	清	明亮	化气、上升、动、兴奋、亢进

二、阴阳学说的基本内容 🅔 微课1

（一）对立制约

自然界中的一切事物（现象）都存在着互相对立的矛盾双方。在统一体中的矛盾双方的互相制约、互相争斗。阴阳双方的对立是绝对的，如天与地、昼与夜、动与静、寒与热、升与降等。阴阳双方的对立在一切事物（现象）中是普遍存在的，在对立的同时又互相制约，即阴阳双方既是对立的，又是统一的。阴阳双方通过对立统一，维持动态平衡，推动了事物的发生、发展和变化。如自然界中的四季有气候的变化。春夏温热是因为春夏阳气上升制约了秋冬的寒凉之气，而秋冬寒凉是因为秋冬阴气渐长制约了春夏的温热之气。这是自然界阴阳相互制约、相互斗争的结果。自然界中阴阳的对立斗争无处不在，阴阳通过互相斗争以达到互相制约，维持动态平衡。

（二）互根互用

互根是指相互对立的事物（现象）之间的相互依存，互为根本。阴或阳任何一方都不能脱离另一方而独立存在，任何一方都以与其相对的另一方的存在作为自己存在的前提条件。互用是指阴阳双方的一方不断资生、促进和作用于另一方。阴阳双方不仅是互相对立、互相斗争的，又是互相依存、互相资生的。阴阳的这种相互依存、相互资生的关系，即为阴阳的互根互用。如昼为阳、夜为阴，没有白昼就无所谓黑夜，没有黑夜就无所谓白昼；温热为阳、寒凉为阴，没有温热就无所谓寒凉，没有寒凉就无所谓温热等。春夏阳气生而渐长，阴也随之增长，故天气虽热而雨水增多；秋冬阳气衰而渐消，阴随之潜藏，故天气虽寒而雨水较少。

（三）消长平衡

"消长"即增减、盛衰之意；"平衡"是指动态平衡。阴阳消长平衡是指阴阳双方在不断增减、盛衰的运动变化中，稳定在一定范围内，维持着动态平衡。自然界互相对立、互相依存的阴阳双方不是处于永恒不变的状态，而是处于彼此消长的相对平衡之中，即此增彼减、此盛彼衰、此进彼退的动态变化之中。消长是绝对的，平衡是相对的，在一定限度内，阴阳双方通过彼此消长的运动变化维持了其相对的平衡。自然界阴阳消长的动态变化不仅存在于自然界的现象之中，也存在于人体内部，并且人体内部阴阳的消长变化与自然界阴阳的消长变化具有相应性，其周期变化具有同步性。阴阳双方"阳消阴长"或"阴消阳长"的消长运动规律保证了事物正常的发展变化。阴阳双方在一定范围内的消长变化，说明了人体生命活动具有动态平衡性，这种动态平衡维持生命活动的正常进行，使机体处于健康无病的状态。如一年四季天地阴阳二气以冬至和夏至两个节气为转折点，呈现出彼此增长、减少的规律性变化，且这种阴阳的消长变化具有周期性和节律性。从冬至开始经春及夏，阴气渐减，阳气渐增，气候由寒逐渐变温变热，属于"阴消阳长"的过程；从夏至开始至秋及冬，阳气渐消，阴气渐增，气候由热逐渐变凉变寒，属于"阳消阴长"的过程。这种自然界正常的阴阳消长变化，体现了一年四季气候变化的一般规律。

（四）相互转化

转化即转换、变化之意，在一定条件下向其相反的方向转化。阴阳转化是指阴阳对立的矛盾双方，在一定条件下可以发生互相转化，即阴转化为阳、阳转化为阴。阴阳不仅对立斗争、依存互根，而且通过阴阳消长变化可以发生转化。所以说阴阳转化是阴阳消长运动发展到一定阶段的必然结果。如果说阴阳消长属于量变过程，那么阴阳转化则属于质变过程。阴阳转化是事物发展变化的基本规律，事物由小到大，发展到极点，超越了其正常消长的阈值，由盛转衰，必然向着其相反的方面进行转化。由此可知，事物在发展过程中都具有"物极必反"的规律。事物的阴阳属性发生转化必须具备一定的条件，即"重"或"极"。如"重阴必阳，重阳必阴""寒极生热，热极生寒"。四季交替，昼夜变化等自然界现象都说明阴阳的相互转化性。在人体生命活动过程中，也处处存在阴阳的互相转化。如在生理上，物质（阴）与功能（阳）之间的转化；在疾病的发展过程中，阴证与阳证、表证与里证、虚证与实证、寒证与热证的转化等。如邪热壅肺证，患者表现出高热、面赤、烦渴、脉数有力等，属于阳证、热证、实证。当疾病发展到邪热极盛而耗伤人体正气时，可突然出现面色苍白、四肢逆冷、精神萎靡、脉微欲绝等阴证的表现。阴阳消长是阴阳转化的前提，而阴阳转化是阴阳消长的必然结果。阴阳的消长和转化推动了事物的发生、发展，即变化。

上述阴阳的对立制约、互根互用、消长平衡及相互转化从不同角度说明了阴阳之间的相互关系及其运动规律。阴阳学说的基本内容之间不是孤立的，而是彼此互相联系、互相影响及互为因果的。

三、阴阳学说在中医学中的应用

阴阳学说渗透于中医理论体系的各个方面，广泛用于说明人体的组织结构、生理功能、病理变化，以及指导临床疾病的诊断与防治。

（一）说明人体的组织结构

人体是一个表里、内外互相联系的有机整体。构成人体的脏腑、经络、形体等，虽具有不同的结构与功能，但是它们是相互联系的。根据脏腑经络等所在的部位及功能特点的不同，可以将其划分为相互对立的阴阳两个方面。如人体的上半身为阳，下半身为阴；体表为阳，体内为阴；体表的背部为阳，腹部为阴；四肢外侧为阳，内侧为阴。脏腑中的六腑为阳，五脏为阴；五脏之中，心肺为阳，肝脾肾为阴；心肺相对而言，心为阳（阳中之阳）而肺为阴（阳中之阴）；肝脾肾相对而言，肝为阳（阴中之阳）而脾肾为阴（脾为阴中之至阴，肾为阴中之阴）。每一脏之中又可以再分阴阳，如肾有肾阴、肾阳，心有心阴、心阳等。就人体气血而言，气为阳，血为阴；气有营气与卫气之分，卫气在外为阳，营气在内为阴。总之，人体以及脏腑、气血等之间，无不体现着阴阳的对立统一（表2-2）。

表2-2　人体阴阳属性分类

属性	部位	组织结构	基本物质
阴	下、里、腹、四肢内侧	五脏	精、血、津液
阳	上、表、背、四肢外侧	六腑	气

（二）说明人体的生理功能

中医学认为人体的正常生命活动是阴阳平衡协调运动的结果。只有人体内部以及人体与环境之间的阴阳平衡协调，生命才会正常运转而处于健康无病的状态。

人体生理活动的基本规律可以概括为阴精（物质）与阳气（功能）双方的运动变化。阴精的滋养是产生功能活动的物质基础，而阳气的功能活动是阴精发挥作用的能量体现。阴精与阳气的相互资生、促进，保证了脏腑形体官窍功能活动的正常进行，使生命活动不断延续，体现阴阳双方的互根互用。

气化运动是生命活动的基本形式，也是生命存在的基本特征。升降出入是气化运动的基本表现形式，阳升阴降是阴阳固有的特性。人体生理活动的过程是气化运动的过程，也是阴阳升降出入的过程。气化正常，则升降出入正常，生命活动就正常。反之，气化失常，则升降出入失常，生命活动就异常。

无论是物质与功能双方的运动变化，还是生命活动的基本运动形式，都说明在生理情况下，阴阳是相互对立、相互依存的。如果阴阳相互依存与相互对立的关系被破坏，则阴精与阳气的矛盾运动消失、气的升降出入停止，那么，人的生命活动也将结束。

（三）说明人体的病理变化

机体内在阴阳的平衡协调和人体与外在环境阴阳的协调统一，是正常生命活动的体现。疾病的发生就是阴阳失衡的结果。

1. 阴阳偏胜　即阴偏胜或阳偏胜，指阴阳任何一方高于正常水平的病理变化。

（1）**阳胜则热**　阳胜，指阳邪致病。阳胜则热是指机体阳邪亢盛而出现热象的病变。如暑热之邪侵袭人体可导致人体阳气偏胜，出现高热、口渴、汗出、面赤、脉数等表现，其性质属热，故说"阳胜则热"。"阳长则阴消"阳偏胜将导致阴液的损伤，故可引起体内阴液的流失。在出现高热、汗出、面赤等症的同时，多会出现阴液不足而致口渴的现象，故曰"阳胜则阴病"。

（2）**阴胜则寒**　阴胜，指阴邪致病。阴胜则寒是指机体阴邪亢盛而出现寒象的病变。如纳凉饮冷可导致机体阴气偏胜，出现形寒肢冷、腹痛、泄泻、舌淡苔白、脉沉等表现，其性质属寒，故说"阴胜则寒"。"阴长则阳消"阴偏胜将导致阳气的损伤，故可引起体内阳气的耗损。如在出现腹痛、泄泻、舌淡苔白等症的同时，一定出现阳气耗损而形寒肢冷的现象，故曰"阴胜则阳病"。

阳胜则热与阴胜则寒，均为外邪侵袭机体所致。这两种病理变化属于中医学的"邪气盛"，属于临床实证范畴。

2. 阴阳偏衰　即阴偏虚或阳偏虚，指阴阳任何一方低于正常水平的病理变化。

（1）**阳虚则寒**　阳虚，指机体阳气虚损。阳虚则寒是指机体阳气虚损而出现寒象的病变。根据阴阳"消长平衡"的基本规律，阴阳任何一方的不足，必然会导致另一方相对的偏胜。即阳虚不能制约阴，而阴相对偏胜则出现寒象。如机体阳气虚损，可表现为面色苍白、畏寒肢冷、自汗、神疲蜷卧、脉微等，其性质属寒，故称"阳虚则寒"。

（2）**阴虚则热**　阴虚，指机体阴液不足。阴虚则热是指机体阴液不足而出现热象的病变。如久病伤阴或素体阴液亏虚，可表现出潮热、盗汗、五心烦热、口干舌燥、脉细数等，其性质属热，故称"阴虚则热"。

阳虚则寒与阴虚则热，是外邪侵袭导致机体正气虚弱或机体自身的阴阳气血不足所致。这两种病理变化属于中医学的"正气虚"或"精气夺"，属于临床虚证范畴。

3. 阴阳互损　根据阴阳"互根互用"的特性，当机体阴阳任何一方虚损到一定程度时，必然会导致另一方的不足，继而出现阳损及阴、阴损及阳的阴阳互损的情况。阳虚至一定程度而不能化生阴液，继而出现阴虚的现象，称为"阳损及阴"。同样，阴虚至一定程度而不能化生阳气，继而出现阳虚的现象，称为"阴损及阳"。阳损及阴或阴损及阳，最终都会导致"阴阳两虚"。阴阳两虚不是阴阳双方处在低于正常水平的平衡状态，而是一种病理状态。

4. 阴阳转化　在疾病发展的过程中，阴阳胜衰的病理变化可以在一定条件下向其相反的方向转化。即阳证可以转化为阴证，而阴证也可以转化为阳证，如"重阴必阳，重阳必阴"。在病理情况下，对立的邪正双方共同处在疾病的统一体中而进行激烈的斗争，而彼此力量的对比是不断运动变化的。

（四）指导疾病诊断

中医通过望闻问切对疾病进行诊断。疾病产生的本质是阴阳失衡，无论是采用望闻问切哪一诊察方法，均要首先辨别其阴阳属性。临床通过对四诊收集的资料进行分析，进一步判断疾病证候的阴阳属性。阴阳学说用于指导疾病的诊断，主要包括分析四诊和概括证候的阴阳属性。

1. 分析四诊　色泽分阴阳：色鲜明者属阳，色晦暗者属阴；气息分阴阳：语声高亢洪亮、多言躁动者属阳，语声低微无力、少言沉静者属阴；呼吸有力、声高气粗多属阳，呼吸微弱、声低气怯者多属阴。总之，采用望闻问切四诊时首先都要区分其阴阳。只有掌握了阴阳在分析四诊中的运用规律，才能正确概括疾病证候的阴阳属性。

2. 概括证候　阴阳学说可以分析概括临床各种错综复杂的证候。阴阳是八纲辨证的总纲，在八纲辨证中，表、热、实证属阳；里、寒、虚证属阴。在临床辨证的过程中，只有首先分清阴阳，才能抓住疾病的本质，做到执简驭繁。所以辨别疾病证候的阴阳是诊断疾病的基本原则。在脏腑辨证中，虽然脏腑气血阴阳失衡可表现出许多错综复杂的证候，但是也不外乎阴阳两大类。如在虚证分类中，心有气虚、阳虚及血虚、阴虚之分，心气虚、阳虚属阳虚证范畴，心血虚、阴虚属阴虚证范畴。

（五）指导疾病防治

疾病发生的本质是阴阳失衡，故调节阴阳，使其保持或恢复"阴平阳秘"的动态平衡状态，是防治疾病的基本原则。

1. 指导养生防病　养生是中医学的重要内容，是中医学"治未病"思想的体现。中医学用阴阳学说阐述了养生的重要理论，指出了养生的基本原则和方法等。根据中医学"天人相应"的观点，人体的阴阳变化与自然界的阴阳变化是相应的，提出了"法于阴阳""春夏养阳，秋冬养阴"，即取法于自然界阴阳变化规律的养生基本原则。根据自然界四时阴阳盛衰的变化规律，来调理人体的阴阳，以保持人体及自然环境之间的阴阳平衡，达到养生防病的目的。

2. 指导疾病治疗　阴阳失衡是疾病发生发展的根本原因，故利用药物、针灸等治法调节阴阳是治疗疾病的基本原则。阴阳学说通过确定治疗原则及分析归纳药物性能两方面指导疾病的治疗。

（1）确定治疗原则　①阴阳偏胜的治疗原则为"损其有余"，即"实者泻之"。阳胜则热，所以阳偏胜导致的实热证，宜用寒凉性质的药物以制其亢阳，即治热以寒，属"热者寒之"。可用寒凉药物，如治疗表热证的菊花、薄荷等和治疗里热证的石膏、栀子等。阴胜则寒，所以阴偏胜导致的实寒证，宜用温热药物以制其胜阴，即治寒以热，属"寒者热之"。可用温热药物，如治疗表寒证的麻黄、桂枝等和治疗里寒证的附子、肉桂等。对于阳热盛而损伤阴液出现的"阳胜则阴病"或阴寒盛而损伤阳气出现的"阴胜则阳病"，在治疗的同时，又当兼顾阴或阳的不足，于是在"实者泻之"治则的基础上，配滋阴或助阳之法。②阴阳偏衰的治疗原则为"补其不足"，即"虚者补之"。阴虚损不足为阴虚，阳虚损不足为阳虚。阴虚不能制约阳而致阳亢者，属于虚热证，一般不用寒凉药物直折其热，而应当采用"壮水之主，以制阳光"的治法，即滋阴制阳以降火清热，《黄帝内经》称之为"阳病治阴"。可用滋阴清热的药物如麦冬、沙参等。阳虚不能制约阴而致阴胜者，属于虚寒证，一般不用辛温发散药物以散阴寒，而应当采用"益火之源，以消阴翳"的治法，即扶阳抑阴以驱寒，《黄帝内经》称之为"阴病治阳"。可使用助阳的药物如巴戟天、肉苁蓉等。阳损及阴、阴损及阳、阴阳互损属于虚证范畴，所以治疗的时候要采用"虚者补之"的治疗原则。阳损及阴，要在补阳的基础上补阴；阴损及阳，要在补阴的基础上补阳；阴阳俱损则应阴阳并补。

（2）分析归纳药物性能　阴阳学说也可用来分析归纳药物的性能，并以此作为指导临床用药的根据。治疗疾病，不仅要有正确的诊断和确切的治则治法，还要熟练地掌握药物的性能。根据正确的治疗方法，选用适宜的药物配伍组方，才能收到确切的治疗效果。一般来说，药物的性能指药物具有的四气、五味和升降浮沉的特性。四气（又称四性）指寒、热、温、凉，其中温热属阳，寒凉属阴。五味指酸、苦、甘、辛、咸，其中辛味有发散之性，甘味能益气，故辛甘属阳，如桂枝、甘草等；酸味能收能敛，苦味能泻下，故酸苦属阴，如大黄、五味子等；咸味能润下，故属阴，如芒硝、牡蛎等。淡味归属于甘味之中，故属阳，如茯苓、泽泻等具有淡渗利湿的作用。四气与五味比较来说，四气属阳、五味属阴。药物在体内发挥作用的趋向主要有升降沉浮。药物质轻且具有升浮作用的属阳，如桑叶、菊花等具有轻清上浮之性；药物质重且具有沉降作用的属阴，如龟板、赭石等具有质重沉降之性（表2-3）。

表 2 – 3　药物性能的阴阳属性

属性	四气	五味	药物作用趋势
阴	寒、凉	酸、苦、咸	沉、降
阳	温、热	辛、甘（淡）	升、浮

PPT

第二节　五行学说

五行学说是以木、火、土、金、水五种物质的特性及其"相生相克"的关系，来认识、解释、探索整个物质世界。自然界中一切事物（现象）的发展变化，都是这五种物质不断运动变化和互相作用的结果。五行学说与阴阳学说一样渗透到中医学领域，构成了中医学理论体系的重要组成部分，对中医学理论体系的确立起到了重要的指导作用。

一、五行的基本概念

（一）五行的含义

五行属于中国古代哲学的范畴。"五"，指构成一切事物的木、火、土、金、水五种基本物质；"行"，指五种基本物质的运动变化。五行，即木、火、土、金、水五种基本物质及其运动变化。五行的原始含义与"五材"相关，即木、火、土、金、水五种常见且不可缺少的生活物质。随着人类对这五种物质认识的不断提高，采用类比推演的方法，将自然界中的事物（现象）分属五类，并用五行"相生相克"关系来解释事物（现象）的发生、发展和变化规律。五行学说中的"五行"已不再特指五种物质本身，而是认识世界及生命活动的世界观和方法论。

（二）五行的特性

五行的特性即五行自身固有的性质，是人类经过长期生活实践，在最初对木、火、土、金、水五种物质朴素认识的基础上，不断进行抽象而逐渐形成的理性概念。五行的特性是辨别各种事物五行属性的根本依据。

1. "木曰曲直"　曲，屈也；直，伸也。曲直，能曲能伸之义。指木具有生长、能曲能伸、向外舒展的特性。引申为自然界中凡是具有生长、升发、舒畅、条达等性质或作用的事物（现象），都可归属于"木"。

2. "火曰炎上"　炎，热也；上，向上。炎上，指火具有炎热、向上、光明的特性。引申为自然界中凡是具有温热、升腾、明亮等性质或作用的事物（现象），都可归属于"火"。

3. "土爱稼穑"　爱，通曰；稼，种植谷物；穑，收获谷物。稼穑，指农作物的种植和收获。指土具有载物、生化的特性。古曰"万物土中生"，故引申为自然界中凡是具有受纳、承载、生化等性质或作用的事物（现象），都可归属于"土"。

4. "金曰从革"　从，顺也；革，变革。从革指金具有刚柔相济之性。引申为自然界中凡是具有肃杀、收敛、沉降、洁净等性质或作用的事物（现象），都可归属于"金"。

5. "水曰润下"　润，滋润；下，向下。润下指水具有寒凉、滋润、下行的特性。引申为自然界中凡是具有寒凉、滋润、下行、闭藏等性质或作用的事物（现象），都可归属于"水"。

由上述五行的特性可知，五行学说中的五行，并非指木、火、土、金、水五种物质本身，而是对五种不同属性的事物（现象）的抽象概括。

（三）事物属性的五行归类

五行学说根据五行特性，主要运用取象比类和推演络绎的方法，将自然界中的各种事物（现象）

以及人体的脏腑结构、生理功能、病理等，都进行了木、火、土、金、水的五行归类，从而构建了五行系统。

以方位配五行而言，日出东方，与木之升发特性相类似，故东方归属于木；南方炎热，与火之炎上特性相类似，故南方归属于火；日落西方，与金之沉降特性相类似，故西方归属于金；北方寒冷，与水之寒凉特性相类似，故北方归属于水；中央地带土地肥沃，物产丰富，与土之承载、生化特性相类似，故中央归属于土。又如肝归属于木，而肝与胆相表里、在体合筋、其华在爪、开窍于目，所以推演络绎胆、筋、爪、目都归属于木（表2-4）。

表2-4　事物属性的五行归类

自然界							五行	人体						
五音	五味	五色	五化	五气	五方	五季		五脏	五腑	五官	五体	五志	五液	五华
角	酸	青	生	风	东	春	木	肝	胆	目	筋	怒	泪	爪
徵	苦	赤	长	暑	南	夏	火	心	小肠	舌	脉	喜	汗	面
宫	甘	黄	化	湿	中	长夏	土	脾	胃	口	肉	思	涎	唇
商	辛	白	收	燥	西	秋	金	肺	大肠	鼻	皮	悲	涕	毛
羽	咸	黑	藏	寒	北	冬	水	肾	膀胱	耳	骨	恐	唾	发

二、五行学说的基本内容

（一）五行的相生与相克

五行之间存在着有序的"相生相克"关系，以维持事物（现象）生生不息的动态平衡。

1. 相生规律　相生，为相互资生、助长、促进之意。五行之间有序的递相资生、助长和促进的关系称为五行相生。五行相生的次序是：木生火、火生土、土生金、金生水、水生木（图2-1）。

在五行相生关系中，任何一行都具有"生我"和"我生"两方面的关系。这种关系被比喻为"母子"关系。即"生我"者为"母"，"我生"者为"子"。故五行相生关系又称"母子关系"。以土为例，"生我"者火，则火为土之"母"；"我生"者金，则金为土之"子"。依此类推。

2. 相克规律　相克，为相互制约、克制、抑制之意。五行之间有序的递相制约、克制、抑制的关系称为五行相克。五行相克的次序是：木克土、土克水、水克火、火克金、金克木。五行学说认为自然界一切事物之间都具有这种相互制约的规律。五行相克的规律在中医学理论中也得到广泛应用（图2-1）。

在五行相克关系中，任何一行都具有"我克"和"克我"两方面的关系，即"我克"者为我"所胜"，"克我"者为我"所不胜"。以土为例，"我克"者水，则水为土之"所胜"，"克我"者木，则木为土之"所不胜"。

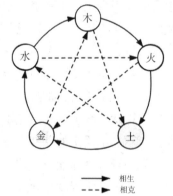

图2-1　五行相生相克示意图

（二）五行的制化与胜复

五行系统要维持动态平衡，依赖于"制化"和"胜复"两种自我调节机制。

1. 制化规律　制，即制约、克制之意；化，即化生、变化之意。五行相互资生、相互制约的生克关系称为五行制化。五行之间生中有制、制中有生，以维持系统的动态平衡。五行的相生与相克是不可分割的两个方面。没有生，就不存在事物的发生和成长；没有克，就不能推动事物正常的变化与发展。五行之中一行过亢时，必然有另一行对其进行制约，以防止过亢为害。即在相生中有制约，在制约中求发展。因此，事物之间必须是生中有克、克中有生，相反相成，才能维持事物间的相对平衡协调，促进事物正常的发展变化。

五行制化规律属于自然界正常的调节机制，是一切事物发展变化的正常现象，体现在人体则属于正常的生理活动状态。

2. 胜复规律 胜复，指五行中一行亢盛（胜气），则引起其所不胜（复气）的报复性制约，以使五行重归于平衡。五行胜复属五行之间按相克规律的自我调节。胜气出现的原因有两种：一是由于五行中一行的绝对亢盛；二是由于五行中一行的不足，导致其所不胜的相对偏胜。复气是因胜气的出现而产生，即先出现胜气，而后才有复气产生，以对胜气进行"报复"，使胜气复平。五行胜复规律如下。

（1）有胜则复 以土行亢盛为例，土旺（＋）克水，引起水衰（－），水衰则制火不及而致火盛（＋），火盛克金而致金衰（－），金衰则制木不及而致木旺（＋），木旺则克土，使土行亢盛得以平复（0）。此处的土行亢盛为"胜气"，而木行旺盛为"复气"，木行旺盛是对土行亢盛的报复（图2-2）。依此类推。

（2）子复母仇 如上述的土行亢盛为胜气，木行旺盛为复气；水为土之所胜，而水之子木行能克土，使土行亢盛得以平复，因而"子复母仇"（图2-2）。依此类推。

（三）五行的相乘与相侮 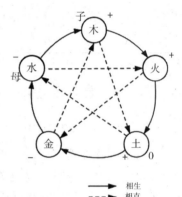 微课2

五行相生相克、制化胜复规律属五行的正常调节机制，而五行的相乘、相侮与母子相及，是五行的异常相克和相生关系，破坏了五行间的平衡协调而引起的一系列反常现象。

图2-2 五行胜复规律示意图

1. 五行相乘 乘，乘虚侵袭之意。五行相乘，指五行中某一行对其所胜一行的过度克制或制约。五行之间相乘的次序与五行相克的次序相同，即木乘土、土乘水、水乘火、火乘金、金乘木，但两者本质是有区别的。相克属于正常情况下五行之间的制约关系，而相乘则是异常情况下五行之间的制约关系。推究于人体，相克表示生理现象，而相乘则属于病理变化（图2-3）。

五行相乘现象分为两个方面：一是五行中某一行不足（虚弱），不能抵御其所不胜行正常限度的克制，致使其本身更加不足。如以土克水为例，正常情况下，土能克水，若水气不足，土虽然处于正常水平，但水虚而不能承受土的克制，造成土乘虚侵袭，导致水更加虚弱。二是五行中某一行过度亢盛，打破了五行之间的正常克制关系，而对其所胜行的克制超过正常限度，导致其所胜行的虚弱。仍以土克水为例，正常情况下，土克水，水为土之所胜。若土过度亢盛，而水仍然处于正常水平，两者之间失去了原来的平衡状态，出现了土盛乘水的现象。

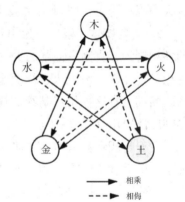

图2-3 五行乘侮示意图

2. 五行相侮 侮，指欺侮，有恃强凌弱之意。相侮指五行中某一行对其所不胜一行的反向克制，即反克，又称反侮。五行相侮的次序是木侮金、金侮火、火侮水、水侮土、土侮木。其与五行相克的次序相反（图2-3）。

五行相侮现象也可分为两个方面。一是五行中某一行太过，使原本克制它的一行不仅不能克制它，反而被它所克。如当土亢盛时，其所不胜木要受到土的反相克制，出现土反侮木的现象。二是五行中某一行过于不足，不仅不能克制其所胜一行，反而受到其所胜一行的克制。如当土过于虚弱时，则水会因为土的衰弱而反克之，即土虚水侮。

五行的相乘与相侮属于五行之间异常的相克现象，两者之间有联系又有区别。五行相乘是按照五行相克的次序发生的过度克制，而五行相侮是与五行相克次序相反方向的异常克制。五行相乘与相侮往往同时发生。如土过盛时，既可以乘水，又可以侮木。

3. 五行的母子相及 包括"母病及子"和"子病及母"两种情况，皆属于五行之间相生关系异常变化。

（1）母病及子 是指五行中的某一行异常，累及其"子"行，导致"母子"两行皆异常。母病及子的一般规律是："母"行虚弱，引起"子"行亦不足，终致"母子"两行皆不足。如水不足，不能生木，导致木亦虚弱，终致水竭木枯，母子俱衰。

（2）子病及母 是指五行中的某行异常，影响到其"母"行，终致"子母"两行皆异常。子病及母的规律有三种：一是"子病犯母"，即"子"行亢盛，累及"母"行也亢盛，以致子母两行皆亢盛，如火旺引起木亢，导致木火俱亢；二是"子"行虚弱，累及"母"行，导致"母"行不足，终致"子母"俱不足，如木不足引起水亏，导致木水俱不足；三是"子盗母气"，即"子"行亢盛，损伤母行，累及"母"行虚弱，以致子盛母衰，如火亢，耗伤母行，以致木虚弱。

练一练

试述五行相克与相乘和相侮的关系。

答案解析

三、五行学说在中医学中的应用

五行学说在中医学中的应用，主要是以五行特性及五行生克乘侮规律，研究人体脏腑的功能及相互关系，分析病理机制，指导中医临床诊断与治疗。

（一）说明脏腑的生理功能及相互关系

1. 认识人体的组织结构 根据脏腑组织结构的性能、特点等，中医学采用类比的方法将五脏（肝、心、脾、肺、肾）归属于五行，又用推演的方法将人体与五脏相关的六腑（胆、小肠、胃、大肠、膀胱）、五体（筋、脉、肉、皮、骨）、五窍（目、舌、口、鼻、耳）、五华（爪、面、肌、毛、发）等都归属于五行，形成了以五脏为中心的人体五行结构系统，为藏象学说奠定了理论基础。

2. 说明脏腑的生理功能 五行学说将人体的五脏分属于五行，并用五行的特性来概括说明五脏的主要生理功能。如木性能曲能直，条达顺畅，有生长、升发的特性，肝喜条达而恶抑郁，主疏泄，归属于木；火性炎热、向上，有温暖、光明的特性，而心为阳脏主阳气，类于火的光明、温热之性，归属于火；土性敦厚，有承载、生化万物的特性，脾主运化水谷，化生精微滋养五脏六腑、四肢百骸，为气血生化之源，类于土之化物的特性，归属于土；金性清肃，收敛，而肺有清肃之性，主肃降，归属于金；水性润下，有滋润、下行、闭藏的特性，肾主闭藏而具有藏精的功能，归属于水。

3. 说明脏腑之间的生理联系 用五行相生理论说明脏腑之间具有相互资生的关系。如木生火，肝属木、心属火，肝藏血，心主血，肝有所藏，肝血充足，则心亦有所主，有助于心主血脉功能的正常进行，即肝木济心火。因此，五脏之间相互滋生的关系都可以用五行相生的理论来说明。

用五行相克理论说明脏腑之间具有相互制约的关系。如水克火，即肾水能克制心火，肾水上济于心，可以克制心火之亢烈；火克金，即心火能克制肺金，心火之阳热，可抑制肺气清肃太过。

五脏中每一脏都有生我、我生及克我、我克的生理关系。五脏之间的生克制化说明任何一脏的功能有他脏的资助，不至于虚损，又能得到他脏的克制，而不至于过亢。如脾土之气，其虚则有心火生之，其亢则有肝木克之。肺金不足，脾土可生之；肾水过亢，脾土可克之。五行的生克关系把五脏紧密联系成一个整体，保证了人体内部的对立统一。

4. 说明人体与外在环境的统一　五行学说根据五行的特性，不仅构建了以五脏为中心的人体生理病理系统，又将自然界的五方、五气、五味等进行了五行归属，这样就将人体与外在环境联系成一个整体，建立了天人一体的五脏系统。如《素问》中说："东方生风，风生木，木生酸，酸生肝，肝生筋，筋生心，肝主目。"这样就把自然界的东方、风气、酸味通过五行的木与人体的肝、筋、目有机相连，构成了联系人体内外的肝木系统，体现了"天人相应"的整体观思想。

？想一想

患者，男，57岁。患高血压10余年，刻下头晕、头痛，手足麻木，口干耳鸣，舌红苔白，脉细偏弦。请根据病情用五行学说进行辨证施治。

答案解析

（二）说明五脏病的发病及传变规律

中医学运用五行学说的生克乘侮关系，来说明病理情况下五脏病的发病及传变规律。

1. 发病　五脏外应五时，所以六气伤人一般是主时之脏先受邪而发病。由于五脏各以其时受病，故春季肝先受邪而发病，夏季心先受邪而发病，长夏脾先受邪而发病，秋季肺先受邪而发病，冬季肾先受邪而发病。

2. 传变　人体五脏是在生理上相互联系，在病理上相互影响的有机整体。一脏受病可以传至他脏，他脏之病也可传至本脏，这种病理上的相互影响即为传变。脏腑间的传变如下。

（1）相生关系的传变　包括"母病及子"和"子病犯母"两个方面。如肾病及肝，属于母病及子，即肾精不足导致肝化血无源出现的肝肾精血亏虚证，肾阴不足而不能涵养肝木的肝阳上亢证，肾阳不足不能助补肝阳的少腹冷痛证，都属于"母病及子"的传变。心血不足导致肝血亏虚而出现的心肝血虚证，心火亢盛引动肝火炽盛形成的心肝火旺证，均属于"子病犯母"。疾病按相生规律传变时，有轻重之分，即母病及子为顺，病情轻浅；子病犯母为逆，病情较重。

（2）相克关系的传变　包括"相乘"和"相侮"两个方面。①相乘：相克太过致病，就肝木和脾土之间的相克关系来说，其相乘传变有两种情况：一是"木旺乘土"，即肝气横逆乘脾，由于肝气郁结或上逆，脾胃的运化功能失常而出现胸胁苦满、吞酸、脘腹胀痛、大便不调等表现；二是"土虚木乘"，即脾虚肝乘，由于脾胃虚弱，不能抵抗肝气的制约而出现纳呆嗳气、胸胁胀满、腹痛泄泻等表现。②相侮：反向克制致病，如暴怒使肝火亢盛，肺金无力制约肝木而反被肝木所克，出现急躁易怒、面红目赤及咳逆上气、咯血等肝木反侮肺金的表现，称为"木火刑金"；脾土虚弱不能制约肾水，出现周身水肿的表现，称为"土虚水侮"。疾病按相克规律的传变也有轻重之分，即相乘传变病情较深重，而相侮传变病情较轻浅。

（三）指导疾病诊断

人体是一个以五脏为中心、以经络为通道、内络于脏腑、外络于肢节的有机整体。当脏腑患病时，在体表就会有相应的反应，出现形态、色泽、脉象等各个方面的病理变化。故运用五行学说分析四诊所收集的资料，根据事物属性的五行特性和五行的生克乘侮规律，就可以确定病变脏腑、推断病情进展及判断疾病预后等。

1. 确定病变脏腑 五行学说依据事物五行特性和五行之间生克乘侮的规律来确定病变的脏腑。由本脏所主之色、味、脉诊断本脏之病，如面露青色，嗜食酸味，脉呈弦象，即可诊断为肝病；面见赤色，口味苦，脉现洪象，可诊断为心火亢盛。由他脏所主之色判断五脏病的传变，如脾虚患者而面见青色，为木来乘土，即肝气犯脾。心脏病患者而面见黑色，为水来乘火，即肾水上凌于心。

2. 推断疾病轻重顺逆及预后 五行学说依据五色间的生克关系推断疾病的轻重顺逆。如肝病色青而见弦脉，属色脉相符；如果反见浮脉，则为相胜之脉，即克色之脉，为逆，预后不良；若得沉脉，则为相生之脉，即生色之脉，为顺，预后较好。

（四）防止疾病传变

根据五行的生克乘侮理论，一脏受病可传及他脏，他脏受病亦可传及本脏。因此在治疗时，除了对本脏进行治疗外，还要考虑其传变，治疗其他脏腑。如肝受病，根据五行的生克乘侮理论，亦可影响到心、肺、脾、肾而发病。若肝气太过则必克脾土，治疗时首先要健脾胃以防止其传变，脾胃不伤，则病不传而易于治疗。

（五）确定治则治法

五行学说不仅可以说明脏腑的生理功能和病理变化，以及指导疾病的诊断，也可用于确定疾病的治则和治法。

1. 根据五行相生规律确定治疗原则和治法 临床上运用五行相生规律治疗疾病的基本原则是：补母和泻子。补母，即"虚则补其母"，指一脏之虚证，可以通过补其母脏促使其恢复，主要用于母子关系虚证的治疗。如肾阴亏虚所致的肝阴不足者，其治疗可以滋肾阴以养肝阴，即用滋肾养肝法治疗。泻子，即"实则泻其子"，指一脏之实证，可以通过泻其子脏以泻除其亢盛之气，主要用于母子关系实证的治疗。如肝火炽盛而出现肝实证时，肝木是母，心火是子，可采用泻心火以治肝之实火的方法治疗。临床运用五行相生规律确定的常用治疗方法主要有四种：滋水涵木法、益火补土法、培土生金法、金水相生法。

2. 根据五行相克规律确定治疗原则和治法 太过和不及是五脏相克关系异常导致乘侮病理变化的主要原因。太过者属强，表现为功能亢进；不及者属弱，表现为功能衰退。因此，运用五行相克规律治疗疾病的基本原则是抑强扶弱。在治疗上要同时采取抑强扶弱的治疗原则，并侧重于制其强盛，使弱者容易恢复。如一方虽强盛而尚未发生相克太过时，也可利用这一治则，加强被克者的力量，从而防止病情的发展。临床运用五行相克规律确定的常用治疗方法主要有四种：抑木扶土法、培土制水法、佐金平木法、泻南补北法。

（六）指导脏腑用药

中药的色味与五脏的关系是以药物本身具有的颜色与气味为基础，以其不同的性能和归经为依据，按照五行归属来确定的。即青色、酸味入肝，如青皮、乌梅等中药；赤色、苦味入心，如赤小豆、红花等中药；黄色、甘味入脾，如黄芪等中药；白色、辛味入肺，如白芷、白芥子等中药；黑色、咸味入肾，如黑芝麻、生地等中药。这种归类是指导脏腑用药的参考依据。但是在临床用药时，除了考虑药物的色味外，还必须结合药物的四气和升降沉浮等理论进行综合分析，辨证应用。

（七）指导针灸选穴

人体十二正经近手足末端有"五腧穴"的分布，即井、荥、输、经、合穴，其分别属于木、火、土、金、水。在针灸疗法中，根据"虚则补其母"的治则，凡是虚证，均可采用补其所属的母经或母穴的方法进行治疗，如肝虚证可选用肾经合穴（五行属水）阴谷，或本经合穴（五行亦属水）曲泉进行治疗。根据"实则泻其子"的治则，凡是实证，均可采用泻其所属的子经或子穴的方法进行治疗，如肝实证可选用心经荥穴（五行属火）少府，或本经荥穴（五行亦属火）行间治疗。

（八）指导情志疾病的治疗

情志活动属于五脏的功能之一。因为五脏之间存在五行的相生相克关系，所以情志之间也存在这种关系，故在临床上可以根据情志之间的相互制约关系治疗情志疾病，中医称之为"以情胜情"法。如怒伤肝，悲胜怒（金克木）；喜伤心，恐胜喜（水克火）；思伤脾，怒胜思（木克土）；忧伤肺，喜胜忧（火克金）；恐伤肾，思胜恐（土克水）。

❤ 药爱生命

李时珍在《本草纲目》中记载了一则运用五行学说治疗疾病的典型案例——"白术煎汤疗'髓溢'"：某人罹怪疾，牙齿不停生长，越长越长，以致连进食都困难了。牙齿为骨之余，骨与髓异名同类。牙齿长而不止，如同髓满外溢，于是就将此证取名"髓溢病"。最终此证用白术煎汤，"漱服而愈"。白术何以能治此等怪病？其中之理，却在五行。

按照中医五行理论，骨为肾所主。牙齿不断长，当属骨髓失去约束所致。骨髓由肾所主，其病在肾水。五行之中，脾土能克制肾水。该案例体现了中医辨证论治的基本特点。

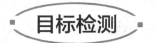

答案解析

选择题

（一）单项选择题

1. 阴或阳的某一方高于正常水平的病理状态称为（　）

    A. 阴阳偏盛   B. 阴阳偏衰   C. 阴阳消长

    D. 阴阳互损   E. 阴消阳长

2. 阳虚到一定程度时，因阳气不足，无力化生阴液，进一步出现阴液亏虚的现象，称为（　）

    A. 阴损及阳   B. 阴阳互损   C. 阳损及阴

    D. 阴阳转化   E. 阴阳协调

3. "寒极生热，热极生寒""重阴必阳，重阳必阴"所指的病理情况是（　）

    A. 阴阳偏盛   B. 阴阳偏衰   C. 阴阳平衡

    D. 阴阳转化   E. 阴阳互损

4. 若阴虚不能制阳而导致阳相对偏盛的虚热证，治宜补阴以制阳，此即（　）

    A. 阳病治阴   B. 阴病治阳   C. 实者泻之

    D. 虚者补之   E. 寒者热之

5. 冬季在五行中属于（　）

    A. 木   B. 火   C. 土

    D. 水   E. 金

6. 五行相生顺序正确的是（　）

    A. 木生土，土生金，金生火，火生水

    B. 木生土，土生金，金生火，火生水

    C. 水生金，金生土，土生火，火生木

D. 木生火，火生土，土生金，金生水

E. 木生火，火生金，金生水，水生木

（二）多项选择题

7. 对下列相关事物（现象），阴阳属性归类正确的是（　　）

A. 体表属阳，体内属阴　　　B. 功能属阳，物质属阴　　　C. 气属阴，血属阳

D. 亢奋属阴，抑制属阳　　　E. 脏属阴，腑属阳

8. 阴阳之间的相互关系论述正确的是（　　）

A. 阴阳具有无限可分性　　　B. 阴阳相互转化　　　C. 阴阳互根互用

D. 阴阳对立制约　　　E. 阴阳消长平衡

9. 属于"补其不足"治疗方法的是（　　）

A. 和胃　　　B. 补气　　　C. 养血

D. 活血化瘀　　　E. 补阳

10. "火"性具有的特征包括（　　）

A. 向上　　　B. 曲直　　　C. 温热

D. 升腾　　　E. 升发

11. 五行学说在中医学中主要可用于（　　）

A. 解释生理现象　　　B. 解释病理传变　　　C. 指导诊断疾病

D. 说明事物之间变化　　　E. 指导临床治疗

（邱　麒）

书网融合……

📄重点回顾　　　📱微课1　　　📱微课2　　　📄习题

第三章　藏　象 ⓔ 微课1

学习目标

知识目标：

1. 掌握　藏象学说的概念，五脏、六腑、奇恒之腑的生理功能。

2. 熟悉　五脏的生理联属。

3. 了解　脏腑之间的关系。

技能目标：

能正确叙述五脏、六腑、奇恒之腑的区别；能正确列举五脏的生理功能。

素质目标：

"五脏一体观"，任一脏器受损，势必影响其他脏器。情志分属于五脏，过喜伤心，过怒伤肝，过思伤脾，过忧伤肺，过恐伤肾，教导学生保持平和的心态应对生活、学习的变化。

📖 导学情景

情景描述：患者，女，23 岁。平素体弱多病，食欲不佳，乏力气短，体瘦。近半年月经淋漓不止，每次行经 10 余天，色淡红，量多。神疲乏力，面色萎黄，食少。近期又出现心悸，健忘，头晕眼花，失眠多梦，唇甲色淡，舌质淡白，苔白，脉细弱。试分析患者病证由哪些脏腑功能失调所致？

情景分析：该患病证由心、脾两脏功能失调所致。

讨论：利用脏腑之间的相互关系分析证候特点。

学前导语：患者素体虚弱，脾气虚不能统血，故月经淋漓不止；半年之久致气血两虚，则神疲乏力、面色萎黄。食欲不佳，纳食少，气血生化无源，日久则血虚无法养神，而见心悸、健忘、头晕眼花、失眠多梦、唇甲色淡，最终致心脾两虚证。

藏象为中医学特有的概念，是人体内脏器官的总称，包括五脏、六腑、奇恒之腑。五脏包括肝、心、脾、肺、肾，多为实质性脏器，其生理特点为化生和贮藏精气。六腑包括胆、胃、小肠、大肠、膀胱、三焦，多为中空、管腔性器官，其生理特点为受盛和传化水谷。奇恒之腑包括脑、髓、骨、脉、胆、女子胞，其形态似腑，多为中空，功能似脏，多贮藏精气（表 3 - 1）。

表 3 - 1　脏腑之间的比较

脏腑	形态	功能	特点	经脉络属
五脏	多为实腔	藏精气	藏而不泻，满而不实	有，主里属阴
六腑	多为中空	传化物	泻而不藏，实而不满	有，主外属阳
奇恒之腑	多为中空	藏精气	藏而不泻	无

藏，指藏于体内的脏腑，即内脏。象，一指脏腑的形态结构，如"心象尖圆，形如莲花"；二指脏腑的生理功能活动和病理变化表现于外的现象，如"肝病者，两胁下痛引少腹，令人善怒"。藏象，是藏于体内的脏腑及其表现于外的生理病理征象。

藏象学说是通过对人体生理、病理外部征象的观察，研究人体内在脏腑的生理功能、病理变化及其相互关系的学说。它是中医理论体系的核心，是辨证论治的基础，对临床实践具有普遍的指导意义。

藏象学说的基本特点是：以五脏为中心的整体观。主要体现在以五脏为中心的人体自身的整体性及五脏与自然、社会环境的统一性两个方面。以五脏为中心的人体自身的整体性表现为：一脏一腑互为表里，腑隶属于脏，配合脏完成各项重要的生理功能；五脏与形体官窍联系为一个整体，形体分司于五脏，官窍为五脏的外候；形神合一，心为主导，精神情志是五脏功能活动的产物，五脏活动受精神情志的调节与协调；五脏与精气血津液密不可分，五脏功能活动化生气血津液，精、气、血、津液是脏腑功能活动的物质基础。五脏与自然、社会环境的统一性表现为：五脏与五季、五方、五色、五味相应，使人体内外环境相统一。总之，藏象学说体现了整体观，是结构与功能、物质与代谢、局部与整体、人体与环境的统一。

第一节 五 脏

PPT

一、心

心位于胸腔之左，居横膈之上，两肺之间，脊柱之前。心的外形呈尖圆形，似未开倒垂的莲花；色红，中有心窍，其外有心包络围护。心尖搏动在左乳下，通过"心系"与脉管相通。其五行属火，为阳中之阳，与小肠互为表里关系。有"君主之官"之称。

（一）心的生理功能

1. 心主血脉 指心具有推动血液在脉管中运行以营养全身的作用，包括心主血和心主脉两个方面。

（1）心主血 主要表现在推动血液的运行和参与血液的生成两个方面。心气可以推动血液运行，以输送精微物质于全身脏腑官窍，发挥滋养作用。心脏的搏动主要依赖于心气的推动和调控，心气充沛，血液才能在体内正常循行。同时，心也参与血液生成，饮食水谷经脾胃的运化成水谷精微，水谷精微再化生为营气和津液，心为火，火为赤，营气和津液进入脉中，通过心火（即心阳）的"化赤"作用，变成红色血液。

（2）心主脉 是指心气推动和调控心脏的搏动和脉管的舒缩，使脉道通利，血流通畅。心与脉相连，形成一个密闭循环的管道系统；"脉为血之府"，是容纳和运输血液的通道。心、脉、血三者共同组成一个相对独立的血液循环系统。血液在脉中正常运行必须以心气充沛、血液充盈、脉道通利为基本条件。

心主血脉功能是否正常，可以从面色、舌色、脉象和心胸部的感觉四个方面体现。血液正常输布全身，面色红润有光泽，脉搏均匀而和缓有力。心气不足则血脉不盈，脉道不利，血液运行障碍则可见面色无华，脉搏细弱无力，甚则面唇青紫，心胸憋闷疼痛，脉涩结代。

2. 心主神志 又称心藏神或心主神明，是指心主管人的精神、意识、思维活动。神有广义和狭义之分：广义之神是指整个人体生命活动的外在表现，可以从面色表情、意识眼神、语言、精神状态、肢体活动等反映出来；狭义之神是指人的精神活动，包括意识、思维和情志活动。中医学认为人的精神、意识、思维、情志分属于五脏，又为心所主宰。

心主神志的生理作用有两个方面，一是主宰精神意识思维，心具有接受外来信息进行意识、思维和情志活动的生理作用。人体复杂的情志活动是在心神的主宰下，由五脏协作共同完成。二是主宰人体生命活动，《灵枢·邪客》说："心者，五脏六腑之大主也，精神之所舍也。"人体脏腑、经络、形体、官窍等的生理功能，在心神的主宰下，分工合作，故称心为"君主之官"。

心主神志的功能是否正常，可通过精神、意识、思维和睡眠等方面体现。心主神志的生理功能正常，则全身各脏腑功能协调、神志清晰、思维敏捷，反应灵敏。心神不足，神明被扰则精神萎靡、神思衰弱、反应迟钝，出现神昏、谵语、狂躁、举止失常等表现。

心主血脉和心主神志两种功能是密切相关的。血液是神志活动的主要物质基础，心主血脉功能正常，心神得以血液滋养，人则精力充沛；同时在心神的主宰下，心神驭气，血液得以在脉管中正常循行。

（二）心的生理特性

1. 心为阳脏　心居膈上阳位，为阳中之太阳，五行属火，又称"火脏"。心的阳气能够推动血液循行，维持人体的这正常生命活动，被喻为人身之"日"。心的阳热之气，既能维持本身的生理功能，又能温煦全身。

2. 心为五脏六腑之大主　人体的生命活动是以五脏为中心，同时，心主血脉和心主神志的生理功能，在人体的生命活动中起着主宰作用，各脏腑的生理功能活动都要依赖于心的统领和调节。因此心的生理功能正常，血脉流畅，神志安定，脏腑协调；反之则血脉不畅，心神不安，脏腑失调。

（三）心的生理联属

1. 心在体合脉，其华在面　心主血脉，全身的血脉都统属于心。华，光彩，心的光彩与否可通过面色来反映。心血充盈则面色红润有光泽；心血不足则面色苍白无华；心脉瘀阻则面色青紫；心火亢盛则面色红赤。

2. 心开窍于舌　心气通于舌，舌为心之苗。舌的功能依赖于心主血脉和心主神志的功能，通过观察舌的变化，可了解心的功能是否正常。若心的功能正常，则舌体红润柔软，活动自如，味觉灵敏，语言流利。反之，则舌质淡白；心火上炎则口舌糜烂；心血瘀阻则舌质紫黯，或有瘀点、瘀斑；心神失常，则舌强、语言謇涩，甚至失语。

3. 心在志为喜　志，情志。喜，喜悦、欢乐的情绪。喜是人对外界客观事物（现象）做出的良性反应，有利于心主血脉的生理功能，但喜乐过度，则伤心神。

4. 心在液为汗　指汗液的生成、排泄与心血、心神有关。心与汗的关系如下。一是心血为汗化生之源。血汗同源，血中的水液渗出脉外则为津液，津液经阳气的蒸化后自汗孔出，即为汗。若汗出过多，津液大伤，必然耗伤心血，可见心悸等症。二是汗的生成、排泄受心神的主宰。心神清明，则对各种信息反应灵敏，汗的生成与排泄，就能随体内的生理情况和外界的气候变化进行调节，故情绪紧张、劳动、运动或气候炎热时均可见出汗现象。当心的气血阴阳不足，可致汗出异常，如心气虚则自汗、心阴虚则盗汗、心阳暴脱则见大汗淋漓等。

5. 心气与夏气相通应　五脏应五季，心与夏同属火。自然界气候中夏季炎热，而心为火脏属阳中之阳，故心与夏气相通应。通常心阳虚弱患者，其病情在夏季容易得到缓解；而心阴虚阳盛患者，夏季则病情加重。

二、肺

肺位于胸腔，居横膈之上，上连气道，与喉、鼻相通，称为"相傅之官""华盖"。其五行属金，为阳中之阴。肺呈白色，质地疏松、内里含气，故称为"清虚之脏"。

（一）肺的生理功能

1. 肺主气司呼吸　包括主呼吸之气和一身之气两个方面。

（1）肺司呼吸　指主呼吸之气，是体内外气体交换的场所。肺通过呼吸运动，吸入自然界的清气，呼出体内的浊气，实现体内清浊气体的交换。司呼吸功能正常，则机体能够正常呼浊吸清，保证清浊之气的新陈代谢，表现为呼吸调匀、气息平和。反之，则呼吸不畅、咳嗽气喘。

（2）肺主气　指肺主一身之气，具有主持和调节全身各脏腑经络之气的作用，即肺通过呼吸运动，参与气的生成和气机调节。

肺参与一身之气的生成，尤其是宗气的生成。一身之气由先天之气和后天之气构成。宗气为后天之气，是由肺所吸入的清气与脾胃运化的水谷精气相结合而成。宗气积于胸中（胸中两乳头之间），上走息道出喉咙以促进肺的呼吸，并能贯注心脉以助心行血，沿三焦下行丹田以资先天之气（元气）。宗气在人体生命活动中起到重要作用，而肺参与宗气的生成，故而起到主一身之气的作用。

2. 肺主宣发肃降　宣发，指肺气向上升宣和向外布散的功能，其气机运动表现形式为升和出。肃降，指肺气向内清肃和向下通降的功能，其气机运动表现形式为降和入。

肺的宣发作用主要体现在三个方面：一是呼出体内浊气；二是向上、向外输布精微和津液至周身，外达皮毛；三是宣发卫气，调节腠理开阖，控制汗液排泄。肺的肃降作用亦体现在三个方面：一是吸入自然界清气；二是向下、向内输布精微和津液；三是清肃异物，保持呼吸道洁净。

宣发与肃降是肺气升降出入运动的具体表现形式，是相互制约、相互为用的两个方面。宣发与肃降相互协调，则呼吸均匀通畅，水液得以正常的输布代谢。若二者功能失调，则可见"肺气失宣"的病变，出现呼吸不畅、胸闷、咳喘、恶寒无汗；或者"肺失肃降"的病变，表现为呼吸表浅或短促、咳喘气逆。肺气失宣与肺失肃降的病变也常相互影响或同时并见，称为"肺失宣肃"。

3. 肺主行水　肺主行水，又称肺主通调水道。通，疏通；调，调节；水道，水液运行和排泄的通道。指肺具有疏通和调节水液运行的通道，进而推动水液在全身的输布、排泄的作用。

肺主行水是通过肺气的宣发和肃降作用来实现。肺气的宣发，使水液向上、向外输布，布散全身，外达肌表，以充养、濡润各组织器官；同时又将输送至肌表的水液，在卫气的作用下，化为汗液，并排出体外。肺气的肃降，使水液向下、向内输布，以充养、滋润体内的脏腑组织器官；同时又将机体代谢所产生的浊液，下输到肾，经肾和膀胱的气化作用，生成尿液排出体外。肺为"华盖"，在脏腑中位居最高处，同时参与调节全身的水液代谢，故有"肺主行水""肺为水之上源"的说法。

如果肺失宣降，影响了通调水道功能，则水液输布和排泄出现障碍，便会发生水液停蓄或泛滥的疾患，如痰饮、水肿等。临床经常采用"宣肺化痰""宣肺利水"的方法治疗。宣肺利水法，即《黄帝内经》中的"开鬼门"之法，古人喻之为"提壶揭盖"法，清代徐大椿《医学源流论》中称之为"开上源以利下流"。

4. 肺朝百脉　朝，有朝向、汇聚之意；百脉泛指全身血脉。指肺与百脉相通，全身的血液通过这些血脉流注汇聚于肺，通过肺的呼吸，进行体内外清浊之气的交换后，将富含清气的血液不断输布至全身的作用。

肺朝百脉的生理作用是"助心行血"。全身的血脉虽然统属于心，心气是血液在脉管中循环运行的基本动力，但血液的运行又依赖于肺气的推动和调节。一方面肺主气司呼吸，调节全身气机，从而促进血液运行；另一方面，肺参与宗气的生成，而宗气贯注于心脉以助心行血。若肺气充足，宣降正常，呼吸调匀，气机调畅，则血行正常。反之，肺气虚弱或壅塞，肺失宣肃，呼吸不利，气机不畅，则可导致血行不畅而见心悸、胸闷、唇舌青紫等症状。

（二）肺的生理特性

1. 肺主治节　治节，治理调节之意。心为君主，肺为相傅，肺辅助心发挥治理调节作用。肺主治节，指肺辅助心治理和调节全身气血津液及各脏腑组织生理功能的作用。

肺主治节主要体现在四个方面：一是治理调节呼吸运动，交换清浊之气；二是治理调节全身气机，保持全身气机通畅；三是治理调节血液运行；四是治理调节水液代谢，推动和调节水液的输布、运行和排泄。

2. 肺为娇脏、华盖 肺叶娇嫩，不耐外邪，但其上通鼻窍，外合皮毛，易受外邪侵袭，故称"娇脏"。华盖，原指古代封建帝王出行时所用的车盖。肺位于胸腔，在五脏六腑中居位最高，覆盖心及诸脏腑，故又称"华盖"。

（三）肺的生理联属

1. 肺在体合皮，其华在毛 皮毛，包括皮肤、汗腺、毫毛等组织，为人身之表，抵御外邪的屏障。皮肤之汗孔为气门，而肺主气故皮为肺之合。肺合皮毛，指肺具有宣发卫气和水谷精微以温养皮毛的功能。肺气宣发，输精于皮毛，使皮肤致密、毫毛光泽，皮肤抵御外邪能力亦会增强；皮毛汗孔可以宣肺气，汗孔开合有度，有助于肺的呼吸通利。若外邪侵袭，影响及肺，则腠理闭而无汗，伴呼吸急促、咳喘；肺气不足，宣发无力，则皮毛憔悴、卫外不固、多汗易感。

2. 肺在窍为鼻，上系于喉 鼻、喉相通而连于肺，是气体交换的通道，有通气和嗅觉的功能。鼻的通气和嗅觉功能，主要依赖肺气的作用，故称鼻为肺之窍。肺气和调、肺津滋润，则鼻的功能正常，表现为嗅觉灵敏、气道通畅。外邪袭肺或邪热壅肺，肺气不利，则多反映于鼻，表现为鼻塞、流涕、鼻痒气热、咳喘等。

喉为肺之门户，是清浊之气出入之路，是发音的主要器官。肺之经络上络于喉，喉是呼吸之气出入的通道，肺气鼓动喉部声带而使之发音。肺气宣畅，肺阴充足，则呼吸通利，声音洪亮清晰。若风寒风热犯肺，肺气失宣，声音嘶哑或失音，咽喉痒痛；肺气耗伤，肺阴不足，虚火内灼，声音低微或嘶哑，喉部干涩。

3. 肺在志为忧（悲） 悲从外来，忧自内生。悲忧的情绪变化或情感反应，由肺精、肺气所化生，是肺精、肺气生理功能的表现形式。悲忧对人体的主要影响是耗伤肺中精气，使肺的宣肃运动失调，气行不利，导致肺气耗伤，故悲忧过度，会出现肺气不足、呼吸气短的现象；反之，在肺虚或肺宣降运动失调时，机体对外来的不良刺激的耐受性就会下降，易产生悲忧的情绪变化。

4. 肺在液为涕 涕，鼻涕，由肺精所化，通过肺气的宣发作用布散于鼻窍。正常情况下，肺气宣发，促进肺津至鼻窍而为涕，鼻窍得润而涕不外流。若寒邪袭肺，则可见鼻流清涕；肺热壅盛，则可见鼻流黄浊涕；燥邪犯肺，则可见鼻干。

5. 肺气与秋气相通应 自然界中，秋季气候清肃，天高气爽，空气明润。肺气与秋气相通应，是说肺气在秋季最旺盛。肺为清虚之脏，喜润恶燥，而秋季气候多清凉干燥，故易见肺燥之证，表现为干咳无痰、口鼻干燥、皮肤干裂等。秋季治疗肺病时，也不可过于发散肺气，而应顺应其敛降之性。

三、脾

脾位于腹腔上部，横膈下面，在左季胁的深部，附于胃的背侧左上方，"脾与胃以膜相连"。其五行属土，为阴中之至阴，与胃相表里。从脾的位置、形态看，藏象学说中的"脾"作为解剖单位是现代解剖学中的脾和胰，但其生理功能又远非脾和胰所能概括。

（一）脾的生理功能 📱微课2

1. 脾主运化 运，转运、输送；化，消化。脾主运化是指脾具有将水谷化为水谷精微和水液，并将这些精微物质吸收转输至全身各脏腑组织的作用，包括运化水谷和运化水液两个方面。

（1）脾运化水谷 是指脾对饮食物的消化吸收和对水谷精微的转运作用。饮食物的消化和吸收实际上是在胃和小肠内进行的，但需依赖于脾的运化功能才得以完成。脾的运化过程可分为三个阶段：一是胃腐熟水谷，将水谷腐熟为食糜；二是在脾气的气化和脾阳的温煦作用下，将食糜化为水谷精微，这一过程称之为"化";三是在脾的升清作用下,将水谷精微上输于心肺,再经肺的宣发肃降作用向全身转输,以营养五脏六腑、四肢百骸、皮毛筋肉等,这一过程称之为"运"。

食物的消化、吸收及其精微转运都由脾的运化功能来完成,而水谷精微又是人体出生后所必需的营养物质的主要来源,故称脾为"后天之本"。脾的运化水谷功能正常,称为"脾气健运",则消化功能正常,精微物质充足,内养五脏六腑,外养四肢百骸、皮毛筋肉。反之,脾的运化功能失常,称为"脾失健运",则消化吸收功能就会失常,可见腹胀、便溏、食欲不振、倦怠、消瘦等症状。

（2）脾运化水液 又称脾运化水湿,是指脾对水液具有吸收和转运作用,防止其在体内停滞。脾通过运化水液的作用,一方面将人体所摄入的水液吸收和转输以布散全身,滋养脏腑组织;另一方面将各脏腑组织器官利用后的多余水液及时转输至肺和肾,通过肺和肾的作用,化为汗和尿排出体外,防止水液停滞。脾为水液代谢的器官之一,脾运化水液是水液代谢的重要环节,脾气健运则水液布散通利,无水湿之患。反之,脾运化水液功能失常,可导致水液停滞在体内,日久可形成水湿、痰饮等病理产物,引起痰饮喘咳、水肿、腹泻等病证。

脾运化水谷和运化水液的作用是相互联系、相互影响的,一种功能失常可导致另一方面的功能失常,在病理上亦常互见。

脾运化的水谷精微是气血化生的物质基础。气血的生成均与脾密切相关,如宗气、营气、卫气的生成都离不开脾运化的水谷之气,元气有赖于水谷精微的不断充养,化生血液的营气和津液亦来源于水谷精微,故称脾为"气血生化之源"。

2. 脾主升 升,上升;清,指水谷精微。脾主升清主要体现在两个方面:一是脾气上升,脾具有将水谷精微向上输送至心、肺的作用;二是脾气升举,脾气的升举作用能维持人体内脏位置相对恒定。脾的升清功能正常,则水谷精微等营养物质能够正常地被吸收和输布,使气血充盛,脏器位置恒定。若脾不升清,精微不布,清窍失养,气血乏源,则可见头晕目眩、抑疲;脾不升清,清气下走,清浊混杂,则可见腹胀、泄泻;脾气下陷,则会导致内脏位置下垂,如胃下垂、子宫脱垂、久泻脱肛,临床称为"脾气下陷",常采用健脾益气升提方法治疗。

3. 脾主统血 统,统摄、控制。脾主统血是指脾具有统摄血液,控制其在脉内运行而防止逸于脉外的作用。脾统血的作用是通过脾气的摄血功能实现的,实际上是气的固摄作用的体现。脾气健运,水谷精微化源充足,气血充盈,则气的摄血功能发挥正常,血液在脉内正常循行而不会溢出脉外发生出血。反之,脾失健运,不能正常运化水谷精微,则气血生化不足而气血虚亏,气虚则气的固摄作用减弱,统摄无权,则可使血溢出脉外而致各种出血,如尿血、便血、崩漏等,称为"脾不统血"。

❓ 想一想

患者,男,58岁。慢性腹泻反复发作十余年。近1个月来腹泻,每日4次以上,夹有不消化食物,腹胀,时有隐痛,大便后肛门有重坠感,经常脱肛,神疲乏力,倦怠懒言,头晕,劳累后尤甚,面色萎黄,舌质淡胖,边有齿痕,苔白,脉沉弱。

答案解析

该患者长期腹泻与哪一脏腑密切相关?上述证候主要与该脏腑的哪些生理功能有关?

（二）脾的生理特性

1. 脾以升为健 脾胃居中,脾气宜升,胃气宜降,故脾胃为气机升降之枢纽。脾气主升,是指脾的气机运动特点是以上升为主。

2. 脾喜燥恶湿 脾为太阴湿土之脏,胃为阳明燥土之腑。脾喜燥恶湿,与胃喜润恶燥相对而言,脾与自然界湿气相通,同气相感,湿易伤脾;脾的阳气虚弱,脾失健运而致水湿停聚,称之为"脾虚生湿",可见肢倦乏力、纳呆、脘腹胀满、痰饮、泄泻、水肿等。

（三）脾的生理联属

1. 脾在体合肉，主四肢　脾气的运化功能与肌肉的壮实及其功能发挥之间有着密切的联系。脾气健运，则肌肉得以营养，肌肉发达、轻劲有力。反之，若脾失健运，精微物质化生无源，四肢肌肉失去营养，则可见肌肉瘦削、软弱无力，甚至四肢倦怠、痿废不用。同时，适当的运动，能促进脾胃受纳、运化的作用，若缺乏必要的运动，则脾胃功能呆滞，出现食少、腹胀、虚胖等症。

2. 脾开窍为口，其华在唇　开窍为口是指饮食与脾的运化功能密切相关。脾气健旺，则食欲旺盛，口味正常；反之，若脾失健运，则食欲不振，口味异常，如口淡乏味、口黏、口甜等。脾之华在唇，是指口唇的色泽可以反映脾气功能的盛衰。脾气健运，化水谷精微可至口唇，使口唇肌肉强健，色泽红润，感觉灵敏。反之，若脾失健运，气血生化无源，则口唇淡白无华。

3. 脾在志为思　思，即思虑，是人体情志活动或心理活动的一种状态。思虽为脾志，但是与心神有关，故有"思出于心而脾应之"之说。正常的思考对机体生理活动无不良的影响。若思虑过度，所愿不遂，使脾气郁滞，则会出现不思饮食、脘腹胀闷；脾失健运气血不足，亦会使思维功能减退。

4. 脾在液为涎　涎，唾液中较清稀的部分，由脾精、脾气化生并转输布散。涎具有保护口腔黏膜、润泽口腔的作用，在进食时分泌旺盛，有助于食物的吞咽和消化。正常情况下，涎上注于口而不溢于口外。若脾胃不和或脾气不摄则可导致涎液分泌增加而出现口涎自出的现象；若脾精不足，化生无源，则可见涎液减少、口干舌燥等症状。

5. 脾气与长夏之气相通应　脾的生理功能在长夏最旺盛。长夏（夏至至处暑）气候多雨而潮湿，故长夏时节，湿邪最易侵袭机体，损伤脾之阳气，致脾失健运，而见胸脘痞满、食少倦怠、大便溏薄、舌苔滑腻等。

四、肝

肝位于腹部，横膈之下，右胁下而稍偏左，右肾之前。左右分叶，右厚左薄，其色紫赤。其五行属木，为阴中之阳，与胆互为表里。肝喜条达而恶抑郁，故称"刚脏""将军之官"。

（一）肝的生理功能

1. 肝主疏泄　疏，有疏导、开通之意；泄，有发泄、发散之意。肝主疏泄指肝具有维持全身气机疏通畅达的作用。肝主疏泄的功能与肝的升发条达之性密切相关，由肝主升动散的生理特点所决定。肝的疏泄功能主要表现在以下五个方面。

（1）调畅气机　气机即气的升降出入运动，是人体生命活动的基本形式。升降出入运动过程是通过脏腑经络等组织器官功能活动而实现的。肝的疏泄功能正常，则气机调畅，气血和调，经脉通利，脏腑、形体、官窍等的功能活动也稳定有序。若肝的疏泄功能失常，称为肝失疏泄。其临床症状常表现在两个方面：一是肝气上逆，即肝气疏泄太过，常为暴怒伤肝，或气郁日久化火而致，临床表现多见急躁易怒、面红目赤、头痛、胸胁乳房走窜胀痛，若气升太过，血随气逆，还可出现吐血、咯血、卒然昏厥、月经过多、崩漏等；二是肝气郁结，即肝的疏泄不及，常为抑郁伤肝，肝气不舒，疏泄失职，气机不得畅达而致，临床表现多见闷闷不乐，悲忧欲哭，胸胁、乳房或少腹胀闷不舒等。

（2）调节情志　情志活动指人的情感、情绪变化，是精神活动的一部分。人的精神情志活动，除受心神主宰，同时也与肝的疏泄功能密切相关。肝疏泄正常，则气血调和，心情舒畅，表现为精神愉快、心情舒畅，理智清朗，思维敏捷，气和志达。若肝失疏泄，就可出现精神情志活动的异常。肝气疏泄不及，气机不畅，就会出现抑郁寡欢、多愁善感等；肝气疏泄太过，肝气上逆，就可出现烦躁易怒、面红目赤、头胀头痛等。肝主疏泄失常和情志异常往往互为因果。肝失疏泄而致情志异常，称为因郁致病；情志异常而致肝失疏泄，称为因病致郁。

（3）促进脾胃运化 脾胃的运化功能与肝的疏泄密切相关。主要表现在两个方面：一是调节脾胃气机的升降，肝的疏泄功能使全身气机疏通畅达，则可促脾升，使清阳之气升华，又促胃降，使浊阴之气下降，如此则气机协调，升降有序，中焦运化有职，机体的消化吸收功能正常；二是分泌排泄胆汁，胆汁来源于肝，由肝之余气积聚输注于胆而成。胆汁经胆道排泄至小肠内，以助油脂类食物的消化吸收。胆汁的分泌、贮藏和排泄均与肝主疏泄功能密切相关。肝气的疏泄功能正常，则全身气机调畅，胆汁才能正常地分泌与排泄。若肝气的疏泄功能失常，出现肝气郁结或肝气上逆，则胆汁分泌与排泄障碍，可导致脾胃功能异常，出现胁痛、口苦、纳差、厌食油腻、腹胀腹痛，甚至黄疸等。

（4）促进血液运行和水液输布 气行则血行、气行则津行，气机调畅则血不瘀阻、津不停留，津血运行通利。若肝气失舒，气机郁结，则导致血行障碍、瘀滞停积而为瘀血，可见胸胁刺痛、肿块、女子经行不畅、痛经、闭经等；若肝气逆乱，血不循经，可见咯血、呕血，女子月经过多、崩漏不止等；若肝失疏泄，三焦气机阻滞，津液输布代谢障碍，又可形成痰湿、水饮等病证。

（5）调节生殖功能 女子的排卵与月经来潮、男子的排精与生殖功能，均与肝的疏泄功能密切相关。肝气的疏泄功能正常，则男子精液排泄有度；女子经行通畅，月经正常，并能按时排卵。肝失疏泄，则男子精关不利，排精不畅；女子月经周期紊乱，经行不畅，甚至痛经、闭经等。

2. 肝主藏血 是指肝具有贮藏血液、调节血量和防治出血的作用。其生理功能主要表现在三个方面。

（1）贮藏血液 肝储备大量血液，可供机体脏腑组织需要，也可协调肝自身之阴阳。肝所藏之血使肝体柔和，并制约肝气升腾太过，保持其冲和条达之性，维持正常疏泄，以达到阴阳平衡。若肝血不足，不能制约肝的阳气升动，则会出现肝阳上亢、肝火上炎甚至肝风内动等病理变化。

（2）调节血量 肝藏血，能根据机体各部分组织器官活动量变化而调节循环血量，保证正常生理活动的需要。这种调节是通过肝的藏血和疏泄功能来实现的。当人体剧烈活动、情绪激动时，肝排出贮藏的血液，供机体需要。当人体安静休息、情绪稳定时，机体对血液的需求量相对减少，部分血液便又归藏于肝。

（3）防治出血 肝具有收摄血液、主持凝血和防止出血的功能。肝气属阳，能够固摄血液，防止血液逸出脉外而出血；肝血属阴，阴主凝聚，能够在出血时迅速发挥凝固作用。因此肝的气血调和、阴阳平衡则防止出血。肝气虚弱，收摄无力或肝火升动，迫血妄行，均可导致呕血、咯血、鼻衄等各种出血病证。

肝的藏血和主疏泄的关系密切，二者相辅相成。肝主藏血，血能养肝，肝体柔和，肝阳不亢，疏泄才能正常；肝主疏泄，气机调畅，则血能正常地归藏和调节，藏血功能才能正常。其病理也互相影响。

（二）肝的生理特性

1. 肝主升发，喜条达而恶抑郁 肝属木应于春，肝气条达，犹如春发冲和之气充于四季，肝和则生机健旺，五脏可安，故有"人之生机系于肝"之说。正常情况下，肝气条达、柔和舒畅。若肝气升发不及，可见胸胁满闷、胁肋胀痛、抑郁不舒等症状；如肝气升发太过，可见急躁易怒、头晕目眩、头痛头胀等症状。可见肝主升发、喜条达而恶抑郁的生理特性和肝主疏泄的生理功能密切相关。

2. 肝为刚脏，体阴而用阳 刚，即刚强躁急之意，肝为刚脏是指肝具有刚强躁急之性，主升主动。体，指肝的本体，肝藏血，体阴柔为阴；用，指肝的功能，肝性刚烈，易升动属阳，因此称体阴而用阳。正常情况下，肝之体阴有赖于肾阴滋养方能充盈，故肝之体阴常不足，而其用阳常易亢。故肝病多见肝气升动太过，如肝气上逆、肝火上炎、肝阳上亢、肝风内动，临床多出现眩晕面赤、烦躁易怒、筋脉拘挛，甚则抽搐、角弓反张等症状。

（三）肝的生理联属

1. 肝在体合筋，其华在爪 筋，即筋膜，包括肌腱和韧带，附着于骨而聚于关节，是连接关节、肌肉，主司关节运动的一种组织。肝血充盛，则筋膜得养，表现为筋力强健，运动灵活，耐受疲劳，并能快速解除疲劳。若肝血不足，则筋膜失养，表现为筋力减退，运动失灵，动则疲劳，或手足震颤，肢体麻木，屈伸不利。

爪，即爪甲，指甲或趾甲，是筋的延续。肝血充盈，则爪甲坚韧、红润光泽；若肝血不足，则爪甲痿软而薄，甚则变形、脆裂。临床上高热而见指甲突发青紫，多为肝风内动的先兆。

2. 肝开窍于目 目的视觉功能有赖于肝血之濡养和肝气之疏泄。肝血充足，肝气调和，目才能正常发挥其视物辨色的功能，视物清晰，眼球活动自如。若肝血不足则视物模糊、夜盲；肝阴亏损则两目干涩、视力减退；肝经风热则目赤痒痛；肝胆湿热则两目发黄；肝阳上亢则头晕目眩、目胀；肝风内动则目睛上吊、两目斜视；肝气郁结，火动痰生则两目昏蒙、视物不清。

3. 肝在志为怒 怒，属七情之一，虽属不良情志活动，但亦是常人所具有的一种情志活动；一定限度内的怒，对维持机体的生理平衡有重要的意义，但是过怒属于不良的精神刺激，对身体有害。肝为刚脏，性喜条达而恶抑郁，过怒会伤肝，如郁怒不解，易致肝气郁结，表现为心情抑郁、闷闷不乐；大怒暴怒，会使肝气升发太过，表现为激动亢奋，甚则血随气逆，而出现呕血、昏厥等。故临床治怒宜平肝、疏肝。

4. 肝在液为泪 肝开窍于目，泪从目出，由肝血所化，故泪为肝之液。肝气疏泄促进津液上行于目而为泪，通常情况下，濡润目窍，但不外溢；遇有异物则大量分泌，排除异物，清洁目窍；情绪悲哀时，泪液可大量流出。病理状态下，肝血不足，则可见泪液分泌减少，两目干涩；肝经风热，则可见迎风流泪；肝经湿热，则可见目眵增多。

5. 肝气与春气相通应 春为五季之始，阳气生发，万物始荣，自然界生机勃勃，而肝主疏泄，主升主动，喜条达恶抑郁，故与春气相适应。因此春季养生，在精神、饮食、起居等各个方面都要顺应春气的生发和肝气的畅达之性。肝气在春季最旺盛，故素体肝气偏旺、肝阳偏亢或脾胃虚弱之人容易在春季发病，而见眩晕、烦躁或情志抑郁、焦虑或胁肋部疼痛、腹痛腹泻等症。

五、肾

肾位于腰部，脊柱两侧，左右各一，左微上，右微下。外形椭圆弯曲，状如豇豆，其外有黄脂包裹。其五行属水，为阴中之阴，与膀胱互为表里。肾藏先天之精，故称"先天之本"。

（一）肾的生理功能

1. 肾藏精 是指肾具有封藏和贮存人体之精气的作用。肾所藏之精包括先天之精和后天之精。先天之精禀受于父母，成熟于后天，是构成胚胎发育的原始物质，又称"生殖之精"，具有繁衍后代的能力。后天之精来源于脾胃运化而生的水谷精气以及脏腑代谢所化生的精微物质，作用是主持生长发育、营养脏器组织，又称"水谷精气""脏腑之精"。先天之精和后天之精的来源虽然不同，但却同藏于肾，二者的关系可以概括为"先天生后天，后天养先天"，即先天之精的活力资助有利于后天之精的化生，后天之精不断滋养培育先天之精，以发挥其正常生理效应。肾中精气的生理作用表现在三个方面。

（1）促进生长发育和生殖　肾精决定着机体生长发育的自然规律。人从幼年开始，肾中精气逐渐充盛，出现了齿更发长的生理变化。到了青壮年，肾中精气进一步充盛，机体处于人生中最强壮的时期，表现为真牙生而长极、筋骨强劲、肌肉满壮。待到老年，肾中精气开始衰减，形体逐渐衰老，表现为齿脱发落、面憔悴、筋骨软弱、活动不便等一派老态龙钟之象。机体生、长、壮、老、已的自然发展变化规律，是肾中精气由弱到强、由盛转衰直到消亡的过程。如果肾精亏损不足，则会出现生长发育障碍，儿童可见"五迟""五软"，青少年可见发育迟缓、筋骨痿软、肌肉瘦削无力，成年人可见未老先衰、牙齿早脱、头发早白脱落。

肾精是胚胎发育的原始物质，能够促进生殖机能的成熟。人从幼年开始，肾中精气逐渐充盛，到了青春期，机体内产生"天癸"。天癸是人体肾精充盈到一定程度时体内自然产生的一类具有促进生殖功能发育成熟和维持生殖功能作用的精微物质。在天癸的促进作用下，女子"月事以时下"，按期排卵，男子"精气溢泻"，性功能逐渐成熟，具备生殖能力。到了青壮年，天癸物质不断产生，人的生殖功能最旺盛。进入老年期，肾精由充盈渐趋亏虚，天癸生成随之减少乃至耗竭，生殖能力逐渐下降，以至丧失。因此，肾精具有促进人体的生殖功能的作用，为生殖繁衍之本，亦称"肾主生殖"。若肾藏精功能失常，生殖能力低下，可以表现为男子不育、女子不孕。

（2）促进血液生成　肾藏精，精能生髓，髓可以化血，因此肾精能促进血液的生成，故有"血之源头在于肾"之说。临床血虚之证，亦常采取补肾益精填髓的方法治疗。

2. 肾主一身之阴阳　肾藏精，精化气，肾精所化之气称为肾气，肾精和肾气是同一物质的不同存在状态，精散为气，气聚为精，精与气处在不断的转化之中，肾精和肾气常合称为"肾中精气"。

肾精属阴，肾气属阳。肾阴，为人体阴液之根本，又称元阴、真阴、真水。肾阳为人体阳气之根本，又称元阳、真阳、真火。肾主一身之阴阳，故肾阴肾阳为五脏阴阳之根本。五脏之阳，非肾阳不能发；五脏之阴，非肾阴不能资。肾阴和肾阳相互协调依存，相互制约，共同维持机体的阴阳平衡。病理情况下，由于某种原因使阴阳平衡状态遭到破坏，而机体又不能自行恢复时，就会出现肾阴虚或肾阳虚的病理表现，由于二者密切相关，在病变中常相互影响，最后发展为阴阳两虚，称为阴阳互损。

3. 肾主水　是指肾具有主持和调节水液代谢的作用。人体水液代谢是在胃、肺、脾、肾、膀胱、小肠、大肠、三焦等脏腑的共同作用下完成的。在整个水液代谢过程中，肾起着主宰作用，表现在两个方面：一方面肾中精气蒸腾气化，使肺、脾、三焦、膀胱等脏腑在水液代谢中发挥各自的生理作用；另一方面肾主持尿液的生成和排泄，被组织利用后的水液经三焦下归于肾，经肾的气化作用将清者再经三焦上升复归于肺而布散全身，将浊者化为尿液，下输膀胱，从尿道排出体外。肾为水液代谢的主要脏器，对水液代谢平衡起决定性作用，故称肾为"水脏"。

肾主水功能正常，则小便通利，水液代谢平衡。反之，就会引起水液代谢障碍，如气化失常，阖多开少，则小便生成和排泄障碍，浊废内留，表现为尿少、尿闭、水肿；开多阖少，则尿液的生成和排泄太过，表现为小便清长、尿量多、尿频等症状。

4. 肾主纳气　纳，即受纳、固摄之意。肾主纳气，是指肾具有摄纳肺所吸入的清气，以保持呼吸深度而防止呼吸表浅的作用。人体的呼吸运动，虽由肺所主，但必须依赖肾气的摄纳才能下归于肾，达到一定的深度。肾的纳气功能正常，则呼吸均匀和调，平衡有深度。反之，若肾不纳气，则见呼吸表浅，表现为呼多吸少、动则气喘。

（二）肾的生理特性

1. 肾主闭藏　又称封藏，有封闭贮藏之意。肾为"水火之脏"，内藏真阴真阳。妇女月经应时而下、胎儿孕育、二便的调控，均为肾主封藏的体现。若肾封藏失职，则可见遗精、滑精、尿多、遗尿、尿失禁、大便滑脱、女子带下不止、崩漏、滑胎等病证。

2. 肾为水火之脏　肾阴为人体阴液之本，肾阳为人体阳气之本，肾阴肾阳为五脏阴阳的发源地，是全身阴阳水火协调平衡的关键。在临床常见阴阳偏衰所致的寒热病理变化，多为肾之阴阳失调所致，治疗时必须求之于本，从调整肾阴肾阳入手。

（三）肾的生理联属

1. 肾在体合骨，生髓通于脑　肾主藏精，精能生髓，髓居骨中，称骨髓；髓上通汇聚成脑，脑为髓海。骨骼的生长、发育依赖于骨髓的充足及营养。肾精充足，骨髓充盈，骨骼坚固有力；髓海得养，脑得其养，则思维敏捷，精力充沛。反之则骨髓空虚，骨骼失养；髓海空虚，脑失其养，则可出现思维迟钝、精神萎靡等症状。

2. 肾之华在发　发为肾之外候，发之生长及其色泽，取决于肾中精气的盛衰。肾精充盈则血旺，血濡养头发，故有"发为血之余"之说。反之，肾之精血不足，发失其养，则头发稀疏、早秃、枯萎无光泽、早白。

3. 肾开窍于耳及二阴　耳是听觉器官，耳的听觉功能灵敏与否，与肾中精气的盛衰密切相关。肾精肾气充盛，髓海得养，则听觉灵敏、分辨力高。若肾精肾气虚衰，髓海失养，则听力减退，耳鸣耳聋。临床上常以耳的听觉变化，作为判断肾精及肾气盛衰的重要标志，故说"肾开窍于耳"。

二阴指前阴和后阴，前阴有排尿和生殖的作用，后阴有排泄粪便的作用。尿液的贮藏和排泄虽在膀胱，但尿液的生成和排泄必须依赖于肾的气化和固摄作用才能完成。肾气化失司、固摄失常，则可见小便增多、尿失禁、遗尿、小便不利、尿少、水肿等。粪便的排泄虽属大肠的传化糟粕功能，但与肾气的推动和固摄作用密切相关。肾阳虚弱、脾失温煦，运化失常可致大便泄泻、久泻滑脱、五更泄泻等。前阴是人体的外生殖器，其生殖功能与肾精、肾气有密切关系。若肾中精气虚衰，则可致阳痿、早泄、不育、月经不调、不孕等。

4. 肾在志为恐　恐是一种恐惧、害怕的情志活动，与肾的关系最密切。若肾中精气充盛，封藏有度，则人在受到外界惊恐刺激时，多表现为虽恐但不甚，可以自控。若肾中精气不足，封藏失司，则稍遇惊恐就会表现为畏惧不安，甚则惊恐过度，气迫于下，导致肾气不固，精气下泄，出现二便失禁，故有"恐伤肾""恐则气下"之说。

5. 肾在液为唾　唾，为口津中较黏稠的部分，有润泽口腔、滋润食物及滋养肾精的功能。唾由肾精化生，若咽而不吐，则能回滋肾精。若多唾或久唾，则易耗伤肾中精气。古代养生家主张以舌抵上腭，让舌下唾液缓缓泌出，待津唾满口后，咽之以养肾精，称此法为"饮玉浆"。

6. 肾气与冬气相通应　肾气在冬季最旺盛，封藏功能最强。肾气与冬气相通应，故肾阳亏虚者往往易在冬季发病，即所谓"能夏不能冬"。

第二节　六　腑

六腑是胆、胃、大肠、小肠、膀胱、三焦的合称。六腑形态多为中空，其共同生理功能是传化水谷，生理特点是"泻而不藏""实而不能满"。

饮食物的消化、吸收和排泄过程，是五脏六腑相互为用、密切配合的结果。饮食物入口，经过口腔的咀嚼、吞咽下行入食管，胃有受纳功能，食物经食管入胃，通过胃的初步腐熟，下传于小肠，经小肠的泌别清浊，其清者（精微、津液）由脾吸收，转输于四脏，布散于全身，其浊者（糟粕）下传于大肠，经大肠的传导，形成粪便排出体外。在这个过程中，胆汁适时分泌入肠腔，以助饮食的消化。脏腑代谢产生的浊液，则经三焦注入肾和膀胱，在肾的蒸腾气化作用下，生成尿液，排出体外。

一、胆

胆位于右胁下，附于肝之短叶间，是空的囊状器官，内藏胆汁。其生理功能主要有两个方面。

（一）胆贮存和排泄胆汁

胆汁由肝化生，味苦、色黄绿，又称"精汁"，由胆腑浓缩并加以贮藏。胆汁在肝的疏泄作用下，注入肠中，以促进饮食水谷的消化和吸收。胆囊排泄胆汁受肝主疏泄的直接控制和调节，在肝的调控下，胆汁及时排泄于肠道，维持正常的消化功能。若肝胆功能失常，胆汁的分泌排泄受阻，就会影响脾胃功能，而出现厌食、腹胀、腹泻；若湿热蕴结肝胆，肝失疏泄，胆汁外溢，浸渍肌肤，则发黄疸；若胆气不利，气机上逆，则会出现口苦、呕吐黄绿苦水等症状；若胆汁滞留，日久会形成结石。

（二）胆主决断

胆主决断，是指胆在精神意识思维活动过程中，具有判断事物、作出决定的作用。胆的这一功能对于防御和消除某些精神刺激的不良影响、维持和控制气血的正常运行、确保脏腑之间的协调关系有着重要作用。胆气虚，则可见胆小惊怯、睡眠不安等症；胆热痰扰，则可见惊悸而烦、急躁易怒等症。

二、胃

胃位于膈下，上连食道，下通小肠，与脾互为表里。是外形屈曲的囊状器官。胃又称为胃脘，分上、中、下三部分，胃的上部为上脘，包括贲门；胃的下部为下脘，包括幽门；上下脘之间的部分称为中脘。其生理功能主要有三个方面。

（一）胃主受纳水谷

受纳水谷，是指胃具有接受和容纳水谷的作用。饮食由胃加以接受和容纳，暂存于胃腑之中，故胃有"太仓""水谷之海"之称。气血津液的化生，都源于胃所受纳的水谷，故胃又有"水谷气血之海"之称。若胃受纳失职，则可见纳呆、厌食、胃脘胀闷等症。

（二）胃主腐熟水谷

腐熟水谷，是指胃将饮食物进行初步消化，并形成食糜的过程。人体维持生命活动所需的营养物质，依赖于脾胃对饮食物的消化，将水谷化为精微，并将水谷精微进行吸收，输送至肺及全身，故将脾胃合称为"人体后天之本"。若胃腐熟无能，食滞胃脘，则可见胃脘疼痛、嗳腐食臭等证；腐熟功能亢进，则可见消谷善饥、胃中嘈杂等证。

（三）胃主通降

通，通畅；降，下降。胃主通降是指胃宜保持通畅下降的趋势，将食糜下降至小肠，继续消化。胃的通降作用，还包括小肠将食物残渣下输于大肠和大肠传化糟粕的功能。胃主通降是胃主受纳的前提，胃气主降和脾气主升的功能是相反相成、相互为用的。脾升胃降，纳运相宜，共同完成食物的消化吸收。若胃失和降，则可见纳呆、脘闷、胃脘胀痛、大便秘结等；胃气上逆，则可见恶心、呕吐、呃逆、嗳气等。

三、小肠

小肠位于腹中，其上与胃之幽门相接，下与大肠相连，大小肠相接处称为阑门，与心互为表里。是一个比较长的、呈迂曲回环迭积之状的管状器官，包括十二指肠、空肠和回肠。其生理功能主要有两个方面。

（一）小肠受盛化物

受盛，即接受胃初步消化的食糜；化物，是进一步消化饮食物，化生水谷精微。若受盛失职，传化停止，滞而为痛，则可见腹部疼痛；化物失常，消化吸收障碍，则可见腹胀、腹泻、便溏等。

（二）小肠泌别清浊

泌，即分泌；别，即分别；清，即精微物质；浊，指食物糟粕。泌别清浊又称"分清别浊"。分清是将经过小肠化物功能化生的水谷精微加以吸收，再通过脾的升清作用上输心肺，输布全身；别浊是将食物中的糟粕通过阑门传送到大肠，形成粪便，经肛门排出体外。小肠在吸收水谷精微的同时，还吸收了大量多余的水液，故有"小肠主液"之说。小肠泌别清浊的功能正常，则水液和糟粕各走其道，而二便正常。若小肠功能失调，清浊不分，水谷混杂而下，则可见小便短少、便溏泄泻等。临床治疗泄泻常采用"利小便所以实大便"的方法，即是这一理论的应用。

四、大肠

大肠位于腹中，其上在阑门处紧接小肠，其下端紧接肛门，与肺互为表里。大肠亦是一个管腔性器官，呈回环迭积之状。大肠的上段称为"回肠"，包括现代解剖学中的结肠上段；下段称为"广肠"，包括现代解剖学中的乙状结肠和直肠。其生理功能主要有两个方面。

（一）大肠传化糟粕

传化，即传导、变化之意。大肠接受由小肠下传的食物残渣，再吸收其中多余的水分，形成糟粕，经肛门排出体外。大肠传导功能是胃气降浊的延伸，与肺气下达有关，并赖肾气化正常，因此与胃、肺、肾的功能相关。大肠传导失常，主要表现为排便异常。若大肠虚寒，无力吸收水分，则可见肠鸣、腹痛、溏泄等；大肠实热，肠道失调，则可见大便干结难解；湿热蕴结大肠，则可见腹痛、下利脓血、里急后重。

（二）大肠主津

大肠接受经过小肠泌别清浊后所剩下的食物残渣和剩余的水分，将其中的部分水液再吸收，使食物残渣形成粪便而排出体外。大肠重新吸收津液，参与调节体内津液代谢，称为"大肠主津"。若大肠主津功能失常，则可见肠鸣、腹痛、泄泻等症；若大肠实热、消烁津液或大肠津亏，则可见大便秘结不通。

五、膀胱

膀胱位于下腹部，居肾之下、大肠之前，其上有输尿管与肾相连，其下有尿道，开口于前阴。膀胱与肾互为表里，是中空的囊状器官，充盈时为卵圆形，排空似锥形。

膀胱的生理功能主要为贮存和排泄尿液。经人体利用后的水液下归于肾，经肾的气化作用，下输膀胱，变成尿液，由膀胱贮存。当贮存于膀胱的尿液达到一定量时，通过肾的气化作用排出体外。若肾的气化功能失常，则可见小便不利、尿少，甚则癃闭等；膀胱失约，则可见尿频、尿量多，甚则失禁等；湿热毒邪侵入膀胱，则可见尿急、尿痛、尿淋涩等。

六、三焦 📱微课3

一般认为三焦是分布于胸腹腔的一个大腑，即脏腑之间和脏腑内部间隙互相沟通所形成的通道，在五脏六腑之中，唯三焦最大，无与匹配，故三焦有"孤府"之称。

三焦是上焦、中焦、下焦的合称。上焦指横膈以上，包括心、肺；中焦指横膈与脐之间，包括脾、胃；下焦指脐下，包括肝、肾、大肠、小肠、膀胱。其中肝脏按其部位而言，应归属中焦，但功能上与肾关系密切，故将肝与肾一并划归下焦。

（一）三焦的生理特性

上、中、下三焦各有其生理特性："上焦如雾，中焦如沤，下焦如渎。"上焦如雾是指上焦心肺输布气血，像雾一样均匀地敷布全身。沤，是形容水谷被腐熟成为乳糜的状态。中焦如沤生动地形容了中焦脾胃消化、吸收、运化水谷精微和水液的状态。渎，沟渠、水道之意，下焦如渎是形容浊物不断向下、向外排泄的状态。

（二）三焦的功能

1. 通行元气 元气，先天之气，根于肾，通过三焦而运行全身，以激发、推动各个脏腑组织的功能活动。

2. 运行水液 水液的输布和排泄，是由肺、脾、肝、肾多个脏腑协同完成的，但必须以三焦为通道，才能升降出入运行。若三焦水道不通利，则脏腑输布调节水液的功能将难以实现。

3. 运行水谷 三焦具有运行水谷、协助输布精微、排泄废物的作用。其中，上焦有输布精微的功能；中焦有消化吸收和转输水谷精微的功能；下焦有排泄粪便和尿液的功能。

第三节　奇恒之腑

PPT

脑、髓、骨、脉、胆、女子胞，总称为奇恒之腑。它们贮藏精气，形态又多为中空的管腔或囊状器官，功能似脏，结构似腑，故称"奇恒之腑"。《素问·五脏别论》曰："脑、髓、骨、脉、胆、女子胞，此六者，地气之所生也，皆藏于阴而象于地，故藏而不泻，名曰奇恒之府。"奇恒之腑中，除胆以外，都没有表里关系，也没有五行配属关系，但与奇经八脉有关。由于胆以及骨、脉在前节中已有叙述，故本节只介绍脑、髓、女子胞。

一、脑

脑位于颅腔之中，人体最上部。由髓汇集而成，故名"髓海"。其生理功能主要有三个方面。

（一）脑主精神思维活动

人的精神活动，包括意识和情志活动。人之记性，皆在脑中，小儿善忘者，脑未满也，老人善忘者，脑渐空也；凡人见一物，必有形影留于脑中。

（二）脑主宰生命活动

脑是生命的枢机，主宰人体的生命活动。《本草纲目》称"脑为元神之府"。元神指人出生之前主宰生命活动随形具而生之神，来自于先天，由先天之精化生和充养，又称先天之神，藏于脑中，为生命之主宰。

（三）脑主感觉运动

眼、耳、口、鼻、舌为五脏外窍，皆位于头面，与脑相通。人的视、听、言、动等，皆与脑有密切关系。脑为元神之府，能统领肢体，与肢体运动紧密相关。因此，髓海充盈，思维敏捷，精神饱满，视听嗅等感觉正常；髓海不足，精神不振，听觉失聪，视物不明，嗅觉不灵。

二、髓

髓有骨髓、脊髓、脑髓之分。骨髓充于骨腔之中，脊髓藏于脊椎管内，脑髓藏于颅腔内。其生理功能主要有三个方面。

（一）充养脑髓

脑为髓之海，髓充盈于脑，脑得髓养，以维持正常生理功能。若肾精不足，不能生髓通脑，则可见头晕、耳鸣、健忘等症。

（二）滋养骨骼

髓藏骨中，骨赖髓养。肾精充足，骨髓生化有源，骨得其养；髓不养骨，则可见小儿骨骼发育不全、身材短小，成人则骨骼脆弱。

（三）化生血液

精生髓，髓化血，精髓为血液生成的重要物质基础。因此临床上，某些血虚证可以采用补肾填精的方法来治疗。

三、女子胞

女子胞，又称子宫、胞宫、子脏，位于小腹部，在膀胱之后，直肠之前，其下口与阴道相连。女子胞呈倒置的梨形，其大小形态、位置随年龄及妊娠而变化。其生理功能主要有两个方面。

（一）主司月经

月经的产生是脏腑经络气血作用于胞宫的结果。胞宫的功能正常与否，直接影响月经的来潮。正常月经初潮在 14 岁左右，周期 28 天，肾气充盛，产生天癸，冲任二脉通畅，子宫发育趋于成熟；49 岁左右，肾气渐衰，天癸竭绝，冲任不通，绝经。

（二）主孕育胎儿

胞宫是女性孕产的器官。两精相合，构成胎孕。受孕之后，月经停止来潮，脏腑经络气血皆下注于冲脉、任脉，到达胞宫以养胎，直至十月分娩。

第四节　脏腑之间的关系

PPT

人是一个有机整体，各脏腑组织的生理功能是相互联系的。五脏为人体的中心，六腑与其配合，以精气血津液为物质基础，通过经络的联络作用，在生理上相互协作，相互制约，相互依存，相互为用；在病理上按一定规律相互影响，相互传变。

一、脏与脏之间的关系

五脏一体观，是藏象学说的最主要特点。五脏之间，相互协作，相互制约，以维持着五大系统间的动态平衡。

（一）心与肺

心与肺主要体现于血液运行与呼吸之间的协同调节。

心主血脉，肺主气，血的运行依靠气的推动，气的输布又依赖于血的运载。心与肺互相配合，保证气血的正常运行。宗气既贯注于心脉而助心行血，又走息道而司呼吸，从而强化了血液运行与呼吸之间的协调平衡，宗气是联结心之搏动和肺之呼吸两者之间的关键。病理上，肺气虚弱，宗气不足，则行血无力，日久则致心血瘀阻。心气不足，血行不畅，也会影响肺的宣发肃降功能，出现胸闷、咳喘等症。

（二）心与脾

心与脾主要体现于血液的生成和运行方面。

1. 血液生成方面　脾能运化水谷精微，以化生气血，脾旺血足则心血充盈。心阳温脾阳，则脾健运不息，保证了脾化生血液功能正常。病理上，若脾气虚弱，气血生化无源或统摄无力，可致心血不足；心阳不足，脾失温养，可致脾气虚弱。二者均可形成心脾两虚证，见心悸、失眠、多梦、纳少、腹胀、体倦等症。

2. 血液运行方面　心主行血，心气是血液正常运行的基本动力；而脾统血，可以使血液在脉中运行而不逸出脉外。病理上，若心气不足，行血无力，可出现血行迟缓，甚则瘀滞的现象；若脾气虚弱，统摄无权，则可出现便血、尿血等出血症。

（三）心与肝

心与肝主要体现于血液运行和神志活动方面。

1. 血液运行方面　心主血脉，肝藏血，二者相互促进，保证血行通利。心有所主，则血行正常；肝有所藏，则疏泄有度，可根据人体生理需求调节血量，也有利于心行血功能的正常进行。病理上，若心血不足，则肝血亦虚，肝血不足，亦可导致心血亏虚，最终导致心肝血虚。

2. 神志活动方面　心主神明，主宰精神活动；肝主疏泄，可以调节精神情志，情志舒畅，有利于心神内守。二者相互协作，保证神志活动正常。病理上，心神不宁与肝气郁结，常互相影响，出现以精神恍惚、情绪抑郁为主症的心肝气郁证；心火亢盛与肝火亢逆，亦常相互引动，出现以急躁易怒、心烦不寐为主症的心肝火旺之证。

（四）心与肾

心与肾主要体现于心肾相交的关系。

心肾相交，指心火必须下降于肾，以资肾阳，使肾水不寒，同时肾水必须上济于心，以资心阴，使心火不亢。也称为水火既济。病理上，心火独亢于上，不能下交于肾，或肾水亏虚于下，不能上济于心，导致心肾之间阴阳水火的协调平衡关系受到破坏，称为"心肾不交"。临床表现为心烦失眠、心悸健忘、头晕耳鸣、腰膝酸软、遗精梦交等。

（五）肺与脾

肺与脾主要体现于气的生成和津液代谢两个方面。

1. 气的生成方面　肺司呼吸，吸入自然界的清气；脾主运化，化生水谷之精气。清气与水谷精气在胸中汇聚生成宗气，肺与脾两脏协同作用，以使后天之气充沛。病理上，肺气虚常累及脾，脾气虚常累及肺，终致脾肺两虚。

2. 津液代谢方面　肺主宣发肃降以行水，使水液正常地输布与排泄；脾主运化水液，升清于肺，使水液正常地生成与输布。病理上，若脾失健运，津液代谢失常，水液停滞，则聚湿生痰、成饮，常会影响及肺，致肺失其宣降而出现痰多、咳嗽、气喘等症。故有"脾为生痰之源，肺为贮痰之器"之说。反之肺病日久，肺失宣降，水液代谢不利，也可影响到脾，而出现水肿、腹胀、便溏等症。

（六）肺与肝

肺与肝主要体现气机升降的相反相成、相互协调方面。

肺居上焦，肺气以肃降为顺；肝居下焦，肝气以升发为和。二者相互协调，一降一升，为肝肺气机升降的特点。升降得宜，则气机舒展。病理上，如肝升太过，或肺降不及，则多致气火上逆，而出现胁痛、急躁、咳喘、咯血等症，即"肝火犯肺"。相反，肺失清肃，燥热内盛，亦可影响及肝，肝疏泄不利，则在咳嗽的同时，出现胁下引痛、胀满、头晕头痛等症，即"肺燥伤肝"。

练一练

肺与肝的关系主要表现在（　　）

A. 血的生成　　　　　B. 气机的调节　　　　　C. 气的生成

D. 血的统摄　　　　　E. 气的宣发

答案解析

（七）肺与肾

肺与肾主要体现于水液代谢、呼吸运动和阴液互资三方面。

1. 水液代谢方面 肺为水之上源，通过肺的宣降作用行水于全身，下引于肾；肾为主水之脏，通过肾阳的气化作用，升清降浊，输于膀胱，清者回归于肺。肺肾协作，共同维持水液代谢正常。病理上，肺肾功能失常，会引起水液代谢障碍，如肺失宣肃，通调水道功能失常，则会累及于肾，出现尿少、水肿等症；肾气化不利，水邪停留，则会上犯于肺，出现咳喘、不得平卧等症。

2. 呼吸运动方面 肺主呼吸，为体内外气体交换的场所；肾主纳气，吸引摄纳，使气归根，以维持呼吸的深度。故有"肺为气之主，肾为气之根"之说。病理上，肾精不足，摄纳失职或肺气久虚，伤及肾气，均可出现呼吸异常，表现为气短喘急、呼多吸少。

3. 阴液互资方面 肺阴充足，输精于肾，使肾阴充盛，即金能生水；肾阴充足，上润于肺，使肺脏清宁，即水能润金。病理上，肺阴不足，会损及肾阴，肾阴亏损，则致肺阴失养，均可出现肺肾阴虚证，表现为五心烦热、潮热盗汗、干咳少痰、腰膝酸软等。

（八）肝与脾

肝与脾主要体现于饮食物消化和血液运行方面。

1. 饮食物消化方面 肝主疏泄，调畅气机，脾胃气机升降有度依赖于肝的调节；同时肝的疏泄功能促使胆汁的分泌，从而促进脾胃对食物的消化。脾主运化，能化生气血，以养肝体，进而有利于疏泄功能的发挥。病理上，若肝失疏泄，可致脾失健运，见肝脾不和证，表现为胁痛腹胀、便溏泄泻；脾胃湿热，可熏蒸肝胆，表现为纳少、口苦、黄疸。

2. 血液运行方面 肝主藏血，调节血量，供应脾运；脾主运化，使肝血充足，调节有度；肝主凝血，脾主统血，两脏协作，共同维持血液在脉管中正常运行。病理上，若脾虚血少，则肝血亦损，可见纳少腹胀、头晕目眩、月经涩少等症；脾不统血，引起出血，则肝血亦会亏虚。

（九）肝与肾

肝与肾主要体现于精血同源、藏泄互用、阴阳互滋互制三方面。

1. 精血同源方面 肝藏血，肾藏精，肝肾精血相互资生。且精血均来源于脾胃运化的水谷精微，故称"精血同源"，又称"肝肾同源""乙癸同源"。病理上，肝血不足与肾精亏损可相互影响，出现精血两亏证，表现为腰膝酸软、形体消瘦、健忘少寐、舌红少苔等。

2. 藏泄互用方面 肝主疏泄，能制约肾之闭藏；肾主闭藏，能制约肝之疏泄，二者相互制约、相互为用。病理上，藏泄失调，女子可见月经周期紊乱，男子可见遗精滑泄或阳强不泄等症。

3. 阴阳互滋互制方面 肝肾阴阳相互资助、相互制约。肾阴滋养肝阴，共同制约肝阳，使肝阳不亢，称为"水能涵木"；肾阳资助肝阳，共同温煦肝脉，以防肝脉寒滞。病理上，肾阴不足，可致肝阴失养，肝阳上亢，出现眩晕、耳鸣、腰膝酸软，甚则化风等症。

（十）脾与肾

脾与肾主要体现在先后天相互资生以及水液代谢的相互协同作用。

1. 先后天相互资生方面 肾为先天之本，脾为后天之本；脾主运化，脾阳需肾阳的温煦方能发挥运化的功能；肾主藏精，肾精需脾运化的水谷精微充养。先天促后天、后天养先天，二者相互资生、相互促进。病理上，肾阳不足，不能温煦脾阳，或脾阳不足，日久损及肾阳，均可导致脾肾阳虚，出现少腹冷痛、下利清谷、形寒肢冷等症。

2. 水液代谢方面 脾主运化水液，脾阳健运，可防止肾水泛滥；肾为主水之脏，肾阳气化，开阖有度，激发脏腑生理功能。二者协调机体水液代谢的平衡。若脾虚不运或肾虚不化，可致水肿、尿少等症。

二、腑与腑之间的关系

腑与腑之间的关系主要表现于六腑对饮食物消化、吸收和排泄的协同作用方面。饮食物的消化吸收、津液的生成输布、废物的形成排泄等是六腑在既分工又合作的情况下共同完成的。胃、胆、小肠协作以维持饮食物的正常摄入、消化、吸收，并将糟粕下传大肠，经大肠对水液的重吸收，将废物排出体外。膀胱的贮尿与排尿，与三焦的气化及水道的通利密切有关。

病理上，六腑的病变常相互影响，如胃有实热，耗伤津液，可致大肠传导失常，表现为大便燥结；大便燥结，气机不通，可致胃失和降，表现为恶心呕吐等。

三、脏与腑之间的关系

脏与腑的关系是脏腑阴阳表里配合的关系。脏属阴而腑属阳，脏为里而腑为表，一脏一腑，一阴一阳，一表一里，相互配合，组成心与小肠、肺与大肠、脾与胃、肝与胆、肾与膀胱的脏腑表里关系，休现了"脏腑相合"的关系。

（一）心与小肠

心与小肠通过经络的相互络属构成表里关系。心血下行濡养小肠，心火下降温煦小肠，保证小肠化物的功能；小肠化物，将其清者上输心肺化赤而为血，使心血充沛。病理上，心经实热下传小肠，可致小肠实热证，表现为尿少、尿热赤、尿痛；小肠之热上熏于心，可致心火亢盛证，表现为心烦、舌赤、口舌生疮。

（二）肺与大肠

肺与大肠通过经络的相互络属构成表里关系。肺气清肃下降，通调水道，能促进大肠的传导，有利于糟粕的排出；大肠传导正常，糟粕下行，亦有利于肺气的肃降。病理上，肺失肃降，可致大肠传导失职，表现为便秘、大便干结；大肠实热，腑气不通，亦可影响肺的肃降，表现为胸满气急、喘咳。

（三）脾与胃 微课4

脾与胃通过经络的相互络属构成表里关系。脾胃同为后天之本，气血生化之源。脾胃相互配合，共同完成饮食物受纳、消化、吸收和输布的生理过程。脾与胃的关系主要表现在纳运协调、升降相因、燥湿相济三个方面。

1. 纳运协调方面 胃主受纳，脾主运化，二者密切合作，维持食物的消化及精微、津液的吸收、转运。病理上，胃纳不佳，可影响脾的运化升清，出现腹胀泄泻；脾失健运，可影响胃受纳与和降，出现胃脘胀满。

2. 升降相因方面 脾主升清，将运化吸收的水谷精微和津液向上输送至心肺，有助于胃气的通降；胃主通降，将受纳的水谷、初步消化之食糜及食物残渣通降下行，以助于脾气的上升。病理上，脾气不升，致水谷夹杂而下，可出现泄泻甚至完谷不化等症；胃气不降反而上逆，可出现脘腹胀满、恶心呕吐等症。

3. 燥湿相济方面 脾喜燥而恶湿，脾阳健则能运；胃喜润而恶燥，胃阴足则能纳。病理上，湿宜犯脾，困遏脾阳，影响胃纳；热宜犯胃，灼伤胃津，影响脾运。

（四）肝与胆

肝与胆通过经络的相互络属构成表里关系。肝与胆的关系主要体现在消化功能和精神情志方面。

1. 消化功能方面　肝的疏泄功能正常，则胆汁得以正常排泄；胆附于肝，胆汁排泄无阻，有利于肝主疏泄功能的正常发挥。病理上，肝失疏泄，可致胆汁排泄不利，即肝病及胆；胆道受阻，亦可影响肝之疏泄，即胆病及肝，最终均可形成肝胆同病。

2. 精神情志方面　肝主谋略，胆主决断，肝胆相济，勇敢乃成。病理上，肝胆气滞，或胆郁痰扰，皆可导致情志抑郁或惊恐胆怯等病证。

（五）肾与膀胱

肾与膀胱通过经络的相互络属构成表里关系。肾为水脏，气化及固摄功能正常，则尿液能够正常生成，贮于膀胱并有节制地排泄；膀胱贮尿排尿有度，也有利于肾主水功能的发挥。病理上，肾气不足，固摄无权、气化失常，则膀胱开阖失度，可见遗尿、尿频、尿失禁、小便不利等症；膀胱湿热，可上犯于肾，见尿急、尿痛、尿血、腰痛。

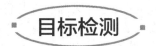

目标检测

答案解析

选择题

（一）单项选择题

1. 脏腑按生理功能特点可分为（　）

　　A. 五脏　　　　　　　　　B. 六腑　　　　　　　　　C. 五脏和六腑

　　D. 奇恒之腑　　　　　　　E. 脏、腑和奇恒之腑

2. 多为实质性脏器，共同生理功能主要是化生和贮藏精气的是（　）

　　A. 五脏　　　　　　　　　B. 六腑　　　　　　　　　C. 奇恒之腑

　　D. 奇经八脉　　　　　　　E. 肝、脾、肺、肾

3. 多为中空管腔性脏器，共同生理功能主要是受盛、传化水谷和糟粕的是（　）

　　A. 五脏　　　　　　　　　B. 六腑　　　　　　　　　C. 奇恒之腑

　　D. 奇经八脉　　　　　　　E. 胃、膀胱、心

4. 人体生命活动的中心是（　）

　　A. 经络系统　　　　　　　B. 五脏　　　　　　　　　C. 六腑

　　D. 奇恒之腑　　　　　　　E. 血、脉

5. 人体血行停止，心与脉的搏动消失，生命也随之终结，是因为（　）

　　A. 阳气衰竭　　　　　　　B. 肾气衰竭　　　　　　　C. 心气衰竭

　　D. 脾气衰竭　　　　　　　E. 肺气衰竭

（二）配伍选择题

　　A. 主呼吸之气和一身之气　B. 主宣发和肃降　　　　　C. 主调节水道和血液运行

　　D. 主运化水谷和运化水液　E. 主蒸化水液和传导糟粕

6. 肺主气的功能是指（　）

7. 脾主运化是指（　）

A. 肾阴和肾阳　　　　　　B. 水和火　　　　　　　　C. 阴和阳

D. 营和卫　　　　　　　　E. 气和血

8. 心与肺的关系是（　　）

9. 心和肾的关系是（　　）

（邱　麒）

书网融合……

　重点回顾　　　微课1　　　　微课2　　　　微课3　　　　微课4　　　　习题

第四章 经　络

PPT

学习目标

知识目标：
1. **掌握**　十二经脉走向交接规律、流注次序；奇经八脉的各自特点及功能。
2. **熟悉**　经络的概念及组成；经络的临床应用。
3. **了解**　经络的生理功能。

技能目标：
能熟练指出十二经脉的循行线路；能正确说出奇经八脉的特点及功能。

素质目标：
正确认识经络系统在临床诊疗中的作用，增强经络养生的自我保健意识。

📖 导学情景

情景描述： 王莽新朝天凤三年，即公元16年，曾经参与河南东郡太守翟义举兵造反的王孙庆，在逃亡九年之后，终被朝廷官兵抓捕。据《汉书·王莽传》记载："翟义党王孙庆捕得，莽使太医、尚方与巧屠共刳剥之，量度五脏，以竹筳导其脉，知所终始，云可以治病。"王莽下令太医、皇家医药库官员联合技高艺巧的屠夫，探究其脏腑的位置和功能，并用削尖的细竹条刺入血管，了解经脉终始，得出结论，这样可以治病。

情景分析： 这是当时社会背景下中国医学史上关于中医解剖学的最早记录。

讨论： 借助经络系统为什么能够治疗疾病？在疾病的治疗过程中，经络系统又发挥着怎样的作用？

学前导语： 祝总骧教授团队运用电子学、生物化学、生物物理、声学和形态及动植物等多种学科检测和独特的实验法，准确地揭示人体经络线的分布位置，证实了古典经络图谱的高度科学性和客观存在。之后又提出"经络是多层次、多功能、多形态立体结构的调控系统"的理论。

第一节　经络的概念及组成

一、经络的概念

经络是经脉和络脉的总称。经，路径，经脉是主干，纵行于固定的路径，多循行于人体深部；络，网络，络脉是分支，纵横交错，网络全身，深浅皆有。经络系统是运行气血、沟通上下内外、联络脏腑肢节、调节人体功能的一个特殊的网络系统，由经脉系统和络脉系统组成（图4-1）。

二、经络系统的组成

1. 经脉系统　分为正经和奇经两类。正经十二条，即手三阴经、手三阳经、足三阴经和足三阳经，合称"十二经脉"，是人体气血运行的主要通道；奇经有八条，即督脉、任脉、冲脉、带脉、阴维脉、阳维脉、阴跷脉、阳跷脉，合称"奇经八脉"，具有统率、联络和调节十二经脉中气血的作用。

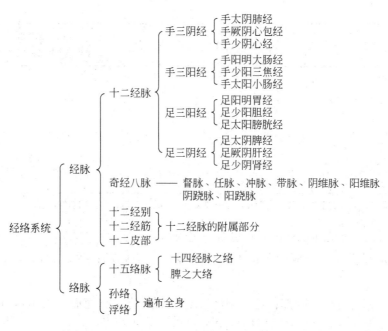

图 4 – 1　经络系统简图

经脉系统还包括附属于十二经脉的十二经别、十二经筋以及十二皮部。十二经别是十二经脉各自别出的一条较大的分支，分别起于四肢部分（多为肘膝关节以上），起加强十二正经中表里两经的联系和补充十二正经的作用；十二经筋是十二经脉之气"结、聚、散、络"于筋肉、关节的体系，可连缀肢体、关节，并主司运动；十二皮部是十二经脉的功能活动反映于体表的部位，也是经络之气散布所在，是机体卫外的屏障。

练一练

正经是指（　　）

A. 督脉　　　　B. 十二经别　　　　C. 任脉　　　　D. 冲脉　　　　E. 十二经脉

答案解析

2. 络脉系统　络脉是分支，有别络、浮络、孙络之分。别络是络脉中较大者，十二正经、督脉、任脉各别出一支，加上脾之大络，合为"十五别络"，加强了互为表里的两条经脉在体表的联系；浮络是行于浅表部位的络脉；孙络是络脉中最细小的分支，遍布全身，难以计数。

第二节　十二经脉　🔲微课

一、十二经脉的命名与分布规律

经络的命名与其分布、功能及联系的脏腑组织有关。十二经脉对称地分布于人体的两侧，分别循行于上肢或下肢的内侧或外侧，每一条经脉又分别属于每一脏或每一腑，故十二经脉的名称和分布规律是依据各经所联系的脏腑的阴阳属性及其所在肢体循行位置的不同而定，手经循行于上肢，足经循行于下肢（表4－1）。阳经属腑，循行于四肢的外侧；阴经属脏，循行于四肢的内侧。外侧面有前、中、后之分，分别是阳明经、少阳经、太阳经；内侧面也有前、中、后之分，大体上依次是太阴经、厥阴经、少阴经。

表 4-1　十二经脉循行分布表

	阴经（属脏）	阳经（属腑）		循行部位 （阴经行内侧、阳经行外侧）
手	太阴肺经	阳明大肠经	上肢	前缘
	厥阴心包经	少阳三焦经		中线
	少阴心经	太阳小肠经		后缘
足	太阴脾经*	阳明胃经	下肢	前缘
	厥阴肝经*	少阳胆经		中线
	少阴肾经	太阳膀胱经		后缘

* 在小腿下半部和足背部，肝经在前缘，脾经在中线。在内踝尖上 8 寸处交叉后，脾经在前缘，肝经在中线。

十二经脉在头面、躯干的体表部位分布也有一定规律。

1. 头面部　手足阳明经行于额面部；手足少阳经行于头侧部；手足太阳经行于面颊、头顶和后头部。

2. 躯干部　手三阳经行于肩胛部；足三阳经中足阳明经行于胸腹面，太阳经行于背面，少阳经行于侧面；手三阴均从腋下走出；足三阴均行于腹面。

3. 腹部经脉自内向外的顺序依次是　足少阴、足阳明、足太阴、足厥阴。

二、十二经脉的走向与交接规律

手三阴经均从胸部，经上肢内侧，止于手指末端，与其互为表里的手三阳经交会；手三阳经均从手指末端，经上肢外侧，止于头面部，与其同名的足三阳经交会；足三阳经均从头面部，过躯干，经下肢外侧而止于足趾，与其互为表里的足三阴经交会；足三阴经均起于足趾，经下肢内侧，过腹，抵胸，各与手三阴经交会（图 4-2）。

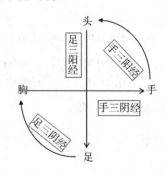

图 4-2　十二经脉的走向与交接规律示意图

三、十二经脉的流注次序

十二经脉的气血是循环灌注的，即从手太阴肺经开始，依次传至足厥阴肝经，再回到手太阴肺经，首尾相贯，如环无端（图 4-3）。

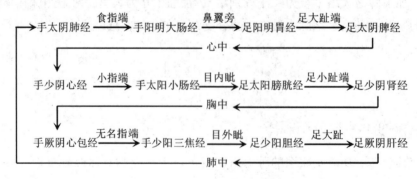

图 4-3　十二经脉流注次序表

四、十二经脉的表里配合

手足三阴经、三阳经的分支及经别和别络相互沟通，组成六对表里配合关系，即手太阴肺经与手阳明大肠经互为表里；手厥阴心包经与手少阳三焦经互为表里；手少阴心经与手太阳小肠经互为表里；足太阴脾经与足阳明胃经互为表里；足厥阴肝经与足少阳胆经互为表里；足少阴肾经与足太阳膀胱经互为表里。凡具有表里关系的两条经脉在四肢末端交接，分别循行于四肢内外两侧相对的位置。相为表里的两条经脉相互衔接，又相互络属于同一脏腑，因而加强脏腑的表里关系。互为表里的脏腑在生理上相互为用，病理上相互影响。

练一练

分布于四肢外侧和头面、躯干的经脉是（　　）

A. 阴经　　　　B. 阴维脉　　　　C. 阳经　　　　D. 奇经　　　　E. 带脉

答案解析

第三节　奇经八脉

奇经八脉，奇者，异也，指异于十二正经的八条经脉，即任脉、督脉、冲脉、带脉、阴跷脉、阳跷脉、阴维脉、阳维脉，亦称"奇经"。奇经八脉既不直属脏腑，又无表里配合，分布也不如十二经脉那样规律，纵横交叉于十二经脉之间，具有联络十二经脉、蓄积和渗灌十二经脉气血的作用。

奇经八脉之中，督、任、冲三脉均起于胞中，下出会阴，称为"一源三歧"。

（1）督脉　沿后背（背部正中线）上行至头面，总督一身之阳经，称为"阳脉之海"。

（2）任脉　沿胸腹正中线上抵颏部，总任一身之阴经，称为"阴脉之海"。

（3）冲脉　与肾经并行，夹脐上行，经喉，环绕口唇，至目眶下，并通过其分支行脊柱，通督脉，上至头，下至足，贯穿全身，成为气血之要冲，可调节十二经脉的气血，称为"十二经脉之海""血海"。

（4）带脉　起于季胁，绕腰一周，犹如束带，能约束保护纵向经脉，不使经气下陷。

（5）阴跷脉　起于内踝下，沿内踝后直上小腿、大腿内侧，经前阴、沿腹、胸进入缺盆，出行于人迎前，经鼻旁到目内眦，与手足太阳经、阳跷脉会合。

（6）阳跷脉　起于外踝下，沿外踝后上行，经小腿、大腿外侧，再向上经腹、胸侧面与肩部、颈部外侧上夹口角，到达目内眦，与手足太阳经、阴跷脉会合，再向上进入发际，向下到达耳后，与足少阳胆经合于项后；阴跷脉和阳跷脉主宰一身左右之阴阳，共同调节肢体运动和眼睑开合。

（7）阴维脉　起于小腿内侧足三阴经交会之处，沿下肢内侧上行至腹部，与足太阴脾经同行，到胁部与足厥阴肝经相合，然后上行至咽喉，与任脉相会，主一身之里，维系、联络全身的阴经。

（8）阳维脉　起于外踝下，与足少阳胆经并行，沿下肢外侧向上，经躯干部后外侧，从腋后上肩，经颈部前到额部，分布于头侧和项后，与督脉会合，主一身之表，维系、联络全身的阳经。

奇经八脉对加强人体各经脉之间的联系、调节气血的蓄溢有着重要的作用，又与肝、肾、女子胞、脑、髓等脏腑的生理病理密切联系。

督、任、冲脉皆起于胞中，同出会阴，故称（　）

A. 循行走向　　　　B. 离入出合　　　　C. 奇恒之腑

D. 一源三歧　　　　E. 别道奇行

答案解析

第四节　经络的生理功能

一、沟通联系作用

十二经脉及其分支纵横交错，入里出表，通达上下，又与脏腑相互络属，联系肢节；奇经八脉联系沟通于十二经脉；十二经筋、十二皮部联络筋脉皮肉，将人体各个脏腑组织器官有机地联系起来，使机体内外、上下保持统一协调，构成有机的整体。具体表现在脏腑与外周体表肢节的联系、脏腑与官窍的联系、脏与腑之间的联系、经脉与络脉之间的联系。

二、运输渗灌作用

人体脏腑组织器官均需气血的营养和温煦，而气血要以经络传输，从而维持人体各脏腑组织的生理功能活动。

三、感应传导作用

感应传导作用是指经络感受体内外的各种信息和刺激，接受并把这种信息沿经脉的循行路线传导到其他部位。如针灸"得气""行气"现象，以及药物"归经""引经报使"的应用。

四、调节平衡作用

经络对人体气血、阴阳、脏腑等具有调节作用，以维护其正常的生理平衡。一般而言，十二经脉气血有余，便泻注于奇经八脉；十二经脉气血不足，奇经八脉气血溢注于十二经脉。当人体发生疾病，出现气血不和及阴阳失调时，可应用针灸、按摩等，激发经络，调节阴阳平衡。

第五节　经络的应用

一、阐释病理变化

人体的脏腑、形体、官窍的联系，是以经络的传注作用实现的。但在病理情况下，经络也传注病邪，成为病变传变的途径。外邪侵犯机体，可通过经络将邪气传入脏腑；内脏病变也可通过经络反映于体表，如心火上炎则口舌生疮；真心痛不仅表现为心前区疼痛，且常可放射到上肢尺侧缘。经络也可成为脏腑病变相互传变的途径，如肝病及脾、心火下移于小肠等。

二、指导辨证诊断

通过经络循行部位，可判断病位的经络脏腑所在。

1. 循经辨证，判断病位　经络有一定的循行部位和络属脏腑，可反映所属脏腑、经络病变。如肾虚可致耳聋、足跟痛；又如头痛，痛在前额多与阳明经病变有关，痛在两侧多与少阳经病变有关，痛在头项多与太阳经病变有关，痛在巅顶多与厥阴经病变有关。

2. 扪察腧穴，判断病位　当机体患病时，常在体表的某些穴位或部位出现病理反应，如压痛、结节或局部出现形态变化等，可帮助疾病的诊断，如胃肠疾病可在足三里、上巨虚等穴位出现压痛。

👁 **看一看**

子午流注法

古代针灸疗配穴的一种方法。中医认为人体中十二条经脉对应着每日的十二个时辰，随着时辰的变化，不同经脉中的气血在不同的时辰也有盛有衰，子午流注法由此而生。该方法以十二经中的六十六个五腧穴为基础，结合天干地支五行生克，并随日时的变易推论十二经气血运行中的盛衰，开阖情况，作为取穴的依据。

三、指导临床治疗

经络广泛地应用于临床各科的治疗，尤其是针灸、按摩和药物疗法，意义巨大。针灸按摩疗法常依据"循经取穴"的原则，通过刺激腧穴治疗某一脏腑病证，如治疗胃病取足三里穴。药物疗法也是以经络为基础，依据某些药物对某一脏腑经络的特殊选择作用，总结出了"药物归经"理论，对临床用药具有指导意义，如阳明经头痛用白芷、少阳经头痛用柴胡、太阳经头痛用羌活、厥阴经头痛用藁本等。以此针对疾病部位，优选药物，提高疗效。

❤ **药爱生命**

临床上后背疼、脖子疼的病例很多，刘渡舟教授常运用《伤寒论》六经辨证的方法来进行辨证治疗，后背疼、脖子疼属太阳经病变，有汗用桂枝加葛根汤，无汗用桂枝加麻黄葛根汤，若疼痛连及两边的肩胛则涉及少阳经脉病变，当选用柴胡桂枝汤，往往在临床上屡获奇效。辨证论治在《伤寒杂病论》中创立，是中医的基本特点，亦是"治病求本"的体现。

❓ **想一想**

经络的生理作用有哪些？

答案解析

答案解析

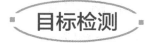

目标检测

一、单项选择题

1. 十二经脉的命名主要是结合了（　　）

 A. 阴阳，五行，脏腑三方面

 B. 阴阳，五行，手足三方面

 C. 阴阳，脏腑，手足三方面

 D. 五行，脏腑，手足三方面

E. 以上都不对

2. 手足三阳经在头身，四肢的分布规律一般是（ ）

    A. 太阳在前，少阳在中，阳明在后

    B. 少阳在前，阳明在中，太阳在后

    C. 太阳在前，阳明在中，少阳在后

    D. 阳明在前，少阳在中，太阳在后

    E. 阳明在前，太阳在中，少阳在后

3. 足三阴经在下肢的分布皆是（ ）

    A. 太阴在前，厥阴在中，少阴在后

    B. 厥阴在前，太阴在中，少阴在后

    C. 太阴在前，少阴在中，厥阴在后

    D. 厥阴在前，少阴在中，太阴在后

    E. 以上都不是

4. 足三阳经行走方向的规律是（ ）

    A. 从手走头   B. 从胸走手   C. 从足走腹

    D. 从头走足   E. 从足走胸

5. 十二经脉中的阳经与阳经的交接在（ ）

    A. 额头部   B. 面部   C. 上肢部

    D. 胸腹部   E. 下肢部

二、简答题

1. 经络系统的主要内容包括哪些部分？

2. 简述十二经脉的循行走向与交接规律。

3. 写出十二经脉逐经相传的传注次序。

4. 十二经脉在头身、四肢的分布规律是什么？

5. 奇经八脉的特点及作用是什么？

（周雪峰）

书网融合……

重点回顾   微课   习题

第五章　气血津液

<table>
<tr>
<td rowspan="1">学习目标</td>
<td>

知识目标：

1. **掌握**　气、血、津液的生成、运行和主要生理功能。

2. **熟悉**　气、血、津液的概念和分类，以及津液的排泄。

3. **了解**　气、血、津液之间的关系。

技能目标：

能正确阐述气、血、津液的生成、运行，以及津液的排泄过程；能列举实例说明气血津液的生理功能。

素质目标：

中医药文化博大精深，树立学生对中医药的文化自信。

</td>
</tr>
</table>

精、气、血、津液是构成人体并维持人体生命活动的基本物质。它们既是人体脏腑生理活动的产物，又是人体脏腑、经络、形体、官窍进行生理活动的物质基础。精、气、血、津液的生成、分布、代谢直接影响人体脏腑、经络等组织器官的生理活动和病理变化。由于精在前文已有叙述，故本章只介绍气、血、津液。

📖 导学情景

情景描述： 患者，男，48岁。天气炎热，睡卧吹风受凉。腹泻2天，日泻8余次，大便成稀糊状或水样，纳差，乏力，精神倦怠，口干唇燥，渴饮，尿少，舌质淡红，苔薄白少津，脉细。

情景分析： 寒邪致泻。

讨论： 试用中医理论分析病情。

学前导语： 患者睡卧受寒，寒邪直中肠腑，致肠传导失职，出现腹泻，寒为阴邪，故泻下清稀；肠液是津液的一部分，日泻多次，以致津液大伤，故口干唇燥、渴饮、尿少、舌苔少津；津能载气，气随津失，故纳差、乏力、精神倦怠；伤津耗气，血脉不充，故呈细脉。

第一节　气

PPT

一、气的基本概念

气，是人体内活力很强、运行不息、肉眼不可见的极微细的精微物质，是构成人体并维持人体生命活动的基本物质之一。人从自然界中吸入清气和摄取水谷精气，生命得以维系。

二、气的生成

（一）气的来源

气的来源主要有三个方面：来源于父母的先天之气、来源于饮食物的水谷精气（谷气），以及来源于自然界的清气。水谷精气和清气又被称为"后天之气"。

（二）气的生成

气的生成依赖于肾、脾胃、肺的综合协作。先天之气，依赖于肾藏精的作用，肾精化生元气，故称肾为"生气之根"；脾运胃纳，将饮食物化生为水谷精气，故称脾胃为"生气之源"；肺司呼吸，将自然界清气源源不断吸入人体，呼出浊气，并将吸入的清气与水谷之气结合，生成宗气，故肺为"生气之主"。肾、脾胃、肺的生理功能正常，才可将先天之气、水谷精气和清气有机结合形成人体之气。

三、气的运动

气的运动，称为气机。气的运动时刻推动和激发人体脏腑、经络等组织器官的各项生理活动，维持人体正常的生命活动。气的运动一旦停止，人的生命活动也将终止。

气的基本运动变化形式有四种：升、降、出、入。气由下而上的运动为"升"；气由上而下的运动为"降"；气由内向外的运动为"出"；气由外向内的运动为"入"。各脏腑之气升降出入有序运动，对于人体的生命活动至关重要。一般来说，五脏藏精气，其气宜升；六腑传化水谷，其气宜降。就五脏而言，心居上焦，其气宜降；肝、肾居下焦，其气宜升；脾胃同居中焦，脾升胃降，上下联通，为人体气机升降的枢纽。只有气机的升、降、出、入相对协调平衡，各脏腑的生理活动才得以完成，常称"气机调畅"。一旦气的升降出入失去平衡，即为"气机失调"，包括气滞、气陷、气逆、气脱、气闭等。气滞是指气的运动不利或受阻；气逆是气的运动应降反升或上升太过；气陷是气的运动应升反降或上升不及；气脱是气不内守而外越；气闭是气不能外达而郁结于内。

❓ 想一想

患者，男，38岁。胸胁胀闷1月余、右胁疼痛半月余。上月中旬开始两胁胀闷不舒，本月初又添右胁胀痛，叹气后觉舒，伴头晕、失眠、不欲食、口微苦、大便欠爽、精神不振。自以为患肝炎，经检查肝功能正常，服"维生素E""消炎痛"等药品无效。此前有因失恋而致情志抑郁病史。检查：舌苔薄白，脉弦。试分析原由。

答案解析

四、气的生理功能

气分布于人体的不同官窍，故功能各异，主要有以下五方面。

（一）气的推动作用

气具有激发和推动的作用，表现为激发和促进人体的生长发育和生殖功能；激发促进各脏腑、经络组织器官的生理功能；推动血液的生成和运行；推动津液的生成、输布和排泄等。若气的推动作用减弱，表现为小儿发育不良，或成人早衰；也可出现脏腑功能不足；或出现血液运行障碍、津液代谢失调等。

（二）气的温煦作用

气为阳，阳气对机体具有温煦作用。气的温煦作用可维持人体体温的相对恒定；温煦各脏腑组织以维持其正常生理功能活动；温煦精、血、津液的正常循行和输布。若阳气不足，机体失于温煦，表现为体温低、脏腑功能活动减弱、精血津液运行迟缓或代谢障碍等。

（三）气的防御作用

气具有护卫肌表、抵御外邪、维护机体健康的作用。表现为护卫肌表，抵御外邪；正邪相搏，驱邪外出；自我修复，恢复健康。气的防御作用不足，机体抵抗能力下降，表现为外邪易于入侵机体而发病，或发病后难以治愈。

（四）气的固摄作用

气具有统摄控制体内精、血、津液等液态物质，防止其无故流失的作用。气的固摄作用的表现为：统摄血液，可使血液循行于脉内而不逸出；固摄津液，固摄汗液、尿液，使其有节制地排出，防止其无故流失；控制唾液、胃液、肠液的分泌；固摄精液，防止精液妄加排泄；还可维持内脏位置的恒定。气的固摄作用降低，可致体内液态物质大量丢失，如自汗、多尿、尿失禁、流涎、泄泻滑脱、遗精等；或脏器下垂，如阴挺、脱肛等。

（五）气化作用

气化是指气的运动引起的体内物质新陈代谢所产生的各种变化，如饮食水谷转化为水谷精微，化生成精、气、血、津液；津液经过代谢转化为汗液和尿液；饮食物经过消化和吸收后，其残渣转化为糟粕；血的化生以及血化气生神；精血互生；津血互化；气生血、化精、生神；气的热量转化为能量等，都是气化的具体表现。若气化功能失常，可影响精、气、血、津液的新陈代谢，影响食物的消化与吸收，或影响汗液、尿液和粪便等代谢废物的排泄。

五、气的分类 📱微课

（一）元气

元气又称"原气""真气"，是生命的原动力，是人体最根本、最重要的气。元气藏于肾，由肾中精气所化生，以先天之精气为基础，受后天水谷精气的不断充养，以三焦为通道布散于全身。元气具有促进和推动人体的生长发育、生殖，激发和推动各种脏腑、经络、形体、官窍正常生理活动的功能。元气充沛，各脏腑组织功能就旺盛；反之，元气不足则各脏腑组织功能低下。

（二）宗气

宗气是聚于胸中之气，又称"大气"。其积聚之处，称为"膻中"。宗气是由肺吸入的自然界的清气和脾胃运化的水谷精气相互结合而成，聚于胸中，可向上出于咽喉，主司呼吸；向下贯注于心脉，以行气血；还下注于丹田以资先天元气，并注入足阳明胃经之气街（相当于腹股沟处）而下行于足。宗气的盛衰反映于语言、声音、呼吸的强弱，也可反映于虚里（心尖搏动处）的搏动情况。

（三）营气

营气是行于脉内且富含营养作用之气，又称"荣气"。营气与血同行脉中，是血液重要的组成部分，故常以"营血"并称。营气与行于脉外的卫气相对而言，属阴，故称"营阴"。营气由脾胃运化的水谷精气中精纯柔和的部分所化生，行于脉中，起化生血液和营养全身的作用。

（四）卫气

卫气是行于脉外具有护卫作用之气，又称"卫阳"。卫气是由脾胃运化的水谷精气中慓疾滑利部分所化生的。其活动力强、流动迅速，不受脉管的约束，行于脉外而护卫肌表，抵御外邪入侵；也可温养脏腑、肌肉、皮毛，还可通过控制汗孔的开合，调节汗液的排泄，以维持体温恒定和水液代谢平衡。

营气与卫气既有相同之处，又有不同之处。两者来源于水谷精气，但在性质、分布和功能上，又有一定的区别（表5-1）。

表 5 – 1　营气与卫气比较

种类	相同点	不同点			
		性质	分布	属性	功能
卫气	源于水谷，生于脾胃	慓疾滑利	行于脉外	阳	温养脏腑，护卫肌表
营气		精纯柔和	行于脉内	阴	化生血液，营养全身

👁 看一看

重症肌无力是一种由神经 – 肌肉接头处传递功能障碍所引起的自身免疫病，临床主要表现为部分或全身骨骼肌无力和易疲劳。国医大师邓铁涛认为"脾胃虚损、中气下陷"是引起重症肌无力的主要原因，于是想到了金元四大家之一李东恒的补中益气汤，并受清代名医王清任补阳还五汤中重用黄芪的启发，将补中益气汤中的黄芪剂量调至 120g，如今成了中医治疗重症肌无力的常用方"强肌健力饮"。国医大师邓铁涛开创了中西医结合治疗重症肌无力和抢救重症肌无力危象的先河，成效令世人瞩目。

第二节　血

PPT

一、血的基本概念

血是运行于脉中富有营养起滋润作用的红色液态物质，与气一样，也是构成人体和维持人体生命活动的基本物质。脉是血液运行的通道，又称"血府"。

二、血的生成

1. 水谷精微化血　脾胃运化水谷精微所化生的营气和津液，在脾的升清作用下，向上输送于心，与肺吸入的清气相结合，贯注心脉，在心气的作用下变化而成为红色血液。因此脾胃、心、肺在血液的生成过程中都起着重要作用。

2. 肾精化血　人体的血液不断生成又被不断消耗，血有余时可转化为肾精，血不足时肾精又可转化为血。肾藏精，精化髓，髓生血，故肾精也是血的来源之一，后世有"精血同源"之说。

肝脏也参与了血的生成，肝主藏血，肝肾同源，肝血可化肾精；肝主疏泄，调畅气机，促进脾胃运化，进而促进脾胃化生气血。

综上，血液的生成，是以营气、津液、精髓等为物质基础，通过脾胃、心、肺、肾、肝等脏腑的功能活动共同完成的。

三、血的运行

脉为血府，血液循行于脉中，流布于全身，环周不休，运行不止，内至五脏六腑，外达毛筋骨。血液正常运行须具备三个条件：一是血液充盈；二是脉管的通畅；三是全身各脏腑发挥正常生理功能，尤其与心主血脉、肺朝百脉、肝藏血主疏泄、脾主统血的关系最为密切。

四、血的生理功能

血液循行于脉中，输布于全身各处，不断地将营养物质输送到全身各脏腑组织而发挥其营养、滋润作用，从而维持人体正常的生理活动。血的濡养作用表现在毛发、面色、肌肉、皮肤等方面。血液充盈则毛发光亮、面色红润、肌肉丰满壮实、肌肤光滑；反之则毛发枯槁、面色无华、肢体麻木、肌肤干燥。血液也是人体神志活动的物质基础，血液充盈则神志清晰、精神充沛；反之，血虚不养神，则精神恍惚、烦躁、失眠、健忘、多梦；血热扰乱心神，则烦躁甚至神昏、谵语等。

✎ 练一练

血液的运行与哪些脏腑有关？

答案解析

第三节　津　液

PPT

一、津的基本概念

津液是人体内一切正常水液的总称，包括各脏腑组织器官的内在体液及其正常的分泌物和排泄液，如胃液、肠液、涕、泪和汗、尿等。津液也是构成人体并维持人体生命活动的基本物质。

津和液同属水液，源于脾胃运化而成的水谷精微，但在性状、功能及其分布部位等方面有一定的区别。通常，质地清稀，流动性大，分布于体表皮肤、肌肉和孔窍等部位，起滋润作用者，称为津；质地稠厚，流动性小，灌注于骨节、脏腑、脑、髓等组织，起濡养作用者，称为液。两者在代谢中可相互转化，故津液并称，不作严格区分。在病变中又相互影响，伤津可耗液，脱液也能伤津。津与液比较见表5-2。

表5-2　津与液的比较

类别	相同点	不同点			
		性质	分布	属性	功能
津	源于水谷，生于脾胃	质地清稀，流动性大	体表皮肤、肌肉和孔窍	阳	滋润
液		质地稠厚，流动性小	骨节、脏腑、脑、髓	阴	濡养

二、津液的代谢

津液在体内的代谢包括津液的生成、输布和排泄。

（一）津液的生成

津液来源于饮食水谷。在脾的运化作用下，胃主受纳，吸收水谷中的部分津液；小肠主液，泌别清浊，吸收大量水液；大肠主津，在传化糟粕的过程中吸收部分水液，这些水液上经三焦通道上输于脾，通过脾气的散精作用而布达于全身。津液的生成是在脾的主导下，与胃、小肠、大肠共同完成的。

（二）津液的输布

津液的输布依赖于脾、肺、肾、肝和三焦等脏腑生理功能的协调配合。脾主散精，将津液上输于肺，也可将津液直接布散至全身各脏腑；肺为水之上源，主宣发肃降而通调水道，通过宣发将津液向上、向外输布，通过肃降将津液向下、向内输布；肾主水，对津液输布代谢起着主宰和调节作用；肝主疏泄，调畅气机，气行则水行，保持水道的畅通；三焦决渎，为水液运行的通路。

（三）津液的排泄

津液的排泄主要通过尿液和汗液的排出来完成，与肺、脾、肾、膀胱的生理功能密切相关。脾气散精，将津液上输于肺；肺气宣发，输布津液于体表皮毛，在气的蒸腾激发作用下，形成汗液由汗孔排出体外；肺主肃降，将津液下输肾和膀胱，肾气的蒸化作用，将水液分为清浊，清者升清至肺而布散于全身，浊者则成为尿液，贮存于膀胱，有节制地将尿液排出体外。此外，呼气和排泄粪便时也可带走一些水分。

津液的生成、输布与排泄，虽由多个脏腑共同参与，但以肺、脾、肾尤为重要。若脏腑功能失调，津液的生成、输布、排泄障碍，可致伤津脱液或形成水、湿、痰、饮。

三、津液的生理功能

1. 滋润濡养 津主滋润，液主濡养。津液布散于肌表则滋润皮毛；渗于体内则濡养脏腑；输注于孔窍则滋润官窍；渗注骨脑则充养骨髓、脊髓、脑髓；流注关节则滋润骨节以利于屈伸。

2. 化生血液 津液注于脉中，化生为血液，滋润濡养全身，为血液的重要组成部分。

3. 调节阴阳 津液代谢随机体内外环境的变化而变化，以调节人体阴阳的动态平衡。如天气炎热或体内发热时，可通过出汗来散热，当天气转冷或体温较低时，津液因腠理闭塞而不外泄，从而维持人体体温的相对恒定。

4. 排泄代谢废物 津液的代谢，诸如排汗、排尿等途径，可将机体产生的代谢废物排出，保证脏腑正常的生理活动。

5. 运载全身之气 气无形，以津液为载体，依附于津液而存在。

PPT

第四节　气血津液之间的关系

气、血、津液都是构成人体并维持人体生命活动的基本物质，均由脾胃化生的水谷精微化生而成。在生理功能上，它们之间既存在着相互依存、相互促进、相互转化的关系，又存在着相互制约的关系。

一、气与血的关系

气与血的关系可以概括为"气为血之帅"和"血为气之母"。

（一）气对血的作用

气对血的作用体现为：气能生血、气能行血、气能摄血，故"气为血之帅"。

1. 气能生血 有两层含义：①气化是血液生成的动力，脾胃将饮食运化为水谷精微，水谷精微又转化为营气和津液，然后二者再变化成赤色血液，均离不开气化作用；②气是血液生成的基本物质，气主要指营气。气旺则血充，气虚则血少，故治疗血虚证时可适当配补气药，以益气生血。

2. 气能行血 是指气具有推动血液运行的作用。血属阴而主静，不能自行，须依赖气的推动作用。如心气的推动、肺气的宣散、肝气的疏泄，均可利于血行通畅。气行则血行，气滞则血瘀，故血行失常的治疗可适当配补气、行气等药物。

3. 气能摄血 是指气具有统摄血液，使之正常循行于脉中而不外逸的作用。因脾为气血生化之源，主统血，气摄血实质上是脾统血的作用，若气虚不能统摄血液，可出现各种出血病证，也称"脾不统血"。

（二）血对气的作用

气在生成和运行中始终离不开血，血能载气、血能养气，故"血为气之母"。

1. 血能载气 脉中之血是气的载体，气无形，脉中之气必须依附于血而达全身，不致散失。若大量失血，气亦随之外脱，形成"气随血脱"之候。

2. 血能养气　气存在于血中，血不断地为气的生成和生理功能提供必要的营养，故血盛则气旺，血虚则气衰。

二、气与津液的关系

气与津液均来源于脾胃运化的水谷精微。气属阳，无形而主动；津液属阴，有形而主静。气与津液的关系如下。

（一）气对津液的作用

1. 气能生津　指气化为津液生成的动力。气的推动作用能激发、推动脾胃的运化，脾气健运则津液化生充足，故气盛津足，气虚津少。

2. 气能行津　指气的运动是津液输布、排泄的动力。人体津液的输布、排泄依赖于肺、脾、肝、肾、三焦等脏气升降出入运动。故气行则水行，气不行则水液停聚，导致水湿痰饮的生成。

3. 气能摄津　指气的固摄作用能控制津液的排泄，从而维持体内津液量的相对恒定。若气固摄无权，体内津液无故丢失，表现为多汗、漏汗、多尿、遗尿等。

（二）津液对气的作用

1. 津能载气　与血相似，津液也是气的载体。若津液大量丢失，气亦随津液而外脱，出现"气随液脱"之候。

2. 津能化气　气生于水，水可化气。饮食水谷化生津液，在脾气的升清散精功能之下，上输于肺，再经肺主宣降通调水道，下输于肾与膀胱，在肾的气化作用下化为气。

三、血与津液的关系

血与津液的属性均为阴，都源于水谷精微，均具有滋润和濡养作用，有"津血同源"之说。二者在生理上相互为用和相互补充，在病理上也可相互影响。津液渗入脉中，则成为血的一部分，血中水分渗于脉外，则成为津液。体内津液大量丢失（如大汗、吐泻、严重烧伤等）时，脉内的津液将渗出于脉外，从而血脉空虚，津枯血燥，称"夺汗者无血"；反之，人体失血过多，脉外的津液渗入于脉内，以致脉外津液不足，出现口渴、尿少等症，称"夺血者无汗"。

💗 **药爱生命**

很多跌打损伤的名方，均会加一味大黄，究其原因，是因为跌打损伤之人，常伴出血，多由血虚，"津血同源"，血虚常致津亏，故易化燥烦渴，大便艰涩难行，添加大黄，一方面可活血化瘀，另一方面可助大便通畅，推陈出新。这充分体现了中医"整体观念"的这一特点，为医者，当从全局考虑病情，从病本着手，而不能简单的"头痛医头，脚痛医脚"。

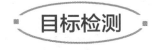 目标检测

答案解析

一、选择题

（一）单项选择题

1. 卫气循行于（　　）

A. 脉内　　　　　　　　B. 脉外　　　　　　　　C. 胸中

D. 中焦   E. 丹田

2. 血脉中具有营养作用的气是（　　）
   A. 卫气   B. 元气   C. 营气
   D. 宗气   E. 水谷精气

3. 宗气积聚于（　　）
   A. 脐中   B. 腹中   C. 胸中
   D. 心中   E. 肾中

4. 推动人体生长发育及脏腑功能活动的气是（　　）
   A. 宗气   B. 卫气   C. 营气
   D. 元气   E. 水谷精气

5. 被称为"气血生化之源"的脏腑是（　　）
   A. 心肝   B. 肝肾   C. 肺脾
   D. 脾胃   E. 心脾

6. 与血液运行关系最密切的脏是（　　）
   A. 肺脾肾   B. 心肝肾   C. 心肝脾
   D. 肝脾肾   E. 心脾肾

7. 血液化生的主要来源是（　　）
   A. 水谷之精   B. 肾精   C. 骨髓
   D. 营气   E. 宗气

（二）多项选择题

8. 气的分类主要有（　　）
   A. 元气   B. 宗气   C. 精气
   D. 营气   E. 卫气

9. 气的运动形式是（　　）
   A. 升   B. 呼吸   C. 降
   D. 出   E. 入

二、案例分析题

某患者，剖腹产后第3日感冒，症见恶寒重鼻塞、无汗，给桂枝汤加减。

分析：这里恶寒重、无汗属于麻黄汤证，为何不用麻黄汤？

（邱　麒）

书网融合……

重点回顾　　　　微课　　　　习题

第六章 病因病机

导学情景

情景描述：清·吴璿《飞龙全传》记载：却说郑恩自从班师回来，与陶妃久别，彼此羡慕，鱼水之欢，恩情倍笃，胜似新亲滋味。受享那杯中之趣，裙下之欢，溺爱沉酒，夜以继日。不觉三月有余，郑恩身体发烧，嗽声不止，饮食减少，坐卧不宁，忙请太医调治。那太医诊按脉理，早知其详，躬身指陈，说出这病源来。太医官道："此是七情过伤，虚水旺火之证，当用滋肾平肝、清金益水之剂，可保无伤。大要只以保养为主，但能清心寡欲，静养保元，再加以汤药，则可愈矣。"郑恩大喜，自此，静住府中，安心保养，凡服药调治，进食添衣，皆是陶妃亲身服侍，寸步不离。

情景分析：放纵情欲过度，导致肾虚火旺，治疗关键是减少欲望，平静情绪。

讨论：郑恩主证是身体发烧，咳嗽不止，为什么太医能诊断为肾虚火旺？

学前导语：这一则医案故事就是典型的治病求因的代表性医案。在充分了解患者的病史的基础上，推断出房劳过度为本病主因，所以治疗过程中尤其要注意静养，清心寡欲，配以药物，迅速痊愈。

PPT

第一节 病 因

病因是指破坏人体相对平衡，引起疾病的原因，也称致病因素。致病因素多种多样，诸如六淫、疫疠虫毒、七情、饮食、劳倦外伤以及痰饮、瘀血、结石、胎传等，均可成为病因而导致疾病的发生。此外，在发病的过程中，原因和结果又相互影响，在某一病理阶段是结果，在新的阶段则可能成为病因，例如瘀血。

病因学说是一种针对病因的概念、形成、性质及致病特点的学说，中医病因学具有整体观念及辨证求因的特点。整体观念是将人体与自然环境、人体内部各脏腑组织的功能联系起来，用整体的、联系的、发展的观点，来探讨致病因素在疾病发生、发展、变化中的作用。辨证求因是通过综合分析疾病发生时的临床表现来推求病因，可以指导临床治疗，为治疗提供理论依据。

一、外感病因

外感病因是指来自外界，由外而入，或从皮毛，或从口鼻部位侵入人体，引起外感病的致病因素。外感病是外感病因引起的一类疾病，主要分为六淫和疫疠两类。

（一）六淫 📱微课

1. 六淫的基本概念 淫，有太多、太过、不正之意。所谓六淫，是风、寒、暑、湿、燥、火六种外感病邪的统称。风、寒、暑、湿、燥、火原指自然界的六种气候，统称六气。这六种正常气候的交替变化是人体赖以生存的外界环境。人体在健康状态下具有适应气候变化的能力，正常情况下六气不致病，若变化异常，发生太过或不及，或人体抵抗力下降，或气候变化过于急骤，机体不能与之相适应，就会导致疾病的发生。这时六气就成为六淫。

2. 六淫的致病特点

（1）外感性 六淫之邪多从肌表侵犯，或经口鼻而入，或两者同时受邪，侵犯人体而发病。六淫致病的初起阶段多以恶寒、发热、舌苔薄白、脉浮为主要临床特征，称为表证。

（2）季节性 由于气候变化与季节有关，往往春季多风病、夏季多暑病、长夏初秋多湿病、深秋多燥病、冬季多寒病等。但存在特殊情况，不同机体的感受性不同，所以同一季节可以有不同性质的外感病发生，如夏季可见寒病、冬季可见热病。

（3）地域性 由于气候变化有区域性的特点，所以六淫致病与居住地区和环境密切相关，如久居沿海潮湿之地者多有湿邪为病，高温环境作业者常有火热燥病。

（4）相兼性 六淫邪气既可单独致病又可两种以上相兼致病。单独使人致病者，如寒邪直中脏腑而致泄泻；两种以上同时侵犯人体而发病者，如风寒感冒由风邪与寒邪相兼致病。

（5）转化性 是指六淫致病在一定条件下，其证候性质可以发生转化。如寒邪入里可化热，这主要是邪侵入体后据人的体质不同而发生相应的转化。

3. 六淫的性质

（1）风 为春季的主气，是自然界中使人致病而产生具有开泄、善动、升发等特性的外邪。风虽为春季的主气，但四时皆有，故风邪引起的疾病虽以春季多，但不限于春季，其他季节也可发生。风邪的性质和致病特征有四方面。

1）风为阳邪，其性开泄，易袭阳位 风邪致病，易侵犯人体上部，犯头部、肺脏、肌表等阳位。如风邪上扰头面，可见头晕头痛、头项强痛、面肌麻痹、口眼歪斜等；风邪犯肺，可见鼻塞、咳嗽等；风邪客于肌表，可见发热、恶风等。故《素问·太阴阳明论》曰："伤于风者，上先受之。"

2）风性善行数变 "善行"是指风邪具有来去迅速，病位游走不定的特性；"数变"是指风邪致病具有发病急、变化无常和传变快的特性，如偏于风邪盛的痹证，关节疼痛多呈游走性，部位不定；风疹、荨麻疹之时隐时现；中风、癫痫之猝然昏倒，不省人事等。

3）风性主动 是指风邪致病具有动摇不定的特征。如风中经络，常表现为肢体抽搐、口眼歪斜等，故称风胜则动。

4）风为百病之长 风邪易兼合他邪共同致病，寒、湿、燥、热等邪往往都依附于风邪而侵袭人体，如风寒、风热、风湿、风燥之邪等。所以，临床上风邪为患较多，又易与六淫诸邪相合而为病，故《素问·骨空论》曰："风者，百病之始也。"

（2）寒 寒邪是自然界中使人致病而产生具有寒冷、凝滞、收引特性的外邪。因冬为寒气当令，故冬季多寒病，但也可见于其他季节。由于气温骤降，防寒保温不够，人体均易感受寒邪而为病。寒邪以寒冷、凝滞、收引为基本特征。寒邪的性质和致病特征有三方面。

1）寒易伤阳 寒为阴邪，阴寒偏胜，则阳气不足以驱除寒邪，反为阴寒所侮，故"阴胜则阳病"，所以寒邪最易损伤人体阳气。阳气受损，失于温煦，则可出现寒象。如寒邪束表，则见恶寒、发热、无汗等；伤及脾胃，则见吐泻清稀、脘腹冷痛；寒伤脾肾，则见畏寒肢冷、腰脊冷痛、尿清便溏、水肿腹水等。

2）寒性凝滞 凝滞即凝结阻滞之意。人体气血津液的运行，有赖阳气的温煦推动。寒邪侵入人体，经脉气血失于温煦，则气血凝结阻滞不通，不通则痛，故疼痛是寒邪致病的重要特征，其痛得温则缓，逢寒增剧。

3）寒性收引 收引即收缩、牵引之意。寒邪侵袭人体，可使气机收敛，腠理闭塞，经络、筋脉收缩挛急。如寒客经络关节，则见拘挛作痛、屈伸不利或冷厥不仁；寒邪侵袭肌表，则见发热、恶寒而无汗。

（3）暑 为夏季火热之邪。暑邪致病具有明显的季节性，主要在夏至到立秋。暑病有阴阳之分，炎夏之日，气温过高、暴晒过久、工作场所闷热而引起者，为中于热，属阳暑；而暑热时节，过食生冷、贪凉露宿、冷浴过久所引起者，为中于寒，属阴暑。暑邪的性质和致病特征有三方面。

1）暑为阳邪，其性炎热 暑邪伤人多表现阳热症状，如恶热、心烦、面赤、舌红、脉象洪大等。

2）暑性升散，耗气伤津 升散即上升、发散之意。暑邪侵犯人体，可致腠理开泄而大汗出。耗伤津气，则可见口渴喜饮、唇干舌燥、尿赤短少等。大量汗出时，气随津泄，可导致气虚，常可见气短乏力，甚则中暑，突然昏倒，不省人事。

3）暑多夹湿 暑季炎热，且多雨潮湿，故暑邪挟湿邪侵犯人体。暑病除有发热、烦渴等症状外，常兼见四肢困倦、胸闷呕恶、大便溏泄等湿阻症状。

（4）湿 是指自然界中使人致病而产生具有水湿之重浊、黏滞、趋下特性的外邪。涉水淋雨、居处伤湿，或以水为事均可致湿邪为患，四季可发病，伤人缓慢。湿邪的性质和致病特征有四方面。

1）湿为阴邪，易阻遏气机 湿性类水，水属于阴，故为阴邪。湿邪侵及人体，留滞于脏腑经络，易阻滞气机，使气机升降失常，气机不畅则出现胸闷脘痞、关节肿胀疼痛、小便短涩、大便不爽等症；湿困脾胃，使脾胃纳运失职，故见纳差、腹胀。湿邪为害，易伤阳气，湿邪侵袭人体，必困于脾，使脾阳运化无权，水湿停聚，发为泄泻、水肿等症。

2）湿性重浊 重即沉重、重着之意。湿邪致病有沉重的特性，如头重身困、四肢沉重等。若湿邪外袭肌表，湿浊困遏，清阳不能伸展，则见头昏沉重、状如裹束；若湿滞经络，流注关节，阳气布达受阻，则见肌肤不仁、关节疼痛重着等。浊即混浊、秽浊不清之意，如湿注下焦，则见小便混浊不利、大便溏泻、妇人带下过多；湿邪浸淫肌肤，则见疮疡、湿疹等症。

3）湿性黏滞 黏，即黏腻；滞，即停滞。这种特性主要表现为两方面：一是湿病症状多黏滞而不爽，如大便黏腻、小便涩滞、分泌物黏浊和舌苔黏腻等；二是病程反复缠绵，因湿性黏滞，蕴蒸不化，胶着难解，故起病缓慢，病程较长，多反复发作、缠绵难愈，如湿疮、湿痹（着痹）等病，因为湿邪致病而不易速愈。

4）湿性趋下 湿邪有下趋之势，易于损伤人体下部，如小便混浊、带下、泄泻、下痢、足癣等，多为湿邪所致，但湿邪非独侵袭人体下部，上下内外，无处不到。

（5）燥 燥邪是指自然界具有干燥、收敛、清肃的外邪。秋季天气收敛，其气清肃，气候干燥，故多燥病。燥邪有温燥、凉燥之分，燥与热相结合而侵犯人体，故病多温燥；燥与寒相结合而侵犯人体，则病多凉燥。燥邪的性质和致病特征有两方面。

1）干涩伤津 燥邪为害，最易耗伤人体的津液，表现出各种干涩的症状，如皮肤皲裂、鼻干、咽燥、口燥、毛发干枯、小便短少、大便干燥等。

2）燥易伤肺 肺为娇脏，性喜清肃濡润而恶燥。燥邪多从口鼻而入，从而出现干咳少痰，或痰黏难咳、痰中带血以及喘息胸痛等。

（6）火（热） 具有炎热特性，旺于夏季。因夏季主火，故火与心气相应。但火不具有明显的季节性，也不受季节气候的限制。火邪的性质和致病特征有五方面。

1）火热为阳邪，其性炎上 "阳胜则热"，阳主躁动而向上，火热之性，燔灼焚焰，亦升腾上炎，故属于阳邪。因此，火热伤人，多见阳热症状，如高热、汗出、烦渴、脉洪数等症。因其炎上，故火热阳邪，易侵犯人体上部，如风热上壅，见头痛、耳鸣、咽喉红肿疼痛等。

2）火易耗气伤津 火热之邪，易伤津液，一方面热邪有发散之性，易致腠理开张，迫津外泄；另一方面，热邪能消灼煎熬阴津，使人体阴津耗伤，故火邪致病，除有热象外，往往伴有口渴喜饮、咽干舌燥、小便短赤、大便秘结等津伤液耗之症。火热迫津外泄，则气随液耗；而"壮火食气"过亢之热，消耗元气，可导致气虚。因而，又可见少气懒言、肢倦乏力等气虚之症。

3）生风动血 火邪易引起肝风内动和血液妄行。火邪侵袭人体，燔灼肝经，劫耗津血，使筋脉失于濡养，而致肝风内动，可见高热、神昏谵语、四肢抽搐、颈项强直、角弓反张、目睛上视等。血得寒则凝，得温则行，火邪灼伤脉络，迫血妄行，易于引起各种出血，如吐血、衄血、便血、尿血，以及皮肤红斑、妇女月经过多、崩漏等。

4）火毒结聚 "痈疽原是火毒生"，火入血分，聚于局部，腐肉败血，可发为痈肿疮疡。"火热毒"是引起疮疡的常见原因，临床可见疮疡局部红肿灼痛等症。

5）易扰心神 火与心气相应，心主血脉、藏神，故火邪伤于人体，易扰乱神明，出现心烦失眠、狂躁妄动、神昏谵语等症。

（二）疠气

1. 疠气的基本概念 疠气，是一类具有强烈传染性的病邪，又名"戾气""瘟疫""毒气""疫疠之气"等。疠气经过口鼻等途径侵入人体或接触传染。

2. 疠气的致病特点

（1）发病急骤，病情危笃 疫疠之气，其性急速、燔灼，且热毒炽盛，故其致病具有发病急骤、来势凶猛、病情险恶、变化多端、传变快的特点，且易伤津、扰神、动血、生风。疠气为害颇似火热致病，具有一派热盛之象，但热毒较火热为甚，不仅热毒炽盛，而且常夹有湿毒、毒雾、瘴气等秽浊之气，故其致病作用更为剧烈险恶，死亡率也高。

（2）传染性强，易于流行 疠气具有强烈的传染性和流行性，可通过口鼻等多种途径在人群中传播。可散在发生，也可以大面积流行，具有传染性强、广泛流行、死亡率高的特点，如大头瘟、白喉、烂喉丹痧、天花、霍乱等。

（3）一气一病，症状相似 疠气致病具有特异性，"一气自成一病"。故同一疠气致病，往往症状相似，每种疠气病都有区别于他种疠气病的一些特征。而不同疠气致病，其临床表现与病变规律也各有不同。

二、内伤病因

内伤病因是指因人的情志或者行为不循常度，超过机体的调节范围，直接伤及脏腑而发病的致病因素，包括七情失常、饮食失宜、劳逸失度等。

（一）七情失常

1. 七情的基本概念 七情是指喜、怒、忧、思、悲、恐、惊七种正常的情志活动。若将七情分属于五脏，则以喜、怒、思、悲、恐为代表，分属于心、肝、脾、肺、肾，称为五志。七情与人体各脏腑功能活动有密切的关系。七情在正常情况下不会致病，只有突然的、强烈的或持久的不良情志刺激，超过人体自身的正常生理活动范围，使人体气机紊乱、脏腑阴阳气血失调，才会致使疾病的发生。

2. 七情的致病特点

（1）影响疾病变化　情志波动可使病情发生明显的变化。一般来说，情志舒畅有利于疾病的恢复，情志异常可使病情加重或迅速恶化。如眩晕患者，肝阳偏亢，若遇恼怒，可使肝阳暴涨，引动肝火，火升气逆，气血并走于上，出现眩晕欲仆、半身不遂、口眼歪斜，发为中风。

（2）直接伤及脏腑　七情过激可影响脏腑的生理活动而导致病理变化。如心主喜，过喜则伤心；肝主怒，过怒则伤肝；脾主思，过思则伤脾；肺主悲、忧，过悲、过忧则伤肺；肾主惊、恐，过惊、过恐则伤肾。这也说明脏腑病变可出现相应的情绪反应。

（3）影响脏腑气机　气运行不息，出入有序，升降有常而无病。若七情变化，五志过极而发，则气机失调，脏腑气机紊乱，血行失常，阴阳失调。出现"喜则气缓，怒则气上，悲则气消，思则气结，恐则气下，惊则气乱"，这也说明不同的情志变化，对人体气机活动的影响不同，则会出现不同的证候。

（二）饮食失宜

饮食是维持人体生存和健康的基本条件。正常的饮食是维持人体生命活动之气血阴阳的主要来源之一。饮食失宜常成为多种疾病发生的致病因素，主要包括饮食不节、饮食偏嗜、饮食不洁等。

1. 饮食不节　饮食贵在有节，应以适量为宜，过饥过饱均可发生疾病。按时、有规律地进食，可以保证消化、吸收功能有节奏地进行活动，脾胃则可协调配合，有张有弛，水谷精微化生有序，有条不紊地输布全身。若饮食无时，则多损伤脾胃而变生他病。

2. 饮食偏嗜　饮食结构合理、五味调和、寒热适中、无所偏嗜，才能使人体获得各种需要的营养。若饮食偏嗜或膳食结构失宜，或饮食过寒过热，或饮食五味有所偏嗜，或某些营养缺乏，导致人体阴阳失调，气血失常，多发为疾病。种类偏嗜、寒热偏嗜、五味偏嗜均可导致疾病的发生。

3. 饮食不洁　指食用不卫生、腐败或有毒的食物，会引起多种胃肠道疾病或寄生虫病，如蛔虫病、蛲虫病等。若进食腐败变质有毒食物，可致食物中毒。

👁 **看一看**

《素问·生气通天论》曰："是故谨和五味，骨正筋柔，气血以流，腠理以密，如是则骨气以精、谨道如法、长有天命。"五味，指食物的酸、苦、甘、辛、咸五种性味，五味调和，饮食合理搭配，便可"长有天命"。

（三）劳逸失度

劳逸失度包括过劳和过逸两方面。

1. 过劳　指过度劳累，包括劳力过度、劳神过度以及房劳过度三方面。

（1）劳力过度　指长期不适当地活动或超过体力负荷的过度劳动。"劳则气耗"，劳力过度则伤气血，久之则会导致少气懒言、四肢困倦、神疲乏力、形体消瘦等。

（2）劳神过度　指思虑过度。可耗伤心血，损伤脾气，导致心悸、失眠、健忘、多梦、纳差、腹胀、便溏等。

（3）房劳过度　指性生活不节，房事过度，包括早婚多育、流产过多等。房劳过度会耗伤肾精，可致腰膝酸软、头晕耳鸣、精神不振，以及男子遗精、性功能减退或阳痿等。

2. 过逸　是指过度安逸。不劳动，不运动，使人体气血运行不畅，神倦乏力，发胖臃肿，动则心悸、气喘、汗出等，还可继发其他疾病。

三、病理性因素

疾病发生和发展的过程中，原因和结果可以相互交替和转化。在疾病发生发展过程中形成的病理产物可以成为新的致病因素，称为病理性因素。常见的痰饮、瘀血、结石等都是在疾病过程中所形成的病理产物。

（一）痰饮

1. 痰饮的基本概念　痰饮是机体内水液代谢障碍形成的病理产物。这种病理产物形成后，作为一种致病因素作用于机体，导致脏腑功能失调而引起各种病理变化。一般来说，痰得阳气煎熬而成，浓度较大，质稠黏；饮得阴气凝聚而成，浓度较小，其质稀。

传统意义上，痰饮有有形和无形、狭义和广义之分。有形之痰饮指可视、可触、可闻的实质性痰浊和水饮；无形之痰饮指痰饮引起的病理表现，只见其症，不见其形，无形可征。狭义的痰饮是指肺部渗出物和呼吸道的分泌物，或咳吐而出，或呕恶而出，易于被人们察觉和理解，又称为外痰；广义的痰饮泛指水液代谢失常形成的病理产物及其病理变化和临床表现，不易被人察觉和理解，又称为内痰。

2. 痰饮的形成　多为外感六淫、饮食不节及七情内伤所致，使脏腑气化功能失常，水液代谢障碍，致水液停滞而成。肺、脾、肾及三焦与水液代谢关系最为密切，肺主宣降，通调水道，脾主运化水湿，肾阳主水液蒸化，三焦为水液运行之道路，故肺、脾、肾及三焦功能失常，均可聚湿而生痰饮。而饮多留于肠胃、胸胁及肌肤；痰则随气升降流行，内外无处不到。

3. 痰饮的致病特点

（1）阻碍气血运行　痰饮在机体内外无所不至。若流注于经络，可使经络阻滞，气血运行不畅，则见肢体麻木、屈伸不利、半身不遂等；若结聚于局部，则见瘰疬、痰核等。

（2）影响水液代谢　痰饮形成之后，作为一种新的致病因素反过来作用于机体，进一步影响脏腑的水液代谢功能，如痰湿困脾可影响脾运化水湿的功能。

（3）易于蒙蔽神明　痰浊上扰清窍，蒙蔽清阳，则见头昏、目眩、精神不振；痰火扰心，则可见胸闷、心悸、神昏谵妄等症。

（二）瘀血

1. 瘀血的基本概念　瘀血是指血液运行障碍导致其凝滞于体内而形成的一种病理产物，又称蓄血、恶血、败血。瘀血既是一种病理产物，又是一种继发性的致病因素。

2. 瘀血的形成

（1）外伤致瘀　外伤如跌打损伤等，致离经之血残留于体内，不能及时消散而形成。

（2）气虚致瘀　气虚运血无力，血行迟滞致瘀；或气虚不能统摄血液，血逸脉外而成。

（3）气滞致瘀　气行则血行，气滞则血瘀。

（4）血寒致瘀　血得温则行，得寒则凝。感受外寒，或阴寒内盛，使血液凝涩，运行不畅，则成瘀血。

（5）血热致瘀　热入营血，血热互结，或热灼脉络，血逸于脉外，亦可导致瘀血。

3. 瘀血的致病　特点瘀血形成之后，可阻滞气机，阻碍血脉运行，还可影响新血的形成。其共同的致病特点有疼痛、肿块、出血、肌肤甲错、舌质紫暗，多有瘀斑瘀点、脉多弦或涩。

练一练

瘀血形成的原因是（　　）

A. 血热　　　　　B. 血寒　　　　　C. 气虚　　　　　D. 气滞　　　　　E. 内外伤

（三）结石

1. 结石的基本概念　结石是指停滞于脏腑管腔内的坚硬如沙石的物质，其形态各异、大小不一，可成为继发的致病因素，引起一些疾病，常见的有胆结石、肾结石等。

2. 结石的形成　结石的成因较为复杂，机制尚不甚清楚，下列因素可能起到较重要的作用。

（1）饮食不当　过食肥甘厚味，致脾胃运化失职，湿热蕴生，内结于胆，久则可形成胆结石；湿热蕴结于下焦，日久可成肾结石或膀胱结石。此外，某些地域的饮用水中含有过量或异常的矿物及杂质等，也可能是促使结石形成的原因之一。

（2）情志内伤　情志失调，肝气失于疏泄，胆汁郁结，排泄受阻，日久可成结石。

（3）服药不当　长期服用某些药物，致脏腑功能失调，或药物潴留残存体内，使结石形成。

（4）其他因素　外感六淫、过度安逸、体质差异、寄生虫感染等，也可导致气机不利，湿热内生，易形成结石。

3. 结石的致病特点　基本特征为结石停聚，阻滞气机，影响气血，损伤脏腑，使脏腑气机壅塞不通而发生疼痛，还具有病程较长、轻重不一的特点。

四、其他病因

其他病因包括外伤、寄生虫、先天因素等。外伤指人体因受机械外力如扑击、跌仆、利器等撞击，还包括虫兽咬伤、烫伤、烧伤、冻伤等而导致机体受损的因素。先天因素是指源于父母的遗传性疾病和胎儿孕育过程中形成的病因，包括胎弱和胎毒两个方面。

第二节　病　机

PPT

? 想一想

患者，女，25岁。左侧乳房红肿胀痛伴有发热3天。患者产后10余天，前天起出现左侧乳房胀痛，并伴有发热、咽干、口渴。查体：左侧乳房外上象限红肿、触痛，可扪及肿块，舌红苔少，脉弦滑数。分析引起疾病的病因有哪些？疾病发生的病机是什么？

病机，是指人体疾病发生、发展、变化及转归的机制和原理，也称"病变机理"。

一、发病机制

发病学的任务就是研究疾病发生发展和结局的一般规律。中医发病学认为，疾病的过程就是邪正斗争的过程。在人的生命活动中，人体无时无刻不在受着邪气的侵袭，但正气发挥着维持人体正常生理机能的作用，二者不断地发生斗争，也不断地取得平衡和统一，从而保证了人体的健康。因此，疾病的发生取决于正气和邪气双方斗争的结果。疾病的发生主要关系到邪气和正气两个方面。

（一）邪正斗争与发病

正气，简称正，即人体的各种功能活动及抗病能力，有自我调节、抗邪防病、自我康复三方面作用。邪气，简称邪，与正气相对，泛指各种致病因素，包括存在于外界环境之中和人体内部产生的各种具有致病或损伤正气的因素。

邪气与正气的斗争贯穿于疾病过程的始终，两者既互相联系又相互斗争，是推动疾病发展的动力。邪气与正气的斗争常影响疾病的发展及转归。中医学既重视邪气对疾病发生的重要作用，又重视正气的作用；既强调人体正气在发病上的决定作用，又不排除邪气的致病条件，这是中医发病学的基本特点。

中医学坚持"邪正相搏"的观点。认为人体受邪之后，邪伏体内，当时可不出现任何症状，但由于某种因素，如饮食起居失调或情志损伤等，人体气血运行失常，抗病能力衰退，病邪乘机而起与正气相搏而发病。

（二）影响发病的因素

正气和邪气是决定疾病能否发生的基本因素，正气和邪气以及邪正斗争受机体内外各种因素影响。机体的外环境包括自然环境和社会环境，主要影响邪气的性质和量；机体的内环境包括体质因素、精神状态和遗传因素等，是影响发病的内在根据。

二、发病类型

邪气的种类、性质、致病途径及作用不同，个体的体质和正气强弱不一，因此其发病类型也有所区别。发病类型大致可分为卒发、伏发、徐发、继发、合病与并病、复发等。

1. 卒发　又称顿发，即感而即发，有急暴突然之意。一般多见于感邪较甚、情志不遂、疫气致病、毒物所伤、急性外伤等。

2. 伏发　即伏而后发，指某些病邪传入人体后，潜伏于体内，不即时发病，经一段时间或在一定诱因作用下才发病，如破伤风、狂犬病等均经一段潜伏期后才发病。

3. 徐发　又称缓发，即徐缓发病，系与卒发相对而言。与致病因素的种类、性质、致病作用以及体质因素等密切相关，如风寒湿痹，阻滞肌肉筋脉关节而引起疼痛、重着、麻木等。某些高龄患者，正气已虚，虽感外邪，常徐缓起病，这也与机体反应性低下有关。

4. 继发　系指在原发疾病的基础上继续发生新的病证，如小儿久泻或虫积，营养不良，则致生"疳积"。

5. 合病与并病　凡两经或三经的病证同时出现者，称之为合病，如伤寒之太阳与少阳合病、太阳与阳明合病等。甚则有太阳、阳明与少阳之三阳合病者，如胃脘痛可并发大量出血、腹痛、厥脱、反胃等。凡一经病证未罢，又见他经证候者，称之为并病，如太阳病发汗不彻，转属阳明，为太阳阳明并病。

6. 复发　是重新发作的疾病，又称为"复病"。疾病复发的基本条件有三：一是邪未尽除；二是正虚未复；三是有诱因。气候、精神、地域等亦可成为复发的因素，如某些哮病或久病咳喘引起的肺胀。复发大体上可以分为疾病少愈即复发、休止与复发交替、急性发作与慢性缓解期交替三种类型。

总之，中医发病学主要研究与阐述病邪作用于人体、正邪相搏的发病原理、影响发病的因素、发病的途径与类型等，这构成了中医学发病理论的主要框架。

三、基本病机

基本病机是指在疾病过程中病理变化的一般规律及其基本原理，主要包括邪正盛衰、阴阳失调、气血失调、津液失常等。

（一）邪正盛衰

邪正盛衰是指疾病过程中，机体正气的抗病能力与致病邪气之间相互斗争所发生的盛衰变化。邪正斗争关系着疾病的发生、发展和转归，也影响病证的虚实变化。

虚与实，体现了人体正气与病邪相互对抗消长运动形式的变化，"邪气盛则实，精气夺则虚"。致病因素作用于人体之后，在疾病的发展过程中，邪正是互为消长的，正盛则邪退，邪盛则正衰。随着邪正的消长，疾病就反映出两种不同的本质，即虚与实的变化，而虚与实是相对的。

1. 虚实的概念

（1）实 是指邪气盛而正气尚未虚衰，以邪气盛为主要矛盾的一种病理变化。实所表现的证候称为实证。邪气亢盛，正气尚未虚衰，足以同邪气相抗争，临床多表现为阳热亢盛有余的实证。主要见于疾病的初期或中期，病程较短，常见壮热、狂躁、声高气粗、腹痛拒按、大便秘结等症。

（2）虚 是指正气虚损，抵抗能力减弱，以正气不足为主要矛盾的一种病理变化。虚所表现的证候称为虚证，临床表现为虚损不足的证候。如崩漏，除出血之外，同时伴有面色苍白、乏力、心悸、气短、舌淡、脉细等虚症。

2. 虚实错杂 包括虚中夹实和实中夹虚两种病理变化。虚中夹实是指以虚为主，兼夹实候的病理变化；实中夹虚是指以实为主，兼见虚候的病理变化。

3. 虚实转化 疾病发生后，邪正双方力量的对比经常发生变化，既可出现实证转虚，也可见因虚致实的病理变化。疾病在发展过程中，邪气盛，正气不衰，由于误治、失治，病情迁延，虽然邪气渐去，但是人体的正气、脏腑的生理功能已受到损伤，此是由实转虚。正气本虚，脏腑生理功能低下，导致气、血、津液等不能正常运行，产生了气滞、瘀血、痰饮、水湿等实邪停留体内，此时，邪实但正气不足，脏腑亦衰，故谓之因虚致实。

4. 虚实真假 临床上的征象仅是疾病的现象，若现象与本质一致，则可反映病机的虚或实。但有时现象与本质不完全一致，往往出现与疾病本质不符的许多假象，我们要详细地搜集临床资料，全面地分析疾病的临床表现，从而揭示病机的真正本质。

（二）阴阳失调

阴阳失调是机体阴阳双方失去平衡的统称，在疾病过程中，由于致病因素的作用，机体的阴阳消长失去相对的平衡，出现阴不制阳、阳不制阴的病理变化。其主要表现，不外阴阳胜衰、阴阳互损、阴阳格拒、阴阳转化及阴阳亡失等。

1. 阴阳盛衰 是阴和阳的偏胜或偏衰，表现为或寒或热，或实或虚的病理变化，其表现形式有阳胜、阴胜、阳虚、阴虚四种。

（1）阴阳偏胜 阴或阳的偏胜，主要是指"邪气盛则实"的病理变化。"阳胜则热，阴胜则寒"是阳偏胜和阴偏胜病机的特点。前者其病属热属实，后者其病属寒属实。阳长则阴消，阴长则阳消，所以"阳胜则阴病，阴胜则阳病"（《素问·阴阳应象大论》）是阳偏胜或阴偏胜等病理变化的必然发展趋势。

1）阳胜则热 是指阳气偏亢，脏腑经络机能亢进，邪热过盛的病理变化。多表现为阳胜而阴未虚的实热证，可见发热、烦躁、舌红苔黄、脉数等，还会出现口渴、小便短少、大便干燥等阳胜伤阴、阴液不足的症状，故称"阳胜则阴病"，但矛盾的主要方面在于阳偏胜。

2）阴胜则寒 是指阴气偏胜，阴寒过盛及病理性代谢产物积聚的病理变化。多表现为阴胜而阳未虚的实寒证，可见形寒、肢冷、喜暖、口淡不渴、苔白、脉迟等，还可出现恶寒、腹痛、溲清便溏等症。这种阳气偏衰的表现是阴胜所引起的，所以又称"阴胜则阳病"。

（2）阴阳偏衰　　是人体阴精或阳气亏虚所引起的病理变化。阳气亏虚，阳不制阴，使阴相对偏亢，形成"阳虚则寒"的虚寒证；反之，阴精亏损，阴不制阳，使阳相对偏亢，从而形成"阴虚则热"的虚热证。

1）阳虚则寒　　是指机体阳气虚损，失于温煦的病理变化。多表现为机体阳气不足、阴相对亢盛的虚寒证，一般以脾肾之阳虚为主。阳虚则寒，除可见面色㿠白、畏寒肢冷、舌淡、脉迟等寒象，还可见喜静蜷卧、小便清长、下利清谷等虚象。

2）阴虚则热　　是指机体精、血、津液等物质亏耗，阴不制阳，阳相对亢盛，呈现机能活动虚性亢奋的病理状态。多表现为阴液不足及滋养、宁静功能减退，以及阳气相对偏胜的虚热证，可见五心烦热、骨蒸潮热、面红、消瘦、盗汗、咽干、舌红少苔、脉细数无力等。阴虚则热与阳胜则热的病机不同，前者是虚而有热，后者是以热为主，虚象不明显。

2. 阴阳互损　　是指阴或阳其中一方的虚损影响到相对的另一方，形成阴阳两虚的病理变化。

（1）阴损及阳　　是指阴液亏损，累及阳气，使其生化不足或无所依附而耗散，从而出现阴阳两虚的病理变化。例如，临床常见的遗精、盗汗、失血等慢性消耗性病证，发展到一定阶段就会出现自汗、畏冷、下利清谷等阳虚之候。

（2）阳损及阴　　是指阳气虚损，累及阴液，使其生化匮乏，从而出现阴阳两虚的病理变化。例如水肿病证，病机主要为阳气不足，气化失司，水湿内生，溢于肌肤，久则可见形体消瘦、烦躁等阴虚症状。

3. 阴阳格拒　　是阴盛至极或阳盛至极而壅滞于体内，使阴与阳或阳与阴相互阻隔不通的病理变化。包括阴胜格阳和阳胜格阴两方面。

（1）阴胜格阳　　是指阴寒过胜，阳气被格拒于外，从而出现内真寒外假热的病理变化。其病机的本质属寒，但临床症状有假热之象，故又称真寒假热。

（2）阳胜格阴　　是指阳胜已极，拒阴气于外，从而出现内真热外假寒的病理变化。其病机的本质属热，但临床症状有假寒之象，故又称真热假寒。

4. 阴阳转化　　阴阳失调还可表现为阴阳相互转化，包括由阳转阴和由阴转阳两方面。

（1）由阳转阴　　阳气亢盛到一定程度时，会向阴的方向转化。如某些外感疾病初期可以见到高热、口渴、咳嗽、舌红、苔黄等阳证表现，由于某些原因，可突然出现体温骤降、四肢厥冷、脉微欲绝等阴寒危象。此时，疾病的本质由阳化为阴，称为"重阳必阴"。

（2）由阴转阳　　阴气亢盛到一定程度，会向阳的方向转化。如感冒初期，可见恶寒重、发热轻、无汗、身痛、鼻塞流涕、苔薄白、脉浮紧等阴证表现，如误治失治，可发展为高热、汗出、心烦、口渴、舌红、苔黄、脉数等阳热之候。此时，疾病的本质即由阴化为阳，称为"重阴必阳"。

5. 阴阳亡失　　机体的阴液或阳气突然大量的亡失，导致全身功能严重衰竭，生命垂危的病理状态，称为阴阳亡失。包括亡阳和亡阴两类。

（1）亡阳　　是指机体的阳气突然脱失，全身机能严重衰竭的一种病理变化。多为邪气亢盛，正气不敌，阳气突然脱失所致。阳气和阴精具有依存互根的关系，亡阳之后往往出现阴竭，阴阳两竭，生命垂危的病理状态。

（2）亡阴　　是指由于机体阴液大量消耗或丢失，全身机能严重衰竭的一种病理变化。多为热邪炽盛，煎灼阴液所致。阴液亡失，阳气涣散，阴竭则阳脱，生命垂危。

（三）气血失调

气血失调是指气与血的亏损不足，各自的代谢或运动失常和生理功能异常，以及气血互根互用功能失调等病理变化。气血是人体脏腑经络等组织器官进行生理活动的物质基础，如《素问·调经论》

曰："人之所有者，血与气耳。"而气血的生成与运行又有赖于脏腑功能正常。因此，病理上，脏腑发病会影响气血，而气血的病变也必然影响脏腑。气与血之间关系密切，所以气病必及血，血病亦及气，其中尤以气病及血为多见。

1. 气的失常　主要包括两方面：一是气的生化不足或耗损过多，从而形成气虚的病理变化；二是气的某些功能障碍及气的运动失常，出现气滞、气逆、气陷、气闭或气脱等气机失调的病理变化。

（1）气虚　是指气不足，导致脏腑组织功能低下或衰退，抗病能力下降的病理状态。形成气虚的原因主要有先天禀赋不足、后天失养、肺脾肾功能失调，三脏虚损而致气的生成不足；或劳倦过度、热病耗气、久病耗气而致气消耗过多。临床表现为精神萎顿、少气懒言、乏力、眩晕、自汗、脉细软无力等症。具体又有偏于元气虚者，可见生长迟缓、生殖机能低下等症；偏于宗气虚者，可见动则心悸、呼吸气短等症；肺气虚、心气虚、脾胃气虚、肾气虚之不同。此外，气虚亦会影响血和津液，引起血虚、血瘀、出血及痰饮、水肿、肌肤毛发枯槁，如脾气虚不能运化水湿而形成痰饮、水肿等。

（2）气机失调　即气的升降出入失常的病理变化，包括气陷、气脱、气滞、气逆和气闭等。

1）气陷　即在气虚病变的基础上，气的升清功能不足或无力升举为主要特征的病理状态。脾胃位居中焦，脾升而胃降，为全身气机升降枢纽，故脾气虚，升举无力，易导致气陷，常称"中气下陷"，会发生内脏下垂，如胃下垂、脱肛等病变。

2）气脱　即气不内守，大量向外脱逸，从而导致功能突然衰竭的病理状态。多由正不敌邪，或慢性病，长期消耗，正气衰竭，以致气不内守而外散脱失；因大出血、大汗出、频繁吐泻等，致使体内气血津液严重损耗，则脏腑生理功能极度衰退，真气外泄而陷于脱绝危亡之境。气脱可见面色苍白、汗出不止、目闭口开、脉微欲绝或虚大无根等。此外，气脱有虚脱、暴脱之分。

3）气滞　主要特征是脏腑经络或局部气的运行不畅、郁滞不通的病理变化。多为情志内伤，或痰湿、食积、瘀血、外伤、跌仆闪挫等因素，致使气机阻滞而不畅；或脏腑功能障碍引起气机郁滞，但亦有因气虚推动无力而滞者。以闷、胀、疼痛为其临床特点。

气滞引起的病理变化有多个方面：由于脾升胃降、肝升肺降，对全身气机的调畅起着重要作用，故脏腑气滞以肝、肺、脾胃多见。气滞则不能行血，津液输布不畅，故可引起瘀血、痰饮、水肿等病理产物。

4）气逆　是指气的上升太多或下降不及而致脏腑之气逆于上的病理状态。多为情志、饮食或痰浊壅阻等所致。气逆多见于肺、胃和肝等。若肝气上逆，则见胀痛、面红目赤、易怒等症。一般地说，气逆于上，以实为主，但也有因虚者。

5）气闭　是指脏腑经络气机闭塞不通，以致清窍闭塞，出现昏厥的一种病理状态。多是情志抑郁或风寒湿热外邪、痰浊等邪毒深陷，阻滞气机，使其失于通顺所致。如经络气闭则关节疼痛，大肠气闭则大便秘结等。由于心闭神昏最严重，一般所说闭证主要指心气内闭而言。

2. 血的失常　主要包括两个方面：一为血的生成不足或耗损过多，致血的濡养功能减退，从而形成血虚；二是血的运行失常而出现血瘀或出血等病理变化。

（1）血虚　是指血液不足，濡养功能减退的一种病理变化。其原因有三：一是失血过多；二是血液生化不足；三是久病不愈，慢性消耗等耗伤精血。临床多表现为面色无华、头晕目眩、手足麻木等。肝藏血、心主血，故血虚时心、肝两脏的症状多见。若心血虚症见惊悸怔忡、失眠多梦、健忘、脉细涩等。

（2）血运失常

1）血瘀　是指血液运行迟缓，流行不畅，甚则瘀结停滞成积的病理状态。气滞、气虚、痰浊、瘀血、血寒、血热等均可形成血瘀。

2）出血   是指血液逸于脉外的一种病理变化。逸出脉外的血液，称离经之血。其原因多是火气上逆、热迫血行、气虚、瘀血停滞或外伤等。出血过多可导致气血两虚，若突然大量失血，可致气随血脱而死亡。

3. 气血关系   失调气和血的关系非常密切，两者相互依存、相互资生。气对血具有温煦、推动、化生和统摄的作用。血对于气，则具有濡养和运载等作用。故病理上，气的虚衰和升降出入失常，则必然影响及血。同样，血的亏耗或功能失调，亦必影响及气。故气血关系失调，主要有气滞血瘀、气不摄血、气随血脱、气血两虚和气虚血瘀等几方面。

（1）气滞血瘀   是指气的运行郁滞，导致血液运行障碍而出现血瘀的病理状态。病机特点为气滞与血瘀的病理状态同时存在。多因情志内伤、抑郁不遂，气机阻滞导致血瘀；或因闪挫外伤等因素伤及气血。临床往往局部胀满疼痛，随情绪而变化与局部刺痛、积聚、出血色紫暗、舌见瘀斑、脉涩等气滞与血瘀表现共见。

（2）气不摄血   是指气虚统摄无权，致血不循经，逸出于脉外，而致出血的病理变化。病机特点为气虚统血无权而致出血。由于脾主统血，故该证与脾的关系密切，主要表现为中气不足，气不摄血的咯血、吐血、皮肤紫斑等症，同时兼见面色不华、疲乏倦怠、脉虚无力等气虚表现。

（3）气随血脱   是指在大量出血的同时，气随血液突然流失而脱散，从而形成气血并脱的危重病理变化。血能载气，血脱则气无所依附，故气亦随之散脱亡失。症见四肢厥冷、冷汗淋漓、昏厥、脉芤或脉微欲绝等。气随血脱如能及时救治，则可转危为安。如病情恶化，可出现亡阴亡阳，发展为阴阳离决而死亡。

（4）气血两虚   是指气虚和血虚同时存在，而致人体机能衰退的病理状态。多因久病消耗，气血两伤；或先有失血，气随血耗；或先有气虚，血液无以生化而衰少。气血两虚，则脏腑经络、形体官窍失养，可见面色淡白、少气懒言、乏力、形体瘦怯等症。

（5）气虚血瘀   是指气虚推动无力，血行迟缓而致血瘀的病理状态。病机特点是气虚和气滞与血瘀并存，三者相互影响。多见于心气不足，运血无力而致惊悸怔忡、喘促、水肿或肢体瘫痪、痿废等症。

（四）津液失常

津液失常是指津液的生成、输布或排泄之间失去平衡，导致津液不足、输布失常、排泄障碍，引起水液潴留、停阻、泛滥等病理变化。津液的正常代谢与肺脾肾的关系尤其密切，而其核心是气对津液的作用。

此外，津血同源，津液匮乏必导致阴血亏乏。气与津液相互依附。津液的代谢依赖气的运动，气的固摄和气化作用可以调节津液的代谢。气也要依附于津液而存在。

1. 津液不足   是指津液亏少，导致脏腑、孔窍、皮毛等失于濡养，产生一系列干燥失润的病理变化。津液不足多为燥热或火毒，或高热、多汗、吐泻、多尿、失血，或过用辛燥之剂等引起津液耗伤所致。

津和液，在性状、分布部位、生理功能等方面均有所不同。津较清稀，流动性较大，内则充盈血脉，润泽脏腑，外则达于皮毛和孔窍，易于耗散，也易于补充。如炎夏而多汗，或因高热而口渴引饮；常见的口、鼻、皮肤干燥等，均属于以伤津为主。液较稠厚，流动性较小，以濡养脏腑，充养骨脑脊三髓，滑利关节为主，一般不易损耗，如舌光红无苔或少苔，形瘦肉脱，皮肤毛发枯槁等，均属于阴液枯涸以及动风的临床表现。津液本为一体，二者相互为用，病理上互相影响。

2. 水湿停聚   津液的代谢功能障碍能导致津液在体内停滞，产生内生水湿、痰饮等病理产物。

津液的代谢有输布和排泄两方面。输布障碍指津液得不到正常的转输和布散，导致津液在体内发生潴留，原因主要有肺失宣发和肃降、脾失健运、肝失疏泄和三焦水道不通利等，其中最主要的是脾失健运。排泄障碍是指津液通过汗液和尿液排出的功能减退，导致水液潴留，溢于肌肤而成水肿。汗液的排出主要是肺的宣发功能，尿液的排出主要是肾的气化功能。津液的输布障碍和排泄障碍二者有别，但可相互影响，互为因果。总之，水湿停聚，主要形成湿浊困阻、痰饮凝聚和水液潴留等病理变化。

四、内生"五邪"病机

内生"五邪"病机相关内容请扫码阅读。

内生"五邪"
病机

? 想一想

谈谈你对中医"治病求本"的认识。

答案解析

♥ 药爱生命

民间素有"冬令进补"的传统习俗，常选用中药进行养生和滋补。然而，有些人却认为中药养生无副作用，盲目地把党参、当归、黄芪等中药与鸡鸭、龟鳖等同煮食用。然，中医治疗虚证的原则是"虚者补之"，但必须根据不同的类型施以相应的补法。如补气可用党参、黄芪、白术；补血者可用当归、白芍、熟地、阿胶；补阴可用生地、玄参、龟板、鳖甲；补阳可用附子、肉桂、淫羊藿等。人体气血之间存在着互为滋生关系，阴阳之间也保持着对立统一的态势，因此在补养或治疗时，须因证增减，若不随证用药，盲目进补，则适得其反。

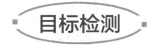 目标检测

答案解析

一、单项选择题

1. 常引起筋脉拘挛、屈伸不利、腠理闭塞、气机收敛的邪气是（ ）

    A. 风邪   B. 寒邪   C. 湿邪

    D. 瘀血   E. 痰饮

2. 六淫中最易导致出血的是（ ）

    A. 寒邪   B. 湿邪   C. 暑邪

    D. 火邪   E. 燥邪

3. 下列不属于病理性产物的是（ ）

    A. 瘀血   B. 痰饮   C. 结石

    D. 积食   E. 血瘀

5. 六淫中致病季节性最强的邪气是（ ）

    A. 风邪   B. 火邪   C. 燥邪

    D. 暑邪   E. 湿邪

5. 不属于六淫致病的共同特点是（ ）

    A. 外感性   B. 季节性   C. 地域性

D. 相兼性　　　　　　　E. 传变性

6. 《素问·生气通天论》曰："冬伤于寒，春必温病。"此说的发病类型属于（　　）

　　A. 感邪即发　　　　　　B. 徐发　　　　　　　　C. 伏而后发

　　D. 复发　　　　　　　　E. 继发

7. 在原发病的基础上，继续发生新的疾病，称为（　　）

　　A. 复发　　　　　　　　B. 合病　　　　　　　　C. 并病

　　D. 继发　　　　　　　　E. 徐发

8. 致内脏下垂的病机是（　　）

　　A. 气滞　　　　　　　　B. 气逆　　　　　　　　C. 气闭

　　D. 气陷　　　　　　　　E. 气脱

9. 湿浊内生主要责之何脏功能障碍（　　）

　　A. 心　　　　　　　　　B. 肝　　　　　　　　　C. 脾

　　D. 肺　　　　　　　　　E. 肾

10. 下列不属于气机失调的病机内容的是（　　）

　　A. 气滞　　　　　　　　B. 气逆　　　　　　　　C. 气陷

　　D. 气虚　　　　　　　　E. 气脱

二、简答题

1. 中气下陷的病机是什么？有哪些表现？

2. 导致血瘀的病因有哪些？

（梁少帅）

书网融合……

📱重点回顾　　　　　🅴微课　　　　　🕐习题

2

第二篇
诊断篇

第七章 诊 法

学习目标

知识目标：
1. **掌握** 中医四诊的方法及主要内容。
2. **熟悉** 诊断的原理。
3. **了解** 脉诊的内容。

技能目标：
能够熟练运用望闻问切四诊搜集临床资料；能够说出脉诊的方法。

素质目标：
明白各项症状体征之间并不是孤立无联，而是需要综合分析、科学判断。

导学情景

情景描述：有一次扁鹊游医到了虢国。经过虢国王官时听人说太子在今天早上因血气不合暴病而亡，便上前仔细询问了太子的具体症状，沉思片刻后，扁鹊觉得还有生还的希望，于是他请求进入王官再诊断一次。国君得知后，赶紧派人将扁鹊请到了太子的床前。扁鹊俯身到太子鼻子前，仔细地观察，发现太子有时有极微弱的呼吸，又摸了摸他的两腿，发现太子的大腿内侧还有微温。随后扁鹊又为太子切脉，惊奇地发现太子尚有轻微的脉搏。于是他诊断说："太子并不是真的死了，而是得了非常严重的昏厥病（休克），尚有一线生机，我马上进行抢救！"说完他立即进行救治，不一会儿，太子果然苏醒过来了。

情景分析：中医对于患者的救治是建立在充分的检查及对所获资料综合分析的基础之上进行的。亲至床前有望诊，听呼吸声属闻诊，询问太子病情为问诊，摸肤温和切脉即切诊。

讨论：中医四诊如何收集、分析疾病资料，并据此进行诊断治疗？

学前导语：临床诊疗过程中，需要运用相应诊法仔细的检查，不放过任何一处症状体征，尤其某些重要诊察依据，可以为诊断某些疾病提供明确的方向，这就需要对中医诊法掌握入微，检查过程全面细致。

诊法也叫四诊，是诊察疾病的四种基本方法。望诊是对患者全身或局部进行有目的的观察以了解病情，测知脏腑病变；闻诊是通过听声音、嗅气味以辨别患者内在的病情；问诊是通过对患者或陪诊者的询问以了解病情及有关情况；切诊是诊察患者的脉候和身体其他部位，以测知体内、体外一切变化的情况。根据以上四诊合参的原则，不能以一诊代四诊，同时症状、体征与病史的收集，一定要审察准确，不能草率从事。

第一节 望 诊

PPT

望诊是医生运用视觉，对患者全身和局部进行有目的的观察，以收集临床资料的诊察方法。

望诊在四诊中占有重要的地位，可分为全身望诊、局部望诊、舌诊、望排出物、望小儿指纹等五项。实施时应注意光线充足，避免干扰，充分暴露受检部位。

一、全身望诊

全身望诊是对患者全身的神、色、形、态等方面进行整体观察，初步了解疾病情况。

（一）望神 微课1

望神就是观察人体生命活动的外在表现，即观察人的精神状态和机能状态。神有广义和狭义之分：广义的神，是指整个人体的生命活动；狭义的神，指人的精神活动。望神应包含这两方面的内容。望神可以了解脏腑功能和病情轻重与预后。

1. 得神　又称有神，是人体精充气足神旺的表现。在病中，则虽病而正气未伤，是病轻的表现，预后良好。主要表现是：神志清楚，语言清亮，面色荣润，表情自然；双目灵活有神；反应灵敏，动作灵活，体态自如；呼吸平稳，肌肉壮实。

2. 失神　又称无神，是人体精损气亏神衰的表现。病至此，已属重笃，预后不良。主要表现是：精神萎靡不振，言语不清，或神昏谵语，循衣摸床，撮空理线，或卒倒；面色晦暗，表情淡漠；目暗睛迷，神情呆滞；反应迟钝，动作失灵，强迫体位；呼吸微弱，喘促无力；肌肉瘦削。

3. 少神　即神气不足，是轻度失神的表现，介于有神和无神之间。主要表现是：精神不振，健忘困倦，声低懒言，怠惰乏力，动作迟缓等。多属心脾两虚，或肾阳不足。

4. 神乱　即神志错乱、失常，多见于癫、狂、痫、脏躁等患者。主要表现是：烦躁不安，失眠惊悸；或淡漠寡言，哭笑无常；或疯狂怒骂，打人毁物，妄行不休，甚则登高而歌，弃衣而走；或突然昏倒，口吐涎沫，四肢抽搐，醒后如常。

5. 假神　是垂危患者出现的精神暂时好转的假象，是阴阳即将离绝的危候，古人称为"回光返照"或"残灯复明"，并非佳兆。主要表现是：重病之人，本已失神，但突然精神转佳，想见亲人，目光转亮，言语不休；或病至语声低微断续，忽而响亮起来；或原来面色晦暗，突然颧红如妆；或本来毫无食欲，忽然索食。

✎ 练一练

神气不足的表现是（　　）

A. 形体羸瘦　　B. 面色无华　　C. 两目晦暗　　D. 精神不振　　E. 动作艰难

答案解析

（二）望色

望色即色诊，是指通过观察患者面部色泽变化来诊察疾病的方法。古人把颜色分为五种，即青、赤、黄、白、黑，称为五色诊。五色变化在面部表现最明显，因此，多以望面色来阐述五色诊的内容。望面色要注意识别常色与病色。

1. 常色　是健康人的面部色泽，是精神充沛、气血充足、脏腑功能正常的表现。黄种人的正常面色为"红黄隐隐、明润含蓄"。常色有主色、客色之分。

（1）主色　是指人终生不改变的基本色泽。种族、禀赋不同，每个人的肤色不完全一致。

（2）客色　是指人与外界环境相应，面色、肤色也相应变化。可随天时、年龄、饮食、寒暖、情绪等变化引起面色变化，也属于客色。

2. 病色　是指人体在疾病状态时的面部色泽，可以认为一切反常的颜色都属病色，特点是晦暗、暴露。常见病色有青、赤、黄、白、黑五种。

（1）青色　主寒证、痛证、瘀血、惊风、肝病。青色为经脉阻滞、气血不通之象。面色青黑或苍白淡青，多属阴寒内盛；面色青灰，口唇青紫，多属心血瘀阻，血行不畅；小儿高热，面色青紫，以鼻柱、两眉间及口唇四周明显，是惊风先兆。

（2）赤色　主热证。气血得热则行，热盛而血脉充盈，血色上荣，故面色赤红。热证有虚实之别，满面通红为实热证；仅两颧嫩红为虚热证。若在病情危重之时，面红如妆者，多为戴阳证，是精气衰竭、阴不敛阳、虚阳上浮所致。

（3）黄色　主湿证、虚证，是脾虚湿蕴表现。如面色淡黄无泽属萎黄，多为脾胃气虚、营血不能上荣于面部所致；面色发黄而浮肿属黄胖，多为脾虚失运、湿邪内停所致；黄而鲜明如橘皮者属阳黄，为湿热熏蒸所致；黄而晦暗如烟熏者属阴黄，为寒湿郁阻所致。

（4）白色　主虚寒证，血虚证，为气血虚弱不能荣养机体的表现。阳气不足者多见面色㿠白而浮肿；营血亏损者多见面色淡白而消瘦；阳气虚脱或失血过多者多见面色苍白。

（5）黑色　主肾虚、水饮、寒证、痛证及瘀血，为阴寒水盛之色。面黑而焦干，多因肾精久耗，虚火灼阴；目眶周围色黑，多因肾虚水泛；面色青黑且剧痛者，多因寒凝瘀阻。

（三）望形体

望形体是通过观察患者身体的强弱胖瘦、体型特征等来诊察疾病的方法。

形体强壮者，多表现为骨骼粗大、胸廓宽厚、肌肉强健、皮肤润泽、精力旺盛、食欲佳，反映脏腑精气充实、抗病力强、不易患病，即使有病，但正气尚充，预后多佳；形体衰弱者，多表现为骨骼细小、胸廓狭窄、肌肉消瘦、皮肤干涩、精力不济、食欲差，反映脏腑精气不足、抗病力弱、易患疾病，若病则预后较差。

正常人胖瘦适中。肥而食少为形盛气虚，多肤白无华、少气乏力、精神不振；瘦而食少为脾胃虚弱，多形体消瘦、皮肤干燥，常伴两颧发红、潮热盗汗、五心烦热等症。

👁 **看一看**

体重指数（BMI）是世界卫生组织（WHO）推荐的国际统一使用的肥胖分型标准。BMI = 体重（kg）／身高（m）^{2}。BMI 的正常范围为 18.5 ~ 22.9；< 18.5 属体重过轻；> 22.9 属超重。其中，23 ~ 24.9 属肥胖前期；25 ~ 29.9 属 I 度肥胖；≥30 属 II 度肥胖。

（四）望姿态

望姿态是通过观察患者的动静姿态、异常动作及与疾病有关的体位变化来诊察疾病的方法。正常的姿态是舒适自然、运动自如、反应灵敏、行立坐卧各随所愿，疾病时，姿态会出现异常变化。

1. 姿态异常

（1）坐姿异常　坐而喜伏，多为肺虚少气；坐而喜仰，多属肺实气逆；但坐不得卧，卧则气逆，多为咳喘肺胀，或为水饮停于胸腹；但卧不耐坐，坐则神疲或眩晕，多为气血双亏或脱血夺气；坐而不欲起者，多为阳气虚。

（2）立姿异常　站立不稳伴眩晕者，常见于肝风内动；不耐久立须靠他物支撑者，多气血虚弱。

（3）卧姿异常　卧时常向外，身轻能自转侧，为阳证、热证、实证；反之，卧时喜向里，身重不能转侧，多为阴证、寒证，虚证。

2. 行态异常　行走时以手护腰，弯腰屈背，多见腰腿病；以手护心，多见脘腹疼痛；蹙额捧头，多为头痛。此外，伤科疾病中，运动系统的创伤或疾病，也会引起不同的步态异常。

3. 其他异常　睑、唇、指、趾颤动者，属动风先兆，或气血不足，筋脉失养；恶寒战栗者，属伤寒欲作战汗，或为疟疾；肢体软弱，行动不灵者，多属痿证；关节拘挛、屈伸不利者，多属痹证。

二、局部望诊

局部望诊是在全身望诊的基础上，根据病情或诊断需要，对患者身体局部进行重点、细致的观察，有助于了解整体的病变情况。

（一）望头面

1. 望头部 主要观察头外形、动态及头发的色质变化及脱落情况，以了解脑、肾的病变及脏腑气血的盛衰。

头形过大，可为先天不足、水液停聚引起；头形过小，多为肾精不足、颅骨发育不良所致。若小儿囟门凹陷，称为囟陷，多属虚证；囟门高突，称为囟填，多为热邪亢盛，见于脑髓有病；若小儿囟门迟迟不能闭合，称为解颅，是为肾气不足、发育不良的表现，多见于佝偻病。头摇不能自主者，皆为肝风内动之兆。

肾其华在发，正常人肾气充盛，发多浓密色黑而润泽。发稀疏不长为肾气亏虚；发黄干枯，久病落发为精血不足；青年白发，若无其他病象，不属病态；但伴有健忘、腰膝酸软者，属肾虚。血虚受风或精神紧张，头发失养脱落，则见斑秃。小儿发结如穗，常见于疳积病。

2. 望面部 面肿，多见于水肿病；腮肿，腮部一侧或两侧肿胀，皮色不变，疼痛拒按，多兼咽喉肿痛或伴耳聋，多属瘟毒，见于痄腮；口眼歪斜，多属中风证；惊怖貌，多见于小儿惊风，或狂犬病患者；苦笑貌，见于破伤风。

（二）望五官

1. 望目 主要望目的神、色、形、态。

（1）目神 凡视物清楚，精彩内含，神光充沛者，是眼有神；若白睛混浊，黑睛晦滞，失却精彩，浮光暴露，是眼无神。

（2）目色 如目眦发红，为心火；白睛发红，为肺火；白睛现红络，为阴虚火旺；眼胞皮红肿湿烂，为脾火；全目赤肿，迎风流泪，为肝经风热；目眦淡白，为血亏；白睛变黄，为黄疸；目眶周围泛黑，为肾虚水泛或寒湿下注。

（3）目形 目胞微肿，是水肿初起；老年人下睑浮肿，多为肾气虚衰。

（4）目态 目睛上视，不能转动，称戴眼反折，多见于惊风、痉厥等之重症；横目斜视是因肝风内动；双睑下垂，多为先天，属先天不足；单睑下垂或双睑下垂不一，多为后天性睑废，因脾气虚弱或外伤后气血不和；瞳仁扩大多见危急症患者，为濒死危象。

👁 **看一看**

"五轮学说"将目的不同部位分属五脏。两眦血络属心，为血轮；黑睛属肝，为风轮；瞳仁属肾，为水轮；白睛属肺，为气轮；眼睑属脾，为肉轮。观察五轮的变化，可以诊断相应脏腑的病变。

2. 望鼻、耳、口唇、齿龈、咽喉 望鼻，主要是审察鼻之颜色、外形及其分泌物等变化；望耳，应注意耳的色泽、形态及耳内的情况；望口与唇，要注意观察唇口的色泽和动态变化；望齿与龈，应注意其色泽、形态和润燥的变化；望咽喉，注意咽喉的色泽与形态。

（三）望躯体

望躯体包括颈项、胸、腹、腰、背及前后二阴的诊察。

1. 望颈项 正常人颈项直立，两侧对称，气管居中。异常表现有瘿病、瘰疬、颈痈等。

2. 望胸部 要注意外形变化。正常人胸部外形两侧对称，呈扁圆柱形，呼吸时活动自如。常见的胸廓变形有扁平胸、鸡胸、桶状胸、胸廓两侧不对称。

👁 看一看

瘿病是颈部甲状腺肿大的一类疾病，常见的有气瘿、肉瘿、石瘿、瘿痈；瘰疬是颈部淋巴结结核；颈痈是颈部化脓性淋巴结炎。

3. 望腹部 主要诊察腹部形态变化。正常人腹部平坦、对称，直立时可稍微隆起，仰卧时稍微凹陷。常见的腹部外形异常有腹部膨隆、腹部凹陷、腹壁青筋暴露。

4. 望腰背部 主要观察其形态变化。正常腰背部两侧对称，直立时脊柱居中，颈腰段稍向前弯曲，胸骶段稍向后弯曲，无左右侧弯。异常改变主要有脊骨后突、脊柱侧弯等。

5. 望前阴 前阴有生殖和排尿的作用。阴囊内有肿物，卧则入腹，起则下坠，名为狐疝；阴囊肿大不痒不痛，皮泽透明，为水疝。阴茎萎软缩入小腹者为阴缩，因阳气亏虚，寒凝经脉而成；阴茎硬结破溃流脓者，多为梅毒所致。妇女阴中突物如梨状，称阴挺，为中气不足，产后劳累，升提乏力，致胞宫下坠阴户之外。

6. 望后阴 后阴即肛门，又称"魄门"，有排大便的作用。后阴望诊时要注意脱肛、痔瘘和肛裂。

（四）望四肢

四肢是两下肢和两上肢的总称。望四肢主要是诊察手足、掌腕、指趾等部位的形态色泽变化。常见的有肌肉萎缩、四肢肿胀、膝部肿大、下肢畸形、青筋暴露、手指变形。

（五）望皮肤

望皮肤要注意皮肤的色泽、形态的改变。皮肤忽然变红，色如涂丹，名曰"丹毒"；皮肤、面目、爪甲皆黄，为黄疸病。皮肤干燥，干枯无华，脱屑、皲裂，多为营血亏虚，肌肤失养所致；肌肤甲错，如鱼鳞，多为瘀血阻滞，肌失所养而致。皮肤色泽与形态改变是中医皮肤科辨证诊断的重要内容。常见的皮损形态有斑疹、丘疹、水疱、糜烂、脓疱、鳞屑、风团、结节等。

三、望舌

望舌是通过观察患者舌质和舌苔改变以诊察疾病的方法。本属望五官的内容之一，但其内容非常丰富，故列舌诊专门论述。舌象可客观反映脏腑虚实、气血盛衰、津液盈亏、病位深浅等。

舌体的上面称为舌面，下面称为舌底，前端称为舌端，中部称为舌中，后部称为舌根，两边称为舌边，还有舌乳头。舌面上附着的苔状物为舌苔，正常舌苔为薄白苔。

（一）舌与脏腑经络的关系

舌与脏腑经络有着密切的联系。五脏六腑都直接或者间接地通过经络与舌相连，尤其是与心、脾胃关系密切。舌不仅是心之苗窍，脾之外候，而且是五脏六腑之外候。在生理上，脏腑的精气可通过经络上达于舌，营养舌体，维持舌的正常功能活动；在病理上，脏腑病变，也可影响精气而反映于舌。

舌体对应内脏部位分布规律是：舌尖主心肺；舌中部主脾胃；舌根部主肾；舌边主肝胆，左边属肝、右边属胆（图7-1）。

（二）望舌的方法与注意事项

1. 方法 望舌一般按照舌尖、舌中、舌边、舌根的顺序进行，时间不可过长，先望舌质再望舌苔。

2. 注意事项 望舌时要求患者把舌伸出口外，充分暴露舌体。口要尽量张开，伸舌要自然放松，毫不用力，舌面应平展舒张，舌尖自然垂向下唇。望舌时以充足的自然光线为好，面向光亮处，使光

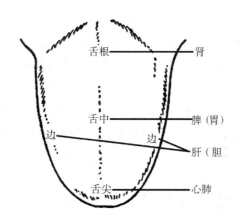

图 7－1　脏腑分属舌体部位图

线直射口内，要避开反光较强的有色物体。

咀嚼食物反复摩擦或者某些药物使舌色改变或舌苔染色，从而产生假象。因此，临床遇到舌的苔质与病情不符，或是舌苔突然变化时，应注意询问患者就诊前的饮食、服药等情况。

（三）望舌的内容

望舌主要是观察舌质和舌苔，以诊察脏腑虚实、病邪性质、气血盛衰等，必须全面观察、综合分析。

正常舌象为"淡红舌、薄白苔"，特征是：舌体柔软灵活，颜色淡红鲜明；胖瘦大小适中；舌苔薄白均匀，揩之不去，干湿适中，不黏不腻等。

1. 望舌质　又分为望神、色、形、态四方面。

（1）望舌神　观察舌质的色泽荣润和灵动性两方面，关键在于辨荣枯。

荣舌表现为舌色红润、运动灵活、鲜明光泽，谓之有神，虽病亦属善候。枯舌表现为舌质干枯、运动不灵、晦暗无光，谓之无神，属凶险恶候。舌神荣枯反映了脏腑、气血、津液的盛衰，枯舌为心神衰败。

（2）望舌色　即观察舌质的颜色，一般可分为淡红、淡白、红、绛、青紫五种。除淡红色为正常舌色外，其余都是主病之色。

1）淡红舌　舌色白里透红，不深不浅，淡红润泽，为正常舌色，多见于健康人。反映了心气旺盛，气血充沛。此外，病情轻浅或病情转愈也可见此舌色。

2）淡白舌　舌色较淡红舌浅淡，白多红少，甚至全无血色。反映了阳气不足，运血无力，舌肌空虚。此舌主虚寒或气血双亏。

3）红舌　颜色较淡红舌为深，甚至舌色鲜红。反映了邪热亢盛，气血沸涌，舌体脉络充盈。此舌主热证，有虚实之分。

4）绛舌　较红舌颜色更深，为深红色。多由红舌发展而来，为热入营血或阴虚火旺而致。绛舌主热入营血、阴虚火旺。

5）青紫舌　舌体局部或全部呈青紫色的舌象，为绛舌加深而成。舌色紫红为紫舌，属热；舌色青蓝为青舌，属寒。反映了血液运行不畅，瘀滞不通。紫舌主病，不外寒热之分。热盛伤津，气血壅滞，多表现为绛紫而干枯少津；寒凝血瘀或阳虚生寒，舌淡紫或青紫湿润。紫舌主血瘀、热极、寒极、酒毒。

（3）望舌形　是指观察舌体的形状，包括老嫩、胖瘦、点刺、裂纹、齿痕等异常变化。

1）老嫩舌　舌质纹理粗糙，形色坚敛，谓苍老舌，属实证；舌质娇嫩，其形多浮胖，称娇嫩舌，多主虚证。

2）胖瘦舌　舌体较正常舌大，甚至伸舌满口，或有齿痕，称胖大舌，多为水饮痰湿阻滞所致；舌体肿大，胀塞满口，不能缩回闭口，称肿胀舌，多主热证或中毒病证。舌体瘦小枯薄者，称为瘦薄舌，主气血两虚或阴虚火旺。

3）点刺舌　舌面上有软刺（即舌乳头），是正常状态。若舌面软刺增大，高起如刺，摸之刺手，称为芒刺舌。由蕈状乳头肿胀或高突而成，多为邪热亢胜所致，芒刺越多，邪热愈甚。根据芒刺出现的部位，可辨脏腑部位，如舌尖有芒刺，为心火亢胜；舌边有芒刺，属肝胆火盛；舌中有芒刺，主胃肠热盛。点刺多见于舌尖部。

4）裂纹舌　舌面上有裂沟，而裂沟中无舌苔覆盖者。既可见于全舌，也可以见于局部。多为精血亏损，津液耗伤、舌体失养所致，故多主精血亏损，主热证。此外，健康人中大约有0.5%的人舌面上有纵横深沟，称先天性舌裂，其裂纹中多有舌苔覆盖，无其他不适，不属病态。

5）齿痕舌　指舌体边缘有牙齿压印的痕迹。多为脾虚不能运化水湿，以致湿阻于舌而致舌体胖大，受齿列挤压而形成齿痕。所以齿痕常与胖嫩舌同见，主脾虚或湿盛。

（4）望舌态　指观察舌体运动时的状态。正常舌态是舌体活动灵敏、伸缩自如，异常舌态有痿软、强硬、歪斜、舌纵、短缩、颤动、吐弄等。

1）痿软　表现为舌体软弱、无力屈伸、痿废不灵，多为阴液亏损或气血俱虚所致。

2）强硬　表现为舌体板硬强直、运动不灵，以致语言艰涩不清。多为热入心包或高热伤阴、筋脉失养，或痰阻舌络所致。多见于邪热炽盛、热入心包、高热伤津、痰浊内阻、中风或中风先兆等证。

3）舌纵　表现为舌伸出口外，内收困难，或不能回缩。多为舌之肌肉经筋舒纵所致。可见于实热内盛、痰火扰心及气虚证。

4）短缩　表现为舌体紧缩而不能伸长。可为寒凝筋脉，或内阻痰湿，引动肝风，风邪夹痰，梗阻舌根，或热盛伤津，筋脉拘挛，或气血俱虚，舌体失于濡养温煦所致。皆属危重之候。

5）颤动　表现为舌体振颤抖动，不能自主。多为气血两虚，筋脉失养，或热极伤津而生风所致。可见于血虚生风及热极生风等证。

6）歪斜　表现为伸舌偏向一侧，舌体不正。多为风邪中络，或风痰阻络，甚至风中脏腑所致。多见于中风或中风先兆。

7）吐弄　表现为舌常伸出口外，或舌不停舐上下左右口唇，或舌微伸出口外，立即收回。多为心、脾有热，灼伤津液所致。常见于小儿智能发育不全。

2. 望舌苔　舌苔是舌体上附着的一层苔状物，是由脾胃阳气蒸化胃中水谷之气而成。正常的舌苔是由胃气上蒸所生，故胃气的盛衰可从舌苔的变化上反映出来。异常舌苔的成因，一是胃气夹饮食积滞之浊气上升而生；二是邪气上升而形成。望舌苔应注意苔质和苔色两方面的变化。

（1）苔质　指舌苔的形质，包括舌苔的厚薄、润燥、腐腻、剥落、真假等变化。

1）厚薄　主邪正胜衰和邪气深浅，判定标准是"见底"和"不见底"。凡透过舌苔隐约可见舌质的即为见底，为薄苔，由胃气所生，属正常舌苔、表证或病轻之里证；凡不能透过舌苔见到舌质的即为不见底，为厚苔，多为病邪入里，或胃肠积滞，病情较重。舌苔由薄变厚，多为正不胜邪，病情由轻转重，病邪由表传里，为病进的表现；舌苔由厚变薄，多为正气来复，为病情由重转轻，为病退的表现。

2）润燥　主津液盈亏和输布情况。舌面润泽，干湿适中，属润苔，表示津液未伤；若水液过多，扪之湿滑，属滑苔，是水湿内盛的反映，多见于阳虚而痰饮水湿内停之证；若干枯，扪之无津，属燥苔，为津液不能上承所致，多见于热盛伤津、阴液不足或燥气伤肺等证。舌苔由润变燥，多为燥邪或热邪伤津，表示病进；舌苔由燥变润，多为燥热渐退，津液渐复，说明病退。

3）腐腻　主痰浊、食积。苔厚而颗粒粗大，如豆腐渣堆积舌面，揩之可去，为腐苔，因体内阳热蒸腾，胃中腐浊之气上泛而成；苔质颗粒细腻致密，揩之不去，刮之不脱，上面一层腻状黏液，称为腻苔，多因脾失健运，湿邪内盛，多见于痰饮、湿浊内停等证。

4）剥落　主胃气不足、胃阴枯竭或气血两虚。舌苔忽然全部或部分剥脱，剥处见底，称剥落苔。若全部剥脱，不生新苔，光洁如镜，称镜面舌、光滑舌，为胃阴枯竭所致，皆属胃气将绝之危候；若舌苔剥脱不全，剥处光滑，余处斑斑驳驳地残存舌苔，称花剥苔，是胃之气阴两伤所致。舌苔从有变无，是正气渐衰的表现；但舌苔从无到有，乃邪去正胜、胃气渐复之佳兆。需要注意的是，无论舌苔增长或消退，都以逐渐转变为佳，若骤长骤退，多为病情暴变征象。

5）有根苔与无根苔　无论苔之厚薄，若紧贴舌面，不易脱落，脱后渐生新苔为有根苔，又叫真苔；若苔浮涂舌上，刮之即去称为无根苔，又叫假苔。有根苔表示病邪虽盛，但胃气未衰；无根苔表示胃气已衰。

（2）苔色　即舌苔之颜色。一般分为白苔、黄苔和灰黑苔三类。苔色变化与病邪性质密切相关，所以观察苔色可以了解疾病的性质。

1）白苔　主表证、寒证。由于外感邪气尚未传里，仍为薄白苔；若见舌淡苔白而湿润，多为里寒证或寒湿证。但白苔也可见主热证，如舌上白苔满布，如白粉堆积，扪之不燥，为积粉苔，是外感秽浊之气、毒热内盛所致，常见于瘟疫或内痈；如苔白燥裂如砂石，扪之粗糙，称糙裂苔，为湿病迅速化热，里热炽盛，津液暴伤所致，多因温病或误服温补之药。

2）黄苔　主里证、热证。淡黄热轻，深黄热重，焦黄热结。外感病见苔由白转黄，为表邪入里化热；若苔薄、淡黄，为外感风热表证或风寒化热；舌淡胖嫩、苔黄滑润者，多因阳虚水湿不化。

3）灰黑苔　主热极、寒极。灰苔即浅黑色，常由白苔转化而来。苔灰而干，多属热炽伤津，可见外感热病，或阴虚火旺；苔灰而润，见于痰饮内停，或寒湿内阻。黑苔多由焦黄苔或灰苔发展而来，无论寒热，多属危重。苔色越黑，病情越重。

3. 舌质与舌苔的综合诊察　一般认为望舌质重在辨脏腑气血津液的盛衰，也包括邪气的性质；望舌苔重在辨邪气的浅深、性质与胃气之存亡。二者相互关联，必须综合分析才能认识全面。

总之，望舌具有判断邪正胜衰、区别病邪性质、辨别病位深浅、推断病势进展及估计病情预后的重要意义。

练一练

舌尖所候的脏腑一般是（　）

A. 肾　　　　B. 肝胆　　　　C. 心肺　　　　D. 脾胃　　　　E. 三焦

答案解析

四、望排出物

望排出物是观察患者的分泌物、排泄物以及某些病理产物，包括痰涎、呕吐物、二便、涕唾、汗、脓液、带下等，审其察色、质、形、量等方面，以了解脏腑病变及邪气性质。一般来讲，排出物色白、质地稀，多为寒证、虚证；色黄赤、质黏稠、秽浊不洁，多为热证、实证。

五、望小儿指纹

望小儿指纹是通过观察浮露于三岁以内小儿两手示指掌侧前缘的脉络形色变化来诊察疾病的方法，

称为"指纹诊法"。指纹是寸口脉的一个分支，与寸口脉同属手太阴肺经，故与诊寸口脉意义相似。

把指纹分风、气、命三关，即示指近掌部的第一节为"风关"，第二节为"气关"，第三节为"命关"（图7－2）。

（一）正常小儿指纹

正常指纹在示指掌侧前缘，隐现于掌指横纹附近，络脉色泽浅红兼紫，不浮露，甚至不明显，粗细适中。小儿指纹受多种因素的影响。如肥胖儿的指纹较深不显；瘦弱小儿的指纹浅而易见。

（二）异常小儿指纹

观察小儿指纹，其要点为"三关测轻重，红紫辨寒热，浮沉分表里，淡滞定虚实"。

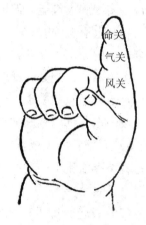

图7－2　婴幼儿指纹三关

1. 三关测轻重　根据指纹在示指三关中出现的部位测知邪气的浅深及病情的轻重。指纹显于风关附近者，是邪浅病轻；指纹过风关至气关者，是邪已深入，病情较重；指纹过气关而达命关者，是邪陷病深之兆；若指纹透过风、气、命三关，直达指甲端者，是所谓"透关射甲"，揭示病势凶险。

2. 红紫辨寒热　纹色主要有红、紫、青、黑、白紫色的变化。纹色鲜红，属外感风寒；纹色紫红，主热证；纹色青，主惊风或痛证；纹色青紫或紫黑色，是血络郁闭，病情危重；纹色淡白，多属脾虚，疳积。

3. 浮沉分表里　指纹浮而显露，说明病邪在表，多见于外感表证；指纹沉稳不显露，说明病邪在里，多见于内伤里证。

4. 淡滞定虚实　指纹的浅、深、细、粗等变化称为纹形。纹细而色浅淡者，多属虚证，为气血不足，脉络不充所致；纹粗而色浓滞者，多属实证，为正邪相争，气血阻滞所致。

第二节　闻　诊

PPT

？ 想一想

患者，男，30岁。因咳嗽2天就诊。患者2天前受凉开始出现咳嗽，症见咳嗽频作，呼吸气粗，声音嘶哑，痰黄黏稠，体温36.7℃，伴口渴、咽痛，舌苔薄黄，脉浮数。

病案资料"咳嗽频繁，呼吸气粗，声音嘶哑"的获得是通过什么手段？该病案还能收集哪些方面的临床资料？

答案解析

闻诊是医者通过听觉和嗅觉了解病体发出的各种异常声音和气味，诊察病情的一种诊法，包括听声音和嗅气味两方面。闻诊是诊察脏腑病证和判断疾病病机的重要诊察方法，是医者获得客观体征的一个重要手段，具有重要的临床意义。

一、听声音

听声音主要是通过听患者言语气息的高低、强弱、清浊、缓急等变化，以及咳嗽、呕吐、嗳气、呃逆、太息、呵欠等声响的异常，诊察疾病的方法。

（一）正常声音

正常声音具有发声自然、音调和畅，刚柔相济，言语清楚等特点。由于人们性别、年龄、身体等形质禀赋的不同，正常人的声音亦各有差异，男性多声低而浊，女性多声高而清等。

（二）异常声音

异常声音指疾病发生时反映于语声、语言及人体其他声响方面的表现。一般来说，在正常生理变化及个体差异以外的声音，均属异常声音。

1. 语声异常 了解语声的有无、语调的高低、强弱等。若语声高而宏亮，多言而躁动，多属实证、热证；若外感风、寒、湿诸邪，声音常重浊；若语声低微，少言而沉静，多属虚证、寒证或邪去正伤之证。

（1）音哑与失音 发声嘶哑称音哑，无法发音称失音。新病多属实证，多为外感风寒或风热，或痰浊壅肺，肺失清肃所致，为"金实不鸣"；久病多属虚证，多为精气内伤，肺肾阴虚，虚火灼肺所致，为"金破不鸣"。

（2）鼻鼾 气道不利时发出的异常呼吸声称为鼻鼾。正常人在熟睡时亦可见鼾声。若鼾声不绝，昏睡不醒，多见于高热神昏或中风入脏之危证。

（3）呻吟、惊呼 呻吟是因痛苦而发出的声音，多因身痛不适。惊呼是由于出乎意料的刺激，如骤发剧痛或惊恐。小儿惊风证常见阵发惊呼，声尖惊恐，多因肝风内动，扰乱心神。

2. 语言异常 常人语言清晰，言意相符，即"言为心声"，故语言异常多属心病，反映了心神的病变。一般来说，沉默寡言者，多属虚证、寒证；烦躁多言者，多属实证、热证。语声低微、时断时续者，多属虚证；语声高亢有力者，多属实证。

（1）狂言与癫语 患者神志错乱、意识障碍可导致狂言癫语。狂言表现为精神错乱、胡言乱语、烦躁妄动、骂人不避亲疏等，主要见于狂证，俗称"武痴"。患者情绪极度兴奋，属阳证、热证，多为痰火扰心、情志不遂，肝胆郁火所致。癫语表现为语无伦次、自言自语或默默不语、精神恍惚、哭笑无常、不欲见人等，主要见于癫证，俗称"文痴"。患者精神抑郁不振，属阴证，多为心脾两虚或痰浊郁闭所致。

（2）独语与错语 均是患者神志清楚、意识思维迟钝时出现的语言异常。独语可见独自说话，喃喃不休，首尾不续，见人便止。多为气血不足，心神失养，或痰浊内扰心窍所致。错语可见语言颠倒错乱，言后自知说错，不能自主，又称为"语言错乱"。多为肝气郁滞，痰浊内阻，或心脾两虚所致。

（3）谵语与郑声 均是患者在神志昏迷或朦胧时出现的语言异常，为病情垂危，失神状态的表现。

谵语表现为神志不清，胡言乱语，声高有力，伴有身热烦躁等，多属实证、热证。尤以急性外感热病多见，多为邪气太盛，扰动心神所致。郑声表现为神志不清，语言重复，低微无力，时断时续，属虚证。多为正气大伤，心神失养所致。

3. 呼吸异常与咳嗽 都是肺病常见的症状。肺主呼吸，肺功能正常则呼吸均匀，无咳嗽、咳痰等症状。 📱微课2

（1）呼吸异常 主要表现为喘、哮、气短、气少等。正常呼吸为 16 ~ 20 次/分，不疾不徐，均匀畅通。

1）喘与哮 喘是指呼吸急促困难，甚至张口抬肩，鼻煽，端坐呼吸，不能平卧的现象，又称"气喘"，可见于多种急慢性肺脏疾病。在辨证时，首先要区分虚实。发病急骤，呼吸困难，声高息涌气粗，脉数有力，为实喘，多为外邪袭肺或痰浊阻肺所致；发病缓慢，气怯声低，呼吸短促，活动后喘促更甚，形体虚弱，脉微弱，为虚喘，多为肺气阴两虚，或肾不纳气所致。

哮的特征是呼吸急促，喉中痰鸣如哨。多反复发作，不易痊愈，常在天气突然变化、季节转换时复发。辨证时要区别寒热。寒哮，即"冷哮"，遇冷而作，为寒饮阻肺或阳虚饮停所致；热哮，常在夏秋气候燥热季节发作，为热痰阻肺或阴虚火旺所致。哮必兼喘，而喘不一定兼哮，临床上常统称为哮喘。

2）气短与气少　气短的特点是呼吸短促，不相接续，其症类似虚喘而不抬肩，自觉短促，其他症状不明显，多为肺气不足或胸中停饮所致。

气少的特点是呼吸微弱，语声低微、无力。患者多伴有倦怠乏力、懒言、面色不华，自觉气不足，为全身阳气不足之象。

（2）咳嗽　是肺失肃降，肺气上逆所致，是肺系疾病中最常见的症状。"咳"指有声无痰，"嗽"指有痰无声，"咳嗽"则为有声有痰。临床上多不区分，统称咳嗽。

辨证时首当鉴别外感内伤。一般说来，外感咳嗽，起病急，病程短，兼表证，多属实证，为外感风寒、风热所致；内伤咳嗽，起病慢，病程长或反复发作，多属虚证。此外，还要注意辨别咳声的特点以及痰的色、量、质等以鉴别寒热虚实。

临床上还见顿咳和犬吠样咳嗽。顿咳又称为"百日咳"，其临床特点是咳嗽阵作，咳声连续，痉挛性发作，咳剧则涕泪俱出、呕吐，阵咳后伴有怪叫，声如"鹭鸶鸣"。多因风邪与伏痰搏结，以五岁以下的小儿多见，多发于冬春季节，白喉病则咳声如犬吠，干咳阵作，伴有声音嘶哑、呼吸困难，为疫毒内传，火毒攻喉而成。

4. 呕吐　为胃气上逆所致。可分为呕吐、干呕。有声无物称为"呕"，有物无声称为"吐"，无物有声为"干呕"。临床统称为呕吐。辨证时需辨寒、热、虚、实。吐势较急，声音响亮者，多为实热呕吐，多是邪气犯胃，浊气上逆所致；吐势徐缓，声音微弱者，多属虚寒呕吐，多为脾胃阳虚或胃阴不足所致。

5. 呃逆　是因胃气上逆，气冲咽部，发出的一种不由自主、声短而频的冲击声。在临床辨证时需分虚、实、寒、热。一般呃声高亢、音响有力者多属实证、热证；呃声低沉、气弱无力者多属虚证、寒证。实证往往发病较急，多为寒邪直中脾胃或肝火犯胃所致；虚证多为脾肾阳衰或胃阴不足所致。正常人在饮食刺激，或外感风寒等因素作用时也可见呃逆，这种情况往往是暂时的，大多能自愈。

6. 嗳气　俗称"打饱嗝"，是胃中气体上逆出咽喉时发出的一种长且缓的声音。日常生活中，在饱食或饮用汽水之后偶有嗳气，不属病态，且可自愈。在临床辨证时当分虚实。实证，其声音多高亢有力，嗳后腹满得减，多为食滞胃脘、肝气犯胃、寒邪客胃所致；虚证，其声音多低弱无力，多为脾胃虚弱所致。

7. 叹息　又称太息，是指患者自觉胸中憋闷而发出的一种长吁短叹声，是情志抑郁、气机不畅所致。以肝郁和气虚多见。

8. 肠鸣音　是肠胃蠕动产生的声音，正常时，肠鸣音低弱缓和，多难以闻及，借助听诊器，在脐部听得较为清楚，频率为4~5次/分。

练一练

言语异常表现为神识不清，语无伦次，声高的是（　　）

A. 错语　　　B. 独语　　　C. 谵语　　　D. 呓语　　　E. 郑声

答案解析

二、嗅气味

嗅气味，主要是嗅患者病体、排出物、病室等的异常气味，以了解病情的方法。嗅气味可以判断疾病的寒热虚实。

（一）病体气味

1. 口臭　是指患者张口时，口中发出臭秽之气，多见于口腔不洁、龋齿、便秘或消化不良之人。胃肠有热致口臭者，多见宿食内停、胃火上炎或脾胃湿热之证；口腔疾病致口臭者，可见于牙疳、龋齿或口腔不洁等。

2. 汗气　是指汗液散发的气味。久病阴虚火旺之人，汗出量多而有酸腐；痹证若风湿日久化热，可见汗出色黄而有特殊的臭味；腋下汗气膻臊难闻，为狐臭；阴水患者若见出汗伴有尿臊味，是病情转危的险候。

3. 鼻臭　是指鼻腔呼气时有臭秽气味。如烂苹果味，是消渴病；若呼气带有尿臊味，则多见于病情垂危的阴水患者。

（二）排出物气味

常见的排出物有痰涎、呕吐物、大小便、妇人经带、脓液等，患者常能自觉，通过问诊，可以得知。一般而言，排出物混浊而臭秽难闻，为湿热或热邪致病；排出物清稀而无特殊气味，多为寒邪或寒湿邪气致病。

1. 痰涎气味　痰液腥臭者多为肺痈所致；痰液腥污者多属虚寒证。临床常见有哮喘后期脾肾阳虚的患者。

2. 呕吐物气味　呕吐物气味酸腐，完谷不化，则为宿食内停；呕吐物气味臭秽，多因胃热炽盛；呕吐物腥臭，夹有脓血，可见于胃痈；呕吐物为清稀痰涎，无臭气或腥气，多为脾胃有寒。

3. 大小便气味　小便臊臭，其色黄混浊，属实热证，多为膀胱湿热所致；若小便清长，无特殊气味，属虚证、寒证。尿甜，伴有烂苹果味，为消渴。

大便恶臭，黄色稀便或赤白脓血，为大肠湿热所致；大便溏泻，气腥者为脾胃虚寒。小儿大便酸臭，伴有不消化食物，为食积内停。矢气连连，声响不臭，多属肝郁气滞，肠道不畅；矢气败卵味，多为食滞中焦或宿屎内停所致。

4. 经带气味　妇女经血臭秽，属热证；经血气腥，属寒证。带下黄稠臭秽，多为湿热下注导致；带下清稀，带腥味，多为寒湿所致；带下色杂臭秽，多见癌肿。

（三）病室气味

病室的气味由病体本身及其排出物等发出。室内有血腥味，多是失血证，多见于手术之后的患者。室内有腐臭气味，多有疮疡溃脓患者；室内有尿臊味，多见于水肿病晚期的患者；室内有烂苹果气味，多见于消渴病重症。

第三节　问　诊

PPT

? 想一想

患者，女，55岁，工人。多饮、多食、多尿半年。患者半年前出现口渴多饮、纳食增加、小便量多等症，现症见尿频量多，混浊如脂膏，伴腰膝酸软，头晕耳鸣，唇舌干燥，舌红少苔，脉细数。

答案解析

病案资料中"多饮、多食、多尿"的收集方式是什么？该病案还能收集哪些方面的临床资料？

问诊是医者通过询问患者或陪诊者，了解疾病的发生、发展、诊治经过、现在症状以及与疾病有关的其他情况，用以诊察疾病的方法。

一、问诊的临床意义

问诊在疾病的诊察中具有重要意义。疾病发生的时间、地点、原因或诱因以及治疗的经过、自觉症状、既往健康情况等，这些资料是辨证中不可缺少的重要资料之一，掌握了这些情况有利于对疾病作出正确的判断，但这些资料其他三诊无法获得，因此问诊就显得尤为重要。

二、问诊的原则及注意事项

1. 原则　问诊时要求恰当准确、简要全面，应当遵循以下原则。

（1）确定主诉　围绕主诉展开询问。应首先明确患者的主诉是什么，即患者来就诊的主要原因，主诉反映的多是疾病的主要矛盾，抓住了主要矛盾，然后围绕主要矛盾展开问询，进行分析归纳，初步得出可能出现的疾病诊断，再进一步围绕可能出现的疾病诊断进行询问。

（2）问辨结合　问诊时，需要一边问，一边对所得资料加以分析辨证，再进一步询问，可以使问诊的目的更加明确、搜集的资料全面准确。

2. 注意事项　临床问诊时，为了达到预期的目的，还应注意以下几点。

（1）问诊时要选择安静的环境进行。

（2）医生要态度和蔼、注意力集中，语言要通俗易懂，忌使用医学术语询问，以取得患者的信任和合作，必要时可启发、提示患者回答，但要避免暗示、套问，以求病情真实。

（3）医生要有爱心，注意患者的心理活动，帮助患者解除精神负担，树立起战胜疾病的信心，不要给患者的精神带来不良影响。

（4）对于危重患者，要以抢救为先，进行简明扼要的询问，迅速抢救，以免贻误时机，待病情稳定后再进行详细的询问，完善资料。

三、问诊的内容

问诊的内容主要包括一般项目、主诉、现病史、既往史、个人史、家族史及现在症状等。此处重点介绍问现在症状。

✖ **练一练** ———

问诊的内容不包括（　　）

A. 既往病史　　　B. 工作简历　　　C. 个人生活史　　　D. 婚育情况　　　E. 家族病史

答案解析

（一）问现在症状的概念

问现在症状是指询问患者就诊时的全部症状。这些症状是疾病当前病理变化的反映，是临床辨证的主要根据。通过问诊可以掌握患者的现在症状，了解疾病目前的主要矛盾，并围绕主要矛盾进行辨证，从而进一步揭示疾病的本质，对疾病作出确切的判断。问现在症状是问诊中重要的一环。根据病情不同，灵活而有针对性地询问，要求全面准确、无遗漏，一般是以张景岳的"十问歌"为顺序。

👁 看一看

《十问歌》（张景岳）：一问寒热二问汗，三问头身四问便，五问饮食六问胸，七聋八渴俱当辨，九问旧病十问因，再兼服药参机变；妇女尤必问经期，迟速闭崩皆可见；再添片语告儿科，天花麻疹全占验。

（二）问现在症状的内容

1. 问寒热　询问患者有无怕冷或者发热的感觉。怕冷与发热是疾病常见症状。通过问患者寒热感觉可以辨别病变的寒热性质和阴阳胜衰等情况。问诊时应注意询问患者有无寒热的感觉，再问是否同时出现，还要注意询问轻重程度、出现时间、持续时间、临床表现特点及其兼证等。临床常见的寒热症状有以下 4 种情况。

（1）**但寒不热**　指患者只觉怕冷而无发热。主里寒证。可见于外感病初起，或寒邪直中脏腑经络，又或内伤虚证等。根据患者怕冷感觉的不同特点，临床又分别称为恶风、恶寒、寒战、畏寒等。

新病恶寒，主里实寒证，患者可见突然恶寒、四肢不温、腹部冷痛等，多为感受寒邪，肌表失于温煦所致；久病畏寒，主里虚寒证，患者可见畏寒肢冷、喜温，多为阳气衰弱，肢体失于温煦所致。

（2）**但热不寒**　指患者只觉发热而无怕冷的感觉。可见于里热证，由于热势轻重、时间长短、特点等的不同，临床上有壮热、潮热、微热之分。

1）壮热　即患者高热（体温超过39℃）持续不退，属里实热证。可见面赤、汗多、口渴饮冷等，多为风寒之邪入里化热或温热之邪内传于里，里热炽盛，蒸达于外所致。

2）潮热　即患者定时发热或定时热甚，如潮汐之有定时。外感与内伤疾病中皆可见有潮热。由于潮热的热势高低、持续时间不同，临床上又有以下三种情况。①阳明潮热：又称日晡潮热，多见于阳明腑实证，其特点是热势高，热退不净，多在日晡时热势加剧，是邪热蕴结胃肠，燥屎内结而致。②湿温潮热：又称身热不扬，多见于湿温病，其特点是患者自觉热甚，但初按肌肤多不甚热，稍久才觉灼手，多在午后热势加剧，退后热不净。此为湿热病特有的一种热型。③阴虚潮热：多见于阴虚证候之中，其特点是午后或夜间发热重，热势较低，体温并不高，多手足心发热，又称五心烦热。重者有热自骨髓向外透发的感觉，称为骨蒸潮热，是各种原因致阴液亏少，虚阳偏亢而生内热。

3）微热　即患者热势较轻，体温一般不超过38℃，又称长期低热。可见于温病后期，余邪未清，患者出现微热持续不退。还可见气虚发热，其特点是长期发热，热势较低，劳累后明显增重，是脾气亏虚，中气不足，无力升发阳气所致。小儿在气候炎热时发热，至秋凉时不治自愈，亦属微热，是小儿气阴不足，不能适应夏季炎热气候所致。

（3）**恶寒发热**　指恶寒与发热并存。是外感表证初起，外邪与卫阳相争的反应。寒热轻重的不同表现可推断感邪的性质及推测邪正胜衰。恶寒重、发热轻，属外感风寒的表寒证；发热重、恶寒轻，属外感风热的表热证。邪胜正实，恶寒发热两者皆重；邪轻正胜，恶寒发热两者皆轻；邪胜正虚，恶寒重、发热轻。

（4）**寒热往来**　指恶寒与发热交替发作。一日一发或一日数发，界线分明，可见于少阳病、温病及疟疾。外邪侵机体，在由表入里的过程中，邪气停留半表半里，既不能完全入里，又不能抗邪外出，正邪相争处于相持阶段，正胜邪弱则热，邪胜正衰则寒，一进一退，一胜一负，故见寒热往来。

2. 问汗　汗是由津液所化生，正常人在过劳、运动剧烈、环境温度高、饮食过热、情绪紧张等情况下均可见出汗，属于正常现象。疾病发生时，各种因素影响了汗的生成与调节，可引起异常出汗。问汗时要询问患者有无出汗、出汗的时间、部位、汗量多少、出汗的特点、主要伴随症状以及出汗后症状的变化。常见有以下几种情况。

（1）无汗　可见于外感内伤、新病久病等。外感病中，邪郁肌表，气不得宣，汗不能达，故无汗，属于卫气的调节功能失常。当邪气入里，耗伤营阴，亦无汗，属于津枯，汗液生成障碍。内伤久病，肺气失于宣达，汗的调节功能障碍或血少津亏，汗失生化之源，故无汗。

（2）有汗　可见于多种病理情况。凡营卫不密、内热壅盛、阴阳失调，皆可引起异常出汗而有汗。通过询问出汗时间与汗量多少、病程长短，能判断疾病表里、阴阳胜衰及预后良恶。

如患者有汗，病程短，伴有发热恶风等症状，是外感风邪所致，属太阳中风表虚证；若患者大汗不止，伴发热、面赤、口渴饮冷，是因里热炽盛，蒸津外泄，属实热证。若冷汗淋漓，或汗出如油，伴呼吸喘促、面色苍白、四肢厥冷、脉微欲绝，称为脱汗、绝汗，见于久病重病，正气大伤，阳气外脱，津液大泄，说明正气已衰，是阳亡阴竭的危重证候，预后不良。

白天经常汗出不止，活动后尤甚，称为自汗，患者常伴有神疲乏力、气短懒言、畏寒肢冷等症状，多为阳虚或气虚不能固护肌表，腠理疏松，津液外泄所致，自汗多见于气虚或阳虚证。患者经常睡则汗出，醒则汗止，称为盗汗，患者多伴有潮热、颧红、五心烦热、舌红脉细数等症，是因内生虚热，睡时卫阳入里，肌表不密，虚热蒸津外泄，属阴虚。

（3）局部汗出　头汗指患者仅头部或者头颈部出汗较多，也称但头汗出，多为上焦邪热或中焦湿热上蒸，逼津外泄，或病危虚阳浮越于上所致。半身汗指患者身体半侧有汗，或身体半侧经常无汗，或左或右，或上或下，多为患侧经络闭阻不通，气血运行不畅所致，可见于中风、中风先兆、痿证等病。手足汗指患者手心、足心出汗较多，多为热邪内郁或阴虚阳亢，逼津外出所致。

3. 问疼痛　疼痛是临床最为常见的一种自觉症状，在各种疾病中均可见。问诊时，应问清疼痛产生的原因、性质、部位、时间、喜恶等。🅔 微课3

（1）疼痛的原因　引起疼痛的原因很多，有外感和内伤，其病机，一是不通则痛，二是不荣则痛。不通则痛者属实证，不荣则痛者属虚证。

（2）疼痛的性质　由于引起疼痛的病因病机不同，疼痛的性质亦不同，临床可见如下十类。

1）胀痛　痛且伴有胀感，为胀痛，是气滞所致。以胸胁、胃脘、腹部较为多见。

2）刺痛　疼痛如针刺的感觉，称为刺痛，是瘀血阻滞所致。其特点是疼痛范围小，部位固定不移，疼痛拒按，以胸胁、小腹、少腹部最为多见。

3）绞痛　痛势剧烈如绞割样，称为绞痛。多为有形实邪阻塞经络，闭阻气机，或寒邪内侵，气机郁闭，导致血流不畅而成。其特点是疼痛伴有剜、割、绞结之感，难以忍受。可见于心血瘀阻的心痛、蛔虫上窜或寒邪内侵胃肠引起的脘腹痛等。

4）窜痛　疼痛的部位游走不定或走窜攻痛，称为窜痛。多为风邪留着机体的经络关节，阻滞气机而致。其特点是痛处不固定，或者感觉疼痛部位不确切。可见于风湿痹证等。

5）掣痛　疼痛伴有抽掣感或同时牵引他处而痛，称为掣痛。是筋脉失养或经脉阻滞不通所致。其特点是疼痛多呈条状或放射状，或有起止点，可见于胸痹、肝经实热等证。

6）灼痛　疼痛伴有烧灼感，称灼痛。多为火毒流注经络，或阴虚阳亢，虚热灼于经络所致。其特点是感觉痛处发热，如病在浅表，有时痛处亦可触之觉热，多喜冷凉。可见于肝火犯络之两胁灼痛、外科疮疡等证。

7）冷痛　疼痛有寒冷感，称冷痛。多为寒凝筋脉或阳气不足而致。其特点是感觉痛处发凉。

8）重痛　疼痛伴有沉重感，称重痛。多为湿邪困阻而致。多见于头部、四肢及腰部。

9）空痛　痛而有空虚之感，称空痛。其特点是疼痛有空旷轻虚之感，喜温喜按。多为精血不足而致。可见于阳虚、阴虚、血虚或阴阳两虚等证。

10）隐痛　痛而隐隐，绵绵不休，称隐痛。多为气血不足或阳气不足，导致经脉气血运行不畅所致。其特点是痛势较轻，可以耐受，持续时间较长。

（3）疼痛的部位　询问疼痛的部位，可以判断疾病的位置及相应经络脏腑的变化情况。

1）头痛　是指整个头部或头某一部位疼痛。引起头痛的原因有外感和内伤两方面。不同部位的头痛，与经络分布有关，如前额痛属阳明经病，头项痛属太阳经病，头侧部痛属少阳经病，头顶痛属厥阴经病，头痛连齿属少阴经病。

2）胸痛　是指胸部正中或偏两侧疼痛的自觉症状。胸病以心肺病变居多。总为胸部气机阻滞不畅所致。胸背彻痛剧烈、面色青灰、手足青至节者，为真心痛。胸痛、潮热盗汗、咳痰带血者，属肺阴虚证，为虚火灼伤肺络所致。胸闷咳喘、痰白量多者，属痰湿犯肺，为脾虚聚湿生痰，痰浊上犯所致。胸胀痛、走窜、太息易怒者，属肝气郁滞。胸部刺痛、固定不移者，属血瘀。

3）胁痛　是指胁部一侧或两侧疼痛。胁痛多属肝胆经的病变。胁胀痛，伴有烦躁易怒者，多为肝气郁结所致。胁部灼痛，多为肝火郁滞。胁部胀痛，伴有身目发黄，为肝胆湿热蕴结，可见于黄疸病。胁部刺痛，痛处固定，为瘀血阻滞，经络不畅所致。胁部疼痛，患侧肋间饱满，咳时引痛，可见于悬饮病。

4）脘痛　即指胃痛而言，位置在上腹部剑突下。可为寒、热、食积、气滞等因素及脏腑功能失调累及于胃，影响胃的气机通畅所致。

胃脘痛的性质不同，其致病原因也不同。问诊时应注意辨别寒热虚实，如胃脘冷痛，得热则减，属寒邪犯胃；胃脘灼痛，多食易饥，伴口臭便秘者，属胃火炽盛；胃脘胀痛，嗳气不舒，属胃腑气机阻滞，多为肝气犯胃所致；胃脘部刺痛，痛处固定不移，属瘀血所致胃痛；胃脘部隐痛，呕吐清水，属胃阳虚；胃脘部灼痛，饥不欲食，属胃阴虚。

5）腹痛　腹部可分为大腹、小腹、少腹三部分。脐的周围部分称为脐腹，属脾与小肠；脐以上部分统称大腹，包括脘部、右上腹、左上腹，属脾胃与肝胆；脐以下部分为小腹，属大小肠、膀胱、胞宫；小腹两侧为少腹，是肝经经脉所过之处。

如大腹隐痛，喜温，喜按，便溏，属脾胃虚寒；小腹胀痛，小便不利，多为癃闭，病在膀胱；小腹刺痛，小便不利，为膀胱蓄血；少腹冷痛，牵涉阴部，为寒凝肝脉；绕脐痛，有包块，按之可移者，为虫积腹痛。

凡腹痛剧烈、胀痛、拒按，得食痛甚者，多属实证；凡腹痛徐缓、隐痛、喜按、得食痛减者，多属虚证；凡腹痛得热痛减者，多属寒证；凡腹痛，喜冷者，多属热证。

6）腰痛　如腰部冷痛，活动受限，多为寒湿痹证；腰部冷痛，小便清长，属肾虚；腰部刺痛，疼痛部位固定不移，属瘀血；腰脊骨痛，多病在骨；如腰痛以两侧为主，多病在肾；如腰脊痛，并且连及下肢者，病多在下肢经脉；腰痛连腹，如带状环绕，病多在带脉。

7）背痛　如背痛并且连及头项，伴有外感表证，是风寒之邪客于太阳经脉；背部冷痛，伴有畏寒肢冷，属阳虚；脊骨空痛，不能俯仰，多为精气亏虚。

8）四肢痛　多为风寒湿邪侵犯经络、肌肉、关节，阻滞气血运行所致。亦有因脾虚、肾虚者。如四肢关节痛，走窜痛，多为风痹；四肢关节痛，周身困重多为湿痹；四肢关节疼痛剧烈，遇热痛减为寒痹；四肢关节灼痛，喜冷，或有红肿，多为热痹；足跟隐隐而痛，多为肾气不足。

4. 问耳目

（1）耳症

1）耳鸣　是指患者自觉耳内鸣响，如闻蝉鸣或潮水声，影响听觉。可一侧或两侧同时鸣响，可时发时止，也可持续不停。若突发耳鸣声大，用手按之鸣声不减，属实证，多为肝胆火盛所致；渐发耳鸣，声音细小，以手按之鸣声减轻，属虚证，多由肾精亏损，髓海不充，耳失所养而成。

2）耳聋　是指患者听觉丧失的症状，常由耳鸣发展而成。新病突发耳聋，属实证，是邪气蒙蔽清窍，清窍失养所致；久病渐聋，属虚证，多因脏腑虚损而成。某些药物、外伤也可引起耳聋。

3）重听　是听声音不清楚，即听力减退的表现，多为肾虚或风邪外袭所致。

（2）目症

1）目痛　是指患者自觉单眼或双眼疼痛。目痛而赤，疼痛剧烈，属实证，为肝火上炎所致；目赤肿痛，羞明多眵，多属风热；目微痛，时作时止，多为阴虚火旺。

2）目眩　是指视物昏花，或眼冒金花的感觉。多为肝肾阴虚，肝血不足，或气血不足，目窍失养而致。

3）目涩　是指眼目干涩，或似有异物等不适感觉，伴有目赤、流泪，属肝火上炎所致。若病久加重，闭目静养减轻，属血虚阴亏。

4）雀目　是指白昼视力正常，至黄昏则视物不清，又称夜盲，多因肝肾不足，目失所养而成。

5. 问睡眠　睡眠是人体适应自然规律、维持机体阴阳平衡的一种重要的生理现象。常见的睡眠异常有失眠和嗜睡两方面。失眠表现为不易入睡，或易醒，或睡眠不深，或彻夜不眠，多为心脾两虚，阴虚火旺，心肾不交等所致；嗜睡是指神疲困倦，睡意浓，不论昼夜，常不由自主入睡，主要为阳虚阴盛所致。

6. 问饮食与口味　饮食是维持人体生命活动的物质基础，问饮食对了解脾胃及相关脏腑功能情况有着重要的意义。问饮食与口味包括询问口渴、饮水、进食、口味等。

（1）问口渴与饮水　可以了解患者津液盛衰和输布情况，以及疾病的寒热虚实。

1）口不渴　提示津液未伤，见于寒证、湿证，也可见于热证，但燥热不盛者。

2）口渴　提示津液不足或输布障碍。临床可见口渴多饮和渴不多饮，口渴多饮即患者口渴明显，饮水量多，是津液大伤的表现，多见于实热证、消渴病及汗吐下后；渴不多饮即患者虽有口渴感觉，但不想喝水或饮水不多，反映了津液轻度损伤或津液输布障碍，可见于阴虚、湿热、痰饮、血瘀等证。

（2）问食欲与食量　可以了解患者脾胃功能的强弱，疾病的预后转归。

1）食欲减退　又称纳呆、纳少，表现为患者不欲食，食量减少，多见于脾胃气虚、湿邪困脾等证。

2）厌食　又称恶食，即厌恶食物，多为伤食而致。若妇女妊娠初期，厌食呕吐者，为妊娠恶阻。

3）饥不欲食　是指患者感觉饥饿，但又不想进食，或进食很少，亦属食欲减退范畴。可见于胃阴不足证。

4）多食易饥　又称消谷善饥，是指患者食欲亢进，食量多，食后很快感觉饥饿，总由胃的腐熟太过而致。临床多伴身体逐渐消瘦等症状。可见于胃火亢盛、胃强脾弱等证，亦可见于消渴病。

5）偏嗜　是指患者嗜食某种食物或某种异物。其中偏嗜异物者，又称异嗜，多见于小儿虫积、妇女妊娠等。

（3）口味　是指患者口中的异常味觉。脾胃气虚可致口淡乏味；脾胃湿热可致口甜；湿困脾胃可见口黏腻；肝胆蕴热可见口中泛酸；伤食证可见口中酸腐；肝胆郁热可见口苦；肾病及寒证可见口咸。

7. 问二便　是询问患者大小便的情况，如大小便的性状、颜色、气味、便量、时间、排便的间隔时间、排便时的感觉及伴随症状等。关于二便的性状、颜色、气味等已分别在望诊、闻诊中叙述。这里重点介绍二便的次数、便量、便感等。

（1）问大便　健康人一般一日或两日大便一次，色黄成形，干湿适中，排便顺畅。大便异常常见于便次及排便感觉异常。

1）便次异常　是指排便次数增多或减少，超过了正常范围，有便秘与泄泻两种情况。①便秘：即大便秘结不通，指粪便在肠内滞留过久，排便间隔时间延长，如厕时间延长，大便艰涩不畅，便次减少。是大肠传导功能失常所致。可见于胃肠积热、气虚无力、气机郁滞、气血津亏、阴寒凝结等证。②溏泻：又称便溏或泄泻，是指大便稀软不成形，甚则呈水样，便次增多，一日三、四次以上，是脾胃功能失调、水停肠道、大肠传导亢进所致。可见于脾阳虚、肾阳虚、肝气乘脾、伤食、湿热蕴结或外邪侵袭等证。

2）排便感觉异常 是指排便时伴有的明显不适感，包括肛门灼热、里急后重、排便不爽等。①肛门灼热：是指排便时伴有肛门烧灼感，是湿热蕴结大肠而致。②里急后重：紧急而不可耐，称为里急；排便时，肛门重坠，便出不爽，或欲便又无，称为后重。是痢疾病证中的主症，多为湿热内阻，气滞肠道所致。③排便不爽：是指排便不通畅爽快，有滞涩之感，是肠道气机不畅所致。④滑泻失禁：是指久泻不愈，大便滑出难禁，又称滑泻，多为脾肾阳虚，久病体虚所致。⑤肛门气坠：是指肛门有重坠向下之感，甚至肛欲脱出，多为脾气虚弱，中气下陷而致，见于中气下陷证。

（2）问小便 健康成年人白天尿次3~5次，夜间0~1次，一昼夜排尿量为1000~1800ml。排尿次数、尿量，受饮水量、环境气温、是否出汗、年龄等因素的影响。问小便，主要问尿量、次数及排便时伴随症状。

1）尿量异常 包括尿量增多和尿量减少。尿量增多，是指尿量明显多于常人。多因寒凝气机，水气不化，或肾阳虚衰，阳不化气，水液外泄而量多。尿量减少，是指尿量明显少于常人。可为机体津液耗伤，尿液化源不足，尿道阻滞或阳气虚衰，气化无权而致。

2）排尿次数异常 包括排尿次数增多和排尿次数减少。排尿次数增多，又称小便频数，是膀胱气化功能失职而致；排尿次数减少可见于癃闭，在排尿异常中介绍。

3）排尿异常 是指排尿感觉及过程发生变化，出现异常症状，如尿痛、癃闭、尿失禁、遗尿、尿闭等。肾气不足可致小便失禁、余沥不尽及儿童遗尿。

8. 问经带 妇女有月经、带下、妊娠、产育等生理特点，对青春期开始之后的女性患者，除了前述问诊内容外，还应注意询问其经、带、孕、产等情况。

（1）问月经

1）经期 即月经的周期，指每次月经相隔的时间。经期异常主要表现为月经先期、月经后期和月经先后不定期。月经先期多为血热妄行，或气虚不摄而致；月经后期多为血寒、血虚、血瘀而致；月经先后不定期多为肝气郁结，或气血不足，或瘀血内阻所致。

2）经量 是指每次月经的出血量。经量异常主要表现为月经过多和月经过少。月经过多，多为血热妄行，瘀血内阻，气虚不摄所致；月经过少，多为寒凝或血虚血瘀所致。

3）崩漏 是指妇女阴道不规则地出血。多为血热、气虚或瘀血所致。

4）经闭 是指成熟女性，月经未潮，或来而中止，停经3个月以上，但未妊娠者，又称闭经。多为肝气郁结，瘀血或湿盛痰阻等导致。注意妊娠期、哺乳期、绝经期无月经属于生理性闭经，区别情绪、环境改变而致的一时性闭经及暗经。

5）经行腹痛 是在月经期，或行经前后，出现小腹部疼痛的症状，亦称痛经。多为胞脉不利，气血运行不畅，或胞脉失养所致。

（2）问带下 带下是妇女阴道内的一种乳白色、无臭味的分泌物。应注意问量、色、质和气味等。带下色白而清稀、无臭，属虚证、寒证；带下色黄或赤，稠黏臭秽，属实证、热证；若带下色白量多，淋漓不绝，清稀如涕，属寒湿下注；带下色黄，黏稠臭秽，属湿热下注；若白带中混有血液，为赤白带，属肝经郁热。

练一练

下列对问带下病诊治无重要意义的是（　　）

A. 带下天数　　　B. 量的多少　　　C. 带下颜色　　　D. 质的变化　　　E. 有无气味

答案解析

9. 问小儿　儿科古称"哑科"，问诊困难，而且不一定准确。问诊时，可以通过询问其亲属了解小儿情况。除了一般内容外，还要注意询问出生前后情况、喂养情况、生长发育情况、预防接种情况以及传染病接触史。

第四节　切　诊

PPT

切诊是医生通过用手触摸患者体表，以诊察疾病的方法。切诊包括脉诊和按诊两部分内容。

一、脉诊

脉诊是医者以指腹按患者脉搏诊察脉象，体察患者不同的脉象，以了解病情、诊断疾病的方法。

（一）脉诊的临床意义

脉象的形成与脏腑气血关系密切，若气血脏腑发生病变，血脉运行受到影响，脉象就有变化，故通过诊察脉象的变化，可以判断疾病的病位、性质、邪正胜衰与疾病的预后。

（二）脉诊的部位

脉诊有遍诊法、三部诊法和寸口诊法。遍诊法见于《素问·三部九候论》，切脉的部位有头、手、足三部，每部又分为天地人，合而为九；三部诊法见于汉代张仲景的《伤寒杂病论》，三部即人迎、寸口、趺阳，其中人迎、趺阳两处脉诊的部位后世已少用，目前普遍选用的脉诊部位是寸口。

寸口诊法见于《黄帝内经》，寸口又称脉口、气口，其位置在腕后桡动脉搏动处。寸口为手太阴肺经之动脉，为气血会聚之所，五脏六腑及十二经脉气血运行皆起于肺而止于肺，故脏腑气血之病变可反映于寸口。另外，肺经与脾经同属太阴，与脾胃之气相通，又因脾胃为后天之本，气血生化之源，故脏腑气血盛衰均可反映于寸口，所以寸口诊法可以诊察全身脏腑气血的病变。

寸口分寸、关、尺三部，以腕后高骨（桡骨茎突）为标志，高骨内后侧为关，其腕侧为寸，其肘侧为尺。两侧手腕各分寸、关、尺三部，共六部脉。寸、关、尺三部又可分浮、中、沉三候，是寸口诊法的三部九候（图7-3）。

关于寸关尺分候脏腑，历代医家观点不一，目前多以下列为准：左寸可候心与膻中；右寸可候肺与胸中；左关可候肝胆与膈；右关可候脾与胃；左尺可候肾与小腹；右尺可候肾与小腹。

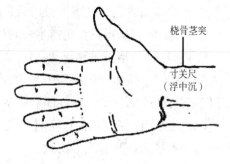

桡骨茎突

寸关尺
（浮中沉）

图7-3　寸口诊法的三部九候

（三）脉诊的方法和注意事项 🔋 微课4

1. 时间　脉诊的最佳时间是清晨，脉诊时要求安静的内外环境。如不在清晨，可先让患者休息片刻再诊脉，同时诊室要保持安静。在特殊的情况下，可随时随地诊察患者，不必拘泥于这些条件。

2. 体位　要让患者取坐位或仰卧位，手臂自然平放，和心脏近于同一水平位，直腕，仰掌，并在腕关节背侧放置脉枕，这样可使气血运行顺畅，有利于反映机体的真正脉象。

3. 指法 医者和患者侧向坐，医生用左手按诊患者的右手，用右手按诊患者的左手，操作要求如下。①三指平齐，即第二、三、四指末端要平齐。②定位与布指准确，下指时，先用中指按在掌后高骨内侧关脉位置，接着用示指按在关前的寸脉位置，无名指按在关后尺脉位置。布指的疏密要和患者的身长相适应，身高臂长者布指宜疏，身矮臂短者布指宜密，总以适度为宜。③总按与单按结合，总按指三指平布同时用力按脉；单按指可用一指单按其中一部脉象，重点体会某一部脉象。④举、按、寻灵活运用，举按寻是诊脉时运用指力的轻重和挪移，以探索最佳脉象的一种手法。用指轻按在皮肤上称举，又称浮取或轻取；用指重按在筋骨间称按，又称沉取或重取；指力不轻不重，或亦轻亦重，以委曲求之称寻。诊脉必须注意举、按、寻之间的脉象变化。寻者寻找之意，不是中取。

诊小儿脉时，因小儿寸口部短，不容三指定寸关尺，可用"一指（拇指）定关法"，而不细分三部。

4. 平息 一呼一吸称一息，是指诊脉时，医者的呼吸要自然均匀，用一呼一吸的时间去计算患者脉搏至数，医者在诊脉时应心无旁骛，全神贯注。

5. 五十动 每次诊脉，要求必须满五十动。每次诊脉时间，以 2~3 分钟为宜。其意义有二：一是为了解五十动中有无促、结、代脉，防止漏诊；二是为说明诊脉不能草率从事，必须以辨清脉象为目的。如果第一个五十动仍辨不清楚，可延至第二个或第三个五十动。

（四）正常脉象（平脉）

正常脉象即平脉，是正常人生理条件下的脉象。正常脉象的表现是三部有脉，一息四至或五至（相当于 72~80 次/分），不浮不沉，不大不小，从容和缓，不疾不徐，柔和有力，节律整齐，尺脉沉取有力，并随生理活动或气候环境等的不同而有相应的正常变化。

正常脉象具备有胃、有神、有根三个特点。有胃表现为脉象不浮不沉，不快不慢，从容和缓，节律一致。即使是病脉，无论浮沉迟数，但有徐和表现者，便是有胃气。脉有无胃气对判断疾病凶吉预后有重要的意义。有神表现为脉来柔和，整齐有力。脉贵有神，神之盛衰，对判断疾病的预后有一定意义。有根表现为三部脉沉取有力，或尺脉沉取有力，就是有根的脉象形态。肾为先天之本，肾气充足，生机旺盛，气血顺畅，脉必有根，诊察脉象有无根，可以判断肾气盛衰。

正常脉象随人体内外环境因素影响而出现相应的生理性变化，主要影响因素如下。①四时气候：受四时气候影响，平脉有春弦、夏洪、秋浮、冬沉的变化。②地理环境：受地理环境影响，南方地处低下，气候偏温，空气湿润，人体肌腠缓疏，故脉多细软或略数；北方地势高，空气干燥，气候偏寒，人体肌腠紧缩，故脉多表现沉实。③性别：妇女脉象较男子濡弱而略快，妇女婚后妊娠，脉常见滑数。④年龄：年龄越小，脉搏越快，年龄渐长则脉象渐和缓。青年体壮脉搏有力；老人精气渐衰，脉搏较弱。⑤体格：体格高大的人，脉的显现部位较长；体格矮小的人，脉的显现部位较短，瘦人脉常浮；肥胖的人脉常沉。⑥情志：受精神刺激影响，怒伤肝而脉急，喜伤心而脉缓，惊气乱而脉动等。⑦劳逸：剧烈运动或远行，脉多疾；人睡之后，脉多缓；脑力劳动之人，脉多弱于体力劳动者。⑧饮食：饭后、酒后脉多数而有力；饥饿时稍缓而无力。

此外，有一些人脉不见于寸口，而从尺部斜向手背，称为斜飞脉；若脉出现于寸口的背侧，则称为反关脉，还有出现于腕部其他位置者，都是生理特异脉位，是桡动脉解剖位置的变异，不属于病脉。

（五）病脉

疾病时反映于脉象的变化叫做病脉。一般来说，除了正常生理变化范围以及个体生理特异状态之外的脉象，均属病脉。近代多从二十八脉论述。

1. 脉象分类与主病 见表7-1。

表7-1 脉象分类与主病

脉纲	共同特点	脉名	脉象	主病
浮脉	脉位浅，浮取即得	浮	轻取即得，重按稍减但不空，举之泛泛而有余，犹如水上漂木	表证
		洪	洪脉极大，状若洪水，波涛汹涌，来盛去衰	里热证
		濡	浮而细软，重按不显，如帛在水中	诸虚证、湿证
		散	浮散无根，至数不齐，稍按则无。如杨花散漫之象	元气离散
		芤	浮大中空，如按葱管	失血、伤阴
		革	浮而搏指，中空外坚，如按鼓皮	亡血、失精、半产、漏下等
沉脉	脉位较深，重按乃得	沉	轻取不应，重按乃得，"举之不足，按之有余"	里证，亦可见于无病之正常人
		伏	重力用手推筋按骨始得，甚则伏而不见	邪闭、厥证、痛极
		弱	极软而沉细	气血阴阳俱虚证
		牢	沉按实大弦长，坚牢不移	阴寒凝结、内实坚积
迟脉	脉动较慢，一息不足四到五至	迟	脉来迟慢，一息不足四至（相当于脉搏每分钟少于60次）	寒证。迟缓而有力为寒痛冷积，迟缓而无力为虚寒。运动员脉迟而有力，则不属病脉
		缓	一息四至，来去怠缓	湿证、脾胃虚弱
		涩	迟细而短，往来艰涩不畅，极不流利，如轻刀刮竹	精亏、血少、气滞血瘀、夹痰、夹食
		结	脉来缓且慢，时而一止，止无定数	阴盛气结、寒痰血瘀、症瘕积聚
		代	脉来时见一止，止有定数，良久复来。脉搏间歇期较长	脏气衰弱、风证、痛证、七情、跌打损伤
数脉	脉动频率较快，一息超过五至	数	一息脉来五至以上（相当于脉搏每分钟高于90次）	热证
		疾	脉来急疾，一息七、八至	阳极阴竭、元阳将脱
		促	脉来数，时而一止，止无定数	阳热亢盛，气、血、痰、食郁滞
		动	脉形应指跳脱如豆，厥厥动摇，滑数有力	痛证、惊证
虚脉	脉动应指无力	虚	三部脉举之无力，按之空虚	虚证
		细	脉细如线，但应指明显	气血两虚、诸虚劳损、湿病
		微	极细极软，按之欲绝，似有若无	阴阳气血诸虚、阳气衰微
		弱	极软而沉细，沉取方得	气血不足证
		短	首尾俱短，不能满部	气病。有力为气滞，无力为气虚
实脉	脉动应指有力	实	三部举按均有力，脉满本位	实证
		滑	往来流利，如珠走盘，应指圆滑	实热、痰饮、食积
		弦	端直以长，如按琴弦	肝胆病、痛证、痰饮、疟疾
		紧	脉来绷急，犹如牵绳转索	寒证、痛证
		长	脉形长，首尾端长，超过本位	肝阳有余、火热邪毒等有余之证

2. 相兼脉与主病 相兼脉是指数种脉象并见的脉象，有二合脉、三合脉、四合脉之分。上述脉中有些本身就是多种脉组合而成。

相兼脉象的主病，往往等于各脉所主病的总和，如浮为表，数为热，浮数主表热，以此类推。现将常见的相兼脉及主病列举如下：浮紧脉主表寒、风痹；浮缓脉主伤寒表虚证；浮数脉主表热；浮滑脉主风痰、表证夹痰；沉迟脉主里寒；弦数脉主肝热、肝火；滑数脉主痰热、内热食积；洪数脉主气分热盛；沉弦脉主肝郁气滞、水饮内停；沉涩脉主血瘀；弦细脉主肝肾阴虚、肝郁脾虚；沉缓脉主脾虚、水湿停留；沉细脉主阴虚、血虚；弦滑数脉主肝火夹痰、痰火内蕴；沉细数脉主阴虚、血虚有热；弦紧脉主寒痛、寒滞肝脉。

（六）诊小儿脉

诊小儿脉与成人差别较大，小儿寸口部位狭小，寸关尺三部难分。此外，小儿临诊时容易哭闹，脉气易乱，故难于掌握。因此，小儿诊脉时，除前述示指脉络以外，后世医家多以一指三部诊法。操作方法是：医生以左手握小儿手，用右手拇指按小儿掌后高骨脉上，分三部以定息数。对四岁以上的小儿，以高骨中线为关，一指向侧滚转寻三部；七八岁可以挪动拇指诊三部；九至十岁以上，可以依次下指，按寸关尺三部诊脉；十六岁以上则按成人三部诊脉进行。

小儿诊脉，不详求二十八脉，以浮、沉、迟、数定表、里、寒、热，以有力无力定虚实。另注意，小儿肾气未充，脉气止于中候，重按多不见，若重按乃见，便与成人的牢实脉同论。

二、按诊

按诊是医生用手直接触摸、按压患者某些部位，以了解局部冷热、软硬、压痛等异常变化，从而推断疾病发生的部位、性质和病情轻重等情况的一种诊病方法。

（一）按肌肤

按肌肤是为了探明全身肌表的寒热、润燥、肿胀、疼痛、疮疡等情况。

凡阳气盛的身多热，阳气衰的身多寒。凡身热初按甚热，久按热反转轻的，是热在表；若久按其热反甚，热自内向外蒸发者，为热在里。肌肤软而喜按者，为虚证；硬痛拒按者，为实证。轻按即痛者，病在表；重按方痛者，病在深部。皮肤干燥者，尚未出汗或津液不足；皮肤干瘪者，为津液不足；皮肤湿润者，为有汗出或津液未伤。皮肤甲错者，为伤阴或内有干血。

按压肿胀，可辨水肿和气肿。凡按之凹陷，放手不能即起的，为水肿；按之凹陷，举手即起的，为气肿。肿而硬不热者，属寒证；肿处灼热压痛者，为热证。根盘散漫平塌者属虚，根盘收束高起属实。疮疡肿处坚硬，多属无脓，边硬顶软，内必成脓。浅部脓肿，则以应指或不应指来判断有脓或无脓。

（二）按手足

按手足主要用于探明寒热以判断病证性质寒热虚实。凡手足俱冷的，是阳虚寒盛，属寒证；手足俱热的，多是阳盛热炽，属热证。按手足寒热，还可以辨别外感或内伤。凡手足的背部较热的，为外感发热；凡手足心较热的，为内伤发热。还可以手心热与额上热来分表热或里热，额上热甚于手心热的，为表热；手心热甚于额上热的，为里热。按手足寒温可测知阳气的存亡。若阳虚之证，四肢犹温，说明阳气尚存，尚可治疗；若四肢厥冷，说明其病多凶，预后不良。在儿科方面，若小儿指尖冷，主惊厥；中指独热，主外感风寒；中指末独冷，为麻疹、水痘将发之象。

（三）按胸腹

按胸腹是有目的地对前胸、胁肋和腹部进行触摸、按压、叩击，以了解其局部的病变情况。

胸腹各部位的划分如下：膈上为胸、膈下为腹。前胸为锁骨上窝至横隔以上；侧胸部，即胁部，为从腋下至十一、十二肋骨的区域；横隔以下为腹部，腹部剑突下方位置称为心下；胃脘相当于上腹中部；脐上为大腹，脐下为小腹，少腹即小腹之两侧。

胸腹按诊的内容，又可分为按虚里、按胸胁和按腹部三部分。

1. 按虚里　虚里位于左乳下心尖搏动处，为诸脉所宗。健康之人，虚里按之应手，动而不紧，缓而不急。虚里动而微弱无力，是宗气内虚之征；若动而应衣，是宗气外泄之象；若按之弹手，洪大而搏，属心气衰绝。

惊恐、大怒或剧烈运动后，虚里脉动虽高，但静息片刻即平复如常者，是生理现象。若孕妇胎前产后或痨瘵病者见虚里脉动高，应当提高警惕。

2. 按胸胁　胸内藏心肺，前胸高起，按之气喘者，为肺脏证。胸胁按之胀痛者，可能是痰热气结或水饮内停。

胁内含肝胆，胁下一般不能扪及肝脏，若扪及肿大的肝脏，或软或硬，多属气滞血瘀，若表面凹凸不平，要警惕肝癌。右胁胀痛，按之热感，手不可按者，为肝痈。疟疾病久，胁下出现肿块，称为疟母。

3. 按腹部　主要了解凉热、软硬度、肿块、胀满、压痛等情况，用以协助疾病的诊断与辨证。

腹壁冷，喜暖者，属虚寒证；腹壁灼热、喜冷者，属实热证。腹部疼痛，喜按者属虚，拒按者属实；按之局部灼热，疼痛剧烈，为内痈。腹部胀满，按之有充实感觉，压痛明显，叩诊声音重浊的，为实满；腹部膨满，但按之虚软，无压痛，叩之作空声的，多属虚满。

腹部高度胀大，如鼓之状，称为鼓胀。可分水鼓与气鼓，采用按法进行鉴别，以手分置腹壁两侧，一手轻拍，另一手可触及波动感，按之如囊裹水者，为水鼓；以手叩之如鼓，无波动感者，为气鼓。

患者自觉心下或胃脘部痞塞不适和胀满的病证，称为痞满。其特点是按之柔软，无压痛者，属虚证；按之较硬，有抵抗感和压痛者，为实证。腹内的结块，或胀或痛的病症，称为积聚。积和聚有区别。痛有定处，按之有形且不移的为积，病属血瘀；痛无定处，按之无形且聚散不定的为聚，病属气滞。左小腹作痛，按之累累，有硬块者，为肠中宿便；右小腹作痛，按之疼痛及反跳痛者，为肠痈。

肿块的按诊要注意其大小、形态、软硬度、活动度、有无压痛、有无灼热等情况。

练一练

腹部肿块，推之不移，痛有定处，多为（　）

A. 瘕聚　　　B. 癥积　　　C. 食积　　　D. 鼓胀　　　E. 痞满

答案解析

（四）按腧穴

按腧穴是按压身体上某些特定穴位，通过这些穴位的变化与反应，来推断脏腑的某些疾病。

按腧穴主要需注意是否出现结节或条索状物，或者出现压痛及敏感反应。肺病患者，可在肺俞穴摸到结节，或在中府穴出现压痛；胃病患者在胃俞和足三里有压痛；肝病患者可见肝俞或期门穴压痛；肠痈患者阑尾穴有压痛。运用时，需结合四诊资料综合分析判断。

药爱生命

东晋学者张湛曾说："夫经方之难精，由来尚矣。"这是因为疾病的病本与外在表现变化多端。古时候没有 B 超、CT 等检测手段，五脏六腑是充盈还是虚损，血脉营卫之气是畅通还是阻塞，单凭眼睛很难看得准，所以，只有用心精细的人，四诊合参，才能体察入微；只有经验丰富，才能对症下药。学医之人一定要广泛深入地探究医学原理，不能一知半解，必须专心勤奋不懈怠，多摸索，多总结，不然害人害己。

答案解析

目标检测

一、单项选择题

1. 主诉最正确的写法是（　　）
   A. 恶寒发热头身痛　　　　B. 口渴不欲饮半月　　　　C. 胸闷、胸痛 5 年
   D. 经常腹泻已多年　　　　E. 发热、咳嗽 3 天

2. 现病史所指的时间范围是（　　）
   A. 当前所有症状出现的时间
   B. 既往史所涉及病痛的时间
   C. 主诉所述症状所定的时间
   D. 医生认为最恰当的时间
   E. 可以没有明确的时间界限

3. 现病史的内容不包括（　　）
   A. 发病情况　　　　B. 病变过程　　　　C. 做过何种诊断
   D. 经过哪些治疗　　E. 过去患过何病

4. 发病的内容不包括（　　）
   A. 发病前有何疾病　　B. 发病的时间、缓急　　C. 发病原因或诱因
   D. 最初的症状表现　　E. 当时做过何种处理

5. 只有通过问诊方可得知的是（　　）
   A. 面赤　　　　B. 汗出　　　　C. 苔白
   D. 头痛　　　　E. 水肿

6. 坐而喜俯者，多为（　　）
   A. 咳喘肺胀　　　　B. 水饮内停　　　　C. 肺虚少气
   D. 肺实气逆　　　　E. 肝火上炎

7. 阳证、热证、实证多表现为（　　）
   A. 卧时面常向内，身重不能转侧
   B. 卧时面常向外，身轻自能转侧
   C. 但卧不得坐，坐则昏眩
   D. 蜷卧缩足，喜加衣被
   E. 鼾声不止，神昏谵语

8. 卧时喜向外，身轻自能转侧多见于（　　）
   A. 阳证、实证、热证　　B. 阴证、寒证、虚证　　C. 气血大虚
   D. 脱血夺气　　　　　　E. 胃气上逆

9. 阴证、寒证、虚证多表现为（　　）
   A. 卧时面常向内，身重不能转侧
   B. 卧时面常向外，身轻自能转侧
   C. 但坐不得卧，卧则气逆
   D. 仰卧伸足，掀去衣被

E. 神昏谵语，鼾声不止

10. 卧时喜向里，身重不能转侧多见于（　　）

A. 阳证、实证、热证　　　B. 阴证、寒证、虚证　　　C. 咳喘肺胀

D. 水饮停于胸腹　　　E. 肝气上逆

二、简答题

1. 如何从咳声辨别病证的寒热虚实性质？

2. 望舌的内容有哪些？

3. 诊舌时的注意事项有哪些？

4. 假神的病情"好转"与重病病情真正好转有何不同？

5. 五种病色各主何病？

6. 问月经情况应了解哪些内容？

7. 问诊的内容主要有哪些？

（周雪峰）

书网融合……

重点回顾　　　微课1　　　微课2　　　微课3　　　微课4　　　习题

第八章 辨 证

📖 **导学情景**

情景描述：患者，女，28岁。半月前足月顺产一女婴，产后即出现头晕、头痛；现患者感头晕目眩较前加重，伴乏力，查体：面色萎黄，口唇指甲淡白，舌淡苔白，脉细弱。

情景分析：妇人生产亡血伤津，瘀血内阻，产后体质特点是多虚多瘀，易寒易热，当针对病情，虚则益补，实则益攻，寒者益温，热者益清。

讨论：该患者当辨证为何种证型？

学前导语：通过该患者的面色、口唇指甲、舌、脉可以看出患者符合血虚证的典型表现，因此，可以辨证为血虚证。

辨证是以中医基本理论为依据，对四诊所收集的症状、体征及其他相关的临床资料进行归纳、总结，综合分析，辨清疾病病因、病性、病位以及邪正之间的关系，最终概括、判断为某种性质的证。辨证为下一步论治提供依据。本章主要介绍八纲辨证、脏腑辨证、气血津液辨证和卫气营血辨证等临床常用辨证。

第一节　八纲辨证 🅔 微课

PPT

八纲辨证是表里、虚实、寒热、阴阳八个辨证纲领，是依据疾病的病因、部位、性质和正邪斗争消长情况，进行分析归纳判断为不同证候的辨证方法。阴阳为八纲的总纲，而八纲辨证又为各种辨证方法的总纲，适用于临床各科。

一、表里辨证

表里辨证是辨别病变部位、病情轻重和病势趋向的一对纲领。表证病变在皮毛、肌腠、经络；里证病变在脏腑、气血、骨髓。病若在表，则病位浅、邪气轻、多为疾病的初期阶段，预后较好；病若在里，则病位深、邪气重，病程较长。

（一）表证

表证是六淫、疫疬等外邪经皮毛、口鼻入侵机体，正气（卫气）抗邪于肌表所表现轻浅证候的概括，多见于外感病初期阶段。特点是起病急、病位浅、病情轻、病程短。临床表现为恶寒、发热、头痛、有汗或无汗，舌苔薄白，脉浮。

因外感邪气性质有寒热的不同，故表证又分为表寒证与表热证（表8-1）。

表8-1　表寒证与表热证的鉴别要点

证候	寒热表现	舌象	脉象
表寒证	恶寒重，发热轻	苔薄白而润	浮紧
表热证	恶寒轻，发热重	苔薄白欠润或薄黄	浮数

（二）里证

里证是病变部位深入于里，脏腑、气血、骨髓等受病所致的一类证候。相对于表证而言，里证的范围广泛，凡非表证、非半表半里证的一切证候均属里证。里证的来源有三：一是外邪袭表，表证未解，内传入里，而成里证；二是外邪直中脏腑而成里证；三是情志内伤，饮食劳倦等，直接损伤脏腑气血，使脏腑气血功能紊乱而表现为里证。里证病因复杂，病变范围广泛，症状繁多，详见脏腑辨证、气血津液辨证中介绍。

👁 看一看

表证与里证的鉴别要点

辨别表证和里证，主要审查患者病证的寒热、舌象和脉象表现。一般来说，外感病中，发热恶寒同时并见的属表证，但发热或但寒不热的属里证；表证舌苔少变化，里证舌苔多有变化；脉浮主表证，脉沉主里证。

总之，凡不属于发热恶寒、脉浮等表证，以及往来寒热、脉弦等半表半里证者，均属里证。

（三）半表半里证

半表半里证指正邪相搏于表里之间的一类特殊证候，表现为寒热往来、胸胁苦满、心烦喜呕、口苦咽干、默默不欲饮食、目眩、脉弦等。半表半里证多见于肝炎和胆道感染等疾病。

二、寒热辨证

寒热辨证是辨别疾病性质的一对纲领，可直接反映人体阴阳的偏胜与偏衰。一般来说，阴胜或阳虚表现为寒证，阳胜或阴虚表现为热证（表8-2）。《素问·阴阳应象大论》曰："阳胜则热，阴胜则寒。"《素问·调经论》曰："阳虚则外寒，阴虚则内热。"即是此意。

（一）寒证

寒证是因外感寒邪、过食生冷或久病阳气受损，致使人体阴胜或阳虚所表现出来的一类证候。表现为恶寒、喜温、口不渴、尿清、便溏、面白、苔白、脉迟或紧等。寒证具有冷、白、稀、润、静的特点，包括表寒、里寒、实寒、虚寒。

（二）热证

热证是外感火热之邪，或外感寒湿等邪郁而化热，或五志过极化火，或过服辛辣温热之品，或素体阳热之气偏亢等引起的机体阴虚阳胜，所表现出来属于热性的一类证候。表现为发热、恶热、喜凉、口渴、尿黄、便结、面赤、苔黄、脉数等。热证具有热、红（黄）、稠、干、动的特点，包括表热、里热、实热、虚热。

表8-2 寒证与热证的鉴别要点

证候	寒热表现	口渴	面色	大小便	舌象	脉象
寒证	恶寒喜热	不渴	苍白	大便稀溏，小便清长	苔淡苔白润	迟或紧
热证	恶热喜寒	渴喜冷饮	红赤	大便燥结，小便短赤	苔红苔黄干	数

三、虚实辨证

虚实辨证是辨别邪正盛衰的一对纲领，反映病变过程中人体正气的强弱和邪气的盛衰（表8-3）。邪气亢盛多表现为实证，正气虚弱多表现为虚证，即《素问·通评虚实论》曰："邪气盛则实，正气夺则虚"。

（一）虚证

虚证是对人体正气虚弱所产生的各种虚弱证候的概括，特点是正气不足，邪气亦不盛。多为先天不足和后天失调所致，但以后天失调为主，如失治误治以及病后失养等所致。一般久病、体弱、老年患者，多为虚证。虚症可分为气虚、血虚、阴虚、阳虚以及脏腑各种不同的虚损，可表现为精神萎靡、面色苍白、肢体乏力、声低气微、疼痛喜按、大便溏薄，或五心烦热、颧红盗汗、心烦失眠、口燥咽干、舌质胖嫩少苔或无苔、脉细无力等。

（二）实证

实证是邪气亢盛，正邪斗争引起的病理反应较为激烈的一类证候的概括，特点是邪气充斥、停聚。多为感受外邪（六淫、疫疠）或内生病邪（痰、饮、水湿、瘀血、脓、宿食、结石等）蓄积所致。一般新病、体质素健及青壮年患者，多为实证。可表现为精神烦乱、声高气粗、身热面赤、胸腹胀满、疼痛拒按、小便短涩或尿时疼痛、大便秘结、舌质苍老、舌苔厚、脉实有力等。

表8-3 虚证与实证的鉴别要点

证候	病程	语声	精神	疼痛	舌象	脉象
虚证	长	声低息微	萎靡	隐痛喜按	嫩舌、少苔	细弱无力
实证	短	声高气粗	亢奋	痛剧拒按	老舌、苔厚	实而有力

四、阴阳辨证

阴阳是八纲辨证的总纲，是概括病症类别的一对纲领。表里、寒热、虚实只能说明疾病的某一方面的特点，要对病情进行全面归纳，让复杂的证候纲领化，就可以用阴阳来概括表里、虚实、寒热六纲。

（一）阴证与阳证

1. 阴证 凡符合阴的一般属性的证候，称为阴证。主要是机体阳气虚衰，阴寒内盛所致，在疾病过程中表现出晦暗、抑制、衰退、沉静、向下、向内的特征，里证、寒证、虚证属于阴证。临床表现为精神萎靡，面色晦暗，身重踡卧，形寒肢冷，大便腥臭、小便清长，舌淡胖嫩，脉沉迟或弱。

2. 阳证 凡符合阳的一般属性的证候，称为阳证。主要是机体阳气亢盛，脏腑功能亢进所致，在疾病过程中表现出明亮、亢进、兴奋、躁动、向上、向外的特征，表证、热证、实证属于阳证。临床表现为面红发热，烦躁，呼吸气粗，口干渴饮，大便秘结、小便短赤，舌质红绛，苔黄黑芒刺，脉浮数。

（二）亡阴证与亡阳证

亡阴证与亡阳证均为疾病危重阶段出现的证候，是最严重的阴虚证和阳虚证（表8-4）。

1. 亡阴证 是指体内阴液大量耗损或丢失，阴液严重亏乏而欲竭的危重证候。表现为肌肤灼热、虚烦躁扰，面赤唇焦，汗出如油，汗热味咸，渴喜冷饮，舌干红，脉细数疾，按之无力。

2. 亡阳证 是指机体阳气极度消耗，以致阳气欲脱的危重证候。表现为手足厥冷，肤冷气微，面色苍白，冷汗淋漓，不渴喜热饮，舌淡黯，脉微欲绝，按之无力。

表8-4 亡阴证与亡阳证的鉴别要点

证候	面色	汗	口渴	肌肤	四肢	舌象	脉象
亡阴证	面赤	汗出如油味咸	渴喜冷饮	热	烦热	红而干	脉细数疾
亡阳证	苍白	冷汗淋漓味淡	不渴喜热饮	冷	厥冷	淡而润	脉微欲绝

八纲辨证中的各证候，都不是孤立、绝对对立、静止不变的，而是互相联系、相互交错的。如表证与里证，既有属寒、属热的区别，又有实与虚的不同；热证与寒证，是在表还是在里，在区别病变部位的前提下，又有虚实之差异。此外，在一定条件下，表里、寒热、虚实是可以相互转化的，如由表证入里、由里证出表、寒证化热、热证化寒、虚证转实、实证转虚等。当疾病发展到严重阶段，病势趋于极点时，还会出现真寒假热、真热假寒等与疾病本质相反的假象。总之，疾病是千变万化的，八纲辨证须灵活使用。

第二节 脏腑辨证

PPT

脏腑辨证是根据脏腑生理功能、病理表现，运用四诊收集的病情资料，进行综合分析，以推究病因病机，判断疾病所在的脏腑部位、性质以及正邪盛衰等的一种辨证方法。简言之，即以脏腑为纲，对疾病进行辨证。脏腑辨证主要用于内伤杂病的辨证，是中医辨证体系的重要组成部分，也是临床各科的诊断基础。

一、心与小肠病辨证

心主血脉，主藏神；小肠具有分清泌浊、传化物的功能。心与小肠相表里。心病的常见症状为心悸怔忡、心烦、心痛、失眠多梦、健忘、神志不清、谵语等。小肠病的常见症状为小便短赤、灼痛等。

（一）心气虚证、心阳虚证与心阳暴脱证

心气虚证、心阳虚证与心阳暴脱证是以心阳气虚衰、功能减退以及阳气暴脱所表现的证候，以心悸怔忡、胸闷气短与气虚、阳虚暴脱症状为辨证要点（表8-5）。

1. 心气虚证 是心气不足，推动无力所致的证候，表现为心悸怔忡、胸闷气短、自汗神疲，活动后诸证加重，面白、舌淡、脉虚。

2. 心阳虚证 是心阳虚衰，温运失司，虚寒内生所致的证候，表现为心悸怔忡，胸闷憋痛，神疲乏力，畏寒肢冷，气短自汗，面色㿠白，舌淡胖，苔白滑，脉微细或结代。多由心气虚发展而来。

3. 心阳暴脱证 是心阳衰极的表现，属于危重证候。表现为突然大汗淋漓，四肢厥冷，神志不清，面色苍白，呼吸微弱，口唇青紫，舌淡或紫黯，脉微欲绝。心阳暴脱证是在心阳虚证基础上出现虚脱亡阳的症状。

表8-5 心气虚证、心阳虚证与心阳暴脱证的鉴别要点

证候	相同点	不同点
心气虚证	心悸怔忡、胸闷气短、自汗神疲，活动后诸证加重	面色淡白，舌淡苔白，脉虚
心阳虚证		畏寒肢冷，心痛，面色㿠白或灰暗，舌淡胖苔白滑，脉微细
心阳暴脱证		突然大汗淋漓，四肢厥冷，神志不清，面色苍白，呼吸微弱，口唇青紫，舌淡或紫黯，脉微欲绝

（二）心血虚证与心阴虚证

1. 心血虚证 是心血不足，心神失养所致的证候，表现为心悸怔忡，失眠多梦，眩晕，健忘，面色苍白或萎黄，口唇爪甲色淡，脉细弱无力。

2. 心阴虚证 是心阴亏损，心神失养，虚热内扰所致的证候，表现为心悸怔忡，五心烦热，潮热盗汗，失眠多梦，口干咽燥，舌红苔少，脉细数（表8-6）。

表8-6 心血虚证与心阴虚证的鉴别要点

证候	相同点	不同点
心血虚证	心悸怔忡、失眠多梦	血虚症状：面色苍白或萎黄，口唇爪甲色淡，脉细弱无力等
心阴虚证		阴虚症状：五心烦热，潮热盗汗，舌红苔少，脉细数等

（三）心火亢盛证

心火亢盛证是心火内炽，扰乱神明，迫血妄行的实热证候，以心烦口渴，面赤，便秘溲赤，舌尖红绛与实热症状为辨证要点。表现为心烦失眠，面赤身热，口渴，便秘溲赤，舌尖红绛，苔黄，脉数；或口舌赤烂疼痛，或小便赤涩灼痛，或见吐血、衄血，甚则狂躁谵语，神识不清。

（四）心脉痹阻证

心脉痹阻证是某些致病因素痹阻于心，脉络不通所致的证候，以胸骨后憋闷疼痛，痛引肩背或手臂，时发时止为辨证要点。若痛如针刺，胸闷较甚，兼见舌紫暗或有瘀斑、紫点，脉细涩或结代，为瘀阻心脉；若胸闷痛，身重困倦，痰多体胖，舌苔白腻，脉沉滑者，为痰阻心脉；若疼痛剧烈，突然发作，遇寒加重，得温痛减，伴畏寒肢冷，舌淡苔白，脉沉迟或沉紧，为寒凝心脉；若疼痛且胀，胁胀，善太息，脉弦，发作多与情绪变化有关，多为心脉气滞（表8-7）。

表8-7 心脉痹阻瘀、痰、寒、气的鉴别要点

证候	相同点	不同点
心脉痹阻证	心悸怔忡、胸骨后憋闷疼痛，痛引肩背或手臂，时发时止	瘀阻心脉：痛如针刺，舌紫暗见瘀斑、紫点，脉细涩
		痰阻心脉：胸闷痛，身重困倦，痰多体胖，舌苔白腻，脉沉滑
		寒凝心脉：疼痛剧烈，遇寒加重，得温痛减，畏寒肢冷，舌淡苔白，脉沉迟或沉紧
		心脉气滞：疼痛且胀，善太息，脉弦，发作多与情绪变化有关

（五）痰蒙心窍证

痰蒙心窍证是痰浊蒙蔽心包，以神志异常为主症的证候，以神志不清，喉间痰鸣，舌苔白腻为辨证要点。表现为意识模糊，言语不清，甚则昏不知人；或精神抑郁，举止失常，表情淡漠，神志痴呆，喃喃自语；或突然昏仆，不省人事，喉间痰鸣，口吐涎沫，手足抽搐，两目上视，口中如猪羊叫声；兼见面色晦滞，胸闷呕恶，舌苔白腻，脉滑。

（六）小肠实热证

小肠实热证是心火下移小肠，小肠邪热炽盛的证候，以心火热炽，小便赤涩灼痛为辨证要点。表

现为口舌生疮，心烦口渴，小便赤涩，尿道灼痛，或尿血，舌红苔黄，脉数。

二、肺与大肠病辨证

肺居胸中，与大肠互为表里。肺主气司呼吸，主宣发肃降，通调水道；大肠主传导、排泄糟粕。肺病常见症状为咳嗽，气喘，胸痛，咯血等。大肠病常见症状为便秘与泄泻。

（一）肺气虚证

肺气虚证是肺气不足，卫外不固，宣降无力所致的虚弱证候，以咳喘无力、气短和全身功能活动减弱为辨证要点。表现为咳喘无力，气短，动则益甚，咳痰清稀，面色淡白，声低气怯，或有自汗畏风，易于感冒，神疲体倦，舌淡苔白，脉虚弱。

（二）肺阴虚证

肺阴虚证是肺阴不足，虚热内生所致的证候，以干咳、痰少难咯、潮热盗汗为辨证要点。表现为干咳无痰，或痰少而黏，不易咳出，或痰中带血，口咽干燥，声音嘶哑，形体消瘦，五心烦热，或午后潮热，盗汗，颧红，舌红少津，脉细数。

（三）外邪袭肺证

外邪袭肺证是风寒、风热、燥邪侵袭肺，肺卫失宣所致的证候。风寒袭肺表现为咳嗽，咳痰清稀色白，微有恶寒发热，或见身痛无汗，鼻塞，流清涕，舌苔薄白，脉浮紧，以咳嗽，咳痰清稀兼见风寒表证为辨证要点；风热袭肺表现为咳嗽，咳痰黄稠，鼻塞，流黄浊涕，发热，微恶风寒，或咽痛，口微渴，舌尖红，苔薄黄，脉浮数，以咳嗽，咳痰黄稠兼见风热表证为辨证要点；燥邪犯肺表现为干咳无痰，或痰少而黏，难以咳出，或咳时胸痛、痰中带血，并伴口、鼻、唇、咽干燥，或见鼻衄，便干尿少，或发热，微恶风寒，无汗或少汗，苔薄而干燥，脉浮数或浮紧，以干咳少痰，口、鼻、唇、咽干燥等症状为辨证要点。

（四）痰湿阻肺证

痰湿阻肺证是痰湿阻滞于肺，肺失宣降所致的证候，以咳嗽痰多，质黏色白易咯等症状为辨证要点。表现为咳嗽，痰多色白，质黏易咯，或痰鸣气喘，胸闷，舌淡苔白腻，脉滑。

（五）痰热壅肺证

痰热壅肺证是痰热交结，壅塞于肺，肺失宣肃所致的证候，以咳嗽，痰黄稠量多，或咳腥臭脓血痰和里实热症状为辨证要点。表现为咳喘，呼吸气粗，甚则鼻煽，壮热，胸痛，痰黄稠量多，或咳腥臭脓血痰，大便秘结，小便黄赤，舌红苔黄腻，脉滑数。

（六）大肠湿热证

大肠湿热证是湿热下注于大肠，大肠传导失司所致的证候，以便次增多，或下痢赤白脓血，或下黄色稀水与湿热内阻症状为辨证要点。表现为腹痛，里急后重，下痢赤白脓血，或腹泻不爽，粪质黏稠腥臭，或暴注下迫，色黄而臭，伴有身热口渴，小便短赤，舌红苔黄腻，脉滑数或濡数。

（七）大肠实热证

大肠实热证是邪热与糟粕互结于大肠所致的实热证，以便秘，或热结旁流，小便短赤，舌红苔黄而焦燥为辨证要点。表现为日晡潮热或壮热，腹满胀痛拒按，口渴，大便秘结，或热结旁流，小便短赤，舌红苔黄而焦燥，脉沉实而有力。

练一练

患者，男，49岁。反复咳嗽，痰中带血2个月。现证见咳嗽阵作，痰中带血，伴见胸痛，盗汗，腰酸耳鸣，两颧潮红，身体消瘦，口干咽燥，舌红少苔，脉细数。

试分析该患者为何证候？

答案解析

三、脾与胃病辨证

脾居中焦，与胃互为表里。脾主运化，主统血，主升清；胃为水谷之海，主受纳腐熟水谷，以降为顺。脾病常见症状为食欲不振、腹满、便溏、内脏下垂、出血等。胃病常见症状为脘痛、恶心、呕吐、嗳气、呃逆等。

（一）脾胃气虚证

脾胃气虚证是脾气不足，运化失司所致的证候，以纳少腹胀，便溏与气虚症状为辨证要点。表现为纳少腹胀，面色萎黄，倦怠乏力，或浮肿，或消瘦，大便稀溏，舌质淡有齿痕，苔白，脉濡无力。

（二）中气下陷证

中气下陷证是脾气虚弱，清阳不升所致的证候，以脘腹坠胀、内脏下垂与脾虚症状为辨证要点。表现为脘腹坠胀，或便意频数，肛门重坠，或久泻久痢不止，甚或脱肛，或小便混浊如米泔，或子宫下垂，伴有头晕目眩，肢体倦怠，声低懒言，舌淡苔白，脉弱。

（三）脾不统血证

脾不统血证是脾气虚弱，不能统摄血液致慢性出血的证候，以各种出血及脾虚症状为辨证要点。表现为齿衄、便血、尿血、肌衄，或妇女月经过多、崩漏等，伴面色萎黄，气短懒言，神疲乏力，食少便溏，舌淡苔白，脉细无力。

（四）脾阳虚证

脾阳虚证是脾胃阳气亏损，不得温运，阴寒内生所致的里虚寒证，以食少腹胀、便溏与虚寒症状为辨证要点。表现为脘腹隐痛，喜温喜按，形寒肢冷，食少腹胀，大便稀薄，甚则完谷不化，面白少华，口淡不渴，或肢体浮肿，或妇女带下清稀量多，舌体淡胖或有齿痕，苔白滑，脉沉迟弱。

（五）寒湿困脾证

寒湿困脾证是寒湿内盛，困遏脾阳，脾失健运所致的证候，以脘腹痞胀、头身困重、纳呆便溏和寒湿中阻症状为辨证要点。表现为纳呆，泛恶欲吐，脘腹胀闷，腹痛便溏，头身困重，口淡不渴，或肢体浮肿，小便不利，或身目发黄、色晦暗，或妇女带下量多，舌淡胖，苔白滑或白腻，脉濡缓或沉细。

（六）湿热蕴脾证

湿热蕴脾证是湿热内蕴中焦，脾失健运所致的证候，以脘腹痞闷、纳呆呕恶与湿热内蕴症状为辨证要点。表现为纳呆呕恶，口中黏腻，脘腹痞闷胀满，肢体困重，渴不多饮，或身热不扬，汗出热不退，或面目、肌肤发黄，黄色鲜明，或皮肤发痒，便溏不爽，小便短赤，舌红苔黄腻，脉濡数或滑数。

（七）食滞胃脘证

食滞胃脘证是饮食不化，停滞于胃脘，胃失和降所致的证候，以胃脘部胀痛、嗳腐吞酸为辨证要点。表现为胃脘部胀痛，拒按，厌食嗳气，或呕吐酸腐食物，吐后觉舒，或腹痛肠鸣，排便不爽，粪便臭秽如败卵，或大便秘结，舌苔厚腻，脉滑。

（八）胃热炽盛证

胃热炽盛证是火热壅滞于胃，胃失和降所致的证候，以胃脘灼痛、消谷善饥与实热症状为辨证要点。表现为胃脘灼痛，拒按，渴喜冷饮，或见口臭，或消谷善饥，或牙龈肿痛溃烂，齿衄，小便短黄，大便秘结，舌红苔黄，脉滑数。

（九）胃阴虚证

胃阴虚证是胃阴不足，胃失濡降所致的证候，以胃脘隐隐灼痛、饥而不欲食和阴虚症状为辨证要点。表现为胃脘隐隐灼痛，时作时止，似饥而不欲食，或干呕呃逆，或胃脘嘈杂，或脘痞不舒，口燥咽干，小便短少，大便干结，舌红少津，脉细而数。

四、肝与胆病辨证

肝与胆互为表里。肝主疏泄，主藏血；胆主贮存和排泄胆汁以助消化。肝病常见症状为胸胁或少腹胀痛，精神抑郁，急躁易怒，头晕目眩，肢体震颤，四肢抽搐及月经不调等。胆病常见症状为口苦、黄疸、惊悸失眠等。

（一）肝气郁结证

肝气郁结证是肝气不得升发，气机郁滞所致的证候，以情志抑郁易怒、肝经循行部位胀闷串通为辨证要点。表现为情志抑郁，或急躁易怒，胸胁少腹胀闷或窜痛，喜太息，或自觉咽中有物吐之不出，咽之不下，或颈部瘿瘤，或妇女乳房作胀结块，月经不调、痛经、闭经，脉弦。

（二）肝火上炎证

肝火上炎证是肝火炽盛，肝经气火上逆所致的证候，以肝经循行部位表现实火症状为辨证要点。表现为急躁易怒，不眠或噩梦纷纭，面红目赤，头痛眩晕，胁肋疼痛，耳鸣耳聋，甚至吐血、衄血，口苦，苔黄，脉弦数。

（三）肝阳上亢证

肝阳上亢证是肝肾阴虚，阴不制阳，肝阳上亢所致的证候，以眩晕耳鸣、头目胀痛、头重足飘为辨证要点。表现为头胀头痛，面红目赤，眩晕耳鸣，急躁易怒，失眠或多梦，头重足轻，腰膝酸软，或五心烦热，面部烘热，舌红少津，脉弦有力或弦细数。

（四）肝血虚证

肝血虚证是肝血亏虚，机体失养所致的证候，以筋脉、爪甲、两目血虚失养与血虚症状为辨证要点。表现为两目干涩、视力减退或夜盲，眩晕耳鸣，面色淡白无华或萎黄，手足麻木震颤，或筋脉拘急，爪甲不荣，月经量少、色淡或闭经，唇舌色淡，苔薄，脉细。

（五）肝阴虚证

肝阴虚证是肝阴亏虚，阴不制阳，虚火内生所致的证候，以目涩、胁肋灼痛、手足蠕动和阴虚症状为辨证要点。表现为眩晕耳鸣，两目干涩、疼痛，口干舌燥，面部烘热，胁肋灼痛，或五心烦热，或潮热盗汗，或手足蠕动舌红少津，脉弦细数。

（六）肝风内动证

肝风内动证是在肝肾阴血亏虚、肝阳上亢的基础上，患者出现眩晕欲仆、震颤、抽搐等"动摇不定"特征的证候。表现为头痛头摇，眩晕欲仆，肢体振颤，项强肢麻，或突然昏倒，兼见神志模糊，半身不遂，语言不清，口眼歪斜，甚至昏迷，舌红，脉弦数有力（表8-8）。临床常见有肝阳化风、热极生风、阴虚生风和血虚生风四种。

表8-8 肝风内动四证的鉴别要点

证别	性质	病因病机	主症特点	兼症	舌脉
肝阳化风	实证	肝肾阴虚 肝阳失潜	眩晕欲仆，项强言謇，肢麻；或卒然昏倒，不省人事，口眼歪斜	头痛项强，手足麻木，步履不正	舌红苔白或腻，脉弦有力
热极生风	实证	邪热炽盛 燔灼肝经	手足抽搐，颈项强直，角弓反张，两目上视，牙关紧闭	高热神昏 躁扰如狂	舌红绛 脉弦数有力
阴虚动风	虚证	阴液亏虚 筋脉失养	眩晕，手足震颤或蠕动	五心烦热、潮热盗汗、口燥咽干	舌红少津 脉弦细数
血虚生风	虚证	血液亏虚 筋脉失养	眩晕，肢体震颤麻木，屈伸不利，肌肉瞤动	耳鸣，面白，爪甲不荣	舌淡苔白 脉弦细

（七）肝胆湿热证

肝胆湿热证是湿热内蕴肝胆，疏泄失职所致的病证，以胁肋胀痛灼热、纳差、小便黄为辨证要点。表现为口苦，纳差，恶心呕吐，腹胀，胁肋胀痛灼热，或胁下有痞块按之疼痛，身黄，色鲜明如橘，目黄，小便黄，发热，大便或闭或溏，舌红，苔黄腻，脉弦数或弦滑。

五、肾与膀胱病辨证

肾与膀胱互为表里。肾藏精，主水，主纳气，主一身之阴阳；膀胱主贮存和排泄尿液。肾病的常见症状为腰膝酸软或痛，耳鸣耳聋，齿摇发脱，呼多吸少，阳痿，遗精，精少，女子经少，经闭，水肿等。膀胱病的常见症状为尿频、尿急、尿痛、尿闭以及遗尿小便失禁等。

（一）肾阳虚证

肾阳虚证是肾阳气亏虚，失于温煦，虚寒内生所致的证候，以腰膝酸冷而痛，全身功能低下和阳虚症状为辨证要点。表现为腰膝酸冷而痛，形寒肢冷，下肢为甚，面色㿠白或黧黑，神疲乏力，或久泄不止、完谷不化、五更泄泻，或男子阳痿、早泄、滑精、精冷，或女子性欲低下、宫寒不孕，或小便频数清长、夜尿频多，舌淡苔白，脉沉细无力，两尺为甚。

（二）肾阴虚证

肾阴虚证是肾阴不足，失于濡养，虚火上扰所致的证候，以腰膝酸软或疼痛、眩晕耳鸣、遗精、经少和阴虚症状为辨证要点。表现为眩晕耳鸣，失眠或多梦，腰膝酸软或疼痛，咽干舌燥，形体消瘦，潮热盗汗，五心烦热，女子经少、经闭，男子阳强易举，遗精早泄，舌红苔少，脉细数。

（三）肾精不足证

肾精不足证是肾精亏损，髓海空虚，以生长发育以及生殖功能低下为主要表现的证候。表现为小儿发育迟缓，囟门迟闭，身材矮小，骨骼痿软，智力低下，成人未老先衰，健忘恍惚，反应迟钝，发脱齿摇，耳鸣耳聋，性功能减退，男子精少不育，女子经闭不孕，舌淡，脉虚弱。肾精不足证以生长发育迟缓，生殖功能减退和成人早衰为辨证要点。

（四）肾气不固证

肾气不固证是肾气不足，下元失固所致的证候，以腰膝酸软，小便、精关、经带、胎气不固为辨证要点。表现为神疲乏力，腰膝酸软，小便频数清长，夜尿增多，甚或小便失禁、遗尿，女子带下清稀、胎动易滑，男子滑精早泄，舌淡苔白，脉沉细弱。

（五）肾虚水泛证

肾虚水泛证是肾阳虚衰，气化失权，水液泛滥所致的证候，以水肿下肢为甚、尿少、畏冷肢凉等为辨证要点。表现为身体浮肿，腰以下为甚，按之没指，腰膝冷痛，形寒肢冷，腹部胀满，或心悸气短，或咳嗽气喘，痰涎清稀，不得平卧，舌淡胖有齿痕，苔白滑，脉沉迟无力。

（六）膀胱湿热证

膀胱湿热证是湿热下注，蕴结膀胱，膀胱气化不利所致的证候，以尿频、尿急、尿痛、尿黄为辨证要点。表现为尿频、尿急，尿涩量少，尿道灼痛，小便黄赤混浊，或尿血，或尿有砂石，小腹胀痛，或伴有发热、腰部胀痛，或少腹拘急，或心烦，舌红，苔黄腻，脉滑数。

六、脏腑兼病辨证

（一）心肾不交证

心肾不交证是心肾阴虚火旺，水火既济失调所致的证候，以心烦、心悸，不寐，腰酸和心火亢盛、肾阴亏虚症状为辨证要点。表现为心烦少寐，惊悸多梦，健忘，头晕耳鸣，口咽干燥，腰膝酸软，或潮热盗汗，或遗精，五心烦热，舌红少苔或无苔，脉细数。

（二）心脾两虚证

心脾两虚证是心血不足，脾虚气弱所致的证候，以心悸失眠、面色萎黄、神疲食少、腹胀便溏和慢性出血为辨证要点。表现为心悸怔忡，头晕健忘，失眠多梦，面色萎黄，倦怠乏力，食欲不振，腹胀便溏，或见皮下出血，女子月经量少色淡，淋漓不尽，舌质淡嫩，脉细弱。

（三）心肝血虚证

心肝血虚证是心肝两脏血亏，心神及所主官窍组织失养所致的证候，以心悸健忘、目筋爪甲失养和血虚症状为辨证要点。表现为头晕目眩，两目干涩，视物模糊，心悸健忘，失眠多梦，面白无华，爪甲不荣，或肢体麻木，震颤拘挛，或女子月经量少色淡，甚则经闭，舌淡白，脉细。

（四）心肾阳虚证

心肾阳虚证是心肾两脏阳气虚弱，失于温煦，阴寒内盛所致的证候，以心悸怔忡，肢体浮肿与虚寒症状为辨证要点。表现为心悸怔忡，面色苍白，畏寒肢冷，腰膝酸软冷痛，或肢体浮肿，下肢为甚，小便不利，唇甲青紫，舌淡紫，苔白滑，脉沉弱。

（五）脾肺气虚证

脾肺气虚证是脾肺气虚，脾失健运，肺失宣降所致的证候，以咳喘、纳少、腹胀便溏与气虚症状为辨证要点。表现为食欲不振，腹胀便溏，面白无华，乏力少气，声低懒言，气短而喘，久咳不止，或咳痰清稀量多，或见面浮肢肿，舌质淡，苔白滑，脉细弱。

（六）肺肾阴虚证

肺肾阴虚证是肺肾两脏阴液亏虚，虚火内扰所致的证候，以久咳痰血、腰膝酸软与阴虚症状为辨证要点。表现为咳嗽少痰，或痰中带血，口燥咽干，或声音嘶哑，或见骨蒸潮热，盗汗颧红，形体消瘦，腰膝酸软，男子遗精，女子月经不调，舌红少苔，脉细数。

（七）肝火犯肺证

肝火犯肺证是肝火上逆犯肺，肺失清肃所致证候，亦称木火刑金，以胸胁灼痛，急躁易怒，目赤口苦，咳嗽为辨证要点。表现为咳嗽阵作，甚则咳血，痰黄稠黏，急躁易怒，头胀头晕，胸胁灼痛，面红目赤，烦热口苦，舌红，苔薄黄，脉象弦数。

（八）肝脾不调证

肝脾不调证是肝郁乘脾，脾失健运所致的证候，又称肝郁脾虚证，以胸胁胀满窜痛、纳呆腹胀、便溏为辨证要点。表现为情志抑郁，或急躁易怒，纳呆腹胀，胸胁胀满窜痛，善太息，便溏不爽，或腹痛欲泻，泻后痛减，或大便溏结不调，舌苔白，脉弦或缓弱。

（九）肝胃不和证

肝胃不和证是肝失疏泄，横逆犯胃，胃失和降所致的证候，又称肝气犯胃证、肝胃气滞证，以脘胁胀痛、嗳气、吞酸为辨证要点。表现为胃脘、胁肋胀痛，或为窜痛，纳呆，呃逆嗳气，吞酸嘈杂，情绪抑郁，或烦躁易怒，善太息，舌苔薄白或薄黄，脉弦或弦数。

（十）脾肾阳虚证

脾肾阳虚证是脾肾阳气亏虚，温化失权，阴寒内生所致的证候，以腰膝或下腹冷痛、久泄久痢、浮肿与虚寒症状为辨证要点。表现为形寒肢冷，面色㿠白，腰膝或下腹冷痛，久泄久痢，或五更泄泻，完谷不化，粪质清稀，或面浮身肿，小便不利，甚则腹胀如鼓，舌质淡胖，舌苔白滑，脉沉迟无力。

❤ 药爱生命

祛寒娇耳汤

传闻饺子的出现和张仲景施药治病有莫大的渊源。

张仲景从长沙辞官告老还乡，在家乡白河岸边，见很多穷苦百姓忍饥受寒，耳朵都冻烂了，于是仿照在长沙施药救人的办法，命弟子在南阳东关的一块空地上搭起医棚、架起大锅，在冬至那天开始，向穷人舍药治伤。张仲景将所施之药命名为祛寒娇耳汤，该汤是用羊肉、辣椒和一些祛寒药材在锅里煮好后，再捞出来切碎，用面皮包成耳朵状的"娇耳"，下锅煮熟。张仲景让徒弟给每人一碗汤，2个"娇耳"，人们吃了"娇耳"，喝了汤，浑身发暖，两耳生热，再也没人把耳朵冻伤了。

人们称这种食物为"饺耳""饺子"，在冬至和年初一时吃，以纪念张仲景开棚舍药和治愈病人的日子。从此，饺子逐渐成为了人们喜爱的食物之一。

第三节 其他辨证

PPT

一、气血津液辨证

气血津液辨证是运用气血津液的相关理论，分析气、血、津液的病变，辨认其证候的辨证方法。气血津液本身是脏腑功能活动的物质基础，而其生成及运行又有赖于脏腑的功能活动，故气血津液病变与脏腑病变相互影响，气血津液辨证应与脏腑辨证互参。

（一）气病辨证

1. 气虚证 是全身或局部气的减少，脏腑组织功能减退所致的证候，以全身机能活动低下的表现为辨证要点。表现为少气懒言，神疲乏力，自汗，头晕目眩，活动后诸症加剧，舌淡苔白，脉虚无力。各脏腑的气虚证还有其各自的特定表现，参见脏腑辨证。

2. 气陷证 是气虚而升举无力，清阳下陷所致的证候，以内脏下垂及气虚症状为辨证要点。表现为头晕目眩，少气倦怠，久泄久痢，腹部有坠胀感，子宫脱垂或脱肛，舌淡苔白，脉弱。

3. 气滞证 是人体全身或某一脏腑、部位气机阻滞，运行不畅所致的证候，以胀痛、闷痛为辨证要点。表现为局部或全身的胀、闷、痛等自觉症状，且症状时轻时重，走窜不定，按之无形，叩之如鼓，随情绪变化加重或减轻，脉多弦，舌苔可无明显变化。

4. 气逆证 是气机升降失常，下降不及或升发太过，逆而向上所致的证候，以咳喘或呕吐、呃逆等为突出表现。临床以肺胃之气上逆和肝气升发太过的病变为多见。肺气上逆，则表现为咳嗽喘息；胃气上逆，则表现为呃逆、嗳气、恶心、呕吐；肝气上逆，则表现为头痛、眩晕、昏厥、呕血。

5. 气脱证 是元气衰微而气欲外脱的危急证候、病势危重、气息微弱、汗出不止、脉微等为主要表现。表现为呼吸微弱不规则，大汗不止，口开目合，神情淡漠或者昏聩无知，手撒身软，二便失禁，面色苍白。气脱为全身功能极度衰竭的病理变化，若不能及时抢救，便会气绝身亡。

6. 气闭证 是人体某些脏腑及其官窍闭塞不通所致的危急证候，以突发昏厥或绞痛、二便闭塞、息粗为辨证要点。表现为突然昏仆或者神昏，喘急窒息，四肢厥冷，胸闷腹胀，头胸腰腹等处剧痛或者绞痛，二便不通，舌暗苔厚，脉沉实或涩。

（二）血病辨证

临床中常见的证候有血虚证、血瘀证、血热证及血寒证。

1. 血虚证 是血液亏虚，脏腑百脉失养所致的证候，以体表肌肤黏膜组织呈现淡白以及全身虚弱为辨证要点。表现为面白无华或萎黄，唇甲色淡，头晕目眩，心悸失眠，手足发麻，妇女经血量少色淡，经期错后或闭经，舌淡苔白，脉细无力。相关脏腑血虚证还须参见脏腑辨证。

2. 血瘀证 是瘀血内阻所致的证候，以痛如针刺，痛有定处，拒按，肿块，唇舌紫暗，脉涩为辨证要点。表现为疼痛如针刺刀割，痛有定处，伴有肿块或出血，面色黧黑或肌肤甲错，持续低热，唇甲青紫，妇女月经后期，血色紫黑有块甚则痛经，舌紫暗或有瘀斑瘀点，脉细涩或结代。

3. 血热证 是脏腑火热炽盛，侵入血分，迫血妄行所致的证候，以出血和热象为辨证要点。表现为身热夜甚，各种急性出血症，如咳血，吐血，衄血，尿血，月经量多、崩漏等，舌红绛，脉滑数。

4. 血寒证 是寒邪凝滞局部脉络，血行不畅所致的证候，以手足局部疼痛、肤色紫暗及阴寒内盛为辨证要点。表现为面色苍白，肢体局部冷痛，麻木，得温痛减，少腹冷痛，月经后期，血色紫黑有块甚则痛经，舌淡紫，脉沉迟或弦涩。

（三）津液病辨证

津液输布、排泄失常，津液不足是其基本的病理变化。

1. 津液不足证 是津液亏少，不得濡润滋养脏腑、组织、形体、官窍所致的以干燥为特征的证候。表现为口渴咽干，唇燥而裂，皮肤干枯无泽，大便干结，小便短少，舌红少津，脉细数。

2. 津液停聚证 是水液输布，排泄障碍所致的痰饮水肿等证候。津液内停证多由于肺、脾、肾三脏功能失调，导致形成痰、饮、水、湿等病理产物，进而形成痰证、饮证，水停证和内湿证。

（1）水肿 是体内水液停聚，泛滥肌肤所致的面目、肢体、胸腹甚至全身浮肿的证候。临床辨证首先区分阳水与阴水。

若眼睑先肿，继而头面、四肢、胸腹，继则遍及全身，来势迅速，小便短少，皮肤薄而光亮；或兼咽喉肿痛，舌红，脉象浮数；或全身水肿，来势较缓，按之没指，肢体沉重而困倦，脘闷纳呆，呕恶欲吐，舌苔白腻，脉沉；或兼恶寒发热，无汗，舌苔薄白，脉象浮紧，为阳水。阳水以发病急，来势猛，先见眼睑头面，上半身肿甚者为辨证要点。

若身肿以腰以下为甚，按之凹陷不易恢复，纳呆食少，脘闷腹胀，面色㿠白，神疲肢倦，大便溏稀，小便短少，舌淡，苔白滑，脉沉缓；或水肿日益加剧，小便不利，四肢不温，畏寒神疲，腰膝冷痛，面色白，舌淡胖，苔白滑，脉沉迟无力，为阴水。阴水以发病缓，来势徐，水肿先从足部开始，腰以下肿甚者为辨证要点。

（2）痰饮 是脏腑功能失调，水液代谢障碍、停滞所产生的痰和饮停聚于局部所致的证候。

痰证表现为咳嗽咳痰，痰质黏稠，纳呆呕恶，胸脘满闷，头晕目眩，或喉中痰鸣，神昏癫狂，或肢体麻木，或瘰疬、瘿瘤、乳癖、痰核等，舌苔白腻，脉滑。

饮证表现为咳嗽气喘，痰多清稀，甚或倚息不能卧，胸闷心悸，或脘腹痞胀，水声漉漉，泛吐清水，或小便不利，头晕目眩，肢体浮肿，沉重酸困，苔白滑，脉弦。

（3）内湿证　是脾失健运，津液停聚产生的呈渗透、弥散状态的无形之邪，停滞于脾、胃、胸腹、肠等所致的证候。表现为脘腹痞胀，食少纳呆，恶心呕吐，口淡不渴、或渴而不欲饮，肢体沉重，嗜卧思睡，肠鸣泄泻，小便短少，或下肢微肿，痰涎、带下量多而质稠浊，苔白腻，脉濡缓。病程长，病势缠绵。

（四）气血津液兼病辨证

1. 气血两虚证　是气虚与血虚同时存在的证候，以面色淡白或萎黄、心悸气短、眩晕乏力伴气血亏虚为辨证要点。表现为头晕目眩，少气懒言，自汗乏力，心悸失眠，面色淡白或萎黄，舌淡而嫩，脉细弱。

2. 气虚血瘀证　是气虚运血无力，血液瘀滞于体内所致的证候，以乏力、气短、局部青紫肿硬、刺痛或瘫痪，舌淡紫或有瘀点瘀斑为辨证要点。表现为面色淡白或晦滞，少气懒言，身倦乏力，疼痛常见于胸胁，刺痛、痛处固定不移、拒按，舌淡暗或有紫斑，脉沉涩。

3. 气不摄血证　是气虚而不能统摄血液所致的气虚与失血并见的证候，以慢性出血与面白气短、乏力、舌淡脉弱同见为辨证要点。表现为吐血、便血、皮下瘀斑，崩漏，面色白而无华，气短，倦怠乏力，舌淡，脉细弱。

4. 气随血脱证　是大出血时阳气虚脱所致的证候，以大出血的同时，出现气少息微、四肢厥冷、大汗淋漓、神情淡漠或昏聩等气脱征象为辨证要点。表现为大出血时突然四肢厥冷、面色苍白、大汗淋漓，甚至晕厥，舌淡，脉微细欲绝，或浮大而散。多为肝、胃、肺等脏器本有宿疾而致脉道突然破裂，或外伤、妇女崩中、分娩等引起。

5. 气滞血瘀证　是气滞不行，血运障碍所致的既有气滞又有血瘀的证候，以局部胀满、刺痛、拒按，面色晦暗、舌紫或有瘀斑，脉弦涩伴有气滞见症为辨证要点。表现为胸胁胀满走窜疼痛，或痞块刺痛拒按，性情急躁，妇女乳房胀痛、经闭或痛经，经色紫暗夹有血块等症，舌质紫暗或有紫斑，脉弦涩。

6. 气随津脱证　指津液大量丢失，气失其依附而随津液外泄，以致暴脱亡失所致证候，以伴随津液外出的同时出现了气脱证为辨证要点。表现为在大汗不止、尿频清长的同时兼见面色苍白、气息低微、气脱证等。

7. 津血俱亏证　指津液亏虚证和血虚证同时存在的证候，以孔窍干燥、尿少渴饮和面唇色淡、眩晕心悸，舌淡，脉细为辨证要点。表现为口、鼻、咽干或燥裂，形体消瘦、舌淡嫩而干瘦、细数无力等。

8. 痰瘀互结证　痰浊与瘀血相互纠结而停于人体局部所致的证候，以起病缓慢、缠绵难愈，肿块坚硬难消，持续性疼痛而拒按不移，舌质暗，苔厚腻，脉弦滑为辨证要点。表现为局部肿块坚硬难消或局部持续性胀痛、刺痛，舌淡紫或有瘀斑、苔厚腻，脉弦滑或沉涩等。

二、卫气营血辨证

卫气营血辨证是清代叶天士运用于外感温热病的一种辨证方法。按由浅入深或由轻而重的病理过程，分为卫分证、气分证、营分证、血分证四类，分别代表温热病发展过程中的四个病程阶段，为外感温热病的诊断、治疗提供依据。卫气营血辨证的确立丰富和发展了外感病的辨证论治方法，使温病学逐渐形成一个比较完整、独立的理论体系（表8-9）。

表 8-9　卫气营血鉴别要点

证候	鉴别要点
卫分证	发热、微恶风寒，舌边尖红，脉浮数
气分证	发热不恶寒、舌红苔黄、脉数有力
营分证	身热夜甚、心烦不寐、舌绛、脉细数
血分证	身热夜甚，昏狂谵妄，斑疹紫暗，出血动风，舌深绛，脉细数

（一）卫分证

卫分证指温热病邪侵袭肌表，卫外功能失调，肺卫失宣所致的证候。表现为发热，微恶风寒，或伴有头身疼痛，咽干或肿痛、咳嗽，舌边尖红，脉浮数等症。

（二）气分证

气分证指温热病邪入里，侵犯脏腑，正盛邪实，邪热亢盛所致的证候。临床表现为发热，不恶寒反恶热，舌红苔黄，脉数有力。常伴有心烦、口渴、汗出、小便短赤等症。

（三）营分证

营分证指温热病邪内陷，在气分证的基础上进一步深入，营阴受损，心神被扰所致的证候。临床表现为身热夜甚，心烦不寐，口反不渴，时有谵语，斑疹隐隐，舌红绛而干，脉细数。

（四）血分证

血分证指温热病邪深入血分，以热盛耗血、动血、伤阴、动风为特征的证候。血分证是温热病发展过程中的最后阶段，也是病势最为危重的阶段，多由营分证发展而来。其病位以心、肝、肾为主。临床表现为身热夜甚，躁扰不宁，神昏谵语，斑疹显露、色紫黑，衄血，吐血，便血，尿血，舌质深降，脉细数。

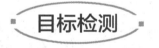 **目标检测**

答案解析

一、单项选择题

1. 不属于表证临床表现的是（　　）
    A. 恶寒发热　　　　　　　B. 头身疼痛　　　　　　　C. 大便干结
    D. 舌苔薄白　　　　　　　E. 脉浮紧

2. 热证的临床表现不包括（　　）
    A. 发热　　　　　　　　　B. 喜冷饮　　　　　　　　C. 口不渴
    D. 面赤　　　　　　　　　E. 大便秘结

3. 八纲辨证中判断病位深浅的纲领是（　　）
    A. 脏腑　　　　　　　　　B. 寒热　　　　　　　　　C. 表里
    D. 阴阳　　　　　　　　　E. 虚实

4. 八纲辨证中辨别疾病性质的两个纲领是（　　）
    A. 表里　　　　　　　　　B. 寒热　　　　　　　　　C. 虚实
    D. 阴阳　　　　　　　　　E. 以上都不是

5. 八纲辨证中辨别人体正气的强弱和邪正盛衰的两个纲领是（　　）
    A. 表里　　　　　　　　　B. 寒热　　　　　　　　　C. 虚实

D. 阴阳
E. 脏腑

6. 用以概括疾病类别的一对纲领，即八纲辨证的总纲是（　　）

　　A. 表里　　　　　　　B. 寒热　　　　　　　C. 虚实

　　D. 阴阳　　　　　　　E. 脏腑

7. 表证典型的临床表现为（　　）

　　A. 肌肤灼热　　　　　B. 恶寒　　　　　　　C. 汗热而黏

　　D. 口渴喜冷饮　　　　E. 舌干红

8. 下列不属于心病常见症的是（　　）

　　A. 神识错乱　　　　　B. 多梦　　　　　　　C. 烦躁

　　D. 心悸怔忡　　　　　E. 失眠

9. 肺病的常见症是（　　）

　　A. 便秘　　　　　　　B. 泄泻　　　　　　　C. 腹痛

　　D. 腹胀　　　　　　　E. 咳嗽

10. 脾病的常见症是（　　）

　　A. 恶心　　　　　　　B. 胃脘胀痛　　　　　C. 呕吐

　　D. 便溏　　　　　　　E. 牙龈红肿

二、简答题

何谓八纲辨证？八纲辨证有何意义？

三、案例分析题

患者，男，11 岁。盛夏时节，因贪凉，吃了冰淇淋，外加冰镇饮料，回家后感觉脘腹痞胀，恶心欲吐，纳呆，口淡不渴，头身困重，大便溏泄，舌胖大，苔白腻，脉濡缓。

分析：请运用脏腑辨证分析案例属于何种脏腑病变证型。

（李智红）

书网融合……

　　重点回顾　　　　　　微课　　　　　　　习题

第九章 中医体质

PPT

<table>
<tr><td rowspan="2">学习目标</td><td>

知识目标：

1. 掌握 中医体质的概念、分类和特征。

2. 熟悉 中医体质的辨识。

3. 了解 中医体质的形成及中医体质学说的应用。

技能目标：

能正确进行中医体质辨识，并进行基本养生指导。

素质目标：

熟悉中医体质学说，树立中医文化自信，弘扬中医传统文化。

</td></tr>
</table>

📖 导学情景

情景描述： 患者，男，57 岁。主诉：反复鼻塞、流涕、全身不适 1 月余。病史：患糖尿病 15 年，1 个月前因受凉后出现鼻塞、流涕、喷嚏、头痛、恶寒、全身不适等症，口服"九味羌活丸、三九感冒颗粒"等药物，症状减轻或消失，停药后稍有起居不慎，则症状复现，迁延至今。给予人参败毒散治疗后鼻塞、流涕、喷嚏、头痛、恶寒、全身不适、乏力、自汗、停药半年未复发。

情景分析： 受凉后出现感冒症状，当以祛邪解表为治疗大法。

讨论： 同一患者，同一疾病，同样的症状，为什么用了不同的治法？

学前导语： 这则医案就是典型的体质辩证医案。感冒是由于六淫、时疫之邪侵袭人体而致病。《内经》云"正气存内，邪不可干；邪之所凑，其气必虚"。该患者有糖尿病病史，素体正虚，对于正气虚复感外邪之人，仅用发汗解表药，药力虽行，但正气不足，轻则汗出不力，邪仍滞留，重则邪及入里，病邪缠绵不愈，在祛邪的同时要考虑患者素体正虚因素对疾病的影响，因此，同一患者，同一疾病，同样的症状，用了不同的治法。

中医体质学是以中医理论为指导，研究人体体质的概念、构成、特点、分类、特征以及其对疾病发生、发展、演变过程的影响，并以此指导疾病预防、诊断、治疗及养生、康复的一门学科。

第一节 体质的概述

一、体质的含义

体质是人类个体在生长、发育和衰老生命过程中，在先天禀赋和后天获得的基础上所形成的形态结构、生理功能和心理状态方面综合的、相对稳定的固有特质。

二、体质的要素

"形神合一"是中医学最基本的生命观，由此就决定了中医学的体质应包括形与神两方面的内容：

形态结构、生理功能属"形"范畴；心理活动属"神"范畴。形正常则神正常，神正常则形正常，二者相互依存、相互影响。可见，体质由形态结构、生理功能和心理状态三个方面的差异性构成。

（一）形态结构的差异性

人类虽然都具有五脏、六腑、奇恒之腑、气血精津液等，但人与人之间又存在着一定的差异，这种差异就是个体体质特征的重要组成部分，正如《灵枢·本藏》所云："五藏者，固有小大、高下、坚脆、端正、偏倾者，六腑亦有小大、长短、厚薄、结直、缓急"。在人的内部形态结构完好、协调的基础上，人的体质特征首先通过个体的身体外型特征体现出来，而体型、体格的差异正是身体外型特征的体现。体型是身体外观形态的特征，是衡量体格的重要指标，包括形体之肥瘦高矮、皮肉之厚薄坚松、肤色之黑白苍嫩。体格反映人体生长发育水平、营养状况和锻炼程度，可通过观察和测量身体各部分的大小、形态、匀称程度以及体重、肩宽、胸围、骨盆宽度和皮肤、皮下组织状况来判断。

（二）生理功能的差异性

人体生理功能的产生以形态结构为基础，个体不同的形态结构，决定着机体生理功能及对刺激反应的差异。人体生理功能的差异，主要涉及人体的生长发育、生殖、消化、吸收、血液循环、感觉运动、精神意识思维等功能强弱以及机体抗病能力、自我调节能力、新陈代谢等。表现在面色、唇色、心律、心率、舌象、脉象、语声高低、呼吸状况、食欲、口味、体温、对寒热的喜恶、生殖功能、性功能、二便情况、女子月经、形体的动态及活动能力、视听觉、触嗅觉、睡眠、耐痛的程度、皮肤肌肉的弹性、须发的光泽和多少等方面。

（三）心理状态的差异性

心理是指客观事物在大脑中的反映，是感觉、知觉、情感、记忆、思维、性格、能力等的总称，属于中医学神的范畴。形态结构与生理功能是心理状态产生的基础。某种特定的形态结构或生理功能，总会表现出某种特定的心理倾向。此外，不同个体的社会经历和所处的文化环境亦影响人的心理特征。心理状态的差异性表现在感觉、直觉、记忆、情感、思维、气质、性格等方面。

三、体质的评价

（一）体质的评价指标

1. 身体发育水平　包括体型和体格。

2. 身体功能水平　包括脏腑、组织、器官的功能状况。

3. 身体素质及运动水平　包括速度、力量、耐力、灵敏性、协调性，以及走、跳、跑、投等身体基本活动能力。

4. 心理发育水平　包括智力、情感、行为、个性、性格、意志等。

5. 适应能力　包括适应自然环境、社会环境和不同精神心理环境的能力，以及对病因、疾病损害的抵抗力及修复力等。

（二）理想体质的评价指标

形神相统一相对良好的状态是健康体质的表现，评价健康体质的指标具体如下。

1. 身体发育良好，体型匀称，体格健壮，体重适当。

2. 面色红润，双目有神，双耳聪敏，牙齿坚固，须发润泽，皮肤肌肉富有弹性，声音洪亮。

3. 睡眠良好，饮食、二便正常，脉象和缓均匀。

4. 动作灵活，身体活动能力较强。

5. 精力充沛，情绪乐观，性格随和，意志坚强，记忆力强，感觉灵敏。

6. 处事态度积极、镇定、有主见，富有理性和创造性。

7. 应变、适应能力、抗病能力强。

第二节　体质的形成

体质是人体整个生命活动的过程中所形成的相对稳定的固有特质，形于先天，成于后天，脏腑、经络形态、功能，精、气、血、津液的盛衰及偏颇等皆可影响体质的形成。

一、先天因素

先天因素是指子代出生前在母体内所禀受的一切，包括父母生殖之精的质量，父母生育的年龄、心理状态，胎儿发育过程中的营养状况、胎教等，是体质形成的基础。

二、后天因素

后天因素包括机体自身因素和外界环境因素两个方面。机体自身因素包括年龄、性别、饮食、劳逸、锻炼、婚育、情志变化、疾病等；外界环境因素包括物质生活条件、卫生条件、劳动条件、气候条件、社会制度、生态环境以及教育水平等。

1. 年龄因素　人体从出生到死亡，机体的精气血津液、脏腑等随年龄增长由弱—强—弱—消亡，因而人的一生中体质随其变化而变化。如小儿的体质特点为脏腑娇嫩，形气未充，体质相对较弱；青壮年的体质特点为气血精津液充盛，脏腑功能强盛，体质相对较强；老年人的体质特点为脏腑功能衰退，阴阳不足，气血郁滞，多为气虚、瘀血等体质。

2. 性别因素　男女在先天禀赋、脏腑结构、心理特征等方面存在差异，故体质也有差异。男性多禀阳刚之气，脏腑功能较强，体魄健壮、性格多外向、粗犷、心胸开阔，故体质特征多见精气虚少；女性多禀阴柔之气，脏腑功能较弱，体形小巧、性格多内向、细腻、多愁善感，故体质特征多见气盛血虚。

3. 饮食因素　人以水谷为本，饮食是决定体质强弱的重要因素，饮食不当，可引起人体脏气偏盛或偏衰。合理、科学的膳食结构和饮食习惯，可维护和增强体质。反之，长期营养不当或不良，就会影响个体体质。如饮食不足则体质虚弱；过食肥甘厚味易成痰湿体质等。

4. 情志因素　中医情志包括喜、怒、忧、思、悲、恐、惊七种情志。情志的变化往往可以通过影响脏腑的功能活动和精、气、血、津液的生成、输布与运行而影响人的体质。情志和调则体质强壮；反之，长期的、过度的情志刺激，超出机体正常生理承受范围，就会导致脏腑功能及气、血、精、津液的不足或紊乱，从而影响体质，甚至产生疾病。

5. 劳逸因素　劳，指劳动，包括体力劳动和脑力劳动；逸，指安逸，是休闲、无所事事的行为状态。劳逸结合有利于人体的身心健康，形成良好的体质。但是过度劳作，可损伤筋骨、消耗气血、耗伤肾精，易成虚性体质；过于安逸，脏腑功能呆滞、减退，气血运行不畅、阳气不振、神气虚衰，易成气郁、瘀血体质。

6. 婚育因素　房事是正常的生理活动之一，既是人类繁衍后代的需要，也是维持自身身心平衡的需要。长期戒绝房事，身心欲望得不到满足，可致心情抑郁，气血失调，体质下降；反之，房事过度耗伤精气，体质下降而早衰。妊娠生产是影响女性体质的因素之一，妊娠、分娩、哺乳，均耗损母体的气血，故多胎多产之人，多气血衰少，体质较弱，年老后易见肾亏早衰。

7. 疾病与药物因素　疾病发生后，必然有正气亏虚，大多情况下，机体会在病愈之后逐渐自我修复，不会影响体质。但是，某些重病、久病、慢性病及消耗性疾病，对体质的影响非常明显。如肺痨患者多为"阴虚质"；长期过用寒凉药物者，多为"阳虚质"。

8. 环境因素　中医整体观认为，人与自然环境、社会环境相统一。地域环境不同，人们的饮食结构、风俗习惯等也不同，这些因素常影响人的体质，使人的体质呈现地域性的差异。如北方人形体健壮，腠理致密，体质多壮实；南方人体形瘦弱，腠理疏松，体质多瘦弱。此外，随着社会的变迁，也影响着人的体质。安定良好的社会环境，可使人精神振奋，身心健康，不易生病，体质较强；动荡不安的社会环境，可使人精神压抑，危害身心健康，容易发生疾病，体质较差。如金元战乱之际，民不聊生，脾胃病大量发生，李东垣就是在这种社会环境的背景下写成了不朽著作《脾胃论》。

第三节　体质的辨识

一、体质的分类

《黄帝内经》提出阴阳划分法、五行划分法、形态与功能特征分类法、心理特征分类法等。张景岳提出藏象阴阳分类法，叶天士提出阴阳属性分类法，章虚谷提出阴阳虚实分类法，现代医家有四分法、五分法、六分法等。体质的分类方法虽有不同，但均是以中医学的阴阳、五行、脏腑、气、血、精、津液等为理论基础来确定人群中不同个体的体质差异性和体质类型。

"阴平阳秘，精神乃治"，理想的体质应是阴阳平和之质，但是阴阳的平衡是阴阳消长动态平衡，所以总是存在偏阴或偏阳的状态，只要不超过机体的调节和适应能力，均属于正常生理状态。因此，人体正常体质大致可分为阴阳平和质、偏阳质和偏阴质三种类型。

练一练

正常人体的体质可以分为哪几类？

答案解析

二、体质的辨识　📱微课

（一）阴阳平和质

阴阳平和体质是功能较为协调的体质类型。其体质特征为：身体强壮，胖瘦适度；面色与肤色虽有五色之偏，但都明润含蓄；目光有神，性格开朗、随和；食量适中，二便通调；舌红润，脉象缓匀有神；夜眠安和，精力充沛，反应灵活，思维敏捷，工作潜力大；自身调节和对外适应能力强。

（二）偏阳质

偏阳质是指具有亢奋、偏热、多动等特点的体质类型。其体质特征为：形体适中或偏瘦，但较结实；面色多略偏红或微苍黑，或呈油性皮肤；性格外向，喜动好强，易急躁，自制力较差；食量较大，消化吸收功能健旺；大便易干燥，小便易黄赤；平时畏热喜冷，或体温略偏高，动则易出汗，喜饮水；唇、舌偏红，苔薄易黄，脉多偏阳；精力旺盛，动作敏捷，反应灵敏，性欲较强。

（三）偏阴质

九种常见体质的判定标准

偏阴质是指具有抑制、偏寒、多静等特点的体质类型。其体质特征为：形体适中或偏胖，但较弱，容易疲劳；面色偏白而欠华；性格内向，喜静少动，或胆小易惊；食量较小，消化功能一般；平时畏寒喜热，或体温偏低；唇、舌偏白偏淡，脉多迟缓；精力偏弱，动作迟缓，反应较慢，性欲偏弱。

药爱生命

名医李时珍一次先后给两个病情相同的患者开方，患者走后，他的学生不解地问老师："刚才那两个人都是发烧怕冷，为什么老人用药轻，而小孩用药反而重呢？"李时珍笑了笑说："那个老人再三说自己病重难返，回去后必定会认真喝药，药量轻些反倒合适。而那个小孩年幼无知，刚才看他烦躁啼哭，喂药时会哭闹不止，能喂进去多少呢？所以药量自然要大些才行。"

成人药量大，小儿药量小，这是常识，反其道行之，似有不妥，但李时珍的做法是建立在丰富的实践经验之上的权变之宜，正如俗话所说的"十个病人十个样"，千万不能一概而论，千人一方。

三、体质学说的应用

由于体质的特异性、多样性、可变性，个体对疾病的易感倾向、病变性质及其对治疗的反应等方面有明显的差异，中医学强调"因人制宜"，将体质与病因、病机、诊断、治疗和养生等密切结合，以指导临床医疗实践。

（一）体质与病因

体质对病邪的易感性、耐受性有决定作用。如：偏阳质，易感受风、暑、热而耐寒；偏阴质，易感受寒、湿邪气而耐热。

体质对发病的倾向性亦有决定作用。如：小儿脏腑娇嫩，形气未充，易患咳喘、腹泻、食积等症；老年人五脏俱虚，易患腰痛、耳鸣、眩晕等症；肥胖或痰湿内盛者易患中风、眩晕等症；瘦弱或阴虚者易患肺痨、咳嗽。此外，情志病、遗传性疾病、先天性疾病及过敏性疾病等亦与体质有密切关系。

（二）体质与发病

"正气存内，邪不可干，邪之所凑，其气必虚"，正气不足是疾病发生的内在根据，而体质的强弱决定了机体正气是否充足。体质强壮，正气旺盛，抵抗力强，不易患病；反之，体质虚弱，正气虚衰，抵抗力差，易发病。

（三）体质与病机

人体感邪之后，由于体质的差异性，病情随体质变化，病性往往发生不同的变化。如阴虚阳亢者，受邪后多从热化；阳虚阴盛者，受邪后多从寒化；津亏血耗者，受邪后多从燥化；气虚湿盛者，受邪后多从湿化；体质强壮者，虽病不易传变；体质虚弱者，易传变，易生重症、危症。

（四）体质与辨证

中医学"同病异治"与"异病同治"究其根本就是"证"的不同，而体质常决定了"证"。如风寒感冒有表实证和表虚证之分，即"同病异证"；如子宫脱垂和脱肛，皆为脾虚不举，即"异病同证"。

（五）体质与治疗

中医治疗疾病原则之一"因人制宜"，指同一种疾病，采用同一处方治疗，有人有效，而有人无效，究其原因就在于病同而人异，即体质不同而疗效不一。因此，必须结合体质来施治。如：气虚外感风寒者，宜在辛温解表的基础上兼以扶正；小儿外感风寒，宜在辛温解表的基础上佐以适当的辛凉解表药，未病先防或是截断扭转病证热化；产妇外感风寒，宜在辛温解表的基础上佐以补益气血；体质强壮者，剂量宜大，用药可峻猛；体质瘦弱者，剂量宜小，药性宜平和。

（六）体质与养生

养生调摄须根据个体体质特征，顺势而为。饮食调摄方面，如偏阳质宜凉忌热；情志调摄方面，如气郁质宜疏导为主；运动调摄方面，如血瘀质宜鼓励多参加户外活动；睡眠调摄方面，如阳虚质宜早睡早起。

👁 看一看

9类体质的基本调节改善方法

平和体质：顺其自然，不要干预、叨扰。

气虚体质：多食用具有益气健脾作用的食物，如糯米、小米、山药、牛肉、鱼肉等优质动物蛋白。

阳虚体质：平时可多食狗肉、羊肉、鹿肉等温阳之品，多参加户外活动。

阴虚体质：多食枸杞粥、百合粥、银耳等，烹调方式多采用焖、蒸、炖、煮。

血瘀体质：多食山楂、米酒、玫瑰花等，情绪开朗、培养兴趣爱好，多交朋友。

痰湿体质：饮食应以清淡为主，可多食冬瓜皮、白萝卜、红小豆、扁豆等健脾利湿，化痰泄浊之品。

湿热体质：饮食以清淡为主，可多食绿豆、冬瓜、苦瓜、黄瓜、藕等甘寒的食物。

气郁体质：多食黄花菜、海带、柠檬水、柑橘类水果及玫瑰花等具有行气作用的食物，多参加户外活动、多听欢快、积极向上的音乐。

特禀体质：多食益气固表的食物，尽量避免接触致敏物质。保持室内清洁，被褥、床单要经常洗晒，加强锻炼。

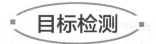

答案解析

一、单项选择题

1. 体质是指人体的 （　）
   A. 身体素质　　　　　　B. 身心特征　　　　　　C. 遗传特质
   D. 形态结构　　　　　　E. 心理状态

2. 先天因素决定着体质的相对 （　）
   A. 稳定性　　　　　　　B. 可变性　　　　　　　C. 复杂性
   D. 普遍性　　　　　　　E. 全面性

3. 理想的体质应为 （　）
   A. 阴阳平和质　　　　　B. 偏阴质　　　　　　　C. 偏阳质
   D. 肥胖质　　　　　　　E. 瘦小质

4. 后天因素使体质有 （　）
   A. 稳定性　　　　　　　B. 可变性　　　　　　　C. 连续性
   D. 复杂性　　　　　　　E. 普遍性

5. 具有亢奋、偏热、多动等特征的体质为 （　）
   A. 阴阳平和质　　　　　B. 偏阴质　　　　　　　C. 偏阳质
   D. 痰湿质　　　　　　　E. 气郁质

6. 具有抑制、偏寒、多静等特征的体质为（　　）

    A. 阴阳平和质　　　　　　B. 偏阴质　　　　　　　C. 偏阳质

    D. 阴虚质　　　　　　　　E. 气虚质

7. 素体津亏血耗者，受邪后多从（　　）

    A. 热化　　　　　　　　　B. 寒化　　　　　　　　C. 湿化

    D. 燥化　　　　　　　　　E. 传化

8. 气虚湿盛体质者，受邪后多从（　　）

    A. 热化　　　　　　　　　B. 寒化　　　　　　　　C. 湿化

    D. 燥化　　　　　　　　　E. 传化

9. 衡量体格的重要指标是（　　）

    A. 体型之肥瘦　　　　　　B. 肤色　　　　　　　　C. 体型

    D. 性征　　　　　　　　　E. 体姿

10. 病情随体质而发生的转化称为（　　）

    A. 传变　　　　　　　　　B. 易感性　　　　　　　C. 病势

    D. 热化　　　　　　　　　E. 从化

二、简答题

何谓体质？其与气质有何异同？

（张　芳）

书网融合……

 重点回顾　　 微课　　 习题　　 中医体质分类与判定自测表

3

第三篇
治疗篇

第十章 养生与预防

PPT

📖 导学情景

情景描述： 春秋战国时期，有位神医被尊为"医祖"，他就是"扁鹊"。一次，魏文王问扁鹊说："你们家兄弟三人，都精于医术，到底哪一位最好呢？"扁鹊答："长兄最好，中兄次之，我最差。"文王又问："那么为什么你最出名呢？"扁鹊答："长兄治病，是治病于病情发作之前，由于一般人不知道他事先能铲除病因，所以他的名气无法传出去；中兄治病，是治病于病情初起时，一般人以为他只能治轻微的小病，所以他的名气只及本乡里；而我是治病于病情严重之时，一般人都看到我在经脉上穿针管放血、在皮肤上敷药等，所以以为我的医术高明，名气因此响遍全国。"

情景分析： 在这个故事中，扁鹊三兄弟的医术高下立判。扁鹊的大哥和二哥就是典型的"治未病"。

讨论： 三兄弟中，扁鹊名气最大，为什么扁鹊认为医术没有两位兄长高明？

学前导语： 这一则故事体现了《黄帝内经》中"圣人不治已病治未病，不治已乱治未乱"的"治未病"思想。"治未病"就是在疾病发生之前或在萌芽状态时，采取预防和治疗措施，以阻断疾病的发生、发展。

第一节 养 生

一、中医养生的概念

养生（又称摄生、道生）一词，最早见于《庄子》内篇。所谓"养"就是保养、调养、培养、补养、护养之意；所谓"生"就是生命、生存、生长。养生就是根据人体生命规律，采取能够减少疾病、增进健康和延年益寿的手段，所进行保养身体的活动。历史上，我们的先辈以自己的聪明智慧，提出和发明了一系列预防疾病、延缓衰老的理论和方法，并使其逐渐演变成为一种极具中华民族特色的文化现象。自古以来，人们把养生的理论和方法称为"养生之道"。

二、中医养生的基本理论

（一）天人相应的整体观

中医养生认为人和自然都是"气"的产物，人处于天地之间，生活在自然环境之中，只作为自然界的一部分而存在。人类生于自然，长于自然，归于自然。人源本于自然，与自然界和宇宙有着密不可分的关系。所以，人类自身的生存与发展应当建立在与自然界的规律协调一致的基础之上。这种"天道自然"的思想源于老庄哲学思想。《老子》指出："人法地，地法天，天法道，道法自然。"人体的生命活动都与大自然息息相关，正如《黄帝内经》所指出的"人与天地相参也，与日月相应也"，这是对人与自然关系的高度概括。

（二）形神相合的生命观

重视形神兼养，是养生的重要观点，认为养生的最高境界是精神与形体的健康和谐统一。人体自身是一个有机整体。人体的形体和精神，二者相互滋生、相互制约，是一个统一的整体。形神合一是指在人体复杂的生命活动过程，包括心理和生理的对立统一，形与神是相辅相成的。形为生命之基，神为生命之主。从本质上讲，神生于形；从作用上讲，神又主宰形，形神的对立统一，便构成了人体生命这一有机统一的整体。形体健壮，精神才旺盛。

（三）动静互涵的运动观

人体生命活动的状态可概括为"静态"和"动态"态势。运动和静养是中国传统养生防病的重要原则。气血需要动，而心神需要静。养生的最佳状态是动静结合，才能达到形神合一、增强体质的目的。从人体生命活动的过程来讲，概括为"养"和"用"。所谓"养"，就是调养和休养，在劳动和使用之后补充和恢复的过程，以及在劳动和使用之前的积蓄和预备过程。所谓"用"，就是劳动、工作、锻炼等使用的过程，包括脑力和体力劳动，以及人体器官的其他使用过程。人的生命活动就是在"养"和"用"的不断转换中得到维持和发展的，随时维持人体的动和静、养和用的动态平衡。

（四）协调平衡的调养观

协调平衡养生是指随着不断变化的生态生活环境，对自己生活内容行为和方式做相应调整，在人生、长、壮、老、已的过程中，起居饮食、学习工作、休闲娱乐、精神情志、社会交往等都在不断发生变化，具体的生活内容也不是一成不变的。因此，必须做相应的调整，才能随时维护动态协调平衡，增强人体的协调性和适应性。

（五）正气为本的预防观

中医学"治未病"的思想体现了对疾病的预防观。预防为主的根本目的就是养护正气，提高机体的防病能力，以保证人体健康。所谓"正气"，是指人体机能活动和抗病及康复的能力。"邪气"则泛指损害人体正气的一切致病因素。因此，中医养生提出以内因正气为主导的养生防病思想。

👁 看一看

《黄帝内经》中《素问·四气调神大论》云："是故圣人不治已病治未病，不治已乱治未乱，此之谓也。夫病已成而后药之，乱已成而后治之，譬犹渴而穿井，斗而铸锥，不亦晚乎"。

第二节　预　防

预防就是采取适当的措施防止疾病的发生与发展。《黄帝内经》中将预防称之为"治未病"，其原则包括未病先防和既病防变两个方面。

一、未病先防

未病先防是指在发生疾病之前，采取一系列措施防止疾病的发生。中医学认为，任何疾病的发生发展都是正气与邪气矛盾双方斗争的结果，正气不足是疾病发生的内在根本原因，邪气入侵则是疾病发生的重要条件。做好"未病先防"必须重视增强人体正气和防止病邪入侵两个方面的因素。

（一）养生以提高正气

所谓养生，就是保养生命，通过采取各种方法来提高人体正气，增强抗病能力，预防疾病的发生，以延年益寿。养生的方法有以下几个方面。

1. 顺应自然　天人相应是中医学整体观念的集中体现。人与自然界是息息相通的，人体依靠自然界提供物质条件的同时，还要适应四时的阴阳变化。顺应自然要求人的生命活动遵循自然界变化的客观规律，顺应自然界的变化并主动地采取各种措施，从而避邪防病，保健延年。一为顺四时而适寒暑，根据自然变化规律，做到食饮有节、起居有常、劳逸有度，则易保有健康。二为调畅情志，经常保持乐观的情绪、开朗的性格，或有意识地陶冶自身性情，由是"心平则气和"，使气机调畅、气血和平，正气因而存内。三是加强形神锻炼，各种传统健身术如太极拳、八段锦等可以促进气血流畅，使人体肌肉、筋骨强健，脏腑功能旺盛；而炼意、炼气、炼形等更可使体内气血和调，阴阳相协，而达到增强体质、防病益寿的目的。四是通过针灸、推拿、药物调养等方法以调节机体的生理或病理状态，扶助正气，平调体内阴阳，从而达到健身、防病、延年的目的。

2. 药物预防　早在《黄帝内经》中就有记载使用药物预防传染病，目前临床上也常用中草药来预防一些疾病，如茵陈、栀子预防肝炎，板蓝根、大青叶预防流感、流脑，大蒜预防痢疾等。也有用药物来杀灭或驱除病邪，如佩戴药囊、燃烧烟熏等。

3. 人工免疫　能增强人体正气，提高人体抗病能力，是预防传染性疾病的重要手段。早在 11 世纪就有人痘接种法预防天花，并于 17 世纪传到日本、朝鲜、俄罗斯及欧美等国家和地区，成为全世界人工免疫学的先驱。在科技高速发展的今天，人工免疫也飞速发展，如接种疫苗、菌苗、类毒素等，从而使人体产生主动免疫，可预防某些疾病的发生。

（二）防止病邪侵害

病邪既是导致疾病发生的重要外部条件，又是直接因素，因此应从各方面做好措施，防止病邪侵害，以达到未病先防的目的，如保护环境，讲究个人卫生，防止空气、水源以及食物的污染，依据气候的变化适时添减衣服，注意对病患消毒隔离，瘟疫流行期间避免出入公共场所，减少感邪的机会等，是防止病邪侵害的有效办法。

二、既病防变

既病防变是在疾病发生后做到早期诊断、早期治疗，以防止疾病的发展和传变。

（一）早期诊治

疾病的发生、发展、传变是一个连续变化的过程，若不能早期发现和治疗，病情会由轻到重，病位会由浅入深，甚至会由一脏累及他脏，病情越复杂，治疗越困难。因此，疾病发生后，及早诊断和治疗为当务之急。

（二）防止传变

防止传变指根据不同疾病的传变途径与发展规律，先安未受邪之地。《金匮要略》指出："见肝之病，知肝传脾，当先实脾。"以肝病治疗为例，治肝常配合健脾和胃的方法，通过调理脾胃，使脾气健旺而不受邪，以防肝病传脾，达到控制肝病传变的目的。所以，在疾病发生后，密切观察病情的变化，掌握疾病传变的规律和途径，及时采取有效的治疗措施，将疾病控制在早期阶段，防止病情进一步发展。

第三节　治则与治法

治疗原则简称治则，是治疗疾病时所必须遵循的基本原则。它是在整体观念和辨证论治精神指导下，针对疾病的共性病机如邪正盛衰、阴阳失调、气血及津液代谢失常等而确立的治疗疾病的准绳，对临床立法、处方、用药、行针等具有普遍的指导意义。治法是在一定治则指导下制订的针对疾病与证候的具体治疗方法。如和解少阳、平肝息风、行气健脾等，它可以决定选择何种治疗措施。而治疗措施则是在治法指导下对病证进行治疗的具体方式与途径，包括药治、针灸、按摩、导引、熏洗等。

治则与治法二者既有区别，又有联系，治则是治疗疾病时指导治法总的原则，具有原则性和普遍性意义；而治法则从属于一定的治疗原则，其针对性及可操作性较强，较为具体而灵活。如从邪正关系来探讨疾病，则不外乎邪正消长，因此，治疗上，扶正祛邪就成为治疗的基本原则。在这一总的原则指导下，根据不同的虚证而采取的补气、养血、滋阴、扶阳等治法就是扶正这一治则的具体体现；根据不同实证而用发汗、清热、祛湿、活血等治法就是祛邪这一治则的具体体现。治则与治法在运用上体现出了原则性与灵活性的结合。

一、治病求本

治病求本是指在治疗疾病时，必须辨析疾病的根本原因，抓住并针对疾病的本质进行治疗。疾病在发展过程中，会出现许多症状和体征，这是疾病过程中反映于外的征象。探求疾病的本质，须用四诊收集患者的症状和体征，运用各种辨证方法，将疾病的症状、体征以及患者的体质、天时、地理等与疾病相关的因素加以分析，辨清疾病的病因、病性、病位、邪正关系等，透过表面现象找出疾病的本质，针对其本质进行治疗。治病求本是中医治疗疾病的根本原则，并贯穿整个治疗过程。如感冒，针对本质须解表达邪，但不同证型须采用不同的治法，风热感冒治以辛凉解表，风燥感冒治以润燥解表等。

治病求本是中医学治疗疾病的指导思想，必须掌握正治与反治、治标与治本、扶正祛邪、调整阴阳、三因制宜等内容。

（一）正治与反治

正治与反治指所用药物性质的寒热、补泻作用与疾病本质、现象之间的逆从关系。正治与反治是在"治病求本"的根本原则指导下，针对疾病有无假象而制定出的两种治疗原则。

1. 正治　是逆其疾病的证候性质而治的一种治疗法则，又称"逆治"，主要适用于疾病的表象与疾病本质相一致的病证。有以下四种情况。

（1）寒者热之　指寒证表现为寒象，治用温热药。如表寒证用辛温解表类方药，里寒证用温里散寒类方药等。

（2）热者寒之　指热证表现为热象，治用寒凉药。如表热证用辛凉解表类方药，里热证用苦寒清里类方药等。

（3）虚者补之　指虚证表现为虚象，治用补益类方药。如阳气虚证用温阳益气类方药，阴血虚证用滋阴养血类方药等。

（4）实者泻之　指实证表现为实象，治用泻邪类方药。如水饮停聚证用逐水类方药，血瘀证用活血化瘀类方药等。

2. 反治　是顺从疾病假象而治的一种治疗法则，又称"从治"。其实质仍是在治病求本法则指导下，针对疾病的本质而进行治疗。反治法则有"寒因寒用""热因热用""通因通用""塞因塞用"。

（1）寒因寒用　指用寒性药物治疗具有假寒征象的病证，适用于阳盛格阴的真热假寒证。如里热盛极而致阳气郁闭于内，格阴于外，突然出现四肢逆冷的假象，治疗应顺从其外在的假寒，而用寒凉药治其真热。表面上看似以寒治寒，但从病因病机上讲，仍为以寒治热。

（2）热因热用　指用热性药物治疗具有假热征象的病证，适用于阴盛格阳的真寒假热证。如阴胜格阳证，阴寒盛于内则表现为下利清谷、四肢厥逆、脉微欲绝等真寒之证，若阳气被格拒于外则表现为身热、面赤等假热之象。此时应用温热药温其真寒，里寒消散，阳气自然得复，而表现于外的假热亦随之消失。表面上看似以热治热，但从病因病机上讲，仍为以热治寒。

（3）通因通用　为以通治通，指用通利的药物治疗具有通泄症状的实证。适用于真实假虚之候，如食积泄泻，治以消导泻下，推荡积滞，使食积去而泄自止；瘀血阻滞所致的崩漏，治以活血化瘀，瘀去则血自归经而出血自止等。

（4）塞因塞用　以补开塞，指用补益的药物治疗具有闭塞不通症状的虚证。适用于真虚假实之候。如脾胃虚弱，气机升降失司而致的脘腹胀满病证，治疗时应补益脾胃，脾升胃降得复，气机升降正常，脘腹胀满自除。

？ 想一想

患者，男，35 岁。怕冷，腰膝酸软 10 年。患者自幼体弱多病，体瘦。婚后出现畏寒，四肢不温，腰膝酸软，初秋之时，便需穿着棉衣，每至冬季则畏寒加剧。现证：面白，神疲乏力，动则自汗出，大便溏薄，小便清长，阳事不坚，舌淡苔薄白而润，脉沉细无力。

答案解析

检查无其他器质性病变。予以金匮肾气丸加减治疗（去丹皮、泽泻，加仙灵脾、仙茅、巴戟天、杜仲、当归、黄芪）。服药 2 剂后感畏寒症状有减轻，精神好转上方再服 7 剂，畏寒大减，穿衣也与常人无异。

该病例辨证的证候是什么？该病例采用的治疗原则是什么？

正治与反治都是针对疾病的真象、本质而治；但是正治法适用于病变本质与其外在表现相一致者，而反治法则适用于病变本质与临床征象不完全一致者。

二、治标与治本

标指现象、次要因素，本指本质、根本。标本是一个相对的概念，借以概括事物的现象与本质、因果关系以及病变过程中各种矛盾的主次关系等。标本随疾病的发展变化具体所指不同。从邪正关系来说，正气为本，邪气为标；在病因与症状方面，病因为本，症状为标；在疾病先后方面，先病为本、后病为标，旧病为本、新病为标；在疾病的现象本质方面，本质为本、现象为标。这种标本主次关系在复杂多变的病证中，不是绝对的，而是相对的，是不停运动变化的。临床运用标本关系分析疾病的主次先后和轻重缓急，常见的有"急则治标""缓则治本"及"标本兼治"。

（一）急则治标

在标病危急的情况下，如不先治其标病，会影响本病的治疗，甚至危及患者的生命，故必须采取急救措施先治其标。如多种原因引起大出血，严重危及患者的生命，当先止血以治其标，而后针对病因再治其本。急则治标是一种应急性治则，为治本创造条件，更好地治本。

（二）缓则治本

与"急则治其标"相对而言，在病情缓和的情况下，应针对疾病本质进行治疗。如阴虚发热咳嗽，发热咳嗽为标，阴虚为本，治以滋阴润肺，为治其本，待阴虚改善后，发热、咳嗽不治自愈。治标只是应急时的权宜之计，而治本才是治病的根本方法。

（三）标本兼治

在标病、本病并重时采用标本兼治。若单治本病就不能顾其标，或单治标病就不能治其本，皆不能适应该病证的治疗要求，就须标本兼治，方可获得好的疗效。如气虚感冒，本为气虚，标为感冒，此时若单纯补气，则邪气滞留，表证不解，病程延长；若单纯解表则汗出伤气，气虚更甚。故采用益气解表，标本兼顾，提高疗效，缩短病程。

三、扶正与祛邪

在疾病的发展过程中，从正邪关系来说，由于邪正斗争中双方的消长、盛衰决定着疾病的发生、发展与转归，正能胜邪则病退，邪能胜正则病进。因此，治疗疾病的一个基本原则就是要扶助正气，祛除邪气，使疾病早日向好转、痊愈的方向转化。

（一）扶正与祛邪的概念

扶正即扶助机体的正气，增强体质，提高机体抗邪及康复能力，适用于各种虚证，即所谓"虚则补之"。益气、养血、滋阴、温阳以及补益脏腑等均是扶正治则下确立的具体治疗方法。

祛邪即祛除邪气，消除或削弱病邪的侵袭和损害、抑制亢奋的病理反应，适用于各种实证，即所谓"实则泻之"。发汗、涌吐、攻下、消导、散寒、清热以及祛湿等均属祛邪治则下确立的具体治疗方法。

扶正与祛邪是两种不同的治疗原则。两者相互为用，相辅相成，扶正有助于机体抗御和祛除病邪，祛邪有利于正气的保存和恢复。

（二）扶正祛邪的运用原则

一是虚证宜扶正，实证宜祛邪。补虚、泻实为其临床运用的特点。二是应根据邪正盛衰及其在疾病过程中矛盾斗争的地位，决定其运用方式的先后与主次。三是应注意"扶正不留邪，祛邪勿伤正"。

1. 单独使用　即单纯用扶正或单纯用祛邪。扶正一般宜缓，少用峻补，免成药害。祛邪应注意中病则止，以免药过病所而伤正。

2. 合并使用　扶正与祛邪的同时使用，体现攻补兼施，适用于虚实夹杂的病证。由于病理矛盾有主次之分，因而，在其合并使用时据虚实主次之别，攻补同时使用有扶正兼祛邪、祛邪兼扶正两种情况。

3. 先后使用　扶正与祛邪的先后运用，也适用于虚实夹杂证。据虚实的轻重、缓急、先后而变通使用。先扶正后祛邪，即先补后攻，适用于正虚为主，机体不能耐受攻伐者。先祛邪后扶正，即先攻后补，适用于以下两种情况：一是邪盛为主，兼扶正反会助邪；二是正虚不甚，邪势方张，正气尚能耐攻者。此时先行祛邪，邪气速去则正亦易复，再以补虚以收全功。

四、调整阴阳

调整阴阳即指为恢复人体阴阳的相对平衡，用损其有余、补其不足等原则以纠正阴阳偏盛、偏衰的病理状态。

（一）损其有余

损其有余，即"实则泻之"，适用于阴或阳任何一方偏盛有余的病证。

"阳盛则热"所致的实热证采用清泻阳热的治法，即"热者寒之"；若阳热偏盛进一步发展可致阴气亏减，故"阳胜则阴病"，因此，此时不宜单纯地清其阳热，而须兼顾阴液的不足，即祛邪为主兼以扶正。

"阴盛则寒"所致的实寒证采用温散阴寒的治法，即"寒者热之"。阴偏盛时，由于"阴胜则阳病"，每易导致阳气的不足，此时，不宜单纯的温散其寒，还须兼顾阳气的不足，亦为祛邪为主兼以扶正之法。

（二）补其不足

补其不足即"虚则补之"，适用于阴与阳任何一方虚损不足或阴阳两虚的病证。

1. 阴阳互制之调补阴阳　滋阴以制阳，即对阴虚阳亢的虚热证采用滋阴的方法以制约阳亢，又称为"阳病治阴""壮水之主，以制阳光"。扶阳以制阴，即对阳虚阴盛的虚寒证采用扶阳的方法以消退阴盛，又称为"阴病治阳""益火之源，以消阴翳"。

2. 阴阳互济之调补阴阳　根据阴阳互根的原理，治疗阳气偏衰的虚寒证时，在扶阳剂中适当佐用滋阴药，使"阳得阴助而生化无穷"，称为"阴中求阳"。根据阴阳互根的原理，治疗阴气偏衰的虚热证时，在滋阴剂中适当佐用扶阳药，使"阴得阳升而泉源不竭"，称为"阳中求阴"。

3. 阴阳并补　对于阴阳互损所表现的阴阳两虚证，须分清主次而阴阳双补。

阳损及阴者，则应在充分补阳的基础上辅以滋阴之剂。阴损及阳者，则应在充分滋阴的基础上辅以补阳之品。此外，对于阴阳格拒的治疗，则以寒因寒用、热因热用之法治之；亡阳者，当回阳以固脱，亡阴者，当救阴以固脱。

总之，运用阴阳学说以指导治疗原则的确定，最终目的在于使阴阳失调的异常情况复归于协调平衡的正常状态。

练一练

阴阳互制的调补阴阳方法包括（　　）

A. 益火之源，以消阴翳　　　B. 壮水之主，以制阳光　　　C. 阴病治阳

D. 阳病治阴　　　E. 阴阳双补

答案解析

五、调理气血

气血津液是脏腑组织功能活动的物质基础，生理上各有功用，又相互为用。所以，病理上就有气血津液各自的失调或互用功能失调。而调理气血则是针对以上病机而设的治疗原则。

（一）调气

调气适用于气虚及气机失调之证。其中补气用于单纯的气虚证；而调理气机则用于气机失调诸证，如气行不畅的气滞以及气机升降失常而致的气逆、气陷、气闭、气脱等。治疗时气滞者宜行气，气逆

者宜降气，气陷者宜补气升气，气闭者宜顺气开窍通闭，气脱者则宜益气固脱。

（二）调血

调血用于血虚及血运失常之证。其中补血用于血虚证；调理血运则用于血运失常的病变，如血瘀、出血、血寒而凝、血热加速等，治疗时分别为：血瘀者宜活血化瘀；血寒者宜温经散寒行血；血热者宜清热凉血；出血者宜止血，且须据出血的不同病机而施以清热、补气、活血等法。

（三）调理气血关系

气血之间有着互根互用的关系，病理上常相互影响而有气病及血或血病及气的病变，导致气血同病，故需调理两者的关系。如补气生血、补气活血、气血双补、补气摄血或补血以益气等。

六、三因制宜

三因制宜包括因时制宜、因地制宜和因人制宜。因为气候因素，地域环境因素，患病个体的性别、年龄、体质、生活习惯等因素，对于疾病的发生、发展变化与转归，都有着不同程度的影响，因此，在治疗疾病时，就必须根据这些具体因素制订出适宜的治法与方药等，这也是治疗疾病所必须遵循的一个基本原则。

（一）因时制宜

根据不同季节气候的特点考虑治疗用药的原则，称为"因时制宜"。如病在春夏，气温由温渐热，阳气升发，人体腠理疏松开泄，即使外感风寒之邪，也要注意慎用麻黄、桂枝等发汗力强的辛温发散之品，以免开泄太过，耗伤气阴；病在秋冬，人体腠理致密，则应慎用如石膏、黄连之类的寒凉药物，以防苦寒伤阳；暑天多雨，暑湿交蒸，病多挟湿，治暑必兼除湿；秋天气候干燥，慎用香燥之剂，以防劫伤阴津。即所谓"用寒远寒，用凉远凉，用温远温，用热远热，食宜同法。"

（二）因地制宜

根据不同的地域环境特点来制订适宜的治疗原则，称为"因地制宜"。根据天人相应的整体观思想，地域环境因素也会影响人体生理活动与病理变化。因此，必须针对疾病发生在不同的地域环境而施以适宜的治疗用药。如同时治疗风寒感冒，我国西北地区气候寒燥，人体腠理闭塞，常多用麻黄、桂枝等辛温发汗力强的解表药，且药量较重；而东南地区，气候温暖，人体腠理疏松，故多用荆芥、防风之类微温发汗解表药，且药量也较轻。

（三）因人制宜

根据患者的年龄、性别、体质等不同特点来制订适宜的治疗原则，称为"因人制宜"。

1. 年龄 年龄不同，则生理功能、病理反应各异，治疗上应区别对待。如小儿生机旺盛，发病时一般病情变化快，治疗小儿疾病，药量宜轻，疗程一般较短；青壮年则体质壮实，病发则多表现为实证，可侧重于攻邪泻实，药量亦可稍重；而老年人各项生机减退，气血日衰，多为虚证或虚中夹实，多用补虚之法或攻补兼施。

2. 性别 男女性别不同，各有其生理、病理特点。妇女生理上以血为本，以肝为先天，病理上有经、带、胎、产诸疾及乳房、胞宫之病。月经期、妊娠期用药时当慎用或禁用峻下、破血、重坠、开窍、滑利、走窜及有毒等药物。男子生理上则以气为主，以肾为先天，病理上精气易亏而有精室疾患及性功能障碍等特有病症，宜在调肾基础上结合具体病机而治。

3. 体质 因先天禀赋与后天生活环境的不同，存在个体体质差异，一方面不同体质有着不同的病邪易感性；另一方面，患病之后，由于机体的体质差异与反应性不同，病证就有寒热虚实之别或"从化"的倾向。因而治法方药也应有所不同。偏阳盛或阴虚之体，当慎用温热之剂；偏阴盛或阳虚之体，则当慎用寒凉之品；体质壮实者，攻伐之药量可稍重；体质偏弱者，则应采用补益之剂。三因制宜的原则体现了中医治疗上的整体观念以及辨证论治在应用中的原则性与灵活性，只有把疾病与天时气候、地域环境、患者个体诸因素等加以全面考虑，才能使疗效得以提高。

？想一想

谈谈你对中医"三因制宜"的认识。

答案解析

药爱生命

疲劳是一种信号，是在提醒你，身体已经超负荷，应该进行调整和休息。不重视这个信号，就可能引起慢性疲劳综合征。从中医健康养生的角度而言，当疲劳出现时，应当予以重视并纠正。

慢性疲劳综合征是慢性持久或反复发作的脑力和体力疲劳、睡眠质量差、记忆力减退、脱发白发、认知功能下降等症状，我们日常感受较多的腰酸背痛、头晕头痛等都是典型症状，这时候最需要的就是休息。人到30岁后，体力处于下降趋势，身体对疲劳的调解能力减弱，不及时休养生息，天长日久，身体的抵抗力和免疫力就会下降，某些潜伏的病灶便有可能被诱发。

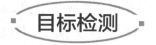

答案解析

一、选择题

（一）单项选择题

1. 治则的内容不包括（　　）

   A. 正治与反治　　　　　B. 治标与治本　　　　　C. 扶正祛邪

   D. 调整阴阳　　　　　　E. 调理脾胃

2. 就病变过程中的矛盾主次关系而言，其标本之划分，下列表述错误的是（　　）

   A. 正气为本，邪气为标　　B. 病因为标，症状为本　　C. 先病为本，后病为标

   D. 原发病为本，发病为标　E. 脏腑病为本，肌表经络病为标

3. 虚损病变出现闭塞不通征象，用补益方药来治疗，此概括为（　　）

   A. 虚则补之　　　　　　B. 补其不足　　　　　　C. 攻补兼施

   D. 塞因塞用　　　　　　E. 补虚泻实

4. 阴阳偏衰的治疗，最中肯的原则为（　　）

   A. 调整阴阳　　　　　　B. 损益兼用　　　　　　C. 补其不足

   D. 滋阴清热　　　　　　E. 损其有余

5. 属于治未病的原则是（　　）

   A. 既病防变　　　　　　B. 早期诊治　　　　　　C. 先安未受邪之地

D. 避其邪气　　　　　　　　E. 顺其自然

6. "春夏养阳，秋冬养阴" 属于养生原则中的（　　）

    A. 顺应自然　　　　　　　B. 养性调神　　　　　　　C. 保肾护精

    D. 调摄饮食　　　　　　　E. 体魄锻炼

7. 正虚不甚，邪势方张，正气尚能耐攻者应用的治法为（　　）

    A. 扶正　　　　　　　　　B. 祛邪　　　　　　　　　C. 扶正兼祛邪

    D. 先扶正后祛邪　　　　　E. 先祛邪后扶正

8. 阴盛格阳所致的真寒假热证，治宜取（　　）

    A. 损其有余　　　　　　　B. 阳中求阴　　　　　　　C. 滋阴制阳

    D. 温阳散寒　　　　　　　E. 清泻阳热

9. 对热因热用的表述，下列错误的是（　　）

    A. 用热性药物治疗真寒假热之证

    B. 用热性药物治疗阴盛格阳所致的病证

    C. 用温热药物应尽量避免在炎热季节使用

    D. 所采用方药的性质顺从疾病的假象

    E. 实质上仍是逆其证候真象性质而治的治法

10. "壮水之主，以制阳光" 是指（　　）

    A. 以阳中求阴之法调整阴阳偏衰

    B. 以阴中求阳之法调整阴阳偏衰

    C. 泻热之法，调整阳的偏盛

    D. 以补阴之法，治疗阴虚阳亢之证

    E. 以补阳之法，治疗阴虚阳亢之

（二）多项选择题

11. 因人制宜，主要是根据人的哪些不同特点来考虑治疗用药的原则（　　）

    A. 饮食偏嗜　　　　　　　B. 性别　　　　　　　　　C. 劳逸损伤

    D. 年龄　　　　　　　　　E. 体质

12. 下列属于阳偏衰治法的是（　　）

    A. 阴病治阳　　　　　　　B. 益火之源，以消阴翳　　C. 扶阳以抑阴

    D. 阴中求阳　　　　　　　E. 温散阴寒

13. 下述属于 "补其不足" 方法的有（　　）

    A. 回阳救阴　　　　　　　B. 壮水之主，以制阳光　　C. 益火之源，以消阴翳

    D. 阴阳并补　　　　　　　E. 阳中求阴

14. 防止病邪侵害是中医养生原则之一，其内容包括（　　）

    A. 顺应四时　　　　　　　B. 药物预防　　　　　　　C. 避疫毒

    D. 适度运动　　　　　　　E. 虚邪贼风，避之有时

15. 通因通用的治法适用于（　　）

    A. 中气下陷所致腹泻　　　B. 食积腹泻　　　　　　　C. 肾气不固的小便清长

    D. 瘀血引起的出血　　　　E. 膀胱湿热的尿频、尿急

二、简答题

1. 何谓反治？包括哪些内容？

2. 扶正祛邪的运用原则是什么？

（梁少帅）

书网融合……

重点回顾　　　　微课　　　　习题

第十一章 中药基础

学习目标

知识目标：

1. 掌握 中药的四气、五味、升降浮沉、归经、毒性的定义及其内涵；中药配伍的主要内容；中药用药禁忌的主要内容；中药炮制的目的。

2. 熟悉 性与味之间的关系；道地药材的概念；中药的采集；中药炮制的方法。

3. 了解 中药的产地与药效的关系。

技能目标：

能根据药性明确药物的主要作用；能根据方中出现的药物正确说出其配伍关系、禁忌等。能正确列举代表性的道地药材；能正确列举临床常用炮制方法的作用。

素质目标：

熟悉中药文化与内涵，树立中医药文化自信。

📖 导学情景

情景描述： 亳州自商汤建都至今，已有3700年的文明史，是汉代著名医学家华佗的故乡。一代名医的影响带动了亳州医药的发展，到明清时期，亳州成为全国四大药都之一，清末时期成为重要"药都"。中国（亳州）中药材交易中心是目前全球规模最大的中药材专业市场，集散中心和价格形成中心。中药材日上市量高达6000吨，上市品种2600余种，日客流量5~6万人，中药材年成交额达100多亿元。

情景分析： 几千年来中药作为我国防治疾病和养生保健的主要武器，为保障人民健康和促进民族繁衍昌盛起到了非常重要的作用。

讨论： 何为中药？本草、草药、中草药等属于什么概念？

学前导语： 中药的发明和应用，在我国有着悠久的历史，具有独特的理论体系和应用形式，充分反映了我国历史、文化、自然资源等方面的特点。本章我们将带领同学们学习中药的产地和采集、炮制、性能、配伍等相关基础知识。

中药是我国传统药物的总称，是指在中医药理论指导下认识和使用的药物。中药主要来源于天然药物及其加工品，包括植物药、动物药、矿物药及部分化学、生物制品类药物，其中尤以植物药居多，故古人把中药称为本草。中药学是研究中药基本理论和各种中药的品种、来源、产地、采集、炮制、性能、功效、临床应用等知识的一门学科，是中医药学的重要组成部分。

第一节 中药的性能

PPT

中医学认为任何疾病的发生都是致病因素作用于人体，引发机体正邪斗争，导致阴阳失和、脏腑功能紊乱的结果。因此，中药治病的根本作用就是驱除邪气，补益正气，消除病因，纠正阴阳气血偏盛偏衰，以恢复人体脏腑的正常生理功能。前人常将中药本身具有的若干性能和作用称为偏性，根据

"以偏纠偏"的认识，可用药物的偏性来纠正机体阴阳偏盛或偏衰的病理现象。中药的这些特性就是中药的性能，是中医理论对中药性质与功能的高度概括。中药的性能主要包括四气、五味、升降浮沉、归经、毒性五方面。

一、四气 微课1

四气又称四性，是指药物的寒、热、温、凉四种不同的药性。它反映了药物对人体阴阳盛衰和寒热变化的作用倾向，为药性理论的重要组成部分，是说明药物作用的主要理论依据之一。

四气之中，凉次于寒，为同一类药性，属阴；温次于热，为同一类药性，属阳，故寒凉与温热实是相对立的两种药性。在很多本草文献中为了对药物性质进行更细致的阐述，还用"大寒""大热""微温""微寒"等对药物加以描述。在四性之外，将药性平和、寒热界限不明显、作用较缓和的药物性质称为平性。平性是相对而言的，实际上也有偏凉偏温的不同，所以仍未超出四气范围，一般仍称四气，而不称五气。

一般而言，寒凉药多具有清热泻火、凉血解毒、泻热通便、清化热痰、清热利尿、清心开窍、凉肝息风等作用，主要用治热性病；温热药多具有温里散寒、暖肝散结、补火助阳、温阳利水、温经通络、回阳救逆等作用，主要用治寒性病。"寒者热之，热者寒之""疗寒以热药，疗热以寒药"均指出了治病的方法，同时也指明了用药的原则。在应用四气理论指导临床用药时，还应结合患者的体质、患病的季节及疾病的兼证等诸多因素进行综合分析，选择适宜的药物进行治疗。

二、五味

五味就是辛、甘、酸、苦、咸五种不同的药味。五味既包含了药物部分真实滋味，又代表药物的真实作用，是对药物功效规律的高度概括。此外，尚有淡、涩二味，习惯上淡附于甘、酸涩功似，并不另立，仍称五味。五味中辛、甘属阳，酸、苦、咸属阴。

1. 辛 "能散、能行"，具有发散、行气、行血等作用。常用于外感表证、气滞、血瘀、窍闭、湿阻等病证，如麻黄发散风寒、香附疏肝行气、川芎活血化瘀等。

2. 甘 "能补、能和、能缓"，具有补益、和中、调和药性、缓急止痛的作用。常用于正气虚弱、脾胃不和、挛急疼痛及调和药性、中毒解救等方面，如人参大补元气、大枣补中益气、蜂蜜缓急止痛、甘草调和药性、解药食之毒等。

淡"能渗、能利"，具有渗湿利水的作用。多用于水肿、小便不利等方面，如茯苓、薏苡仁能利水消肿。

3. 酸 "能收、能涩"，具有收敛、固涩的作用。常用于体虚多汗、肺虚久咳、久泻久痢、遗精滑精、尿频遗尿、崩带不止等正虚而滑脱不禁的病证，如五味子固表止汗、五倍子涩肠止泻、金樱子固精缩尿等。此外，酸还有生津、安蛔的作用，用于津伤口渴、蛔厥腹痛之证，如乌梅。

涩与酸味药的作用相类似，多用于自汗、遗精、遗尿、滑精等方面，如莲子固精止带等。

4. 苦 "能泄、能燥、能坚"，具有泻热、燥湿、坚阴的作用。能泄指药物具有通泄（泻下通便）、降泄（沉降气逆）、清泄（清热泻火）的作用，多用于便秘证、气逆证、火热上炎证等，如大黄泄热通便、杏仁降气止咳等；能燥指药物具有清热燥湿的作用，多用于湿证，如黄连能燥湿止泻；能坚指药物具有泻火存阴的作用，多用于阴虚火旺证，如黄柏能除热存阴等。

5. 咸 "能软、能下"，具有软坚散结、泻下通便的作用。常用于癥瘕痞块、痰核、瘿瘤、瘰疬、燥结便秘等方面，如昆布、海藻能消散瘰疬，鳖甲软坚散结，芒硝泻下通便等。

气与味从不同的角度对药物的性质进行了概括和总结，每种药物都有其特定的气与味，一般来讲，气偏于概括药物的性质，味偏于概括药物的功效，因此二者必须综合考虑，才能准确辨别药物的作用。

? 想一想

夏季风热感冒轻证，人们常以金银花、菊花泡茶喝；而冬季风寒感冒轻证，人们常以生姜、葱白煮水喝。请从四气五味的角度思考分析，这种做法是否正确？为什么？

答案解析

三、升降浮沉

升降浮沉是药物对人体作用的不同趋向性。升，即上升提举，趋向于上；浮，即向外发散，趋向于外；降，即下达降逆，趋向于下；沉，即向内收敛，趋向于内。升浮属阳，沉降属阴。升降浮沉表明了药物作用的定向概念，也是药物作用的理论基础之一。

一般而言，升浮药能上行向外，具有解表、透疹、祛风湿、升阳、开窍、温阳、行气及涌吐等功效，主要用来治疗病位在上、在外，病势向下、向内的病证。沉降药能下行向内，具有清热、利湿、泻下、安神、止呕、潜阳、息风止痉、止咳、止汗、收敛等功效，主要用来治疗病位在下、在里，病势向上、向外的病证。

药物的升降浮沉与四气五味、质地、炮制、配伍等具有密切关系。一般而言，大多数升浮药具有辛、甘味，气属温、热；大多数沉降药具有苦、酸、咸味，气属寒、凉。药物酒制则升、姜汁炒则散、醋炒则收敛、盐水炒则下行，如大黄属沉降药，功效为泻热通便，但经酒炒后，则可清上焦热，用治目赤头痛。

♥ 药爱生命

药物的升降浮沉与其质地轻重有关，汪昂《本草备要》药性总义云："轻清升浮为阳，重浊沉降为阴""凡药轻虚者，浮而升；重实者，沉而降"。一般来讲，花、叶、皮、枝等质轻的的药物大多为升浮药；而果实、种子、矿物、贝壳及质重者大多都是沉降药。除上述一般规律外，某些药也有特殊性，如旋覆花可以降气止呕，药性沉降；苍耳子能通窍散寒，药性升浮，故有"诸花皆升，旋覆独降；诸子皆降，苍耳独升"的说法。此外，部分药物本身就具有双向性，如川芎能上行头目、下行血海；白花蛇能内走脏腑、外彻皮肤。由此可见，既要掌握药物的一般共性，又要掌握每味药物的不同个性，具体问题具体分析，才能确切掌握药物的作用趋向。

四、归经

归经是指药物对脏腑经络作用的选择性，是药物作用的定位概念。归是药物作用的归属，经是脏腑经络的概称。

掌握药物的归经有助于提高用药的针对性和准确性。例如，依据"寒者热之，热者寒之"的用药原则，阳热证需选用寒凉药进行治疗，但由于病位的不同，根据归经理论选药也不同，如鱼腥草清肺热、竹叶清胃热、莲子心清心火、夏枯草清肝火。其次，运用归经理论，有助于区别一些功效类似的药物。如白芷、柴胡、羌活、独活、吴茱萸同为治头痛之药，白芷善治阳明经头痛，柴胡善治少阳经头痛，羌活善治太阳经头痛，独活善治少阴经头痛，吴茱萸善治厥阴经头痛。

五、毒性

毒性是指药物对机体的损害性，主要反映药物的安全程度。古代和现代对药物毒性的认识有很大差异。古代把毒药作为一切药物的总称，此为广义上的毒性，认为药物的毒性是药物的偏性，《药治通义》指出："凡药皆有毒也，非指大毒、小毒谓之毒。"对疾病的治疗就是用药物的偏性来纠正人体的偏性。现代认为，药物的毒性主要是对人体的伤害性，绝大多数药物是无毒的，只有少数药物是有毒的，此为狭义的毒性。《中华人民共和国药典》将毒性药物主要分为大毒、有毒、小毒三类。

毒性是中药的一种性能，与其他性能一样，具有普遍性。药物的任何作用对于正常人体或非适应证的人都具有损害性，绝对无毒的药物是不存在的。

引起中药中毒的主要原因包括：①剂量过大，服药时间过长，如砒霜、附子、乌头等毒性较大的药物；②误服伪品，如误以商陆代人参，独角莲代天麻使用；③炮制不当，如使用未经炮制的生附子、生乌头；④制剂服法不当，如乌头、附子煎煮时间太短，或服药后受寒、进食生冷；⑤配伍不当，如违反十八反、十九畏等。此外，药不对证、自行服药、乳母用药及个体差异也是引起中毒的原因。

第二节　中药的配伍与使用

一、中药的配伍 e 微课 2

中药配伍是指根据病情的不同需要和药物的不同特点，有选择地将两种以上的药物合在一起应用。配伍是中医用药的主要形式，是组成方剂的基础。

中药配伍对临床用药有重大意义，通过配伍可以提高疗效、扩大治疗范围、降低毒副作用，以适应复杂多变的病情。前人经过长期的医疗实践，把单味药的应用及药物之间的配伍规律总结为七种情况，称为药物"七情"。除单行外，均为配伍关系。

1. 单行　单用一味药来治疗某种病情单一的疾病。此种用法一般用于病情比较单纯的病证，选用针对性较强的药物即可达到治疗目的。如独参汤，单用人参治疗元气虚脱证。

2. 相须　性能和功效类似的两种药物配合应用，可以增强原有药物的功效。相须是中药配伍应用的主要形式之一，构成了复方用药的配伍核心。如麻黄配桂枝，能增强发汗解表、祛散风寒的作用；大黄配芒硝，能增强攻下泄热的作用。

3. 相使　以一种药物为主，另一种药物为辅，两药合用，辅药可以增强主药的功效。如黄芪配茯苓可治水肿，黄芪为补脾益气、利尿消肿的主药，茯苓利水渗湿，可增强黄芪补气利尿的作用。

4. 相畏　一种药物的毒副作用能被另一种药物减轻或消除。如半夏畏生姜，半夏的毒副作用能被生姜减轻或消除。

5. 相杀　一种药物能减轻或消除另一种药物的毒副作用。如生姜杀半夏、天南星，生姜能减轻或消除生半夏和生天南星的毒副作用。

6. 相恶　一种药物能使另一种药物的原有功效降低或丧失。如人参恶莱菔子，人参的补气功效能被莱菔子削弱。

7. 相反　两种药物合用后能产生或增强毒副作用。如甘草反甘遂、细辛反藜芦等"十八反"和"十九畏"的内容。

在临床应用中要正确使用药物的配伍关系：相须、相使可以起协同作用，能提高疗效，是临床常用的配伍方法，应充分利用；相畏、相杀可以减轻或消除原有的毒副作用，以保证安全用药，是使用毒副作用较强药物时常用的配伍方法，也可用于有毒中药的炮制及中毒解救；相恶药物配伍后可产生拮抗作用，降低或消除原有的功效，临床用药时应加以注意；相反药物配伍后能产生或增强毒副作用，属于配伍禁忌，临床用药时应避免使用。

二、用药禁忌

临床用药必须遵循安全有效的原则，避免因用药不当使药效降低或产生毒副作用。中药的用药禁忌主要包括配伍禁忌、证候禁忌、妊娠用药禁忌和服药饮食禁忌四个方面。

（一）配伍禁忌

配伍禁忌是指某些药物合用可降低或消除原有功效，甚至产生或增强毒性和副作用，因而应避免配合应用。《神农本草经》曰："勿用相恶、相反者"，将此二者均视为配伍禁忌。金元时期概括为"十八反"和"十九畏"并编成歌诀，便于诵读记忆。

"十八反"的本义是指《神农本草经》记载的十八种具有相反配伍关系的药物，现已成为诸药相反的同义语。"十八反歌"最早见于张子和的《儒门事亲》："本草明言十八反，半蒌贝蔹及攻乌，藻戟遂芫俱战草，诸参辛芍叛藜芦。"共载相反中药十八种，即：乌头反半夏、瓜蒌、贝母、白蔹、白及；甘草反海藻、大戟、甘遂、芫花；藜芦反人参、丹参、玄参、沙参、苦参、细辛、芍药。

"十九畏"是金元以后医家概括出的十九种配伍禁忌药，这些药物的配伍关系并不是相畏，而是相反。"十九畏"歌诀首见于明·刘纯的《医经小学》："硫黄原是火中精，朴硝一见便相争，水银莫与砒霜见，狼毒最怕密陀僧，巴豆性烈最为上，偏与牵牛不顺情，丁香莫与郁金见，牙硝难合京三棱，川乌草乌不顺犀，人参最怕五灵脂，官桂善能调冷气，若逢石脂便相欺，大凡修合看顺逆，炮煿炙煿莫相依。"指出了十九个相畏（反）的药物：硫黄畏朴硝，水银畏砒霜，狼毒畏密陀僧，巴豆畏牵牛，丁香畏郁金，川乌、草乌畏犀角，牙硝畏三棱，官桂畏赤石脂，人参畏五灵脂。

（二）证候禁忌

由于药物的药性不同，其作用各有专长和一定的适应范围，因此，必须在辨证论治的基础上选用适宜药物，称证候禁忌。证候禁忌的一般原则是寒证忌用寒药，热证忌用热药，实证忌用补药，虚证忌用泻药。如麻黄性味辛温，功能发汗解表、散风寒，又能宣肺平喘利尿，故只适宜于外感风寒表实无汗或肺气不宣的咳喘，而对表虚自汗及阴虚盗汗、肺肾虚喘则禁止使用。除少数药性极为平和的药物外，一般的药物都有证候用药禁忌，其内容详见每味药物的"使用注意"部分。

（三）妊娠用药禁忌

妊娠用药禁忌是指妇女妊娠期间治疗用药的禁忌。某些药物具有损害胎元或引起堕胎的副作用，所以应作为妊娠禁忌的药物。根据药物对于胎元损害程度不同，一般分为禁用与慎用两大类。

妊娠慎用药主要包括通经祛瘀、行气破滞及辛热滑利之品，如桃仁、红花、枳实、牛膝、大黄、芒硝、附子、肉桂、干姜，木通、冬葵子、瞿麦等。

妊娠禁用药主要指毒性较强或药效猛烈的药物，堕胎作用较强，如砒石、水银、马钱子、川乌、草乌、斑蝥、轻粉、雄黄、巴豆、甘遂、大戟、芫花、牵牛子、商陆、藜芦、胆矾、瓜蒂、麝香、蟾酥、干漆、水蛭、虻虫、三棱、莪术等。

？ 想一想

某孕妇有心绞痛病史，怀孕期间自感胸闷，心前区疼痛，痛处固定不移，于是到药店购买麝香保心丸，如果你是药师，你将如何做呢？

答案解析

（四）服药饮食禁忌

服药饮食禁忌指服药期间对某些食物的禁忌，简称食忌，俗称忌口。一般而言，服药期间应忌食生冷、油腻、腥膻、有刺激性的食物。此外，根据病情的不同，饮食禁忌也有区别。例如，热性病应忌食辛辣、油腻、煎炸类食物；寒性病应忌食生冷；胸痹患者应忌肥肉、脂肪、动物内脏及烟、酒等；肝阳上亢、头晕目眩、急躁易怒者应忌食胡椒、辣椒、大蒜、白酒等辛热助阳类食物；黄疸胁痛者应忌食动物脂肪、辛辣、烟酒等刺激性食物；脾胃虚弱者应忌食油炸黏腻、寒冷坚硬、不易消化的食物；肾病水肿者应忌食盐、碱过多的食物；疮疡、皮肤病患者，应忌食鱼、虾、蟹、羊肉等腥膻发物及辛辣刺激性食物。

古代文献中记载，甘草、黄连、桔梗、乌梅忌猪肉；鳖甲忌苋菜；常山忌葱；地黄、何首乌忌葱、蒜、萝卜；丹参、茯苓、茯神忌醋；土茯苓、使君子忌茶；薄荷忌蟹肉等，这些都可作为服药饮食禁忌的参考。此外，服用发汗药应忌生冷；调理脾胃药应忌油腻；消肿、理气药应忌豆类；止咳平喘药应忌鱼腥；止泻药应忌瓜果。

第三节　中药的产地和采集

PPT

现代研究发现，中药的产地和采收，与药物有效成分含量有很大关系。研究药物的产地和采集规律，对于保证和提高药材的质量和保护药源都有十分重要的意义。

一、中药的产地

天然药材的分布、生长或形成，均依赖一定的自然条件。我国幅员辽阔，地貌复杂，环境、水土、气候、日照、湿度、温度等生态环境因地而异，因此为各种动植物的生长提供了有利的条件，同时也使得各药材的生产，无论品种、产量和质量都有一定的地域性，形成了许多带有气候土壤特征的"道地药材"。道地药材又称地道药材，是指具有特定种质、特定产区或特定的生产技术和加工方法，所生产的质量好、疗效高的中药材。确定道地药材的依据有很多方面，但以临床疗效为最关键的指标，这也是历代医家非常重视道地药材的重要原因。如甘肃的当归，宁夏的枸杞，青海的大黄，内蒙的黄芪，山西的党参，山东的阿胶、金银花，东北的人参、细辛、五味子，河南的地黄、山药、菊花、牛膝（四大怀药），浙江的贝母，江苏的薄荷，四川的黄连、川芎、贝母、乌头，广东的陈皮、砂仁等，自古以来都被称为道地药材，沿用至今。

随着《中药材生产质量管理规范（GAP）》的发布实施，对道地药材的来源、栽培或饲养、土壤、气候、加工、质量控制等都有了标准化的规定和要求，从而保证中药材质量稳定在一定范围内。目前，我国许多地区建设了中药种植示范基地，这对促进中药资源的开发利用、提高中药材品质和生态环境的保护都具有重要意义。

二、中药的采集　微课3

中药的质量与采集的时间和方法有着密切关系，动植物在生长发育的不同阶段，其药用部分的有效成分含量各不相同，药物的疗效和毒副作用都可能会有很大差异。正如《千金方》序中指出："早则药势未成，晚则盛势已歇"。《千金翼方》也指出："不依时采取，与朽木无殊，虚费人工，卒无裨益"。这些都强调了按季节、时间精细采收中药的重要性。药物采收的一般原则为：在药用部分的有效成分含量最高的时节采收。每种植物都有一定的采收时节和方法，按药用部位的不同，分述如下。

1. 全草类　以全草入药的植物通常在枝叶茂盛、花朵开初时采集。此时植物地上部分最为旺盛，茎叶最繁茂，有效成分含量最高，产量也高。不用根者，从根以上割取地上部分，如益母草、荆芥、紫苏等。如需连根入药的则可连根拔起全株，如车前草、柴胡、小蓟等。个别品种须在幼苗时采集，如茵陈。

👁 **看一看**

茵陈是菊科多年生草本植物滨蒿或茵陈蒿的干燥地上部分，具有良好的食用价值和药用价值。"三月茵陈四月蒿，五月六月当柴烧"，农历三月的茵陈味略苦，但药效极佳，有利胆退黄、清热利湿、解毒利尿的功效，对于治疗黄疸尿少、湿疮瘙痒、传染性黄疸型肝炎等病症有显著疗效；到了四月，茵陈的药用价值丧失，慢慢长大就成了白蒿，这是食用的最佳时期；而到了五月，茵陈的食用价值和药用价值都已丧失，只能"砍了当柴烧"了。

2. 叶类　通常在花蕾即将开放或盛开的时候采集，此时植物生长最为旺盛，叶中有效成分含量高，药力雄厚，性味完壮，最适于采收，如艾叶、大青叶、荷叶等。个别特定的药材如桑叶需在深秋经霜后采收，称为"霜桑叶"或"冬桑叶"。

3. 花类　由于花朵次第开放，所以要分次采摘，采摘时间极为关键。若采收过迟，则易致花瓣脱落而变色，气味散失，影响质量，如菊花、旋覆花等；有些花要求在含苞欲放时采摘花蕾，如金银花、槐花、辛夷等；有的在刚开放时采摘最好，如月季花；红花等个别药材，则要在花冠由黄转为橙红时采集；对于蒲黄之类的以花粉入药者，则须在花朵盛开时采集。

4. 果实、种子类　大多数果实类中药都在果实成熟后采集，如瓜蒌、女贞子、山楂等。以幼果入药的则要在果实未成熟时采集果皮或果实，如青皮、枳实、乌梅等。以种子入药的，通常收集完全成熟的果实经过适当的加工后取其种子，如银杏、桃仁、菟丝子等。有些既用全草又用种子入药的，可在种子成熟后割取全草，将种子打下后分别晒干贮存，如车前子、苏子等。有些种子成熟后易脱落，或果壳易裂开，种子易散失者，应在果实刚成熟时采集，如豆蔻、牵牛子、小茴香等。容易变质的浆果，如枸杞子、女贞子等则在其略成熟时于清晨或傍晚采收为好。

5. 根或根茎类　素有"以二八月为佳"的说法，所以一般在秋末或初春时采收为佳。春初"津润始萌，未充枝叶，势力淳浓""至秋枝叶干枯，津润归流于下"，且"春宁宜早，秋宁宜晚"。现代研究也证明早春及深秋时植物的根茎中有效成分含量较高，此时采集则产量和质量都较高，如天麻、葛根、苍术、桔梗、玉竹、大黄等。但个别药物，如半夏、太子参、延胡索等则以夏季采收为宜。

6. 树皮、根皮类　通常在春、夏时节进行采集。此时，植物生长最为旺盛，树皮中营养物质最为丰富，故药材质量较佳，而且树木枝干内浆液充沛，形成层细胞分裂迅速，树皮易于剥落，如黄柏、厚朴、杜仲等。肉桂多在十月采收，此时油多容易剥皮。有些植物的根皮则以秋后采收为宜，如牡丹皮、苦楝皮、地骨皮等。

动物药的采集必须依照动物生长活动的规律进行，一般不具有明显的规律性。藏在地下的小虫一般在夏末秋初时捕捉，如土鳖虫、全蝎、地龙等。桑螵蛸为螳螂的卵鞘，露蜂房为黄蜂的蜂巢，这类药材多在虫卵未孵化时采集。蟾酥为蟾蜍耳后腺分泌物干燥而成，应在春秋两季蟾蜍多活动的时节采收，此时容易捕捉，腺液充足，质量最佳。鹿茸应在清明后 45~50 天锯取头茬茸，此时鹿角尚未骨化，质量最好。制取阿胶的驴皮宜在冬至后剥取，其皮厚而质优。金钱白花蛇应在夏秋季节捕捉孵出 1~3 周的幼蛇。石决明、瓦楞子等贝壳类药材则应在夏秋季采集，此时钙质充足，药效最佳。

矿物类药材全年皆可采集，不拘时间择优采选，也可结合开矿进行。

总之，在依据前人总结的宝贵经验的基础上，依据动植物生长的特点和现代对中药有效成分的研究，采用不同的方法对中药进行采集。既要保证药材质量，又要兼顾产量，还应充分注意药材资源的可持续利用。

✍ 练一练

需深秋或初冬经霜后采集的药是（　　）
A. 桑叶　　　B. 艾叶　　　C. 枇杷叶　　　D. 大青叶　　　E. 荷叶

答案解析

第四节 中药的炮制

炮制是根据中医药理论，按照临床用药和调剂、制剂的不同要求及药材自身特性而进行的加工处理过程，是我国的一项传统制药技术。

一、炮制目的 e 微课4

中药的炮制目的分为以下七方面。

（一）纯净药材，保证质量，分拣药物，区分等级

一般的中药材中有很多泥沙及非药用部分，需经过挑拣、清洗才能为临床所用。如茯苓去除泥土、石膏挑出砂石、枳壳去除瓤心等。由于同一种药材入药部位不同，还需进行分拣，如麻黄分为麻黄茎和麻黄根、莲子分为莲子肉和莲子心等。人参、三七等贵重药材尚须分拣，区分优劣等级。

（二）改变药材某些性状，便于调剂、制剂和贮藏

矿物贝壳类药材经过煅烧、醋淬等炮制，使之酥脆，有效成分便于煎出。药材经过加热处理使其干燥，使酶类成分失去活性，防止霉变，便于贮存和使用，特别是具有活性的药材，如白扁豆、赤小豆等。另外，药材的酒制品、醋制品均有防腐作用。

（三）减低或消除毒副作用，保障用药安全

将药物进行加工炮制可以明显地降低药物毒副作用，保证临床用药的安全，如生姜和白矾水制半夏和天南星、巴豆制霜、醋制甘遂、黑豆水煮盐附子等。

（四）改变药物性能和功效，扩大适用范围

部分药物经过某些炮制处理后，能在一定程度上改变药物的某些性能和功效，以适应不同的病情和体质的需要。如生地黄长于清热凉血，经酒蒸制成熟地黄则善于滋阴补血。

（五）增强药物作用，提高临床疗效

增强药物的作用是中药炮制中最为常见的目的，主要是在炮制时加入一些辅助药材（辅料），从而达到增加药效的目的。如蜜炙桑叶、款冬花能增强润肺止咳作用；酒炒川芎、当归能增强活血通络作用；醋制香附、延胡索能增强疏肝止痛功效。此外，有些炮制是为了使药物的有效成分更容易溶出，如杜仲炒后不仅胶丝断裂，而且胶质改变，有利于有效成分溶出而增强药效。

（六）矫味矫臭，便于服用

一些药材由于具有特殊气味，患者难以接受，经醋制、酒制、麸炒后能起矫味和矫臭的作用，如醋炒五灵脂、酒制乌梢蛇、麸炒僵蚕等。

（七）引药入经，便于定向用药

有些药物经炮制后，可以在特定脏腑经络中发挥治疗作用。如杜仲、黄柏经盐炒后，可以增强入肾经的作用；柴胡、香附经醋炒后，可以增强入肝经的作用。

练一练

巴豆制霜的目的是（ ）

A. 降低毒性 B. 增强药效 C. 改变药性 D. 便于贮存 E. 纯净药材

答案解析

二、炮制方法

根据历代古人总结的炮制方法，结合现代炮制工艺的经验，炮制方法一般可分为以下五类。

（一）修治

修治主要包括纯净、粉碎、切制药材三道工序，为进一步的加工贮存、调剂、制剂和临床用药做好准备。

1. 纯净药材 借助一定的工具或机器设备，采用拣、挑、簸、筛、刮、刷、挖、撞等方法，去掉泥土杂质、非药用部分及药效作用不一致的部分，使药物纯净。如麻黄去根节和木质茎，肉桂去除外皮，枇杷叶、石韦叶刷去其背面的绒毛，瓦楞子、石决明去肉留壳等。

2. 粉碎药材 用捣、碾、研、磨、锉、镑等方法粉碎药材，使药物有效成分容易析出，便于炮制、制剂或服用。如琥珀研磨便于吞服；贝母、砂仁、栀子捣碎利于内部物质的煎煮；犀角、羚羊角等质地坚硬的药材用镑刀镑成薄片或用锉刀锉成粉末，便于制剂或服用；人参、三七等名贵药材粉碎成粉末，直接服用或供散剂、制剂使用。

3. 切制药材 用刀具将药材切成段、片、块、丝等一定规格，使药物的有效成分易于溶出，便于炮制和制剂，也有利于干燥、贮存和称量。一般根据药材的质地和临床需要将药材切制成不同的规格。如白茅根、柴胡、麻黄切段；大黄、白术切厚片；甘草切圆片；槟榔、天麻切薄片；茯苓、葛根切块等。

（二）水制

水制是用水或其他液体辅料处理药材的方法，其主要目的是清洁药物、去除杂质、软化药物、便于切制、降低毒性和调整药性等。

1. 漂洗 将药物置宽水和长流水中，反复地换水，以除去杂质、盐味及腥味。如昆布、海藻漂去盐分；紫河车漂去腥味；芦根、白茅根洗去泥土和杂质等。

2. 闷润 用清水湿润药物，采用淋润、洗润、泡润、盖润、浸润、双润、复润等多种方法使水分或其他液体辅料缓缓渗入内部，软化药材，便于切制。淋润荆芥、伏润天麻、姜汁浸润厚朴等。

3. 浸泡 将药物置于清水或液体辅料中，使水分渗入、药材软化，便于切制或降低药物毒性及除去非药用部分。如白矾水浸泡半夏、天南星；胆巴水浸泡附子等。

4. 水飞 借助药物在水中沉降性质分取药材极细粉末的方法。将不溶于水的药物粉碎后，置乳钵、碾槽或球磨机内，加水共研，再加入多量的水搅拌，粗粉即下沉、细粉混悬于水中，随水倾而出。剩余的粗粉再研再飞，倾出的混悬液经过沉淀后，将水除净，干燥后即成极细粉末。常用于甲壳类、矿物类等不溶于水药材的制粉，如水飞朱砂、炉甘石、滑石、蛤粉等。

（三）火制

火制是将药物经火加热处理，是使用最为广泛的炮制方法。火制可分为炒、炙、煅、烫、煨等，目的是增强疗效，缓和或减轻峻烈之性，降低毒副作用，使坚硬的药材变得干脆，易于粉碎和贮存等。

1. 炒 将药物置锅中加热不断翻动，炒至一定程度取出。根据药物或治疗目的的不同，分为清炒和辅料炒。

（1）清炒 按程度不同可分为炒黄、炒焦和炒炭。炒黄是以药物炒至表面微黄或能嗅到药物固有的气味为度。种子类多炒黄，使有效成分易于煎出，如炒莲子、炒苏子。炒焦是以药物炒至表面焦黄、内部淡黄为度，可缓和药性、降低毒性，药物易于粉碎加工，如焦山楂、焦白术，焦麦芽等。炒炭是以药物炒至外部枯黑、内部焦黄为度。炒炭能缓和药物的烈性或副作用，增强收敛止血、止泻的作用，如艾叶炭、地榆炭、荆芥炭等。

（2）辅料炒　将药物与固体辅料进行拌炒，以减少药物的刺激性，增强疗效。固体辅料有麸、米、砂、蛤粉等。麸炒可增强疗效、缓和药性、矫臭矫味，如麸炒白术；米炒可增强健脾止泻作用，如米炒党参；砂炒又称砂烫，可使药物松脆易于煎煮和粉碎，降低毒副作用，纯净药材，矫臭矫味，如砂烫鳖甲；蛤粉炒可降低药物的黏滞之性，矫臭矫味，增强药物润肺化痰的作用，如蛤粉炒阿胶。

2. 炙　将药物与液体辅料拌炒，使辅料渗入药物组织内部或附着于药物表面，以改变药性、增强疗效、降低毒副作用。常用的液体辅料有醋、酒、蜜、盐水、姜汁等。醋炙药物能引药入肝，增强疏肝止痛作用，如醋炙香附、柴胡；酒炙药物能增强活血通络或引药上行作用，如酒炙川芎、当归；蜜炙药物能增强补益、润燥、缓和药性，如蜜炙甘草、麻黄、枇杷叶；盐水炙药物可引药入肾，增强补肾作用，如盐炙杜仲、黄柏；姜汁炙药物能增强止呕和解毒作用，如姜炙半夏、竹沥。

3. 煅　将药物用猛火直接或间接煅烧，使其质地松脆、易于粉碎，便于有效成分煎出，以充分发挥疗效。直接煅是将药物放于炉火上煅烧，以煅至红透为度，又称明煅，适用于矿石药或动物甲壳类药，如龙骨、牡蛎等。间接煅是将药物放于耐高温的密闭容器中煅烧，至容器底部红透为度，又称焖煅或密闭煅，如血余炭、棕榈炭等。

4. 烫　先加热锅内中间物体（如砂、滑石粉、蛤粉等），用以烫制药物，使其受热均匀、膨胀松脆、不能焦枯，烫毕，筛去中间物体，至冷即得。如蛤粉烫阿胶珠、滑石粉烫刺猬皮、砂烫穿山甲等。

5. 煨　将药物用湿纸或湿面包裹，置于火灰中，或用吸油纸将药物隔层分开进行加热的方法。其目的是除去药物中的部分刺激性及挥发性成分，以缓和药性，降低毒副作用，增强疗效。如煨葛根、煨肉豆蔻、煨生姜、煨木香等。

✎ 练一练

为了增强药物的活血作用，宜采用（　　）

A. 蜜炙　　　　B. 酒炙　　　　C. 醋炙　　　　D. 姜炙　　　　E. 盐炙

答案解析

（四）水火共制

水火共制既要用水又要用火，或加入其他辅料进行炮制的方法。

1. 煮　将清水或液体辅料在锅中与药物共同煮沸的方法。具有增强疗效或降低药物毒烈性的作用。如醋煮芫花、姜矾煮半夏等。

2. 蒸　利用水蒸气或附加成分将药物蒸熟的方法。其目的在于改变或增强药物的性能，降低药物的毒性，软化药物，利于贮存，便于切片。蒸可分为清蒸和辅料蒸两种方法。清蒸，如清蒸玄参、桑螵蛸；辅料蒸，如黄酒蒸生地黄、酒蒸大黄等。

3. 焯　将药物快速放入沸水中短暂潦过，迅速取出的方法。常用于种子类药物的去皮及肉质多汁类药物的干燥处理。除去非药用的种皮，如焯杏仁、桃仁。破坏相应的酶类而保存有效成分，便于干燥贮存，如焯马齿苋、天门冬等。

4. 淬　将药物煅烧后，立即投入冷水或液体辅料中，使之受冷而松脆的方法。淬可使药物易于粉碎并增强药效。如醋淬鳖甲、磁石，黄连煮汁淬炉甘石等。

5. 炖　由蒸法演变而来，方法是将药物放置于钢罐中或搪瓷器皿中，加入一定的液体辅料，盖严后，放入水锅中炖一定时间。其优点是在蒸法基础上避免药效走失、辅料挥发。如炖制熟地黄、黄精等。

（五）其他制法

1. 制霜 中药制霜主要包括三种方法：一是将药物榨去油质取残渣，如巴豆霜；二是药液析出的细小结晶，如将皮硝纳入西瓜中渗出的结晶西瓜霜；三是将药物煮提后剩下的残渣研细，如鹿角霜。

2. 发芽 将具有发芽能力的种子药材用水浸泡后，保持一定的湿度和温度，使其萌发幼芽。如麦芽、谷芽等。

3. 发酵 在一定的温度和湿度条件下，使药物发酵，从而改变其原有的性质，产生新药的方法。如神曲、淡豆豉等。

4. 药拌 将药物与其他辅料拌染的方法。如朱砂拌茯神、砂仁拌熟地。

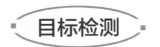

答案解析

一、单选选择题

1. 属于甘肃道地药材的是（ ）
   A. 阿胶　　　　　　B. 当归　　　　　　C. 附子
   D. 人参　　　　　　E. 三七

2. 农历二、八月最宜采集的药材是（ ）
   A. 叶类　　　　　　B. 花类　　　　　　C. 全草类
   D. 果实类　　　　　E. 根及根茎类

3. 将不溶于水的药物研成细末后再加入水中搅匀或研磨的炮制方法称为（ ）
   A. 漂洗　　　　　　B. 闷润　　　　　　C. 浸泡
   D. 制霜　　　　　　E. 水飞

4. 寒凉药的作用是（ ）
   A. 清热解毒　　　　B. 暖肝散结　　　　C. 回阳救逆
   D. 补火助阳　　　　E. 温里散寒

5. 酸味药的作用是（ ）
   A. 能散、能行　　　B. 能补、能和、能缓　　C. 能收、能涩
   D. 能泄、能燥、能坚　　E. 能软、能下

6. 具有沉降趋势的药物性味是（ ）
   A. 苦温　　　　　　B. 辛温　　　　　　C. 苦寒
   D. 甘寒　　　　　　E. 咸温

7. 一种药物能减轻或消除另一种药物的毒作用的配伍关系称为（ ）
   A. 相须　　　　　　B. 相使　　　　　　C. 相畏
   D. 相杀　　　　　　E. 相恶

8. 患者，女，56岁。数月来一直在服用人参，以下药物不能与其同服的是（ ）
   A. 白术　　　　　　B. 郁金　　　　　　C. 细辛
   D. 藜芦　　　　　　E. 牵牛子

9. 属于十九畏的配伍药对是（ ）
   A. 川乌与草乌　　　B. 桃仁与红花　　　C. 官桂与赤石脂
   D. 乌头与贝母　　　E. 甘草与甘遂

10. 不属于妊娠禁用药的是（　　）

    A. 牵牛子　　　　　　B. 桃仁　　　　　　　C. 巴豆

    D. 莪术　　　　　　　E. 水蛭

二、简答题

1. 简述五味的作用及其主治病证。

2. 简述"十八反""十九畏"的主要内容。

3. 妊娠禁用和慎用的药物分别有哪些？

三、案例分析题

患者，男，63岁。自述咽中如有物阻，咯吐不出，吞咽不下，胸胁满闷，或时而恶心，呕吐涎沫，中医诊断为梅核气，治当行气散结，化痰降逆，处以半夏厚朴汤，其药物组成为姜半夏、茯苓、厚朴、生姜、紫苏叶。

分析：处方中使用了大量辛味的药物，五味中辛味的作用有哪些？用生姜汁来炮制半夏可增强半夏哪方面的功效？

（杨　烨）

书网融合……

重点回顾　　微课1　　微课2　　微课3　　微课4　　习题

第十二章　常用中药

学习目标

知识目标：

1. 掌握　各类中药的概念、分类、适应证和使用注意；160 余味重点介绍药物的功效、主治及临床应用，相似药物的功效和应用的区分。

2. 熟悉　各类中药的配伍应用；各味药物的来源、性味归经、用法用量及使用注意；其他 100 余味药物的功效和主治。

3. 了解　160 余味重点介绍药物的性状、产地及处方应付；其他 100 余味药物的性味、归经和用法用量。

技能目标：

能够根据中药的功效和主治，结合中医药基本理论药物性味特点，进行问病荐药、药品管理、中药研究等实践。

素质目标：

树立传统中医药自信，逐步培养良好的中医药职业道德和职业素质。

导学情景

情景描述： 明代徐霞客是旅行家，孤身上路，长途跋涉，生病是一件很危险的事情。徐霞客的行囊中必备的一样东西，就是姜。他每天早上都有嚼食生姜的习惯。姜能够促进阳气的生发，使人活力旺盛，精力充沛。野外露宿，湿气侵入，偶感风寒，他就立即"饮姜汤一大碗，重被袭衣覆之；汗大注，久之乃起，觉开爽矣。"

情景分析： 外感风寒，当以祛邪解表为治疗大法。

讨论： 生姜为什么能促进人体阳气生发，散风寒？

学前导语： 生姜味辛，性微温，归肺、脾、胃经。具有发汗解表，温中止呕，温肺止咳之功效。常用于风寒感冒轻证与呕吐，素有"呕家圣药"之称；风寒咳嗽；解鱼蟹毒、生半夏、天南星之毒。每天早上嚼食生姜，顺应人体、外界环境阳气的生发，自然使人活力旺盛，精力充沛；生姜味辛，性微温，辛能散能行，促进人体气血运行，开发肌表的毛孔，通过发汗使邪气从表而解，故偶感风寒，"饮姜汤一大碗，重被袭衣覆之；汗大注，久之乃起，觉开爽矣。"

第一节　解表药 微课

凡以发散表邪、解除表证为主要功效的药物称为解表药。风、寒、暑、湿、燥、火六淫邪气首先侵犯人体肌表致病，故称表邪。表邪外犯，肺卫失司，肺失宣发而致恶寒、发热，头身肢节疼痛，鼻塞、流涕，咳嗽，脉浮等症，谓之表证。

本类药物多辛散轻扬，主入肺经，能促进人体发汗或微发汗，使肌表之邪外散或随汗而解，达到治疗表证，截断表邪内传之效。常用于外感表证所引起的恶寒、发热、身痛、头痛、无汗（或有汗）、脉浮等症。部分解表药兼具宣通透达之性,有宣肺平喘、透疹、利水消肿、通痹止痛等功效,用于咳喘、疹发不畅、水肿、风湿痹痛等病证。

本类药物根据其性味功效特点,主要分为辛温解表药(又称发散风寒药)和辛凉解表药(又称发散风热药)两类。

解表药必须掌握好用药剂量,春夏腠理疏松,用量宜轻;秋冬腠理致密,用量宜重;中病即止,不可过量,发汗太多,伤津耗气,甚则过汗伤阴、伤阳的危重证候;血汗同源,表虚自汗,潮热盗汗,疮疡、淋证、尿血的患者兼见外感表证,也要慎重使用。本类药物多为辛散轻扬之品,入汤剂不宜久煎,以免有效成分挥发而影响药效。

一、辛温解表药

辛温解表药的性味多辛温,辛可发散,温可祛寒,故以发散风寒为主要功效。主治外感风寒表证引起的恶寒发热、肢节疼痛、无汗、口不渴、苔薄白、脉浮等症。部分药物兼具平喘、利水、胜湿、止痛等功效,可治喘咳、水肿、风湿痹痛等证。

临床常用的辛温解表药有麻黄、桂枝、细辛、紫苏、荆芥、防风、羌活、藁本、白芷、苍耳子等。

麻黄 Mahuang
《神农本草经》

【来源】 本品为麻黄科植物草麻黄 *Ephedra sinica* Stapf.、中麻黄 *Ephedra intermedia* Schrenk et C. A. Mey. 或木贼麻黄 *Ephedra equisetina* Bge. 的干燥草质茎。气微香,味涩、微苦。

【产地】 主产于河北、山西、内蒙古、甘肃、四川等地。

【性味归经】 辛、微苦,温。归肺、膀胱经。

【功效主治】 发汗解表,宣肺平喘,利水消肿。

1. 用于风寒感冒。本品为发汗峻品,药力较强,谓"发汗解表第一药",适用于外感风寒所致的恶寒发热、头痛无汗、脉浮紧等风寒表实证,常与桂枝配伍,如麻黄汤。

2. 用于咳嗽气喘。本品辛散苦泄,外能发散风寒解表,内能开宣肺气平喘,适用于风寒束表,肺气壅遏的咳喘实证。

3. 用于风水水肿。本品上开肺气,下输膀胱,为宣肺利尿之要药。适用于治风邪袭表、肺失宣降所致水肿、小便不利兼有表证的风水证。

【用法用量】 煎服,2~10g,生用、炙用或捣绒用。生麻黄善于解表;炙麻黄善于宣肺平喘;绒麻黄作用和缓,发汗力弱,适于小儿、年老体弱者。

【使用注意】 阴虚盗汗、表虚自汗、肾虚咳喘及心血管病患者慎用。

桂枝 Guizhi
《神农本草经》

【来源】 本品为樟科植物肉桂 *Cinnamomum cassia* Presl 的干燥嫩枝。色棕红、幼嫩、气香者为上品。

【产地】 主产于广东、广西及云南省。

【性味归经】 辛、甘,温。归肺、心、膀胱经。

【功效主治】 发汗解肌,温经通脉,助阳化气。

1. 用于风寒感冒。本品的发汗力量较麻黄温和,无论外感风寒表实或表虚证均可应用。

2. 用于寒凝血瘀诸痛证。本品辛散温通,温通人体一身之阳气,具有温通经脉、散寒止痛之效。其性升浮,亦常用于风寒湿痹所致肩臂疼痛。

3. 用于痰饮、蓄水证。本品甘温，既可温补脾阳以助水湿运化，温化痰饮，又可温肾阳助膀胱气化，利尿消肿。

4. 用于心悸。本品辛甘性温，能助心阳，通血脉，止悸动。常用于心阳不振，血脉不宣之心悸动、脉结代，以及阴寒内盛，引动下焦冲气，上凌心胸所致奔豚者。

【用法用量】 煎服，3~10g，生用。

【使用注意】 阴虚火旺、外感热病及血热妄行者忌用，孕妇及月经过多者慎用。

紫苏 Zisu
《名医别录》

【来源】 本品为唇形科植物紫苏 *Perilla frutescens*（L.）Britt. 的干燥茎、叶，其叶称紫苏叶，其茎称紫苏梗。叶大、色紫、香气浓、不碎、无杂质者为上品。

【产地】 我国南北均产。

【性味归经】 辛，温。归肺、脾、胃经。

【功效主治】 发汗解表，行气宽中，解鱼蟹毒。

1. 用于风寒表证。本品发汗解表散寒之力较为缓和，治宜外感风寒之轻证。

2. 用于脾胃气滞证。本品为醒脾宽中、行气止呕之良药，兼理气安胎之效。

3. 用于鱼蟹中毒所致腹痛吐泻。可单用本品，亦可配伍生姜、藿香等。

【用法用量】 煎服，5~10g，生用。不宜久煎。

【使用注意】 苏叶偏于发表散寒，苏梗偏于宽胸利膈，顺气安胎、解毒。

生姜 Shengjiang
《名医别录》

【来源】 本品为姜科植物姜 *Zingiber officinale* Rosc. 的新鲜根茎。块大、丰满、质嫩者为上品。

【产地】 各地均产。

【性味归经】 辛，微温。归肺、脾、胃经。

【功效主治】 发汗解表，温中止呕，温肺止咳。

1. 用于风寒表证。本品发汗解表作用较弱，故适用于风寒感冒轻证，大多是作为辅助之品与其他解表药配伍使用，以增强发汗解表之力。

2. 用于呕吐。本品止呕功良，素有"呕家圣药"之称，随证配伍可治多种呕吐，某些止呕药物用姜汁炮制，亦能增强其止呕功效。

3. 用于风寒咳嗽。本品入肺经，温肺散寒、化痰止咳，对于肺寒咳嗽，不论有无外感风寒，或痰多痰少，皆可选用。

4. 解毒。本品能解鱼蟹毒、生半夏、天南星之毒。

【用法用量】 煎服或捣汁冲服，3~10g，生用、煨用或捣汁用。

【使用注意】 阴虚内热或阳热亢盛者慎用。

香薷 Xiangru
《名医别录》

【来源】 本品为唇形科植物石香薷 *Mosla chinensis* Maxim. 及江香薷 *M. chinensis* Maxim. cv. jiangxiangru. 的干燥地上部分，前者又称青香薷。枝嫩、花穗多、香气浓者为上品。

【产地】 青香薷主产于广西、湖南、湖北等地；江香薷主产于江西。

【性味归经】 辛，微温。归肺、脾、胃经。

【功效主治】 发汗解表，化湿和中，利水消肿。

1. 用于阴暑证。本品乃夏月解表之药，素有"夏月麻黄"之称，但其发汗、散寒之力不如麻黄。常用于夏月贪凉饮冷外感风寒，内伤湿邪之阴暑证，症见恶寒，发热，头痛身重，脘满纳差，苔腻等症。

2. 用于风水水肿、小便不利证。本品辛散温通，既能发汗散肌表之水湿，又能宣肺通调水道，利尿消肿，故可用于水肿而有表证者。

【用法用量】 煎服，3～10g，用于发表，量不可过大，不宜久煎；用于利水退肿，量宜稍大，须浓煎。

【使用注意】 表虚有汗和暑热证忌用。

荆芥　Jingjie
《神农本草经》

【来源】 本品为唇形科植物荆芥 *Schizonepeta tenuifolia* Briq. 的干燥地上部分。色淡黄绿、穗长而密、香气浓者为上品。

【产地】 主产于江苏、浙江、河南、江西等地。

【性味归经】 辛，微温。归肺、肝经。

【功效主治】 祛风解表，透疹消疮，炒炭止血。

1. 用于外感表证。本品为发散风寒药中药性最为平和之品，凡外感表证，无论风寒、风热或寒热不明显者均可使用。

2. 用于麻疹不透及风疹瘙痒。本品质轻透散，祛风止痒，宣散疹毒，常用治表邪外束，麻疹初起、疹出不畅以及风疹瘙痒。

3. 用于疮疡初起兼有表证。本品祛风解表，透散邪气，有宣通壅结而达消疮之效。

4. 用于吐血、衄血、便血、崩漏等多种出血证。荆芥炒炭，性味苦涩平和，专入肝经而长于理血止血。

【用法用量】 煎服，5～10g，生用、炒黄或炒炭用，不宜久煎。

【使用注意】 祛风解表止痒宜生用，止血宜炒炭用。

防风　Fangfeng
《神农本草经》

【来源】 本品为伞形科植物防风 *Saposhnikovia divaricata*（Turez.）Schischk. 的根。条粗壮、断面皮部色浅棕、木部浅黄色者为上品。

【产地】 主产于东北、内蒙古东部、四川等。

【性味归经】 辛、甘，微温。归膀胱、肝、脾经。

【功效主治】 祛风解表，胜湿止痛，止痉，止泻。

1. 用于外感表证。本品以辛散祛风解表为主，甘缓微温不峻烈，素有"风药中之润剂"之称，故外感风邪均可配伍使用。其发散作用温和，对表卫不固而感风邪者亦可使用。

2. 用于风湿痹痛。可治风湿寒痹、肢节疼痛、风湿头身痛。

3. 用于破伤风证。本品既能散外风，又能息内风，常用治风毒内侵，引动内风而致肌肉痉挛，四肢抽搐，角弓反张之破伤风证。

4. 用于肝郁侮脾之腹痛泄泻，常炒用。此外，炒炭可用治便血、崩漏下血。

【用法用量】煎服，5～10g，生用或炒炭用。

【使用注意】阴虚血亏、热病动风者慎用。

练一练

防风除了祛风解表，还有哪些功效？

答案解析

羌活　Qianghuo
《神农本草经》

【来源】本品为伞形科植物羌活 *Notopterygium incisum* Ting ex H. T. Chang 或宽叶羌活 *Notopterygium franchetii* H. de Boiss. 的干燥根茎及根。条粗、外皮棕褐色、断面朱砂点多、香气浓者为上品。

【产地】羌活主产于四川、云南、青海、甘肃等省，宽叶羌活主产于四川、青海、陕西、河南等省。

【性味归经】辛、苦，温。归膀胱、肾经。

【功效主治】祛风散寒，胜湿止痛。

1. 用于风寒表证。本品解表散寒作用较强，故外感风寒，恶寒发热、头项强痛、肢体酸痛较重者，尤为适宜。

2. 用于风寒湿痹。本品有较强的祛风湿、止痛作用，善治头项、肩背肢节疼痛。

【用法用量】煎服，3～10g，生用。

【使用注意】血虚阴亏者慎用。本品气味浓烈，用量过多，易致呕吐，脾胃虚弱者不宜服。

白芷　Baizhi
《神农本草经》

【来源】本品为伞形科植物白芷 *Angelica dahurica*（*Fisch. ex Hoffm.*）Benth. et Hook. f. 或杭白芷 *A. dahuriea*（*Fisch. ex Hoffm.*）Benth. et Hook. f. var. *formosana*（*Boiss.*）Shan et Yuan 的干燥根。条粗壮、体重、粉性足、香气浓者为上品。

【产地】主产于河南、河北、浙江、福建、四川等省。

【性味归经】辛，温。归胃、大肠、肺经。

【功效主治】解表散寒，祛风止痛，燥湿止带，通鼻窍，消肿排脓。

1. 用于外感风寒表证。本品祛风解表散寒之力较温和，以止痛、通鼻窍见长，尤宜外感风寒见头身疼痛，鼻塞流涕之症。

2. 用于牙痛、头痛及痹痛。无论外感风热还是风寒，均可使用。

3. 用于带下过多。凡湿热、寒湿引起者，无论色白或黄，均可使用。

4. 用于鼻塞不通。治风寒湿邪引起的鼻塞流涕、鼻衄、鼻渊等鼻疾。

5. 用于疮疡肿痛。用于疮痈初起，脓成未溃者皆可，是外科常用药。

【用法用量】煎服，3～10g，生用。外用适量。

【使用注意】阴虚血热者忌服。

细辛 Xixin
《神农本草经》

【来源】 本品为马兜铃科植物北细辛 *Asarum heterotropoides* Fr. Schmidt var. *mandshuricum*（Maxim.）Kitag.、汉城细辛 *Asarum sieboldii* Miq. var. *seoulense* Nakai 或华细辛 *Asarumsieboldii* Miq. 的根。根灰黄、叶绿、干燥、味辛辣而麻舌者为上品。

【产地】 北细辛、汉城细辛习称"辽细辛"，主产于东北地区；华细辛主产于陕西、河南、山东、浙江等省。

【性味归经】 辛，温。有小毒。归肺、肾、心经。

【功效主治】 解表散寒，止痛，通窍，温肺化饮。

1. 用于风寒表证及阳虚外感。本品入肺经散在表之风寒，入肾经祛在里之寒邪，常用于外感风寒证，阳虚外感证。

2. 用于牙痛、头痛、痹痛等痛证。本品善于祛风散寒，止痛之力强，尤宜寒邪偏盛疼痛者。

3. 用于鼻渊等鼻疾，为治鼻渊之良药。

4. 用于寒饮咳喘证。本品辛散温通，外能发散风寒，内能温肺化饮，常用于外感风寒，内有痰湿证。

【用法用量】 煎服，1～3g，生用。散剂每次服 0.5～1g。有小毒，故用量不宜过大。

【使用注意】 肺燥阴伤干咳、阴虚阳亢头痛忌用。不宜与藜芦同用。

藁本 Gaoben
《神农本草经》

【来源】 本品为伞形科植物藁本 *Ligusticum sinensis* Oliv. 和辽藁本 *Ligusticum jeholense* Nakai et Kitag. 的干燥根茎及根。身干、整齐、气香浓者为上品。

【产地】 藁本主产于陕西、甘肃、河南、四川、湖北、湖南等省；辽藁本主产于辽宁、吉林、河北等省。

【性味归经】 辛，温。归膀胱经。

【功效主治】 祛风散寒，除湿止痛。

1. 用于风寒感冒、巅顶疼痛。本品善达巅顶，善发散太阳经风寒湿邪，且有较好的止痛作用，常用于太阳风寒巅顶痛甚、头身疼痛明显者。

2. 用于风寒湿痹，一身尽痛。本品辛散温通，入于皮肉筋骨，祛风散寒除湿而止痛。

【用法用量】 煎服，3～10g，生用。

【使用注意】 血虚头痛、热证者忌用。

苍耳子 Cang'erzi
《神农本草经》

【来源】 本品为菊科植物苍耳 *Xanthium sibiricum* Patr. 的干燥成熟带总苞的果实。粒大、饱满、色棕黄者为佳。

【产地】 产于全国各地。

【性味归经】 辛，苦，温。归肺经。

【功效主治】 发散风寒，通鼻窍，祛风湿，止痛。

1. 用于风寒表证、鼻渊。本品发汗解表之力较弱，善宣通鼻窍，多用于风寒感冒鼻塞流涕明显者，一般风寒感冒临床较少使用。

2. 用于鼻渊。本品善通鼻窍以除鼻塞、前额及鼻内胀痛，为治鼻渊之良药。

3. 用于风寒湿痹证。本品辛散苦燥，性温散寒，能祛风除湿，通络止痛，既可治一身上下湿痹拘挛，亦可治风疹瘙痒。

【用法用量】煎服，3～10g，炒去硬刺用。

【使用注意】有小毒慎用。血虚头痛者忌用，过量服用易致中毒。

辛夷　Xinyi
《神农本草经》

【来源】本品为木兰科植物望春花 *Magnolia biondii* Pamp.、玉兰 *M. denudata* Desr. 或武当玉兰 *M. sprengeri* Pamp. 的干燥花蕾。花蕾未开、身干而完整、内瓣紧密、色绿、无枝梗、香气浓者为上品。

【产地】主产于河南、安徽、湖北、四川、陕西等省。

【性味归经】辛，温。归肺、胃经。

【功效主治】发散风寒，宣通鼻窍。

1. 用于外感风寒、头痛鼻塞。本品发汗解表之力较弱，善于宣通鼻窍，多用于风寒感冒、鼻塞流涕明显者，一般风寒感冒临床较少使用。

2. 用于鼻渊头痛、鼻塞流涕。本品善通鼻窍，治鼻渊头痛、鼻塞流涕之要药，风寒、风热皆可配伍使用。

【用法用量】煎服，3～10g，生用。有毛，刺激咽喉，宜包煎。

【使用注意】阴虚火旺者忌用。

二、辛凉解表药

辛凉解表药的性味多辛凉，辛以散风，凉可祛热，以发散风热为主要功效，发汗作用较缓和，主治外感风热表证及温病初起，邪在卫分证之发热重、恶寒轻、头痛、咽干口渴、苔薄黄、脉浮数等症。部分药物兼有利咽、透疹、明目等作用，用治咽喉肿痛、麻疹不透、目赤肿痛等症。临床常用的辛凉解表药有薄荷、牛蒡子、蝉蜕、桑叶、菊花、柴胡、升麻、葛根等。

薄荷　Bohe
《新修本草》

【来源】本品为唇形科植物薄荷 *Mentha haplocalyx* Briq. 的干燥地上部分。叶多、色深绿、味清凉、香气浓者为上品。

【产地】主产于江苏的太仓以及浙江、湖南等省。

【性味归经】辛，凉。归肺、肝经。

【功效主治】疏散风热，清利头目，利咽，透疹，疏肝解郁。

1. 用于风热感冒及温病初起。本品是辛凉解表药中最能宣散表邪，且有一定发汗作用的药物。

2. 本品善疏上焦风热邪气，用于风热上攻所致的咽喉肿痛、头痛目赤等症。

3. 用于麻疹不透及风疹瘙痒症。本品质轻宣散，疏散风热，宣毒透疹、止痒，常与蝉蜕、紫草等配伍。

4. 用于肝气郁滞证。薄荷入肝经可疏肝理气。

5. 用于夏令感受暑湿秽浊。薄荷芳香辟秽，兼化湿和中，治疗脘腹胀痛，呕吐泄泻。

【用法用量】煎服，3～6g，生用，后下。

【使用注意】阴虚血燥者慎用，体虚多汗者不宜用。

练一练

薄荷的主治病证有哪些?

答案解析

牛蒡子　Niubangzi
《名医别录》

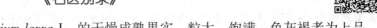

【来源】本品为菊科植物牛蒡 *Arctium lappa* L. 的干燥成熟果实。粒大、饱满、色灰褐者为上品。

【产地】主产于浙江、四川、河北等地。

【性味归经】辛、苦，寒。归肺、胃经。

【功效主治】疏散风热，透疹利咽，解毒消肿。

1. 用于风热表证、咽喉肿痛。本品善于宣肺利咽，尤适于风热表证或温热病初起，伴咽喉红肿疼痛明显者。

2. 用于麻疹不透。本品清泄透散，能疏散风热，透泄热毒而促使疹子透发。

3. 用于热毒疮肿及痄腮。本品升散之中具有清降之性，常与清热解毒、散结疗疮药配伍。

【用法用量】煎服，6～12g，生用或炒用，用时捣碎。炒制后易于捣碎和煎出有效成分，可缓和其滑利寒凉之性。

【使用注意】性寒，滑肠通便，脾虚便溏者慎用。

蝉蜕　Chantui
《名医别录》

【来源】本品为蝉科昆虫黑蚱 *Cryptotympana pustulata* Fabricius 若虫羽化时脱落的皮壳。粒大、饱满、色灰褐者为上品。

【产地】主产于山东、河北、河南、江苏等地。

【性味归经】甘，寒。归肺、肝经。

【功效主治】疏散风热，利咽开音，透疹止痒，明目退翳，解痉。

1. 用于风热感冒，温病初起，咽痛音哑。本品善疏散肺经风热而宣肺利咽、开音疗哑，尤适宜风热表证，温病初起，兼声音嘶哑或咽喉肿痛者。

2. 用于麻疹不透，风疹瘙痒。

3. 用于肝热目赤翳障。本品入肝经，善疏肝经风热而明目退翳。

4. 用于小儿惊风、惊痫夜啼及破伤风。

【用法用量】煎服，3～6g，生用。止痉宜量大，余证用量宜小。

【使用注意】孕妇慎用。

练一练

蝉蜕的功效及主治病证有哪些?

答案解析

桑叶 Sangye
《神农本草经》

【来源】本品为桑科植物桑 *Morus alba* L. 的干燥叶。叶片完整、大而厚、色黄绿、质扎手者为上品。

【产地】全国各地。

【性味归经】苦、甘，寒。归肺、肝经。

【功效主治】疏散风热，清肺润燥，清肝平肝。

1. 用于风热表证及温病初起。本品轻清宣散，疏散风热，清肺热、润肺燥，常用于风热感冒或温病初起等。

2. 用于肝阳上亢。本品入肝经，有清肝、平降肝阳之效，常用于肝火上炎所致的目赤、涩痛、多泪等症及肝阳上亢所致头痛眩晕、烦躁易怒等症。

3. 本品亦能凉血止血，但药力薄弱，常配伍凉血止血药用于吐血、衄血等症。

【用法用量】煎服，5～10g，生用或蜜炙用，或入丸散；外用煎水洗眼。蜜制能增强润肺止咳之功效。

菊花 Juhua
《神农本草经》

【来源】本品为菊科植物菊 *Chrysanthemum morifolium* Ramat. 的干燥头状花序。药材按产地和加工方法的不同，分为"亳菊""滁菊""贡菊""杭菊"等，以亳菊和滁菊品质最优。由于花的颜色不同，又有黄菊花和白菊花之分。均以花朵完整、颜色新鲜、气清香、少梗叶者为上品。

【产地】主产于浙江、安徽、河南、四川等地。

【性味归经】辛、甘、苦，微寒。归肝、肺经。

【功效主治】疏散风热，平肝明目，清热解毒。

1. 用于风热感冒或温病初起，温邪犯肺。本品轻清疏散，发散表邪之力不强，常与疏散风热、清热解毒等药物配伍。

2. 用于目赤肿痛。本品入肝经，既能疏散肝经风热，又能清泄肝热以明目。

3. 用于肝阳上亢。本品入肝经，能清肝热、平肝阳，常用治肝阳上亢之头痛、眩晕。

4. 用于疮痈肿毒。本品清热解毒、消散痈肿之力较野菊花不足，常配伍清热解毒之品同用。

【用法用量】煎服，5～10g，生用。

【使用注意】平肝明目宜用白菊花，疏散风热宜用黄菊花。

柴胡 Chaihu
《神农本草经》

【来源】本品为伞形科植物柴胡 *Bupleurum chinense* DC. 或狭叶柴胡 *B. scorzonerifolium* Willd. 的干燥根。按性状不同，分别习称"北柴胡"及"南柴胡"。条粗长、须根少者为上品。

【产地】北柴胡主产于河北、河南、辽宁、甘肃等地；南柴胡主产于湖北、四川、吉林等地。

【性味归经】苦、辛，微寒。归肝、胆、肺经。

【功效主治】疏散退热，疏肝解郁，升举阳气。

1. 用于外感表证发热及少阳证。本品善祛邪解表退热和疏散少阳半表半里之邪。风热、风寒外感表证，皆可使用。柴胡为治少阳证之要药，常与黄芩配伍以收和解少阳之效。

2. 用于肝郁气滞证。柴胡性善条达肝气，为治肝气郁结的要药。

3. 用于中气下陷证。本品可升举中焦脾胃清阳之气，用于中气不足、气虚下陷所致的脘腹重坠、脱肛、子宫下垂等症。

4. 用于治疗疟疾寒热。柴胡可退热截疟，治疗疟疾寒热。

【用法用量】煎服，3～10g，生用或醋炙用。和解退热宜生用，疏肝解郁宜醋炙，升阳生用或酒炙。

【使用注意】古人有"柴胡劫肝阴"之说，凡阴虚于下，肝阳亢于上、肝风内动、阴虚火旺及气机上逆者慎用。

升麻　Shengma
《神农本草经》

【来源】本品为毛茛科植物大三叶升麻 *Cimicifuga heracleifolia* Kom. 或兴安升麻 *C. dahurica*（Turcz.）Maxim. 和升麻 *C. foetida* L. 的干燥根茎。体大、质坚、外皮黑褐色、断面黄绿色、无须根者为上品。

【产地】主产于辽宁、吉林、黑龙江，山西等地。

【性味归经】辛、微甘，微寒。归肺、脾、胃、大肠经。

【功效主治】解表透疹，清热解毒，升举阳气。

1. 本品性能升散，有发表退热之效，风热感冒或温病初起，风寒感冒所致恶寒发热、无汗、头痛、咳嗽等症，皆可与其他解表药配伍使用；此外升麻辛散发表，透发麻疹，可用治麻疹初起，透发不畅。

2. 用于热毒所致诸多病证。本品善清热解毒，为清热解毒之良药，尤善清解阳明热毒。用于热毒所致牙龈肿痛、咽喉肿痛、口舌生疮等症。

3. 用于中气不足，气虚下陷证。本品善引脾胃清阳之气上升，其升举之力强于柴胡，常用治中气不足，气虚下陷所致的脘腹重坠，久泻脱肛，子宫下垂等症。

【用法用量】煎服，3～10g，生用或蜜制用。发表透疹、清热解毒宜生用，升阳举陷宜炙用。

【使用注意】阴虚火旺、肝阳上亢及麻疹已透者忌用。

？ 想一想

具有升阳、发表作用的药物有哪些？如何鉴别？

答案解析

葛根　Gegen
《神农本草经》

【来源】本品为豆科植物野葛 *Pueraria lobata*（Willd.）Ohwi 或甘葛藤 *P. thomsonii* Benth. 的干燥根。块大、质坚实、色白、粉性足、纤维少者为上品。

【产地】野葛主产于湖南、河南、广东、浙江、四川等地；甘葛藤多为栽培，主产于广西、广东等地。

【性味归经】甘、辛，凉。归脾、胃经。

【功效主治】解肌退热，透疹，生津止渴，升阳止泻。

1. 用于外感表证。本品发汗解表，解肌退热，无论风寒、风热表证所致恶寒发热，头身疼痛，无汗或有汗不畅，均可使用。且其善缓解外邪郁阻、经气不利、筋脉失养所致的项背强痛，为治疗项背强痛之要药。

2. 用于麻疹初起，疹出不畅。本品发表散邪，有透发麻疹之效。

3. 用于热病津伤口渴及消渴证。本品既能清热，又能鼓舞中焦脾胃清阳之气上升，津液上输，而达止渴之效。

4. 用于泻痢。本品可鼓舞脾胃清阳之气上升而止泻痢，症见身热，下利臭秽，肛门有灼热感；或湿热泄泻或脾虚泄泻。

其他辛凉
解表药

【用法用量】煎服，10～15g，生用或煨用。

【使用注意】葛根经麸皮煨制而成，长于升阳止泻，多用于泄泻，一般退热生津宜生用。

答案解析

目标检测

单项选择题

1. 细辛的功效是（　　）

　　A. 发散风寒，宣通鼻窍

　　B. 散风除湿，通窍止痛

　　C. 发散风寒，通窍止痛，温肺化饮

　　D. 发散风寒，胜湿止痛

　　E. 解表散风，通窍止痛，消肿排脓

2. 解表药主要用于（　　）

　　A. 风寒或风热表证　　　　　B. 水肿初起兼有表证　　　　　C. 肺气不宣咳嗽

　　D. 麻疹初起透发不畅　　　　E. 风湿性关节疼痛

3. 风寒表证兼脾胃气滞者，当选用（　　）

　　A. 生姜　　　　　　　　　　B. 厚朴　　　　　　　　　　C. 砂仁

　　D. 紫苏　　　　　　　　　　E. 香薷

4. 患者，男，26岁，症见恶寒发热，头痛身痛鼻塞，无汗而喘，舌苔薄白，脉浮紧。用解表法治疗，应首选（　　）

　　A. 香薷　　　　　　　　　　B. 麻黄　　　　　　　　　　C. 薄荷

　　D. 苍术　　　　　　　　　　E. 细辛

5. 患者，男，35岁，外感风寒，恶寒渐轻，无汗头痛，项背强痛，脉浮者。宜首选（　　）

　　A. 葛根　　　　　　　　　　B. 桑叶　　　　　　　　　　C. 菊花

　　D. 薄荷　　　　　　　　　　E. 苏叶

6. 有"呕家圣药"之称的药物是（　　）

　　A. 柴胡　　　　　　　　　　B. 辛夷　　　　　　　　　　C. 升麻

　　D. 生姜　　　　　　　　　　E. 白芷

7. 羌活的性味是（　　）

　　A. 辛、甘，温　　　　　　　B. 辛、苦，温　　　　　　　C. 辛、涩，温

　　D. 辛、咸，温　　　　　　　E. 辛、酸，温

8. 既能解表散寒，又能解鱼蟹毒的药物是（　　）

　　A. 麻黄　　　　　　　　　　B. 桂枝　　　　　　　　　　C. 香薷

　　D. 荆芥　　　　　　　　　　E. 生姜

9. 功能止血的药物是（　　）

　　A. 荆芥　　　　　　　　　　B. 紫苏　　　　　　　　　　C. 防风

　　D. 麻黄　　　　　　　　　　E. 桂枝

10. 尤善祛上半身风湿的药是（　　）

A. 羌活   B. 白芷   C. 藁本

D. 独活   E. 细辛

（张　芳）

书网融合……

重点回顾   微课   习题

第二节　清热药

PPT

导学情景

情景描述：在炎热的夏季，很多人喜欢饮用金银花茶水。

情景分析：金银花既是食品又是药品。金银花作茶饮用出自清代，《本草求真》"金银花"条提到："江南地方，以此代茶。"金银花具清热解毒、疏散风热的功效。现代药理研究认为金银花具有清热解毒、通经活络，护肤美容的功效，可降压、降低血清胆固醇，可预防冠心病和心绞痛；能促进新陈代谢，延缓衰老，润肤祛斑。

讨论：饮用金银花茶水有哪些禁忌呢？

学前导语：金银花茶水可清热解毒，能够有效地提高身体免疫力、治疗各种热性病。但饮用金银花茶水需要注意：金银花性寒，不能过量服用；月经期间禁止服用；脾胃虚寒者不宜服用；金银花茶凉了不宜再喝；乙肝患者不可长时间服用。

凡以清解里热为主要功效，用于治疗里热证的药物称为清热药。清热药药性寒凉，沉降入里。具有清热泻火、燥湿、凉血、解毒、退虚热等功效。主要用于外感热病、高热烦渴、湿热泻痢、温毒发斑、痈肿疮毒、阴虚发热等里热证。根据清热药的功效及其主治证的差异，清热药可分为清热泻火药、清热燥湿药、清热解毒药、清热凉血药、清虚热药五类。

使用本类药时，首先应当辨清里热证的虚实、病变部位、病情发展阶段及兼证，选择适当的药物进行治疗。本类药物药性多寒凉，易伤脾胃，凡脾胃虚寒者慎用；苦寒药物易化燥伤阴，故热证伤阴或阴虚患者慎用；阴盛格阳、真寒假热证禁用；要注意中病即止，避免克伐太过，损伤正气。

一、清热泻火药　微课

清热泻火药味多苦寒或甘寒，清热力较强，用于治疗火热较盛的病证，故称为清热泻火药。热与火同属六淫之阳邪，热为火之渐，火为热之极，两者仅为程度上的不同，并无本质差异。清热与泻火不可分，凡能清热的药物，大多能泻火。本类药物以清泄气分邪热为主，适用于热在气分之高热、汗出、烦渴，神昏谵语，舌红苔黄，脉洪数等气分实热证。此外，因各药归经的差异，还适用于肺热、胃热、心火、肝火等引起的脏腑火热证。

里热炽盛而正气已虚的病证使用本类药物时，应注意扶正祛邪，宜选配补虚药同用。

石膏　Shigao
《神农本草经》

【来源】本品为硫酸盐类矿物硬石膏族石膏，主含含水硫酸钙（$CaSO_4 \cdot 2H_2O$）。为纤维状的结晶聚合体，呈长块状、板片状或不规则块状。白色、灰白色或浅黄色，条痕白色。体重，质软，纵断面具纤维状纹理，并显绢丝样光泽。气微，味淡。

【产地】分布极广，几乎全国各地均有蕴藏，主产于湖北、甘肃、四川、安徽，以湖北、安徽产者质为佳。

【性味归经】甘、辛，大寒。归肺、胃经。

【功效主治】解肌透热，清热泻火，除烦止渴，敛疮生肌（煅石膏）。

1. 用于气分实热证、肺热喘咳及胃火牙痛。本品具有大寒清热、味辛透热、退热力强等特点，既可清泻气分实热和肺胃实火，又能解肌透热，热去则烦除津生渴止，是治气分高热和肺胃实火之要药。治温热病气分实热，症见高热、烦渴、汗出、脉洪大等，可配伍知母等药物；治热邪犯肺所致的肺热咳喘，可配伍麻黄等止咳平喘药；治胃火牙痛，可配伍黄连等清热解毒及清胃热药。

2. 用于疮疡溃后不敛、湿疹及水火烫伤。煅后外用，多与清热解毒药、收湿敛疮药等配伍。

【用法用量】15～60g，先煎。

知母　Zhimu
《神农本草经》

【来源】本品为百合科植物知母 *Anemarrhena asphodeloides* Bge. 的干燥根茎。春、秋二季采挖，除去须根，洗净晒干，习称"毛知母"，毛知母呈长条状，微弯曲，略扁，偶有分枝，一端有浅黄色的茎叶残痕，习称"金包头"，气微，味微甜、略苦，嚼之带黏性。除去外皮，洗净晒干，习称"知母肉"，表面无叶基纤维，白色，有扭曲的沟纹。均以条粗、质坚实、断面黄白色者为佳。

【产地】主产于河北、山西及山东等地。

【性味归经】苦、甘，寒。归肺、胃、肾经。

【功效主治】清热泻火，滋阴润燥。

1. 用于气分实热证、肺热咳嗽及内热消渴。本品味苦甘而性寒质润，长于清肺胃气分实热，除烦止渴，是治疗气分实热之要药。治气分实热证常与石膏相须为用；治肺热咳嗽，常配黄芩等清肺止咳药、川贝母等养阴润燥药；治内热消渴，常与天花粉、葛根等清胃热、生津止渴药相配伍。

2. 用于骨蒸潮热及肺燥咳嗽。本品润肾燥、滋肺阴，可治肾阴亏虚、骨蒸潮热、遗精盗汗等，常与黄柏、生地黄等配伍；治肺热阴虚，燥咳无痰，多与川贝母等药配伍。

【用法用量】煎服，6～12g。清热泻火宜生用，滋阴润燥宜盐水炙用。

【使用注意】本品性寒质润，有滑肠作用，故脾虚便溏者不宜使用。

芦根　Lugen
《名医别录》

【来源】本品为禾本科植物芦苇 *Phragmites communis* Trin. 的新鲜或干燥根茎。鲜芦根呈长圆柱形或扁圆柱形，表面黄白色，有光泽，全体有节，质轻而韧，不易折断。干燥根茎呈压扁的长圆柱形，节部较硬，显红黄色，节间有纵皱纹。气无，味微甘。均以条粗壮、黄白色、有光泽、无须根、质嫩者为佳。

【产地】全国各地均产。

【性味归经】甘，寒。归肺、胃经。

【功效主治】清热生津，止渴除烦，止呕、利尿。

1. 用于热病烦渴。本品性味甘寒不滋腻，生津而不恋邪，可用治热病伤津，烦热口渴者，常配麦冬、天花粉等药；或以其鲜汁配麦冬汁、梨汁、荸荠汁、藕汁服用。

2. 用于胃热呕吐。本品能清胃热而止呕逆，可单用或配竹茹、姜汁等药。

3. 用于肺热咳嗽，肺痈吐脓。本品能清透肺热，祛痰排脓，治肺热咳嗽和肺痈吐脓，宜配黄芩、浙贝母等清热化痰药及清肺排脓药。

4. 用于热淋涩痛。有清热利尿之效，常与车前子等利水通淋类药物同用。

【用法用量】煎服，干品 15～30g。鲜品用量加倍，或捣汁用。

【使用注意】脾胃虚寒者忌服。

栀子　Zhizi
《神农本草经》

【来源】本品为茜草科植物栀子 *Cardenia jasminoides* Ellis 的干燥成熟果实。呈长卵圆形或椭圆形，表面红黄色或棕红色，具 6 条翅状纵棱，棱间常有 1 条明显的纵脉纹，并有分枝。气微，味微酸而苦。以果实完整、种子饱满者为佳。

【产地】主产于长江以南各省。

【性味归经】苦，寒。归心、肺、三焦经。

【功效主治】泻火除烦，清热利湿，凉血解毒。

1. 用于热病心烦、躁扰不宁。本品苦寒清降，善泻三焦之火而除烦，尤善清心火，是治热病心烦之要药。治外感热病发热、心烦者，多配淡豆豉等药；治火热毒盛，高热烦躁，神昏谵语者，多配黄连、黄芩、黄柏等药物。

2. 用于湿热黄疸证。本品可清利下焦肝胆湿热，善引湿热之邪从小便出，是治湿热黄疸的主药。多与茵陈、大黄等同用。

3. 用于热毒疮肿及血热出血证。本品入气分可泻火解毒，入血分可凉血止血，多用治火毒疮疡、血热出血等病。前者可配金银花、蒲公英等解毒消肿药，后者可配白茅根、侧柏叶等凉血止血药。

4. 生用消肿止痛。用于跌打损伤。可单用研末调敷。

【用法用量】煎服，6～10g。外用生品适量，研末调敷。

【使用注意】本品苦寒伤胃，有缓泻功效，故脾虚便溏者不宜使用。

二、清热燥湿药

清热燥湿药的性味多苦寒，清热之中，燥湿力强，故称为清热燥湿药。主要用于湿热证。因其苦降泄热力大，故本类药物多能清热泻火，可用治脏腑火热证。由于湿热之邪侵入人体的部位不同，表现症状各异，如脾胃湿热可致恶心呕吐、痞满；肝胆湿热可致胁肋胀痛、黄疸、口苦等；大肠湿热可致泻痢、里急后重；下焦湿热可致带下色黄或热淋涩痛；湿热流注关节可致关节红肿热痛；湿热浸淫肌肤可致湿疮、湿疹等。上述诸证，多见舌苔黄腻，皆属本类药物的主治范围。

本类药物苦寒伐胃，燥能伤阴，凡脾胃虚寒、津伤阴亏者慎用，必要时当酌情配伍健运脾胃及养阴生津的药物。用本类药物治疗脏腑火热证及痈疽肿毒时，可配伍清热泻火、清热解毒的药物。

黄芩　Huangqin
《神农本草经》

【来源】本品为唇形科植物黄芩 *Scutellaria baicalensis* Georgi 的干燥根。呈圆锥形，扭曲，表面棕黄色或深黄色，断面黄色，中心红棕色，称"子芩"或"条芩"；老根中心呈暗棕色或棕黑色，枯朽状或中空，称"枯芩"。气微，味苦。

【产地】主产于河北、山西、内蒙古、河南及陕西等地。以山西产量最多，河北承德产的质量最好。

【性味归经】苦，寒。归肺、胆、脾、大肠、小肠经。

【功效主治】清热燥湿，泻火解毒，止血，安胎。

1. 用于湿热所致的湿温、黄疸、热淋、泻痢及湿疹等。本品性味苦寒，清热燥湿力强，善清肺、胃、胆及大肠湿热，尤长于清中上焦湿热。随证配伍，可广泛用于各种湿热证。

2. 用于肺热咳嗽、热病烦渴及痈肿疮毒等证。本品善清肺火及上焦实热，治肺热咳嗽，多配苦杏仁等清热止咳药；治肺热咳嗽痰黄、热病烦渴者，多配泻火除烦药；治痈肿疮毒等，可与黄连、黄柏等清热解毒药配伍。兼入少阳经，可治邪在少阳之寒热往来，多与柴胡等药配伍。

3. 用于血热出血之吐衄便崩等证。本品能清热泻火以凉血止血，用治出血证时多配伍地榆、槐花等凉血止血药。

4. 用于胎热胎动不安。本品具有清热安胎的作用，用治血热胎动不安，可配生地黄、黄柏等药；若治肾虚有热胎动不安，可配熟地黄、人参等药。

【用法用量】煎服，3～10g。清热多生用，安胎多炒用，清上焦热可酒炙用，止血可炒炭用。

【使用注意】本品苦寒伤胃，脾胃虚寒者不宜使用。

黄连 Huanglian
《神农本草经》

【来源】本品为毛茛科植物黄连 *Coptis chinensis* Franch、三角叶黄连 *Coptis deltoidea* C. Y. Cheng et Hsiao 或云连 *Coptis teeta* Wall. 的干燥根茎。以上三种分别习称"味连""雅连""云连"。味连多分枝，集聚成簇，常弯曲，形如鸡爪，表面灰黄色或黄褐色，有的节间表面平滑如茎秆，习称"过桥"。气微，味极苦。雅连多为单枝，略呈圆柱形，微弯曲，"过桥"较长。云连多为单枝，弯曲呈钩状，较细小。

【产地】味连主产于四川、重庆、湖北等地，为商品主流；雅连主产于四川洪雅；云连主产于云南、西藏等地。

【性味归经】苦，寒。归心、脾、胃、胆、大肠经。

【功效主治】清热燥湿，泻火解毒。

1. 用于痞满、呕吐、黄疸、泻痢及湿疹、湿疮等。本品清热燥湿之力强于黄芩、黄柏等功效相近的药物，尤善于入中焦和大肠，对呕吐、湿热泻痢证极为常用，且治痢之功尤著，为治湿热泻痢之要药。随证配伍，可治疗上述诸证。

2. 用于口舌生疮、吞酸、牙痛、消渴、耳道流脓、心烦不眠、高热神昏及痈肿疔疮等诸多热毒证。随证可选择配清泻胃火、清泻心火、清泻肝火、清热解毒等药物，并依兼证佐以滋阴养血药等。

【用法用量】煎服，2～5g。外用适量。

【使用注意】本品大苦大寒，过服久服易伤阳损阴，故阴虚津伤及脾胃虚寒者忌用；苦燥易伤津耗液，故阴虚津伤者慎用。

黄柏 Huangbo
《神农本草经》

【来源】本品为芸香科植物黄皮树 *Phellodendron chinense* Schneid. 的干燥树皮，习称"川黄柏"。呈板片状或浅槽状，外表面黄褐色至黄棕色，内表面暗黄色或淡棕色。体轻、质硬，断面深黄色，纤维性，呈片状分层。气微，味极苦，嚼之有黏性。以皮厚、色黄、无栓皮者为佳。

【产地】 主产于四川、贵州、湖北、云南等地。

【性味归经】 苦，寒。归肾、膀胱、大肠经。

【功效主治】 清热燥湿，泻火解毒，退热除蒸。

1. 用于下焦湿热诸证。本品善清下焦湿热，是治下焦湿热诸证常用药。多用于湿热带下、淋证、泻痢、足膝肿痛、黄疸、湿疹瘙痒等病证，多与其他清热燥湿、利水渗湿药、燥湿止痒药等配伍以增其效。

2. 用于阴虚发热及遗精盗汗。本品善清泻相火、退虚热，用治阴虚火旺，潮热盗汗，腰酸遗精，多与知母相须为用，并配伍生地黄、山药等药。

3. 用于疔疮痈肿毒。本品既能清热燥湿又能泻火解毒，用治疮痈肿毒，多与其他清热解毒药同用。

【用法用量】 煎服，3～12g，外用适量。清热燥湿解毒多生用，退虚热宜盐水炙用，止血多炒炭用。

【使用注意】 本品苦寒伤胃，脾胃虚寒者忌用。

【附药】 关黄柏：为芸香科植物黄檗 *Phellodendron amurense* Rupr. 的干燥树皮。外表面黄绿色或淡棕黄色，较平坦，内表面黄色或黄棕色，断面鲜黄色或黄绿色。主产于东北。功效与主治同黄柏。

？ 想一想

黄芩、黄连和黄柏三种药材的功效与主治的异同点有哪些？

答案解析

龙胆 Longdan
《神农本草经》

【来源】 本品为龙胆科植物条叶龙胆 *Gentiana manshurica* Kitag.、龙胆 *Gentiana scabra* Bge.、三花龙胆 *Gentiana triflora* Pall. 或坚龙胆 *Gentiana rigescens* Franch. 的干燥根及根茎。前三种习称"龙胆""关龙胆"；后一种习称"坚龙胆"或"云龙胆"。气微，味甚苦。

【产地】 条叶龙胆、龙胆、三花龙胆主产于东北、内蒙古等地；坚龙胆主产于云南。

【性味归经】 苦，寒。归肝、胆经。

【功效主治】 清热燥湿，泻肝胆火。

1. 用于下焦湿热证。本品善于清泄下焦及肝胆湿热，但凡肝胆及其经脉循行部位湿热诸证均用作要药，治阴肿阴痒、带下、湿疹、黄疸等病证。多与其他清热燥湿和利湿退黄等药相配伍，内服外洗。

2. 用于肝胆实热证。本品善泄肝胆实火，治疗肝经实火所致的胁痛口苦、头痛目赤、耳鸣耳聋等，多配栀子、黄芩等清肝热药；治肝经热盛、热极生风所致的惊风抽搐、高热惊厥，配牛黄、钩藤等清热息风药。

【用法用量】 煎服，3～6g。外用适量。

【使用注意】 凡脾胃虚寒者不宜用，阴虚津伤者慎用。用量不宜过大。

三、清热解毒药

清热解毒药性质寒凉，清热之中更长于解毒，具有清解火热毒邪的作用。主要用于各种火热毒邪所致的痈肿疮毒、丹毒、痄腮、咽喉肿痛、热毒下痢、水火烫伤、温热病、虫蛇咬伤、癌肿以及其他急性热病等。本类药物功效特性各异，临证时应针对病证选择应用，并酌情配伍。如火热炽盛者，应配清热泻火药；热毒在血者，应配清热凉血药；兼夹湿邪者，应配利湿、燥湿或化湿药；正气不足者，应配补虚药等；热毒血痢、里急后重者，应配伍活血行气药等。

本类药物过服或久服易伤脾胃，宜中病即止。

金银花 Jinyinhua
《名医别录》

【来源】本品为忍冬科植物忍冬 *Lonicera japonica* Thunb. 的干燥花蕾或带初开的花。呈棒状，上粗下细，略弯曲，表面黄白色或绿白色（贮久色渐深），密被短柔毛。气清香，味淡、微苦。

【产地】我国大部分地区均产，以山东产量大、品质优，习称"东银花""济银花"；河南产者，习称"密银花""怀银花"。

【性味归经】甘，寒。归肺、心、胃经。

【功效主治】清热解毒、疏散风热。

1. 用于痈肿疔疮及热毒血痢等。本品善清解热毒，消散痈肿，为治阳性疮疡要药，广泛用于各种热毒证。治内外痈，常配清热解毒、活血止痛、消痈排脓等药；治疮痈初起，红肿热痛，可单用、内服或外用，也可配伍皂角刺、白芷等药；治温热病热入营血所致的高热神昏、斑疹吐衄，可与生地黄、牡丹皮等清热凉血药同用；治热毒痢疾，常配黄连、黄芩等清热燥湿、凉血止痢药使用。

2. 用于外感风热或温病初起。本品甘寒，芳香疏散，善散肺经热邪，透热达表，常配伍连翘、薄荷等解表药。

此外，金银花加水蒸馏制成的金银花露有清解暑热之效，可用于暑热烦渴及小儿热疖、痱子等。

【用法用量】煎服，6～15g。外用适量。炒炭利于凉血止痢；制露剂长于解暑。

【使用注意】脾胃虚寒及气虚疮疡脓稀者忌用。

👁️ **看一看**

金银花即忍冬，陶弘景谓之："藤生，凌冬不调，故名忍冬"。"金银花"一名出自李时珍《本草纲目》："忍冬在处有之，附树延蔓，茎微紫色，对节生叶。叶似薜荔而青，有涩毛。三四月开花，长寸许，一蒂两花二瓣，一大一小，如半边状。长蕊。花初开者，花瓣俱色白；经二三日，则色变黄。新旧相参，黄白相应，故呼金银花"。

连翘 Lianqiao
《神农本草经》

【来源】本品为木犀科植物连翘 *Forsythia suspensa* (Thunb.) Vahl 的干燥果实。秋季果实初熟尚带绿色时采收，习称"青翘"；果实熟透时采收，习称"老翘"。长卵形至卵形，稍扁，表面有不规则的纵皱纹和多数突起的小斑点，两面各有1条明显的纵沟。青翘多不开裂，表面绿褐色，质硬。老翘自顶端开裂或裂成两瓣，表面黄棕色或红棕色，质脆。气微香，味苦。青翘以色绿、不开裂、杂质少（不得过3％）者为佳；老翘以色黄、瓣大、壳厚、杂质少（不得过9％）者为佳。

【产地】产于东北、华北、长江流域及云南等地。

【性味归经】苦，微寒。归肺、心、小肠经。

【功效主治】清热解毒，消肿散结，疏散风热。

1. 用于疮痈肿毒及瘰疬痰核。本品苦寒，主入心经，既能清心火、解疮毒，又能消散痈肿结聚，被誉为"疮家圣药"。治疮痈肿毒常配金银花、蒲公英等解毒消肿药；治瘰疬痰核常配夏枯草、浙贝母、玄参等清热消痰散结药。

2. 用于外感风热及温病初起。本品苦能清泄，寒能清热，入心、肺二经，长于清心火，善散上焦风热，常配伍金银花、牛蒡子等药。

另外，本品还有清心利尿之效，可用于热淋涩痛。

【用法用量】煎服，6~15g。青翘长于清热解毒；老翘长于疏散风热。

【使用注意】脾胃虚寒及气虚脓稀者慎用。

白头翁 Baitouweng
《神农本草经》

【来源】本品为毛茛科植物白头翁 *Pulsatilla chinensis*（Bge.）Regel 的干燥根，呈类圆柱形或圆锥形，表面黄棕色或棕褐色，皮部易脱落，露出黄色木部，常有网状裂纹或裂隙，近根头处常有朽状凹洞，有白色绒毛。气微，味微苦涩。

【产地】主产于东北、内蒙古、华北等地。

【性味归经】苦，寒。归胃、大肠经。

【功效主治】清热解毒，凉血止痢。

1. 用于热毒血痢。本品善于清胃肠湿热和血分热毒，为治热毒血痢要药。若治热痢腹痛，里急后重，下痢脓血，可单用，或配伍黄连、黄柏和秦皮等药；若为赤痢下血，日久不愈，腹内冷痛，可配伍阿胶、干姜等药。

2. 用于疮痈肿毒。本品苦寒，主入阳明，能解毒凉血消肿，治疗疔腮、瘰疬、疮痈肿痛等证可配伍蒲公英、连翘等清热解毒，消肿散结药。

另外，近年用本品治疗阿米巴痢疾获得良效。常与清热燥湿、杀虫止痒等药配伍，煎汤外洗，还可以治疗妇女带下、阴痒（滴虫性阴道炎）。

【用法用量】煎服，9~15g，大剂量可用15~30g。外用适量。

【使用注意】虚寒泻痢忌服；本品刺激性强，妇女阴道给药慎用。

四、清热凉血药

清热凉血药能清热凉血，以治疗营血分热为主。性味多苦寒或咸寒，入血分以清热，多归心、肝经。因心主血，营气通于心，肝藏血，故具有清解营分、血分热邪的作用。适用于热入营分、血分等实热证。热入营分常见身热夜甚、烦躁不眠，甚至神昏谵语、舌质绛、脉细数等；热入血分常见神昏谵语、吐衄便血、身发斑疹、躁扰不安、舌质深绛。同时，也适用于其他疾病引起的血热出血证。部分药物有养阴、止血、解毒、活血等功效，故可用于阴虚证、热毒证、血瘀证。临证应用，应注意酌情配伍。例如气血两燔者，应配清热泻火药；血热证而见火毒炽盛者，应配清热解毒药。

本类药物中，兼有养阴功效的药物性偏滋腻，故湿滞便溏、纳差者慎用；兼有活血功效的药物，妇女行经和妊娠期间慎用或忌用。

生地黄 Shengdihuang
《神农本草经》

【来源】本品为玄参科植物地黄 *Rehmannia glutinosa* Libosch. 的新鲜或干燥块根。鲜用者习称"鲜地黄"；将鲜地黄缓缓烘焙至内部变黑，约八成干，搓成团块，习称"生地黄"。生地黄呈不规则的团块状或长圆形，表面棕黑色或灰棕色，极皱缩，断面棕黑色或乌黑色，有光泽，具黏性。气微，味微甜。以块大、体重、断面乌黑色者为佳。

【产地】主产于河南、河北、东北及内蒙古等地。

【性味归经】甘、苦，寒。归心、肝、肾经。

【功效主治】清热凉血，养阴生津。

1. 用于温病热入营血证及内伤血热之斑疹吐衄。本品为清热凉血、养阴生津要药。治温热病热入营血者，多配伍玄参、黄连等药；用治温病后期，阴液已伤，余热未尽，夜热早凉者，与其他清虚热药同用；治血热妄行所致的出血证，多配伍地榆等凉血止血药；治血热毒盛的出血发斑，配伍凉血活血药。

2. 用于津伤口渴及内热消渴。治津伤口渴，多配沙参、麦冬等养阴生津药；治内热消渴，多配黄芪、山药等益气养阴药。

【用法用量】煎服，10~15g。鲜品加倍或捣汁服用，鲜品养阴力弱，清热凉血生津力强。

【使用注意】脾虚湿滞、痰浊内盛及腹胀便溏者不宜使用。

玄参 Xuanshen
《神农本草经》

【来源】本品为玄参科植物玄参 *Scrophularia ningpoensis* Hemsl. 的干燥根，呈类圆柱形，中部略粗或上粗下细，表面灰黄色或灰褐色，质坚实，不易折断，断面黑色，微有光泽。气特异似焦糖，味甘、微苦。

【产地】产于长江流域及陕西、福建等地。

【性味归经】甘、苦、咸，微寒。归肺、胃、肾经。

【功效主治】清热凉血，滋阴降火，解毒散结。

1. 用于温病热入营血及温毒发斑。本品咸寒入血分而能清热凉血。治温病热入营分，身热夜甚、心烦口渴等证，常配伍生地黄、丹参、麦冬等药；治气血两燔，发斑发疹，可配伍石膏、知母等药。

2. 用于阴虚发热、消渴便秘及劳嗽咳血。本品甘寒质润，能清热生津，滋阴润燥。治疗阴虚发热、骨蒸潮热，多配清虚热药；治疗劳嗽咳血，多配润肺止咳药；治内热消渴便秘，多配养阴生津药。

3. 用于咽喉肿痛、痈肿疮毒及瘰疬痰核。治痈肿疮毒，多与金银花、连翘等清热解毒类药物同用；治虚火上炎所致的咽喉干痛，多配养阴药；治痰火郁结所致瘰疬痰核，多配浙贝母、牡蛎等消痰散结药。

【用法用量】煎服，10~15g。

【使用注意】脾胃虚寒，食少便溏者不宜使用。不宜与藜芦同用。

牡丹皮 Mudanpi
《神农本草经》

【来源】本品为毛茛科植物牡丹 *Paeonia suffruticosa* Andr. 的干燥根皮。剥取根皮晒干者习称"连丹皮"；刮去粗皮，除去木心晒干者习称"刮丹皮"。连丹皮呈筒状或半筒状，内表面淡灰黄色或淡棕色，有发亮的结晶（丹皮酚），俗称"亮银星"。断面淡粉红色，粉性。气芳香，味微苦而涩。刮丹皮外表面有刮刀削痕。

【产地】主产于安徽、山东等地，以产于安徽铜陵凤凰山的"凤丹皮"质为佳。

【性味归经】苦、辛，微寒。归心、肝、肾经。

【功效主治】清热凉血，活血散瘀。

1. 用于血热斑疹、吐衄及虚热证。本品既善清热凉血，又善活血化瘀，尤适宜于血热夹瘀证；亦可退虚热、透阴分伏热，为治无汗骨蒸要药。治血热斑疹、吐衄，多配生地黄、赤芍、水牛角等清热凉血、清热活血药；治温病后期阴虚发热，或者久病伤阴无汗骨蒸者，多配鳖甲、知母、生地黄等药。

2. 用于跌打伤肿、闭经痛经及痈肿疮毒。本品活血却不动血，广泛用于妇科、内科、外科的血瘀证等，可分别配破血消癥药、活血通经或调经药、活血化瘀药；用治痈肿疮毒者，可配清热解毒药。

【用法用量】 煎服，6~12g。清热凉血宜生用，活血祛瘀宜酒炒用，止血宜炒炭用。

【使用注意】 血虚有寒、孕妇及月经过多者不宜使用。

五、清虚热药

清虚热药的药性寒凉，味苦或兼咸，多入肝、肾经，具清虚热、退骨蒸的功效。主要用于肝肾阴虚，虚热内生所致的骨蒸潮热、午后发热、手足心热、虚烦不眠、盗汗遗精、舌红少苔、脉细数等。亦用于温热病后期，邪热未尽，伤阴劫液所致的夜热早凉、热退无汗、舌质红绛、脉象细数等虚热证。本类药物也可用于实热证。应用本类药物时，常配伍清热凉血药及滋阴退热药，以求标本兼治。若治温热病后期的阴虚内热，常配清热凉血、解毒之品，以清除余邪。

青蒿 Qinghao
《神农本草经》

【来源】 本品为菊科植物黄花蒿 *Artemisia annua* L. 的干燥地上部分。茎呈圆柱形，表面黄绿色或棕黄色，具纵棱线，断面中部有髓，叶互生，两面被短毛。气香特异，味微苦。

【产地】 全国各地区均产。

【性味归经】 苦、辛，寒。归肝、胆经。

【功效主治】 清透虚热，凉血除蒸，解暑，截疟，退黄。

1. 用于阴虚发热之夜热早凉、骨蒸劳热及五心烦热。本品善于清透阴分伏热。多配知母、生地黄等清热凉血药及其他清虚热药。

2. 用于暑热外感之发热头痛及烦渴。本品善于解暑热，为治疗暑热外感要药。多配藿香、金银花等清解暑热药。

3. 用于疟疾寒热。本品可清透少阳寒热而截疟。可单用大剂量鲜品绞汁或可配其他截疟药同用。

4. 用于湿热黄疸。本品能清利肝胆湿热而利湿退黄。用于治湿热黄疸可与茵陈、栀子、大黄等药同用。

【用法用量】 煎服，6~12g，后下。或鲜用捣烂绞汁服。

【使用注意】 脾胃虚弱及肠滑泄泻者忌服。

地骨皮 Digupi
《神农本草经》

【来源】 本品为茄科植物枸杞 *Lycium chinensis* Mill. 或宁夏枸杞 *Lycium barbarum* L. 的干燥根皮。呈筒状或槽状，外表面灰黄色至棕黄色，粗糙，易成鳞片状剥落（称"糟皮"），折断面外层较厚，黄棕色，内层灰白色（称"白里"）。气微，味微甘而后苦。

【产地】 全国南北各地均产。

【性味归经】 甘，寒。归肺、肝、肾经。

【功效主治】 凉血除蒸，清肺降火。

1. 用于阴虚发热、有汗骨蒸及血热出血证。本品为凉血退热除蒸佳品。治阴虚发热、有汗骨蒸，多配鳖甲、知母等补阴退热药或配生津止渴药；治血热吐衄尿血等证，可单用或选配白茅根、侧柏叶等凉血止血药。

2. 用于肺热咳嗽。本品善清泄肺热，多用治肺火郁结，气逆不降，咳嗽气喘，皮肤蒸热等证，常配桑白皮、甘草等药。

其他清热药

3. 另外，本品还兼生津止渴之效，用于内热消渴。可配生地黄、天花粉等养阴生津药。

【用法用量】煎服，9～15g。

【使用注意】外感风寒发热及脾虚便溏者不宜使用。

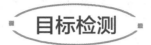

答案解析

单项选择题

1. 知母具有以下功效（　　）
　　A. 滋阴润燥　　　　　　B. 消肿排脓　　　　　　C. 敛疮生肌
　　D. 清肝明目　　　　　　E. 清热利尿

2. 知母的主治病证不包括（　　）
　　A. 肺热燥咳　　　　　　B. 肠燥便秘　　　　　　C. 阴虚火旺
　　D. 湿热黄疸　　　　　　E. 热病烦渴

3. 以下具清热安胎功效的是（　　）
　　A. 枯黄芩　　　　　　　B. 子黄芩　　　　　　　C. 清炒黄芩
　　D. 酒黄芩　　　　　　　E. 黄芩炭

4. 黄连的主治病证不包括（　　）
　　A. 肺热咳嗽　　　　　　B. 血热吐血　　　　　　C. 胃热呕吐
　　D. 湿热泻痢　　　　　　E. 痈疽疮毒

5. 被誉为"疮家圣药"的药物是（　　）
　　A. 银花　　　　　　　　B. 板蓝根　　　　　　　C. 连翘
　　D. 天花粉　　　　　　　E. 蒲公英

6. 栀子具有的功效是（　　）
　　A. 清热除烦　　　　　　B. 清肺止咳　　　　　　C. 清热利湿
　　D. 清热凉血　　　　　　E. 以上都是

（杨　烨）

书网融合……

重点回顾　　　　微课　　　　习题

第三节　泻下药

PPT

导学情景

情景描述：有长期便秘的患者经常喜欢自行购买大黄、番泻叶等药物开水泡服，以缓解便秘症状。

情景分析：大黄、番泻叶等药物属于泻下药的范畴，该类药物为沉降之品，主归大肠经。主要作用是泻下通便，可排除胃肠积滞（宿食、燥屎）；此外，还具有清热泻火逐水退肿等功效。

讨论： 患者长期服用大黄等泻下类药物，是否妥当？

学前导语： 便秘是指排便次数减少，每周排便少于3次，同时排便困难、粪便干结。便秘是老年人常见的症状，约1/3的老年人出现便秘，严重影响老年人的生活质量。导致便秘的原因有很多，如气虚、津亏、热结等，故便秘的治疗需辩证论治。未加辩证，盲目运用泻下药，若法不对证，往往会适得其反。

凡能引起腹泻或润滑大肠、促进排便的药物称为泻下药。本类药物为沉降之品，主归大肠经。主要作用是泻下通便，以排除胃肠积滞（宿食、燥屎）及有害物质（毒、瘀、虫等）；或清热泻火，使体内热毒火邪通过泻下而清解；或逐水退肿，使体内水湿停饮通过二便而消除。主要用于大便秘结、胃肠积滞、实热内结及水肿停饮等里实证；部分药还可用于疮痈肿毒及瘀血证。

根据泻下药的性能特点及适应证不同，分为攻下药、润下药和峻下逐水药三类。

应用泻下药应根据里实证的兼证及患者的体质，进行适当配伍。里实兼有表邪者，当先解表后攻里，必要时与解表药同用，表里双解，以免表邪内陷；里实而正虚者，应配补虚药，攻补兼施，使攻邪而不伤正。此外，本类药常配伍行气药，既可行气，消除积滞内停所致的气机壅遏之腹胀腹痛，又可助泻下药的通便作用。若属热积者还应配伍清热药；属寒积者应与温里药同用。

本类药中攻下药、峻下逐水药泻下作用峻猛，部分还具毒性，易伤正气和脾胃，故年老体虚、脾胃虚弱者慎用；妇女妊娠期忌用，产后及月经期慎用；应用作用较强的泻下药时，应奏效即止，慎勿过剂，以免损伤胃气；应用作用峻猛而有毒性的泻下药，一定要严格炮制法度，控制剂量，避免中毒，确保安全用药。

一、攻下药 ⓔ 微课

攻下药多苦寒沉降，主归胃、大肠经，具有较强的泻下通便作用，并能清热泻火。主要用于大便秘结、燥屎坚结及实热积滞证。其泻火之效亦可用于热病所致的高热神昏、谵语发狂，或火热上炎及火热炽盛之头痛目赤、咽痛、牙龈肿痛、吐衄咳血等。上述病证，无论有无便秘，均可取其苦寒之性，用以清除实热，导热下行，此即上病治下，"釜底抽薪"之法。此外，对肠道寄生虫，配驱虫药，可促虫体排出；对痢疾初起之下痢后重，或饮食积滞之泻而不爽，辅以本类药物，可清除积滞，消除病因。

本类药除常与行气药配伍外，还可根据不同的病证配清热药、消食药等。

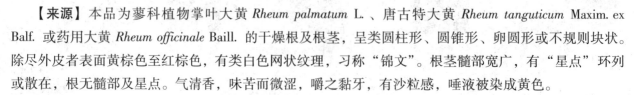

大黄　Dahuang
《神农本草经》

【来源】 本品为蓼科植物掌叶大黄 *Rheum palmatum* L.、唐古特大黄 *Rheum tanguticum* Maxim. ex Balf. 或药用大黄 *Rheum officinale* Baill. 的干燥根及根茎，呈类圆柱形、圆锥形、卵圆形或不规则块状。除尽外皮者表面黄棕色至红棕色，有类白色网状纹理，习称"锦纹"。根茎髓部宽广，有"星点"环列或散在，根无髓部及星点。气清香，味苦而微涩，嚼之黏牙，有沙粒感，唾液被染成黄色。

【产地】 掌叶大黄、唐古特大黄主产于甘肃、青海等地，习称"北大黄"，产量占大黄的大部分；药用大黄主产于四川，习称"南大黄"。

【性味归经】 苦，寒。归脾、胃、大肠、肝、心包经。

【功效主治】 泻下攻积，清热泻火，凉血解毒，逐瘀通经，利湿退黄。

1. 用于大便秘结及胃肠积滞。本品善于通下，荡涤胃肠积滞，峻下实热，为治大便秘结、胃肠积滞要药，善治热结便秘。治疗热结便秘腹痛胀满者，多与芒硝、枳实等药配伍；治里实热结而兼正气耗伤者，宜配伍人参、当归等益气补血养阴药；治脾阳不足，冷积便秘，宜配伍附子、干姜等温里药。

2. 用于出血证及里热证。本品可使上炎之火下降，具有清热、泻火、止血之功。治血热妄行之吐血、衄血、咯血等证，多配黄芩、黄连等清热解毒泻火药。

3. 用于热毒疮肿及烧烫伤。本品清热解毒，使毒下泄，既可内服又可外用。治热毒痈肿疔疮，多配金银花、蒲公英等清热解毒药。治疗烧烫伤，外用研末，单用或以蜂蜜调敷。

4. 用于瘀血证。本品有较好的活血逐瘀通经作用，不论新瘀、宿瘀均可应用，为治瘀血证的常用药。治妇女瘀血经闭、月经不调，常与红花、当归等配伍；治跌打损伤，瘀肿疼痛，可配伍红花、桃仁等药。

5. 用于湿热黄疸及淋证。本品泻热通利大小肠，导热从二便而解，可用于多种湿热证。治疗湿热黄疸，常与茵陈、栀子等同用；治疗湿热淋证，可配车前子、木通等利尿通淋药。

【用法用量】煎服，3~15g；外用适量。泻下攻积宜生用，入汤剂应后下或开水泡服，活血化瘀宜用酒炙或酒蒸大黄，止血宜炒炭使用。

【使用注意】本品为峻烈攻下之品，易伤正气，如非实证，不宜妄用；本品苦寒，易伤胃气，脾胃虚弱者慎用；其性沉降且善活血化瘀，故妊娠期、哺乳期及月经期妇女应忌用。

芒硝 Mangxiao
《名医别录》

【来源】本品为硫酸盐类矿物芒硝族芒硝，经加工精制而成的结晶体。主含含水硫酸钠（$Na_2SO_4 \cdot 10H_2O$）。为棱柱状、长方形或不规则块状，无色透明或类白色半透明，具玻璃样光泽，条痕白色。气微，味咸。

【产地】主产于河北、河南、山东、江苏、安徽等省的碱土地区。

【性味归经】咸、苦，寒。归胃、大肠经。

【功效主治】泻下通便，润燥软坚，清热消肿。

1. 用于实热积滞、大便燥结。本品善于荡涤肠胃实热而消除燥结，味咸而善润燥软坚除燥屎，为治疗实热积滞大便燥结之良药。多与大黄配伍同用。

2. 用于口疮、咽痛、目赤肿痛及疮疡痈肿。外用治五官红肿热痛，多配冰片，亦可置于西瓜中制成西瓜霜；治疗乳痈初起、肠痈、痔疮肿痛、皮肤疮痈等，可单用或配清热解毒之品。

【用法用量】10~15g。一般不入煎剂，宜待汤剂煎得后，溶入汤剂中服用。外用适量。

【使用注意】孕妇及哺乳期妇女忌用或慎用；不宜与硫黄、三棱同用。

👁 看一看

朴硝、芒硝和玄明粉有何区别呢？

芒硝因炮制方法不同有朴硝、芒硝、玄明粉之分。取天然产品用热水溶解，过滤，冷却后析出结晶，即朴硝。再取萝卜洗净切片，放置锅内加水与朴硝共煮，取上层液，冷却后析出结晶，即芒硝。芒硝风化失去结晶水后形成的白色粉末，即玄明粉。三药功用相似，朴硝泻下最强，芒硝作用较缓，玄明粉作用最弱。

二、润下药

润下药多为植物种子或种仁，富含油脂，味甘质润，主归脾、大肠经，有润燥滑肠之功，且药力最缓，用于年老、体弱、久病以及妇女产后血虚、阴亏等所致的肠燥津枯便秘。根据病情不同，常配清热养阴、补血、行气药等。

火麻仁　Huomaren
《神农本草经》

【来源】本品为桑科植物大麻 *Cannabis sativa* L. 的干燥成熟果实，呈卵圆形，表面灰绿色或灰黄色，两边有棱，顶端略尖，基部有一圆形果梗痕。气微，味淡。以颗粒饱满、种仁乳白色者为佳。

【产地】主产于东北、江苏等地。

【性味归经】甘，平。归脾、胃、大肠经。

【功效主治】润肠通便。

用于产妇、年老及体虚之津枯肠燥便秘。本品善润燥滑肠通便，略有补虚之力，故津血不足肠燥便秘者用之效佳。通常与郁李仁、苏子、杏仁等润肠通便药同用。

【用法用量】煎服，10～15g，打碎入煎。

郁李仁　Yuliren
《神农本草经》

【来源】本品为蔷薇科植物欧李 *Prunus humilis* Bge.、郁李 *Prunus japonica* Thunb. 或长柄扁桃 *Prunus pedunculata* Maxim. 的干燥成熟种子。前两者习称"小李仁"，后者习称"大李仁"。小李仁呈卵形，表面黄白色或浅棕色，一端尖，另一端钝圆。气微，味微苦。大李仁表面黄棕色。均以颗粒饱满、完整者为佳。

【产地】欧李主产于梁宁、黑龙江等地；郁李主产于华东及河北等地；长柄扁桃主产于内蒙古等地。

【性味归经】辛、苦、甘，平。归脾、大肠、小肠经。

【功效主治】润肠通便，利水消肿。

1. 用于肠燥便秘。本品功似火麻仁，但药力稍强，且兼行肠中气滞，尤适于大肠气滞，肠燥便秘证。治肠燥便秘之证，多与火麻仁、柏子仁、杏仁等润肠通便药同用。

2. 用于水肿腹满、脚气浮肿。本品能利水消肿，可配赤小豆、桑白皮等利水消肿药。

【用法用量】煎服，6～12g，打碎入煎。

【使用注意】孕妇慎用。

三、峻下逐水药

峻下逐水药多味苦有毒，性寒或温，泻下作用峻猛，能引起剧烈腹泻，部分兼能利尿，使体内潴留的水饮通过大小便排出。用于水肿、胸腹积水及痰饮喘满等正气未衰者。

本类药物有毒且作用峻猛，副作用大，易伤正气，不宜久用，当中病即止。体虚者慎用，孕妇忌用。本类药常配补虚药，以求固护正气。使用时还要注意其炮制、配伍、剂量、用法及禁忌等，以确保用药安全、有效。

甘遂　Gansui
《神农本草经》

【来源】本品为大戟科植物甘遂 *Euphorbia kansui* T. N. Liou ex T. P. Wang 的干燥块根。呈椭圆形、长圆柱形或连珠形。表面类白色或黄白色，断面白色，粉性，木部微显放射状纹理，长圆柱状者纤维性较强。气微，味微甘而辣。以肥大、色白、粉性足者为佳。

【产地】　主产于陕西、河南等地。

【性味归经】　苦，寒；有毒。归肺、肾、大肠经。

【功效主治】　泻水逐饮，消肿散结。

1. 用于水肿、臌胀、胸胁停饮以及风痰癫痫。本品泻水逐饮力峻，能连续泻下使体内潴留水液排出。治水肿、鼓胀、胸胁停饮者，可单用研末或配牵牛子等其他峻下逐水之品；治风痰癫痫，多与朱砂研末吞服。

其他攻下药

2. 用于痈肿疮毒。本品外用消肿散结。治疮痈肿毒，可单味生用，研末后水调外敷。

【用法用量】　0.5～1g。有效成分不溶于水，炮制后多入丸散服。醋制可减低其毒性。外用适量，生用。

答案解析

【使用注意】　虚弱者及孕妇忌用。不宜与甘草同用。

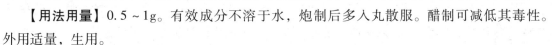

目标检测

单项选择题

1. 大黄后下的目的是（　　）

  A. 清热解毒　　　　　　B. 泻热通便　　　　　　C. 清化痰热

  D. 活血化瘀　　　　　　E. 凉血止血

2. 既有肠燥便秘，又有水肿腹满者应选用的药物是（　　）

  A. 火麻仁　　　　　　　B. 杏仁　　　　　　　　C. 桃仁

  D. 郁李仁　　　　　　　E. 商陆

3. 既能泻火凉血，活血祛瘀，又能清泄湿热的药物是（　　）

  A. 栀子　　　　　　　　B. 丹皮　　　　　　　　C. 知母

  D. 蒲黄　　　　　　　　E. 大黄

（杨　烨）

书网融合……

重点回顾　　　　　　微课　　　　　　习题

PPT

第四节 祛风湿药

导学情景

情景描述：患者，男，64 岁。患者自述因 1 周前感风寒而发病。初诊见：腰痛、双下肢酸麻胀痛、屈伸不利、行走不便等，同时伴双脚踝关节以下冷，彻夜不温。舌质红，苔白而腻，脉浮缓。

情景分析：诊断为风寒湿痹。治法为祛风寒湿邪，补肝肾之虚。应用独活寄生汤加减，由独活、寄生、秦艽、防风、细辛、熟地、赤芍、当归、川芎、桂心、茯苓、杜仲、牛膝、玄胡、黄芪组成。7 剂后二诊：自诉"疼痛好了多半"，诸症有明显改善。原方稍作增减，再服进 7 剂而愈。

讨论：该处方与独活寄生汤处方的差异，方中独活、寄生、秦艽发挥何种功效？

学前导语：患者年老体虚，阳气不足，卫阳不固。当时正处春夏之交，南方雨水偏多，寒湿偏胜，风寒湿邪乘虚侵袭，阻滞经络，致气血运行不畅，"不通则痛"，而成痹证。独活寄生汤切中病机，是为标本兼顾，诸药共成扶正祛邪。

凡以祛风湿、解痹痛为主要功效，用以治疗风湿痹证的药物称为祛风湿药。本类药多辛散苦燥，主入脾、肝、肾三脏，善走于肌肉、筋骨、关节之间。具有祛除肌表、经络、骨节风湿的功效，部分药物还兼有散寒、清热、舒筋、活络、止痛、强筋骨等作用。主要适用于风湿痹痛、筋脉拘急、麻木不仁、半身不遂、腰膝酸痛、下肢痿弱等证。使用本类药物时，还应根据痹证的性质、部位、病程新久的不同及兼证选择相应的药物，并适当配伍。例如，风邪偏盛的行痹（风痹）应选用散风邪力强的祛风湿药，佐以活血养血药；寒邪偏盛的痛痹（寒痹）应选用温通止痛力强的祛风湿药，佐以通阳温经活血药；湿邪偏盛的着痹（湿痹）应选用温燥祛湿力强的祛风湿药，佐以燥湿、利湿健脾药；关节红肿热痛的热痹当选用寒凉的祛风湿药，佐以清热凉血之品；兼肝肾亏虚而见腰痛足软者选用强筋骨的祛风湿药，佐以补肝肾之品；病邪在表者多配祛风解表药；病邪入络而见血瘀者多配活血通络药；久病体虚、气血亏虚者应配补益气血药。

痹证多属慢性疾病，治疗时间较长，为便于服用，可作酒剂或丸散剂服用。本类药多辛香苦燥，易耗伤阴血，故阴亏血虚者慎用。

一、祛风湿散寒药

祛风湿散寒药味多辛苦，性偏温燥，具有祛风除湿、散寒止痛、舒筋通络之效，主治风寒湿痹。

独活 Duhuo
《神农本草经》

【来源】本品为伞形科植物重齿毛当归 *Angelica pubescens* Maxim. f. *biserrata* Shan et Yuan 的干燥根。呈圆柱形，根头部膨大，圆锥状。表面灰褐色或棕褐色，具纵皱纹。质较硬，断面皮部灰白色，木部灰黄色至黄棕色。有特异香气，味苦、辛、微麻舌。春初苗刚发芽或秋末茎叶枯萎时采挖，除去须根和泥沙，烘至半干，堆置 2～3 天，发软后再烘至全干。生用。

【产地】主产于四川、湖北、陕西等地。

【性味归经】辛、苦，微温。归肾、膀胱经。

【功效主治】祛风除湿，通痹止痛。

1. 用于风寒湿痹。凡风湿痹痛，无论新久皆可用，尤适于下部寒湿之腰膝酸痛者。多配附子、桑寄生、防风等温里、补肝肾及祛风湿药。

2. 用于头风头痛及外感风寒夹湿表证。用治头风头痛，多配白芷、川芎等祛风止痛药；治外感风寒夹湿表证，多配羌活、防风等发散风寒胜湿药。

【用法用量】3～10g，煎服。

【使用注意】气血亏虚者慎用。

威灵仙　Weilingxian
《新修本草》

【来源】本品为毛茛科植物威灵仙 *Clematis chinensis* Osbeck、棉团铁线莲 *Clematis hexapetala* Pall. 或东北铁线莲 *Clematis manshurica* Rupr. 的干燥根和根茎。根茎呈柱状，表面淡棕黄色；根呈细长圆柱形，表面黑褐色，质硬脆，断面皮部较广，木部淡黄色，略呈方形。气微，味淡。秋季采挖，除去泥沙，晒干。生用。

【产地】主产于江苏、安徽、浙江等地，山东、四川、广东、福建等地亦产。

【性味归经】辛、咸，温。归膀胱经。

【功效主治】祛风湿，通经络。

1. 用于风寒湿痹、拘挛麻木及瘫痪等证。本品性温力猛，通利善行，既可祛风除湿，又能通络止痛，系治风湿痹痛要药。可以单用研末，以温酒调服；或配羌活、防风、姜黄等药。

2. 用于痰饮积聚。多配半夏等化痰止咳药。治骨鲠，用于诸骨鲠喉。可单用或者加砂糖、醋煎汤慢慢咽下。

【用法用量】6～10g，煎服。治诸骨鲠喉可用30～50g。

【使用注意】气血亏虚及体弱者慎用。

👁看一看

有医者根据威灵仙通经络其性走窜力强，又能使骨鲠消失的特点，采用威灵仙研细粉加米醋调成糊状，外敷患骨刺部位，治疗骨刺几十例，收到较满意的疗效。骨刺是中老年人的常见病、多发病。患者，男，64岁，经X线检查，双足跟部均有骨质增生，行走时疼痛明显。经外敷威灵仙糊剂20天，疼痛基本消失。后又采用此法外敷1周，疼痛完全消失，以后疼痛未复发。

川乌　Chuanwu
《神农本草经》

【来源】本品为毛茛科植物乌头 *Aconitum carmichaelii* Debx. 的干燥母根。呈不规则的圆锥形，中部多向一侧膨大。表面棕褐色或灰棕色。质坚实，断面类白色或浅灰黄色，形成层环纹呈多角形。气微，味辛辣、麻舌。6月下旬至8月上旬采挖，除去子根、须根及泥沙，晒干。生用或炮制后用。

【产地】主产于四川、云南、陕西、湖南。

【性味归经】辛、苦，热。有大毒。归心、肝、脾、肾经。

【功效主治】祛风除湿，温经止痛。

用于痹证及寒凝诸痛。本品是治风寒湿痹的常用药，其散寒止痛力强，尤适于寒邪偏胜之痹痛，多配其他散寒止痛及祛风湿药。治心腹冷痛、寒疝腹痛以及手足厥冷等寒凝痛证，可以单用本品浓煎加蜜服用。本品有较强的麻醉止痛效果，可用于手术前局部麻醉或外伤瘀肿疼痛。

【用法用量】1.5~3g，煎服，应先煎0.5~1小时。入散剂或酒剂服，1~2g。外用适量。一般内服用炮制品，外用多为生品。

【使用注意】生品内服宜慎；孕妇禁用；不宜与半夏、瓜蒌、瓜蒌子、瓜蒌皮、天花粉、川贝母、浙贝母、平贝母、伊贝母、湖北贝母、白蔹、白及同用。

👁 看一看

　　附子、川乌和草乌来源于乌头属植物，附子和川乌分别是毛茛科多年生草本植物乌头的子根和干燥母根，草乌为毛茛科多年生野生植物北乌头的块根。三者均有祛风除湿、温经止痛的功效，其中，附子的助阳退阴作用较强，常用于亡阳证和脾胃阳虚证的治疗；川乌较草乌温里散寒之力强，还可治疗心腹冷痛、寒疝作痛等里寒证；草乌的药力及毒性较川乌峻猛，但温阳之力稍弱，长于除痹止痛，麻醉、止痛也多用。

木瓜　Mugua
《名医别录》

【来源】本品为蔷薇科植物贴梗海棠 Chaenomeles speciosa（Swee）Nakai 的干燥近成熟果实。长圆形，外表面紫红色或红棕色，有不规则的深皱纹；果肉红棕色，种子扁长三角形，多脱落。质坚硬。气微清香，味酸。夏、秋二季果实绿黄时采收，置沸水中烫至外皮灰白色，对半纵剖，晒干。生用。

【产地】主产于安徽、湖北、四川、浙江等地。

【性味归经】酸，温。归肝、脾经。

【功效主治】舒筋活络，和胃化湿。

1. 用于风湿痹痛、筋脉拘挛及脚气肿痛。本品既能益筋血而舒缓筋脉，又能化湿，系治疗风湿顽痹、筋脉拘急要药。

2. 用于湿浊中阻所致吐泻转筋。本品是治疗湿浊中阻、升降失司之呕吐、腹泻转筋佳品。

另外，本品尚有消食生津之效，可用于消化不良、津伤口渴等。

【用法用量】6~9g，煎服。

【使用注意】胃酸过多者忌用。

蕲蛇　Qishe
《雷公炮炙论》

【来源】本品为蝰科动物五步蛇 Agkistrodon acutus（Guenther）的干燥体。卷呈圆盘状，头呈三角形而扁平，吻端向上，习称"翘鼻头"。背部两侧各有黑褐色与浅棕色组成的"V"形斑纹17~25个，习称"方胜纹"。腹部，灰白色，鳞片较大，有黑色类圆形的斑点，习称"连珠斑"；尾部骤细，末端有三角形深灰色的角质鳞片1枚。气腥，味微咸。多于夏、秋二季捕捉，剖开蛇腹，除去内脏，洗净，用竹片撑开腹部，盘成圆盘状，干燥后拆除竹片。生用或加黄酒炙用。

【产地】主产于浙江，江西、福建、湖南、广东等地亦产。

【性味归经】甘、咸，温；有毒。归肝经。

【功效主治】祛风，通络，止痉。

1. 用于风湿顽痹、筋脉拘挛及中风之口眼㖞斜、半身不遂等。本品性善走窜，有较强的祛风通络之效，更能透骨搜风，善于治疗行痹、顽痹。

2. 用于麻风、疥癣及皮肤瘙痒等。

3. 用于小儿急慢惊风及破伤风。本品系治惊风抽搐要药。

【用法用量】3~9g，煎服。研末吞服，一次1~1.5g，一日2~3次。

【使用注意】凡阴虚血热者忌用。

徐长卿　Xuchangqing
《神农本草经》

【来源】本品为萝藦科植物徐长卿 *Cynanchum paniculatum*（Bge.）Kitag. 的干燥根和根茎。根茎呈不规则柱状，有盘节，断面中空；根茎节处周围着生多数根。根呈细长圆柱形，表面淡黄白色至淡棕黄色或棕色，质脆，易折断，断面粉性，皮部类白色或黄白色，形成层环淡棕色，木部细小。气香，味微辛凉。秋季采挖，除去杂质，阴干。生用。

【产地】全国大部分地区有产。

【性味归经】辛，温。归肝、胃经。

【功效主治】祛风，化湿，止痛，止痒。

1. 用于风湿痹痛、牙痛、脘腹疼痛等多种疼痛。本品祛风止痛作用较强，并能活血通络。治疗气滞、血瘀、风湿、寒凝等所致风湿痹痛、脘腹疼痛、牙痛、痛经、跌打损伤等疼痛。近年来，也用于术后疼痛及癌肿疼痛。

2. 用于治疗湿疹、顽癣以及瘾疹瘙痒，可单用内服或煎汤外洗；也可与苦参、白鲜皮、地肤子等配伍。此外，还能解蛇毒，可治毒蛇咬伤。

【用法用量】3~12g，煎服。散剂1.5~3g。

【使用注意】入汤剂后下。

✎ 练一练

治筋脉拘挛、吐泻转筋者，首推（　　）

A. 威灵仙　　　　B. 黄连　　　　C. 半夏　　　　D. 木瓜　　　　E. 防己

答案解析

二、祛风湿清热药

祛风湿清热药的药性偏寒，味辛、苦。辛可祛风，苦寒可除热燥湿，具有祛风湿除热之效，主治风湿热痹、关节红肿热痛之证。本类药大多兼有清热除湿或清热解毒的功效，还可用于湿热证及热毒证。

秦艽　Qinjiao
《神农本草经》

【来源】本品为龙胆科植物秦艽 *Gentiana macrophylla* Pall.、麻花秦艽 *Gentiana straminea* Maxim.、粗茎秦艽 *Gentiana crassicaulis* Duthie ex Burk. 或小秦艽 *Gentiana dahurica* Fisch. 的干燥根。呈类圆柱形，上粗下细，扭曲不直，表面黄棕色或灰黄色，质硬而脆，易折断，断面皮部黄色或棕黄色，木部黄色。气特异，味苦、微涩。前三种按性状不同分别习称"秦艽"和"麻花艽"，后一种习称"小秦艽"。春、秋二季采挖，除去泥沙；秦艽和麻花艽晒软，堆置"发汗"至表面呈红黄色或灰黄色时，摊开晒干，或不经"发汗"直接晒干；小秦艽趁鲜时搓去黑皮，晒干。生用。

【产地】主产于新疆、宁夏、陕西、山西、河北、内蒙古及东北地区。

【性味归经】辛、苦，平。归胃、肝、胆经。

【功效主治】祛风湿，清湿热，止痹痛，退虚热。

1. 用于风湿痹痛、筋脉拘挛及手足不遂之证。本品被誉为"风药中之润剂"，治风湿痹痛无论寒热新久皆可使用，兼热者宜用，是治疗风湿痹痛、筋脉拘挛通用之药。

2. 用于骨蒸潮热及疳积发热。

3. 用于湿热黄疸。可以单用，或配茵陈、猪苓等清热利湿退黄药。

【用法用量】3～10g，煎服。大剂量可以用至30g。

【使用注意】不宜久煎。

防己　Fangji
《神农本草经》

【来源】本品为防己科植物粉防己 *Stephania tetrandra* S. Moore 的干燥根。呈不规则圆柱形、半圆柱形或块状，表面淡灰黄色，在弯曲处常有深陷横沟而成结节状的瘤块样；断面灰白色，富粉性，有排列较稀疏的放射状纹理。气微，味苦。秋季采挖，洗净，除去粗皮，晒至半干，切段，个大者再纵切，干燥。生用。

【产地】主产于广东、广西、湖南等地。

【性味归经】苦，寒。归膀胱、肺经。

【功效主治】祛风止痛，利水消肿。

1. 用于风湿痹痛。治痹证无论寒热均可，尤以热痹为佳，多配伍薏苡仁、滑石等药；治风湿关节冷痛者，可配附子、白术等药。

2. 用于水肿及小便不利。治水肿无论风水、腹水、皮水均可选用，尤善泄下焦湿热。治头面身肿之风水证，多配黄芪、白术等药；治一身肌肤悉肿之皮水证，多配茯苓、黄芪等药；治湿热壅滞之腹胀水肿，多配椒目、葶苈子等药。

【用法用量】5～10g，煎服。

【使用注意】脾胃虚寒、食欲不振、阴虚体弱慎用。

豨莶草　Xixiancao
《新修本草》

【来源】本品为菊科植物豨莶 *Siegesbeckia orientalis* L. 、腺梗豨莶 *Siegesbeckia pubescens* Makino 或毛梗豨莶 *Siegesbeckia glabrescens* Makino 的干燥地上部分。茎略呈方柱形，表面灰绿色、黄棕色或紫棕色，节明显，略膨大；断面黄白色或带绿色，髓部宽广，类白色，中空。叶对生，展平后呈卵圆形，灰绿色。气微，味微苦。夏、秋二季花开前和花期均可采割，除去杂质，晒干。生用或加黄酒蒸制用。

【产地】全国大部分地区有产，主产于福建、湖南、湖北、江苏等地。

【性味归经】辛、苦，寒。归肝、肾经。

【功效主治】祛风湿，利关节，解毒。

1. 用于风湿痹痛、四肢麻木及半身不遂。本品善于祛筋骨间风湿而通痹止痛。生用尤善于治疗湿热痹证，多配臭梧桐等药；制用适于风寒湿痹或中风肢麻以及半身不遂等，可酒蒸为丸，温酒吞服。

2. 用于疮疡肿毒及湿疹瘙痒。本品既可清热解毒，又能祛风湿止痒。内外服用均可。

【用法用量】9～12g，煎服。外用适量。

【使用注意】治风湿痹证应制用，疮疡湿疹应生用。

雷公藤　Leigongteng
《中国药用植物志》

【来源】本品为卫矛科植物雷公藤 *Tripterygium wilfordii* Hook. f. 的干燥根，呈圆柱形。栓皮橙黄色至灰褐色，折断面皮部棕紫色或棕褐色，颗粒状，木部黄白色或淡棕褐色，密布针眼状孔洞。气特异，味苦微辛。夏秋二季采挖，除去泥沙及杂质，干燥。生用。

【产地】主产于浙江、江西、安徽、湖南、广东、福建、台湾等地。

【性味归经】辛、苦，寒。有大毒。归肝、脾、肾经。

【功效主治】祛风除湿，活血通络，消肿止痛，杀虫解毒。

1. 用于风湿顽痹。本品祛风湿、活血通络、清热消肿功效显著，长于治疗关节红肿热痛、关节僵直、屈伸不利，甚至变形的风湿顽痹，单用内服或外敷；也可与黄芪、当归等补气养血药配伍，以防久服损伤正气。

2. 用于疗疮肿毒。本品苦寒大毒，既能清热解毒，又能消肿止痛，常与蟾蜍等同用。

此外，本品兼可杀虫止痒，用于顽癣、湿疹、疥疮及腰带疮等，内服或外敷。

【用法用量】1~5g，煎服。文火煎1~2小时；研粉，每次0.5~1.5g。外用适量。

【使用注意】本品内服宜慎，孕妇忌用。心、肝、肾有器质性病变及白细胞减少者慎用。外敷不超过半小时。

👁 看一看

雷公藤又名黄藤根、断肠草等，其化学成分复杂，其中生物碱是雷公藤中一类重要的化学成分，结构丰富多样，具有广泛的药理活性。雷公藤多苷（TG）是从雷公藤中提取分离得到的一种有效组分，含多种二萜内酯、生物碱、三萜类及苷类成分，具有独特的抗炎和免疫抑制效应，现已被制成中成药，通过国家药品监督管理局批准用于治疗包括类风湿关节炎（RA）在内的自身免疫性和炎性疾病。治疗疾病的过程中，人们发现长期服用可引起男性不育，这引起了科研人员的关注，试图从雷公藤提取物中寻找"抗精子"成分。早期的试验主要集中在雷公藤中含量较高的两种化合物雷公藤内酯醇和雷公藤氯内酯醇上，但很快就发现这两种化合物具有严重的肝毒性和生育不可逆性。

✎ 练一练

防己的适应证是（　）

A. 寒湿痹痛　　B. 湿热痹痛　　C. 吐泻转筋　　D. 腰膝痿软　　E. 四肢拘挛

答案解析

三、祛风湿强筋骨药

祛风湿强筋骨药的性味多为甘苦温，主归肝肾二经，既能祛风湿，又有补肝肾、强筋骨之效，主治风湿寒痹日久未愈，肝肾不足，痹痛不止者，还可用于肾虚筋骨不健者。

五加皮　Wujiapi
《神农本草经》

【来源】本品为五加科植物细柱五加 *Acanthopanax gracilistylus* W. W. Smith 的干燥根皮。呈不规则卷筒状，外表面灰褐色，内表面淡黄色或灰黄色，有细纵纹。体轻，质脆，易折断，断面不整齐，灰白色。气微香，味微辣而苦。夏、秋二季采挖根部，洗净，剥取根皮，晒干。生用。

【产地】主产于湖北、河南、安徽等地。

【性味归经】辛、苦，温。归肝、肾经。

【功效主治】祛风除湿，补益肝肾，强筋壮骨，利水消肿。

1. 用于风湿痹痛及四肢拘挛。本品既能祛风除湿，又可温补肝肾。风湿痹证兼有肝肾不足者宜用，单用浸酒，或配木瓜、松节等药。

2. 用于肝肾不足、腰膝软弱及小儿行迟。凡肝肾亏虚之筋骨痿软不用者均可用之。多配牛膝等补肝肾强筋骨之药。

3. 用于水肿及脚气浮肿。治水肿，多配茯苓皮、陈皮、大腹皮等利水渗湿、利尿消肿药；治脚气浮肿，多配木瓜、薏苡仁等利湿消肿药。

【用法用量】5～10g，煎服。

【使用注意】凡阴虚火旺、舌干口燥者忌用。

桑寄生　Sangjisheng
《神农本草经》

【来源】本品为桑寄生科植物桑寄生 *Taxillus chinensis*（DC）Danser 的干燥带叶茎枝，呈圆柱形，表面红褐色或灰褐色，质坚硬，断面不整齐，皮部红棕色，木部色较浅。叶多卷曲，展平后呈卵形或椭圆形，表面黄褐色，革质。气微，味涩。冬季至次春采割，除去粗茎，切段，干燥，或蒸后干燥。生用。

【产地】主产于广西、广东、福建等地。

【性味归经】苦、甘，平。归肝、肾经。

【功效主治】祛风湿，补肝肾，强筋骨，安胎元。

1. 用于风湿痹证、腰膝酸痛。本品既能治风湿痹阻之腰膝酸痛，又可治肝肾不足的腰膝酸软，尤适于风湿痹痛与肝肾不足互见者。

2. 用于肝肾虚损之胎漏下血及胎动不安。可分别与补血止血、补肝肾安胎药配伍用。

【用法用量】9～15g，煎服。

狗脊　Gouji
《神农本草经》

【来源】本品为蚌壳蕨科植物金毛狗脊 *Cibotium barometz*（L.）J. Sm. 的干燥根茎。呈不规则的长块状，表面深棕色，残留金黄色绒毛；质坚硬，不易折断。无臭，味淡、微涩。秋、冬二季采挖，除去泥沙，干燥；或去硬根、叶柄及金黄色绒毛，切厚片，干燥，为"生狗脊片"；蒸后晒至六、七成干，切厚片，干燥，为"熟狗脊片"。或砂烫后用。

【产地】主产于福建、四川等地，云南、贵州、浙江、广西等地亦产。

【性味归经】苦、甘，温。归肝、肾经。

【功效主治】祛风湿，补肝肾，强腰膝。

1. 用于风湿腰痛脊强及肾虚腰膝软弱。本品善于祛腰脊之风寒湿邪，亦善于补肝肾，为强腰膝要药。治风湿腰痛脊强，多配独活、桑寄生、五加皮等药；治肾虚腰膝软弱，多配菟丝子、杜仲、续断等药。

其他祛风湿药

2. 用于肾虚尿频及遗尿，多配山药、益智仁等药。

【用法用量】6～12g，煎服。

【使用注意】凡肾虚有热之小便不利、口苦口干者忌用。

练一练

既能祛风湿、强筋骨又能安胎的药是（　　）

A. 狗脊　　　B. 防己　　　C. 五加皮　　　D. 桑寄生　　　E. 独活

答案解析

想一想

祛风湿药川乌、雷公藤、五加皮分别适用于何种风湿痹症？使用注意有哪些？

答案解析

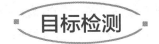

答案解析

一、单项选择题

1. 秦艽除能祛风湿外，还能（　　）

　　A. 补肝肾　　　　　　　　B. 消水肿　　　　　　　　C. 清虚热

　　D. 治骨梗　　　　　　　　E. 强筋骨

2. 豨莶草的功效是（　　）

　　A. 祛风湿、通经络、治骨梗

　　B. 祛风湿、舒筋络、清虚热

　　C. 祛风湿、强筋骨、补肝肾

　　D. 祛风湿，利关节，解毒

　　E. 祛风湿、止痹痛、定惊搐

3. 广泛用于各种痛证的药物是（　　）

　　A. 细辛　　　　　　　　　B. 白芷　　　　　　　　　C. 藁本

　　D. 川乌　　　　　　　　　E. 徐长卿

4. 风湿痹痛兼有表证者，当选用（　　）

　　A. 秦艽　　　　　　　　　B. 桑寄生　　　　　　　　C. 威灵仙

　　D. 桑枝　　　　　　　　　E. 独活

5. 消骨鲠，当选用（　　）

　　A. 秦艽　　　　　　　　　B. 威灵仙　　　　　　　　C. 独活

　　D. 桑枝　　　　　　　　　E. 桑寄生

二、简答题

试比较桑寄生、五加皮在功效及应用上有何异同点？

（李　欧）

书网融合……

重点回顾　　　　习题

PPT

第五节　芳香化湿药

导学情景

情景描述： 患者，女，45岁。患者自述慢性胃肠炎病史多年，因食寒凉不洁食物急性发作。诊见发热、恶寒，无汗，恶心呕吐，脘腹绞痛坠胀难忍，里急后重，大便泄泻，便稀如水，欲便不尽，欲蹲不起，舌质淡，苔白微厚腻，脉沉无力。诊断为急性胃肠炎。

情景分析： 证属外感风寒，过食寒凉，湿滞脾胃。治法：解表化湿，理气和中。应用藿香正气汤加减，由广藿香、白芷、紫苏、半夏、陈皮、白术、茯苓、厚朴、大腹皮、香薷、木香、延胡索、生姜组成。1剂后症状明显缓解，再服2剂而愈。

讨论： 该处方与藿香正气散处方的差异，方中广藿香、厚朴发挥何种功效？

学前导语： 患者素体脾胃虚寒，又感寒食凉，风寒外束，内伤湿滞，脾胃失和，升降失常所致。方中重用藿香，具有表里双解，化湿辟秽，升清降浊，理气和中之功，外散风寒，内化湿浊，气机通畅，脾胃调和，则寒热吐泻自愈。

凡是以化湿运脾为主要功效，主治湿阻中焦的药物称为芳香化湿药，即化湿药。本类药物辛香温燥，多归脾胃经，功主化湿醒脾或燥湿运脾，即前人所言"醒脾""醒脾化湿"等。同时，辛香具行气通气之效，能行中焦之气机，以解湿浊所致的脾胃气滞之病机。主要用于脾为湿困，运化失职而致的脘腹痞满、呕吐泛酸、大便溏泄、食少倦怠、口甘多涎、舌苔白腻等中焦湿阻诸证。此外，部分药物具芳香解暑之功，可用于湿温、暑湿、阴寒闭暑等证。

应用时根据不同的湿证及兼夹证进行配伍使用。寒湿困脾者，当配温里药；里湿化热者，当配清热燥湿药；脾虚湿阻者，常配补气健脾药；湿阻伴气滞者，常配行气药。

本类药多属辛香温燥之品，易耗气劫阴，故阴虚血燥及气虚者慎用；其气芳香，富含挥发油，不宜久煎，如入汤剂多后下，避免降低疗效。

广藿香　Guanghuoxiang
《名医别录》

【来源】 本品为唇形科植物广藿香 *Pogostemon cablin* (Blanco) Benth. 的干燥地上部分。呈方柱形，质脆，易折断，断面中部有髓；老茎类圆柱形。叶对生，展平后叶片呈卵形或椭圆形。气香特异，味微苦。枝叶茂盛时采割，日晒夜闷，反复至干。生用，或鲜用。

【产地】主产于广东。

【性味归经】辛，微温。归脾、胃、肺经。

【功效主治】芳香化浊，和中止呕，发表解暑。

1. 用于湿阻中焦证。本品作用温和，为芳香化湿之要药，常配其他化湿药、行气药。

2. 用于暑湿及湿温初起等病证。本品气味芳香，辛散而不峻，微温化湿而不燥，宜治暑月外感风寒，内伤生冷所致的恶寒发热、头痛脘闷、呕恶吐泻、舌苔白腻等阴暑证。

3. 用于多种呕吐。不论寒热虚实之呕吐皆可随证配伍，对湿浊中阻之呕吐最为适宜。

【用法用量】3～10g，煎服。鲜品加倍。

【使用注意】本品芳香温散，阴虚火旺者忌用。

佩兰　Peilan
《神农本草经》

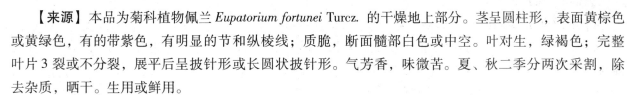

【来源】本品为菊科植物佩兰 *Eupatorium fortunei* Turcz. 的干燥地上部分。茎呈圆柱形，表面黄棕色或黄绿色，有的带紫色，有明显的节和纵棱线；质脆，断面髓部白色或中空。叶对生，绿褐色；完整叶片3裂或不分裂，展平后呈披针形或长圆状披针形。气芳香，味微苦。夏、秋二季分两次采割，除去杂质，晒干。生用或鲜用。

【产地】主产于江苏、浙江、河北。

【性味归经】辛，平。归脾、胃、肺经。

【功效主治】芳香化湿，醒脾开胃，发表解暑。

1. 用于湿阻中焦证。功似广藿香但作用稍次，同为化湿和中之要药，常相须合用；性平而善治脾经湿热之口甜腻、多涎口苦的脾瘅证。

2. 用于外感暑湿及湿温初起等病证。本品化湿又兼解暑，治外感暑湿证常配藿香、青蒿等药；治湿温初起证，常配滑石、薏苡仁、藿香等药。

【用法用量】3～10g，煎服，鲜品加倍，不宜久煎。

苍术　Cangzhu
《神农本草经》

【来源】本品为菊科植物茅苍术 *Atractylodes lancea*（Thunb.）DC. 或北苍术 *Atractylodes chinensis*（DC.）Koidz. 的干燥根茎。呈不规则连珠状或结节状圆柱形，表面灰棕色，顶端具茎痕或残留茎基。质坚实，断面黄白色或灰白色，散有多数橙黄色或棕红色油室，气香特异，味微甘、辛、苦。春、秋二季采挖，除去泥沙，晒干，撞去须根。生用或炒用。

【产地】主产于江苏、河南、河北、山西、陕西。

【性味归经】辛、苦，温。归脾、胃、肝经。

【功效主治】燥湿健脾，祛风散寒，明目。

1. 用于湿滞中焦证。湿阻中焦之重症，常为脾气虚不能运化水湿引起，本品燥湿健脾之力强，为治湿滞中焦证之要药。

2. 用于风寒湿痹证。本品内能燥脾湿，外能祛风湿，尤宜于寒湿偏胜者。

3. 用于外感风寒夹湿之证。常配解表药。

此外，本品还能明目，可用于夜盲症及眼目昏涩等。

【用法用量】3~9g，煎服。

【使用注意】本品苦温燥烈，阴虚内热、气虚多汗者忌用。

厚朴　Houpo

《神农本草经》

【来源】本品为木兰科植物厚朴 *Magnolia officinalis* Rehd. et Wils. 或凹叶厚朴 *Magnolia officinalis* Rehd. et Wils. var. biloba Rehd. et Wils. 的干燥干皮、根皮及枝皮。呈卷筒状或双卷筒状，习称"筒朴"；近根部的干皮一端展开如喇叭口，习称"靴筒朴"。外表面灰棕色或灰褐色，粗糙，内表面紫棕色或深紫褐色，划之显油痕。质坚硬，不易折断，断面颗粒性，外层灰棕色，内层紫褐色或棕色，有油性，气香，味辛辣、微苦。4~6月剥取，根皮和枝皮直接阴干；干皮置沸水中微煮后，堆置阴湿处，"发汗"至内表面变紫褐色或棕褐色时，蒸软，取出，卷成筒状，干燥。生用或姜汁炙用。

【产地】主产于陕西、甘肃、河南、湖北、湖南、四川、贵州等地。

【性味归经】苦、辛，温。归脾、胃、肺、大肠经。

【功效主治】燥湿消痰，下气除满。

1. 用于湿阻中焦、胃肠积滞证。本品善燥湿、行气，既下有形实满，又除无形湿满，实为消除湿滞痞满之要药。常与其他化湿药及泻下药配伍。

2. 用于痰饮喘咳。本品既具燥湿化痰之功，又具下气平喘之效，可治痰壅所致之喘咳诸证。可与止咳化痰平喘药配伍应用。

【用法用量】3~10g，煎服。

【使用注意】本品辛苦温燥，体虚及孕妇慎用。

👁 看一看

厚朴三物汤是《金匮要略》中所载名方，由厚朴、大黄、枳实三味药组成，具有行气除满、去积通便的功效，可用于治疗麻痹性肠梗阻等。方中厚朴有行气化滞消满的作用。和厚朴酚是厚朴中的主要有效成分之一，现代药理学研究证实具有抗炎、抗菌、抗氧化、抗肿瘤、拮抗钙调素、调节胃肠功能等多种药理活性，是厚朴发挥药效的重要物质基础。研究人员给大鼠灌胃厚朴及厚朴三物汤，药代动力学结果表明，复方给药增加了和厚朴酚吸收入体内的血药浓度，提高了其生物利用度，并减慢了清除率，提示该复方成分对和厚朴酚有协同增效作用。说明中医辨证理论指导下的复方配伍原则具有丰富的科学内涵。

砂仁　Sharen

《药性本草》

【来源】本品为姜科植物阳春砂 *Amomum villosum* Lour.、绿壳砂 *Amomum villosum* Lour. var. xanthioides T. L. Wu et Senjen 或海南砂 *Amomum longiligulare* T. L. Wu 的干燥成熟果实。呈椭圆形或卵圆形，有不明显的三棱，表面棕褐色，密生刺状突起，果皮薄而软。种子集结成团，具三钝棱，中有白色隔膜，将种子团分成3瓣。气芳香而浓烈，味辛凉、微苦。夏、秋二季果实成熟时采收，晒干或低温干燥。生用，用时打碎。

【产地】主产于福建、广东、广西、云南。

【性味归经】辛，温。归脾、胃、肾经。

【功效主治】化湿开胃，温脾止泻，理气安胎。

1. 用于湿阻中焦及脾胃气滞证。本品功专中焦脾胃，为醒脾和胃之良药，可治脾胃湿阻或气滞所致之脾胃不和诸证，更宜于寒湿气滞者，常与厚朴、枳实等化湿行气药配伍。

2. 用于脾胃虚寒之吐泻。可单用或研末吞服，亦可配干姜、附子等温里散寒药。

3. 用于妊娠气滞恶阻及胎动不安等病证。本品能行气和中而具有止呕及安胎之功，为治妊娠恶阻及胎动不安的良药，常与陈皮、白术等药同用。

【用法用量】3~6g，煎服。宜后下。

【使用注意】本品辛香温燥，阴虚火旺者当慎服。

豆蔻　Doukou
《开宝本草》

【来源】本品为姜科植物白豆蔻 *Amomum kravanh* Pierre ex Gagnep. 或爪哇白豆蔻 *Amomum compactum* Soland ex Maton 的干燥成熟果实。呈类球形，表面黄白色至淡黄棕色，有 3 条较深的纵向槽纹，顶端有突起的柱基，果皮体轻，质脆，易纵向裂开，内分 3 室，每室含种子约 10 粒；种子呈不规则多面体，背面略隆起，表面暗棕色。气芳香，味辛凉略似樟脑。按产地不同分为"原豆蔻"和"印尼白蔻"。

【产地】主产于泰国、柬埔寨、印度尼西亚，我国云南、广东、广西等地亦有栽培。

【性味归经】辛，温。归肺、脾、胃经。

【功效主治】化湿行气，温中止呕，开胃消食。

1. 用于湿滞中焦及脾胃气滞证。本品性极芳香，功用似砂仁，常与之相须，或配厚朴、陈皮等药。可治湿温初起，胸闷不饥、舌苔浊腻者。若湿偏盛，配薏苡仁、杏仁等品，如三仁汤；热偏盛，配黄芩、滑石等药，如黄芩滑石汤。湿阻中焦，脘痞不食，苔白腻，常配鸡内金等药，能芳香醒脾，开胃进食。

2. 用于呕吐，最宜于胃寒湿阻气滞者。单用为末服，或与藿香、半夏等同用如白豆蔻汤；小儿胃寒吐乳，可与砂仁、甘草共研细末服。

【用法用量】煎服，3~6g。入煎剂宜后下。

【使用注意】热性呕吐者不宜用。

其他化湿药

练一练

用治外有风寒表证内兼湿阻中焦证宜选（　）

A. 广藿香　　B. 豆蔻　　C. 五加皮　　D. 砂仁　　E. 独活

答案解析

? 想一想

芳香化湿药常与行气药配伍使用的原因是什么？

答案解析

答案解析

目标检测

单项选择题

1. 既能燥湿健脾又能祛风湿的药是（　　）
 A. 厚朴　　　　　　　B. 苍术　　　　　　　C. 独活
 D. 羌活　　　　　　　E. 防风

2. 用治外感暑湿内伤生冷的病证，常选用的药是（　　）
 A. 青蒿　　　　　　　B. 砂仁　　　　　　　C. 厚朴
 D. 广藿香　　　　　　E. 苍术

3. 既能化湿行气，又能温中止呕的药是（　　）
 A. 广藿香　　　　　　B. 佩兰　　　　　　　C. 白豆蔻
 D. 厚朴　　　　　　　E. 苍术

4. 功能化湿行气，温中止呕，又能安胎的药是（　　）
 A. 苍术　　　　　　　B. 佩兰　　　　　　　C. 砂仁
 D. 厚朴　　　　　　　E. 白豆蔻

5. 功能化湿解暑的药物是（　　）
 A. 苍术　　　　　　　B. 佩兰　　　　　　　C. 砂仁
 D. 厚朴　　　　　　　E. 白豆蔻

6. 砂仁的功效是（　　）
 A. 化湿，解暑　　　　B. 化湿，解暑，止呕　　　C. 化湿行气，温中止泻，安胎
 D. 燥湿健脾，祛风湿　　E. 化湿行气，温中止呕

7. 苍术的功效是（　　）
 A. 化湿行气，温中止泻，安胎　　　　B. 化湿，解暑，止呕
 C. 化湿，解暑　　　　　　　　　　　D. 燥湿健脾，祛风散寒，明目
 E. 化湿行气，温中止呕

8. 厚朴的功效是（　　）
 A. 燥湿消痰，下气除满　　B. 化湿，解暑，止呕　　C. 燥湿行气，温中止呕
 D. 燥湿健脾，祛风湿　　　E. 化湿行气，温中止呕

（李　欧）

书网融合……

重点回顾　　习题

PPT

第六节　利水渗湿药

📖 **导学情景**

情景描述：患者，女，11岁。自述病三周，西医诊为急性肾炎。初诊见浮肿尿少，腰痛乏力，面色苍白，脉沉细、苔薄白。

情景分析：证属：膀胱气化不利，水湿内停。治法：利水渗湿，温阳化气。应用五苓散加减，由茯苓、猪苓、泽泻、桂枝、炒白术、金银花、生黄芪、山药，车前子组成。服药六剂，诸证大减，守方调治月余而愈。

讨论：该处方与五苓散处方的差异，方中茯苓、猪苓、泽泻、车前子发挥何种功效？

学前导语：膀胱气化失司，故小便不利，水湿内盛，泛溢肌肤，则为水肿。方中重用泽泻为君，以其甘淡，直达肾与膀胱，利水渗湿。臣以茯苓、猪苓之淡渗，增强其利水渗湿之力。佐以白术健脾以运化水湿。

凡是以通利水道、渗泄水湿为主要功效，主治水湿内停病证的药物称为利水渗湿药，即利湿药。本类药物味多甘淡，主入肾、膀胱及小肠经。功效为利水渗湿、利尿通淋、利湿退黄。主要用于水肿、小便不利、泄泻、痰饮、淋证、黄疸、带下、湿疮、湿温及湿痹等水湿所致的诸病证。

应用时根据不同病证选择相对应的药物配伍使用。若水肿骤起而兼有表证者，配发汗解表药；水肿日久而见脾肾阳虚者，可配温补脾肾药；湿热交蒸者，可配清热泻火药；热伤血络并见尿血者，可配凉血止血药；湿热蕴结肝胆而见黄疸者，可配清热燥湿药；湿痹者，当配祛风湿药。因水湿为有形之邪，易阻遏气机，故本类药物还常配行气药以收行气利水之效。

本类药物易耗伤阴津，故阴亏津少、肾虚遗精遗尿者慎用或忌用。

茯苓　Fuling
《神农本草经》

【**来源**】本品为多孔菌科真菌茯苓 *Poria cocos*（Schw.）Wolf 的干燥菌核，呈类球形、椭圆形、扁圆形或不规则团块，大小不一。外皮薄而粗糙，棕褐色至黑褐色。质坚实，断面颗粒性，外层淡棕色，内部白色，少数淡红色，有的中间抱有松根。气微，味淡，嚼之粘牙。多于 7~9 月采挖，挖出后除去泥沙，堆置"发汗"后，摊开晾至表面干燥，再"发汗"，反复数次至现皱纹、内部水分大部散失后，阴干，称为"茯苓个"；或将鲜茯苓按不同部位切制，阴干，分别称为"茯苓块"和"茯苓片"。生用。

【**产地**】主产于安徽、云南、湖北。

【**性味归经**】甘、淡，平。归心、肺、脾、肾经。

【**功效主治**】利水渗湿，健脾，宁心。

1. 用于水肿、小便不利等病证。本品甘补淡渗，药性平和，利水而不伤正，为利水渗湿之要药，寒热虚实各种水肿均可应用。尤宜于脾虚湿盛者，常配猪苓、泽泻等药；治脾肾阳虚水肿者，可配附子、生姜等药；治阴虚小便不利、水肿者，当配阿胶、滑石等药。

2. 用于脾虚诸证。本品健脾作用不强，常与人参、白术等补益脾气的药物配伍。

3. 用于心悸、失眠等病证。多用于心脾两虚、气血不足之心悸怔忡、健忘失眠，常与益气补血药、安神药配伍。

【用法用量】10～15g，煎服。

猪苓　Zhuling
《神农本草经》

【来源】本品为多孔菌科真菌猪苓 *Polyporus umbellatus*（Pers.）Fries 的干燥菌核，呈条形、类圆形或扁块状，表面黑色、灰黑色或棕黑色，皱缩或有瘤状突起。体轻，质硬，断面类白色或黄白色，略呈颗粒状。气微，味淡。春、秋二季采挖，除去泥沙，干燥。生用。

【产地】主产于山西、陕西、河南、云南等地。

【性味归经】甘、淡，平。归肾、膀胱经。

【功效主治】利水渗湿。

用于水肿、小便不利、泄泻及湿热淋浊等病证。本品甘淡渗泄而功专利水，其利水之力优于茯苓而无补益之效，常相须配伍。尤善渗利下焦湿热，可与其他利水渗湿药或清热燥湿药配伍。

【用法用量】6～12g，煎服。

薏苡仁　Yiyiren
《神农本草经》

【来源】本品为禾本科植物薏米 *Coix lacryma – jobi* L. var. *ma – yuen*（Roman.）Stapf 的干燥成熟种仁。呈宽卵形或长椭圆形，表面乳白色，光滑，一端钝圆，另端较宽而微凹，有 1 淡棕色点状种脐；背面圆凸，腹面有 1 条较宽而深的纵沟。质坚实，断面白色，粉性。气微，味微甜。秋季果实成熟时采割植株，晒干，打下果实，再晒干，除去外壳、黄褐色种皮和杂质，收集种仁。生用或炒用。

【产地】主产于福建、河北、辽宁。

【性味归经】甘、淡，凉。归脾、胃、肺经。

【功效主治】利水渗湿，健脾止泻，除痹，排脓，解毒散结。

1. 用于水肿、小便不利及脚气等病证。本品甘补淡渗，功似茯苓而不及，利而不峻，凡水湿滞留者均可应用，尤宜于脾虚湿滞者，常与利水消肿、健脾益气、燥湿利水等药物配伍。

2. 用于脾虚泄泻等病证。常炒后与其他健脾益气药配伍。

3. 用于湿痹筋脉拘挛等病证。多配祛风湿、利湿等药物，亦可单用煮粥长期服用。

4. 用于肺痈或肠痈等病证。多配清热解毒、消痈散结等药物。

【用法用量】9～30g，煎服。渗利湿热宜生用，健脾止泻宜炒用。

【使用注意】孕妇慎用。

👁 看一看

"湿气重则百病生"的说法，使得作为祛湿良方的红豆薏米汤被广为宣传，许多人自行熬制，天天饮用，却发现非但没能祛湿，身体反而越来越沉重。这是因为湿邪有寒湿（怕冷、舌苔白腻）、湿热之分。红豆薏米汤主要适用于湿热体质的人群，症状表现为身体困倦、头发面部容易出油、易生粉刺痤疮、常感到口苦口臭、小便发黄、大便黏腻不爽、舌苔黄腻等。红豆薏米汤中的红豆是细长的赤小豆，薏米既薏苡仁，性凉，直接煮食易伤脾，宜将薏米炒至表皮金黄色，带有微微焦香味后再煮，以降低其寒凉之性，增强其健脾祛湿之力。

泽泻 Zexie
《神农本草经》

【来源】 本品为泽泻科植物东方泽泻 *Alisma orientale*（Sam.） Juzep. 或泽泻 *Alisma plantago – aquatica* Linn. 的干燥块茎。呈类球形、椭圆形或卵圆形，表面淡黄色至淡黄棕色，有不规则的横向环状浅沟纹和多数细小突起的须根痕，断面黄白色，粉性。气微，味微苦。冬季茎叶开始枯萎时采挖，洗净，干燥，除去须根和粗皮。生用，麸炒或盐水炒用。

【产地】 主产于福建、四川、江西等地。

【性味归经】 甘、淡，寒。归肾、膀胱经。

【功效主治】 利水渗湿，泄热，化浊降脂。

1. 用于小便不利、水肿、泄泻及痰饮等病证。本品甘淡渗泄、利水渗湿之力较猪苓、茯苓强，治疗水湿内停之水肿，小便不利，多与茯苓、猪苓等药配伍。

2. 用于湿热带下及淋浊等病证。本品性寒，能除肾与膀胱湿热，善治下焦湿热证，常配清热燥湿、利水渗湿等药物。

此外，本品尚具泻相火而保真阴之效，用治肾阴不足、阴虚火旺等证，多配熟地、山药和山萸肉等滋阴药，如六味地黄丸。

【用法用量】 6~10g，煎服。

【使用注意】 肾虚精滑无湿热者慎用。

车前子 Cheqianzi
《神农本草经》

【来源】 本品为车前科植物车前 *Plantago asiatica* L. 或平车前 *Plantago depressa* Willd. 的干燥成熟种子。呈椭圆形、不规则长圆形或三角状长圆形，略扁，表面黄棕色至黑褐色，一面有灰白色凹点状种脐。质硬。气微，味淡。夏、秋二季种子成熟时采收果穗，晒干，搓出种子，除去杂质。生用或盐水炙用。

【产地】 全国各地均有分布。

【性味归经】 甘，寒。归肾、肝、肺、小肠经。

【功效主治】 清热利尿通淋，渗湿止泻，明目，祛痰。

1. 用于湿热淋痛、水肿及小便不利等病证。本品甘寒滑利，性专降泄，善利尿通淋清热，用以治湿热下注，尤宜于热结膀胱导致的小便淋沥涩痛者，多与其他利尿通淋药配伍；治水肿、小便不利者，常配茯苓、猪苓等其他利水渗湿药。

2. 用于暑湿泄泻。本品能利水湿、分清浊而止泻，即"利小便而实大便"。可研末用米汤送服，或配伍白术、茯苓等健脾利湿药。

3. 用于目赤肿痛或目暗昏花等症。常配清补肝肾之品。

4. 用于痰热咳嗽等症。多配清肺化痰止咳药。

【用法用量】 9~15g，宜包煎。

【使用注意】 孕妇忌用。

滑石 Huashi
《神农本草经》

【来源】本品为硅酸盐类矿物滑石族滑石，主含含水硅酸镁【$Mg_3(Si_4O_{10})(OH)_2$】，呈不规则的块状。白色、黄白色或淡蓝灰色，有蜡样光泽。质软，细腻，手摸有滑润感。气微，味淡。采挖后，除去泥沙和杂石。研粉或水飞用。

【产地】主产于山东、江苏、陕西等地。

【性味归经】甘、淡，寒。归膀胱、肺、胃经。

【功效主治】利尿通淋，清热解暑；外用祛湿敛疮。

1. 用于热淋、石淋等证。本品性寒而滑，功善利尿通淋，且质重降泄兼排石，是治湿热淋证的要药，尤善治石淋。用治湿热淋痛，常配车前子、木通等药物；用治石淋，常配金钱草、海金沙等药物。

2. 用于暑热烦渴及湿温初起等病证。用治暑热烦渴，常与甘草同用；用治湿温初起，常与杏仁、薏苡仁等同用。

3. 用于湿疮、湿疹及痱子等皮肤病。可单用或配清热药等外用。

【用法用量】10～20g，包煎。外用适量。

木通 Mutong
《神农本草经》

【来源】本品为木通科植物木通 *Akebia quinata*（Thunb.）Decne.、三叶木通 *Akebia trifoliata*（Thunb.）Koidz. 或白木通 *Akebia trifoliata*（Thunb.）Koidz. var. *Australis*（Diels）Rehd. 的干燥藤茎。呈圆柱形，表面灰棕色至灰褐色，外皮粗糙，具突起的皮孔。体轻，质坚实，不易折断，断面不整齐，皮部较厚，黄棕色，可见淡黄色颗粒状小点，木部黄白色，射线呈放射状排列，髓小或有时中空，黄白色或黄棕色。气微，味微苦而涩。秋季采收，截取茎部，除去细枝，阴干。生用。

【产地】主产于江苏、湖南、湖北。

【性味归经】苦，寒。归心、小肠、膀胱经。

【功效主治】利尿通淋，清心除烦，通经下乳。

1. 用于热淋涩痛及水肿脚气等病证。本品可入膀胱而利水通淋，是治湿热淋痛的要药。治热淋涩痛，多配其他利尿通淋药；治水肿脚气，多配猪苓、槟榔等利水消肿药。

2. 用于口舌生疮及心烦尿赤等症。本品上可清心火、下能泄小肠之热，是治心火上炎所致口舌生疮或下移小肠所致心烦尿赤之要药。

3. 用于血瘀经闭、湿热痹痛、产后乳汁不通或乳少等病证。可分别与活血通经、祛风湿清热和通经下乳药配伍。

【用法用量】3～6g，煎服。

【使用注意】本品有毒，不宜久服、多服；心肾功能不全者及孕妇忌用。

👁 看一看

　　木通最早见于《神农本草经》，名为通草。《唐本草》亦名通草。五代时《食性本草》始将其更名为木通，遂渐被广泛应用，而通脱木则沿称通草之名。在长期的用药过程中，出现过较多的混淆品种或代用，习用品种，多以藤本能利水或药材"茎有细孔，两头皆通"者取木通之名，但木通科木通为传统木通药材的正品和主流品种。《中国药典》曾收载川木通、木通和关木通为木通药材使用，承认了木通药材品种的多元性。关木通药用始于清代，并一度成为木通药材的主要品种，20 世纪 60 年代后相继发现其严重的急性肾毒性而被淘汰，木通科木通又恢复其传统正品的药用地位。

茵陈　Yinchen
《神农本草经》

【来源】本品为菊科植物滨蒿 *Artemisia scoparia* Waldst. et Kit. 或茵陈蒿 *Artemisia capillaris* Thunb. 的干燥地上部分。多卷曲成团状，灰白色或灰绿色，全体密被白色茸毛，绵软如绒。茎细小，质脆，易折断。叶具柄，展平后叶片呈一至三回羽状分裂，气清香，味微苦。春季幼苗高 6 ~ 10cm 时采收或秋季花蕾长成至花初开时采割，除去杂质和老茎，晒干。春季采收的习称"绵茵陈"，秋季采割的称"花茵陈"。生用。

【产地】主产于陕西、山西、河北。

【性味归经】苦、辛，微寒。归脾、胃、肝、胆经。

【功效主治】清利湿热，利胆退黄。

1. 用于黄疸。本品味苦性寒，苦泄下降，功善清利脾胃肝胆湿热，并使之从小便而解，是治疗黄疸的要药，尤宜于肝胆湿热之阳黄。用治阳黄证，常与栀子、大黄等泻火解毒药配伍；用治阴黄证，则常配附子、干姜等温里散寒药。

2. 用于湿温、湿疮、湿疹瘙痒等病证。用治湿温病邪在气分者，多配黄芩、滑石等药物；用治湿疮湿疹，多配黄柏、苦参等药物，亦可煎汤熏洗。

【用法用量】6 ~ 15g，煎服。外用适量，煎汤熏洗。

金钱草　Jinqiancao
《本草纲目拾遗》

【来源】本品为报春花科植物过路黄 *Lysimachia christinae* Hance 的干燥全草。常缠结成团，茎扭曲，表面棕色或暗棕红色，叶对生，多皱缩，展平后呈宽卵形或心形，上表面灰绿色或棕褐色，下表面色较浅，主脉明显突起，用水浸后，对光透视可见黑色或褐色条纹；有的带花，花黄色，单生叶腋，具长梗。气微，味淡。夏、秋二季采收，除去杂质，晒干。生用。

【产地】产于云南、四川、贵州、陕西、河南、湖北、湖南、广西、广东、江西、安徽、江苏、浙江、福建。

【性味归经】甘、咸，微寒。归肝、胆、肾、膀胱经。

【功效主治】利湿退黄，利尿通淋，解毒消肿。

1. 用于湿热黄疸。本品性寒，善清肝胆湿热而退黄，是治疗湿热黄疸的佳品。

2. 用于石淋、热淋等证。本品善利水道而排石，为治疗石淋之要药。可单用大剂量煎煮后代茶饮，或与鸡内金、海金砂、滑石等药同用。

3. 用于恶疮肿毒、毒蛇咬伤等证。可鲜品捣烂取汁饮，药渣外敷；亦可配清热解毒药。

【用法用量】15 ~ 60g，煎服。鲜者加倍。外用适量，捣敷。

【使用注意】脾胃虚寒者慎用。

虎杖　Huzhang
《名医别录》

【来源】本品为蓼科植物虎杖 *Polygonum cuspidatum* Sieb. et Zucc. 的干燥根茎和根。圆柱形短段或不规则厚片，外皮棕褐色，切面皮部较薄，木部宽广，棕黄色，射线放射状。根茎髓中有隔或呈空洞状。气微，味微苦、涩。春、秋二季采挖，除去须根，洗净，趁鲜切短段或厚片，晒干。生用。

【产地】主产于西北、华东、华中、华南及西南等地。

【性味归经】微苦，微寒。归肝、胆、肺经。

【功效主治】利湿退黄，清热解毒，散瘀止痛，止咳化痰。

1. 用于湿热黄疸、淋浊带下等病证。本品苦寒，长于清泄中焦湿热，驱除肝胆之瘀滞，为清热利湿之良药。用治湿热黄疸，常与茵陈、栀子等药相配；用治淋浊带下，常与萆薢、薏苡仁等药相伍。

2. 用于烧烫伤、疮痈肿毒及毒蛇咬伤等病证。用治烧烫伤，多研末麻油调敷；用治疮痈肿毒，烧灰外用，或单煎内服；用治毒蛇咬伤，鲜品捣烂外敷，或单煎内服。

3. 用于血瘀经闭、痛经、跌打损伤及癥瘕等病证。用治血瘀经闭及痛经，常配益母草、当归等药；用治跌打损伤及癥瘕，常配乳香、莪术等药。

其他利水
渗湿药

4. 用于肺热咳嗽。可单味煎服，或与黄芩、枇杷叶等药同用。

【用法用量】9～15g，煎服。外用适量，宜制成煎液或油膏涂敷。

【使用注意】孕妇忌用。

练一练

患者，男，20岁，食少，便溏腹胀，面浮气短，四肢痿软无力，苔薄白，脉细，宜选（　　）
A. 虎杖　　B. 茯苓　　C. 滑石　　D. 木通　　E. 猪苓

答案解析

想一想

祛风湿药、芳香化湿药、利水渗湿药都能去湿，它们有什么不同？

答案解析

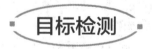
目标检测

答案解析

一、单项选择题

1. 金钱草的适应证不包括（　　）
　　A. 热淋、砂淋　　　　　　B. 湿热黄疸　　　　　　C. 肝胆结石
　　D. 恶疮肿毒　　　　　　E. 肺热咳喘

2. 心烦尿赤、口舌生疮之证，可选用（　　）
　　A. 猪苓　　　　　　　　B. 茯苓　　　　　　　　C. 滑石
　　D. 木通　　　　　　　　E. 金钱草

3. 内服能通淋解暑，外用能清热收湿的药是（ ）

    A. 滑石   B. 车前子   C. 枯矾

    D. 木通   E. 石膏

4. 车前子入汤剂须（ ）

    A. 先煎   B. 后下   C. 包煎

    D. 另煎   E. 打碎

5. 利水渗湿药中的甘补淡渗之品是指（ ）

    A. 泽泻   B. 茯苓   C. 薏苡仁

    D. 车前子   E. 通草

6. 茯苓与薏苡仁除能利水渗湿外，还可（ ）

    A. 清肺   B. 排脓   C. 除痹

    D. 安神   E. 健脾

7. 车前子止咳，是由于它能（ ）

    A. 清肺   B. 宣肺   C. 化痰

    D. 润燥   E. 降气

8. 既能通经又能治湿热黄疸、淋浊带下，还可治水火烫伤、毒蛇咬伤、热结便秘等证的药物是（ ）

    A. 车前子   B. 虎杖   C. 滑石

    D. 连翘   E. 茵陈

9. 脾虚水肿，首选（ ）

    A. 泽泻   B. 茯苓皮   C. 猪苓

    D. 茯苓   E. 车前子

10. 功能利湿退黄，利尿通淋的药物是（ ）

    A. 茵陈蒿   B. 金钱草   C. 茯苓

    D. 车前子   E. 滑石

二、简答题

茯苓和薏苡仁的功效应用有何异同？

（李 欧）

书网融合……

    重点回顾   习题

PPT

第七节　温里药

导学情景

情景描述： 患者，男，21 岁。数年前重感冒大汗后即畏寒，缠绵不愈，入冬症状加重。精神困顿，眼睛微闭无神，四肢、头面部寒冷如冰，身裹 3 件毛衣、双手紧握热水壶仍瑟瑟发抖。胃脘胸胁腹部畏寒隐痛，喜饮开水，夏日亦然，稍吃西瓜、冷饮则腹痛加剧。舌红苔薄少，脉沉细。

情景分析： 证属脾肾阳虚，阴寒凝聚。治宜温肾健脾。方用附子理中汤，制附子、炙甘草、炒白术、干姜、党参。25 日二诊，畏寒有所好转，穿着跟常人无异，精神较好，唯腹痛仍时作时止。前方稍作调整，30 日三诊，畏寒胸腹痛皆止，精神较佳，面色红润。前方改为丸剂长期调服。

讨论： 方中附子、干姜发挥何种功效？

学前导语： 患者精神困顿、双眼无神、身冷如冰、喜热汤，属阴证。胃脘胸胁腹部畏寒隐痛，喜饮开水，为脾阳虚衰。病程日久，正气已虚，脾肾阳气亏损，治疗当以扶脾肾阳气为先。附子温补脾肾，党参补气益脾，白术健脾燥湿，甘草和中补土，干姜温胃散寒。

凡是以温里散寒为主要功效，主治里寒证的药物称为温里药，亦称祛寒药。本类药味辛而性温热，主入脾、胃经，兼入肺、肝、肾或心经。功主温里散寒、温经止痛，兼能助阳、回阳。主要用于外寒直中脏腑或经脉，或自身阳虚而阴寒内生所致的诸里寒证。本类药物因归经不同而效用各异。主入脾胃经者，可用治脾胃受寒或脾胃虚寒证；主入肺经者，可用治肺寒痰饮证；主入肝经者，可用治寒滞肝经的少腹痛、寒疝腹痛或厥阴头痛等；主入肾经者，可用治肾阳不足证；主入心肾两经者，可用治心肾阳虚证。此外，亦可用治亡阳厥逆证。

应用时根据不同证候选择相对应的药物配伍使用。外寒内侵、表邪未解者，当配解表药；寒凝气滞血瘀者，当配理气活血药；寒湿内阻者，当配化湿燥湿药；脾肾阳虚者，当配温补脾肾药；阳气脱失者，当配大补元气药。

本类药物多辛热燥烈，易动火劫阴，故实热证、阴虚火旺或津血亏少者忌用，孕妇及天气炎热时慎用。

附子　Fuzi
《神农本草经》

【来源】 本品为毛茛科植物乌头 *Aconitum carmichaelii* Debx. 的子根的加工品。呈圆锥形，表面灰黑色，被盐霜，顶端有凹陷的芽痕，周围有瘤状突起的支根或支根痕。横切面灰褐色，可见充满盐霜的小空隙和多角形形成层环纹。气微，味咸而麻，刺舌。6 月下旬至 8 月上旬采挖，除去母根、须根及泥沙，习称"泥附子"。可加工炮制为盐附子、黑附子（即黑顺片）、白附片及淡附片等。

【产地】 产于四川、陕西、贵州、湖南、湖北、甘肃、云南、广西、江西、安徽等地。

【性味归经】 辛、甘，大热；有毒。归心、肾、脾经。

【功效主治】 回阳救逆，补火助阳，散寒止痛。

1. 用于亡阳证。本品大辛大热，纯阳燥烈，为"回阳救逆第一品药"。若用治久病气虚欲脱，或因出血过多而气随血脱者，当配人参用。

2. 用于阳虚证。本品大热，上可助心阳、中能温脾阳、下善补肾阳，凡阳虚者无不适宜，遂为治三脏阳虚诸证的佳品。常为方中主药。

3. 用于寒痹证。本品辛散温通之力强，为散阴寒、祛风湿、止疼痛之猛药，尤善治寒痹痛甚者。

【用法用量】3~15g，煎服。先煎、久煎，至口尝无麻辣为度。

【使用注意】阴虚阳亢及孕妇忌用。不宜与半夏、瓜蒌、天花粉、贝母、白蔹、白及同用。

👁 看一看

现代药理学研究表明，附子的主要成分为乌头类生物碱，其中双酯型生物碱含量最高，毒性也最大，具有心脏毒性、神经毒性、肾毒性等，毒理机制主要是先通过引起机体神经的兴奋，而后对其产生麻痹作用，中毒剂量为0.2mg，3~5mg即可致死，中毒的症状主要有心律失常、恶心呕吐、呼吸困难、四肢麻木等。现代研究亦表明熟附子煎煮0.5小时后其双酯型生物碱含量基本消失，当煎煮1小时其单酯型生物碱和总生物碱则达到峰值，故认为最佳煎煮时间为1小时左右。

干姜　Ganjiang
《神农本草经》

【来源】本品为姜科植物姜 *Zingiber officinale* Rosc. 的干燥根茎。呈扁平块状，具指状分枝，表面灰黄色或浅灰棕色，具纵皱纹和明显的环节。断面黄白色或灰白色，粉性或颗粒性，内皮层环纹明显。气香、特异，味辛辣。冬季采挖，除去须根和泥沙，晒干或低温干燥。趁鲜切片晒干或低温干燥者称为"干姜片"。生用。

【产地】全国大部分地区有产，主产四川、贵州等地。

【性味归经】辛，热。归脾、胃、肾、心、肺经。

【功效主治】温中散寒，回阳通脉，温肺化饮。

1. 用于脾胃寒证。本品辛温燥烈，主入脾胃经，既能祛脾胃寒邪，又能助运脾阳，为温暖中焦之主药。用治脾胃实寒证所致的脘腹冷痛、呕吐、泄泻，常与高良姜等其他温中散寒药相伍；用治脾胃虚寒证，多与党参、白术等药相伍。

2. 用于亡阳证。本品辛热，温阳守中，回阳通脉，但回阳之力弱，常与附子相伍以增效。

3. 用于寒饮咳喘。常与麻黄、细辛等药相伍。

【用法用量】3~10g，煎服。

【使用注意】孕妇慎用；阴虚内热或血热出血者忌用。

肉桂　Rougui
《神农本草经》

【来源】本品为樟科植物肉桂 *Cinnamomum cassia* Presl 的干燥树皮。呈槽状或卷筒状，外表面灰棕色，内表面红棕色，略平坦，有细纵纹，划之显油痕。质硬而脆，易折断，断面不平坦，外层棕色而较粗糙，内层红棕色而油润，两层间有1条黄棕色的线纹。气香浓烈，味甜、辣。多于秋季剥取，阴干。生用。

【产地】产于云南、广西、广东、福建。

【性味归经】辛、甘，大热。归肾、脾、心、肝经。

【功效主治】补火助阳，引火归元，散寒止痛，温通经脉。

1. 用于肾阳衰弱阳痿或宫寒等病证。本品辛甘大热，善补命门之火，为治命门火衰之要药。本品尚能引火归源，为治下元虚衰所致虚阳上浮诸证之要药。

2. 用于多种寒凝疼痛病证。根据具体病证的不同，可分别配伍相应的药物用治脘腹冷痛、寒湿痹痛、胸痹心痛及寒疝腹痛等。

3. 用于痛经、闭经及阴疽等病证。用治寒凝血滞之痛经或闭经，常与活血调经、温经散寒等药相伍；治阴疽，常与鹿角胶、炮姜及麻黄等药相伍。

【用法用量】1~5g，煎服。入汤剂应后下或焗服。研末冲服，每次 1~2g。

【使用注意】阴虚火旺、内有实热、血热妄行者及孕妇忌用。不宜与赤石脂同用。

吴茱萸　Wuzhuyu
《神农本草经》

【来源】本品为芸香科植物吴茱萸 *Euodia rutaecarpa*（Juss.）Benth.、石虎 *Euodia rutaecarpa*（Juss.）Benth. var. *officinalis*（Dode）Huang 或疏毛吴茱萸 *Euodia rutaecarpa*（Juss.）Benth. var. *bodinieri*（Dode）Huang 的干燥近成熟果实。呈球形或略呈五角状扁球形，表面暗黄绿色至褐色，粗糙，顶端有五角星状的裂隙，质硬而脆，横切面可见子房 5 室，每室有淡黄色种子 1 粒。气芳香浓郁，味辛辣而苦。8~11 月果实尚未开裂时，剪下果枝，晒干或低温干燥，除去枝、叶、果梗等杂质。生用或醋炙用。

【产地】主产于贵州、湖南、四川、云南、陕西。

【性味归经】辛、苦，热。有小毒。归肝、脾、胃、肾经。

【功效主治】散寒止痛，降逆止呕，助阳止泻。

1. 用于寒滞肝脉诸痛证。本品辛散苦泄，性热入肝，既可散肝经之寒邪，又可疏肝之郁滞，为治寒郁肝脉诸痛之要药。用治厥阴头痛，常与人参、生姜等药相伍；用治寒疝腹痛，常与小茴香、木香等药相伍；用治冲任虚寒、瘀血阻滞之痛经，常与桂枝、当归及川芎等药相伍。

2. 用于呕吐。本品辛苦性热，能温中散寒，疏肝降逆止呕，为治胃寒、脾胃虚寒及肝胃不和之呕吐的常用药。用治胃寒呕吐，多与半夏、生姜等药相伍；用治肝火犯胃之呕吐吞酸，常与黄连等药相伍。

3. 用于虚寒泄泻。本品温脾益肾，为脾肾阳虚之五更泄之常用药，常与补骨脂、五味子及肉豆蔻等药相伍。

【用法用量】2~5g，煎服。外用适量。

【使用注意】不宜多服久服，阴虚火旺者忌用。

丁香　Dingxiang
《雷公炮炙论》

【来源】本品为桃金娘科植物丁香 *Eugenia caryophyllata* Thunb. 的干燥花蕾。略呈研棒状，花冠圆球形，花瓣 4，复瓦状抱合，棕褐色或褐黄色，花瓣内为雄蕊和花柱，萼筒圆柱状，红棕色或棕褐色，上部有 4 枚三角状的萼片，十字状分开。气芳香浓烈，味辛辣、有麻舌感。当花蕾由绿色转红时采摘，晒干。生用。

【产地】主产于桑给巴尔、马达加斯加、斯里兰卡、印度尼西亚，我国广东、海南也产。

【性味归经】辛，温。归脾、胃、肾经。

【功效主治】温中降逆，补肾助阳。

1. 用于胃寒呕吐、呃逆等病证。本品具有温脾暖胃散寒降逆之功，为治胃寒呕呃之要药。用治虚寒呃逆，常与柿蒂、生姜等药相伍；用治胃寒呕吐，常与半夏、生姜等药相伍；用治脾胃虚寒呕吐，常与砂仁、白术等药相伍。

2. 用于胃寒脘腹冷痛。常与延胡索、五灵脂及橘红等药相伍。

3. 用于肾虚阳痿、宫冷等病证。常与附子、肉桂及淫羊藿等药相伍。

【用法用量】1～3g，煎服。研末外敷。

【使用注意】热证及阴虚内热者忌用。不宜与郁金同用。

其他温里药

练一练

患者，男，59岁，腰痛脚软，身半以下常有冷感，少腹拘急，小便不利，阳痿早泄，舌淡而胖，脉虚弱，尺部沉细，宜选用（ ）

A. 肉桂　　　　　　　　　B. 干姜　　　　　　　　　C. 小茴香

D. 附子　　　　　　　　　E. 茯苓

答案解析

想一想

温里药的适用范围和使用注意有哪些？

答案解析

目标检测

答案解析

单项选择题

1. 丁香的功效为（ ）

    A. 补火助阳、温通经脉

    B. 温中止痛、降逆止呕

    C. 散寒止痛、疏肝下气

    D. 温中散寒、温肺化饮

    E. 温中降逆、温肾助阳

2. 善暖肝又疏肝的药是（ ）

    A. 香附　　　　　　　　B. 丁香　　　　　　　　C. 吴茱萸

    D. 花椒　　　　　　　　E. 荜茇

3. 入汤剂须后下的药是（ ）

    A. 苏合香　　　　　　　B. 小茴香　　　　　　　C. 肉桂

    D. 桂枝　　　　　　　　E. 细辛

4. 引火归元最常用的药是（ ）

    A. 附子　　　　　　　　B. 干姜　　　　　　　　C. 肉桂

    D. 锁阳　　　　　　　　E. 鹿茸

5. 既能回阳温中，又能温肺化饮的药物是（ ）

    A. 肉桂　　　　　　　　B. 细辛　　　　　　　　C. 附子

D. 干姜   E. 荜茇

（李　欧）

书网融合……

重点回顾   习题

第八节　理气药

PPT

导学情景

情景描述：患者，男，30岁。自述因2个月来工作不顺心，渐出现头晕，失眠多梦，注意力不集中，工作效率下降，时有上腹部饱胀感，纳呆，强食则嗳腐吞酸，舌质暗、苔白厚腻，脉弦滑。

情景分析：证属肝气郁滞挟有饮食积滞。治以疏肝和胃，消食导滞为法。应用越鞠丸加味，香附、川芎、苍术、栀子、神曲、生山楂、炒麦芽。用药7剂后各症状均有好转，二诊原方增加升麻，服药6剂后诸症消失。

讨论：该处方与越鞠丸处方的差异，方中香附发挥何种功效？

学前导语：越鞠丸理气解郁，宽中除满。治气、血、痰、火、湿、食等郁。方中香附行气，解气郁，配伍血中之气药川芎，既可活血祛瘀治血郁，又可助香附行气解郁；苍术燥湿运脾，以治湿郁；栀子清热泻火，以治火郁；神曲、山楂、麦芽消食导滞，以治食郁。

凡是以疏畅气机为主要功效，主治气滞或气逆证的药物称为理气药，亦称行气药。部分行气力强者则称破气药。本类药味大多辛苦，性温，气味芳香，主入脾、胃、肝、肺经，功主理气健脾、疏肝解郁、理气宽胸、行气止痛、破气散结。具有理气健脾功效的药物，主要用治脾胃气滞所引起的脘腹胀痛、不思饮食、呕恶吞酸及便秘或溏泻等；具有疏肝解郁功效的药物，主要用治肝郁气滞所引起的胸胁满胀、乳房胀痛、疝气疼痛、月经不调、急躁多怒或抑郁等；具有理气宽胸功效的药物，主要用治肺失宣降所引起的胸闷不畅、咳嗽气喘等。

应用时根据不同证候选择相应的药物配伍使用。脾胃气滞，若是由于饮食积滞者，当配消食药或泻下药；由于湿热阻滞者，当配清热燥湿药；由于寒湿困脾者，当配苦温燥湿药；由于脾胃气虚者，当配补中益气药。肝郁气滞，若是由于肝经受寒者，当配暖肝散寒药；由于瘀血阻滞者，当配活血化瘀药；由于肝血不足者，当配补血养肝药。肺气壅滞，若是由于痰饮阻肺者，当配化痰止咳平喘药；由于外邪袭肺者，当配宣肺解表药。

本类药性多辛温香燥，易耗气伤阴，故气虚阴亏者慎用。破气药孕妇应忌用。本类药物气味多芳香，不宜久煎。

陈皮　Chenpi

《神农本草经》

【来源】本品为芸香科植物橘 *Citrus reticulata* Blanco 及其栽培变种的干燥成熟果皮。常剥成数瓣，基部相连，有的呈不规则的片状，外表面橙红色或红棕色，内表面浅黄白色，附黄白色或黄棕色筋络状维管束。气香，味辛、苦。药材分为"陈皮"和"广陈皮"。采摘成熟果实，剥取果皮，晒干或低温干燥。生用。

【产地】产于福建、浙江、广东、广西、江西、湖南、贵州、云南、四川等地。

【性味归经】苦、辛，温。归肺、脾经。

【功效主治】理气健脾，燥湿化痰。

1. 用于脾胃气滞证。本品辛行温通、芳香醒脾，为理气健脾之要药。尤宜用治脾胃气滞之呕泻及湿阻气滞者，常与苍术、厚朴等药相伍；用治脾虚气滞所致的脘腹胀满、腹痛喜按者，常与党参、白术、茯苓等药相伍；用治胃虚夹热所致的呕恶脘胀者，常与竹茹、半夏及党参等药相伍。

2. 用于湿痰、寒痰咳嗽等病证。本品为治痰之要药。用治湿痰壅滞所致的胸膈满闷、咳嗽痰多色白者，常与半夏、茯苓等药相伍；用治寒痰咳嗽所致的痰多清稀者，常与干姜、细辛等药相伍。

【用法用量】3～10g，煎服。

👁 看一看

金·李东垣在《珍珠囊指掌补遗药性赋》中载有"六陈歌"："枳壳陈皮半夏齐，麻黄狼毒及吴萸，六般之药宜陈久，入药方知奏效齐。"历代医家认为陈皮贮存时间太短，其燥烈之性未除而不良反应较大。储存数年后，其燥烈之性逐渐消失，不烈不燥，气味纯正浓郁，更适用于临床治疗。陈皮的陈化时间越久，价值越高，曰"一两陈皮一两金，百年陈皮胜黄金"。作为我国传统中草药之一，陈皮有陈皮和广陈皮之分，其中，广陈皮主产于广东新会，其他陈皮产于福建、浙江、四川、江西、重庆等地。这些地方均为湿气较重，作为自然制衡的植物，产出的陈皮刚好可以作为当地人健脾祛痰湿的常用武器。

枳实　Zhishi

《神农本草经》

【来源】本品为芸香科植物酸橙 *Citrus aurantium* L. 及其栽培变种或甜橙 *Citrus sinensis* Osbeck 的干燥幼果。呈半球形，少数为球形，外果皮黑绿色或棕褐色，切面中果皮略隆起，黄白色或黄褐色，瓤囊棕褐色。气清香，味苦、微酸。5～6月收集自落的果实，除去杂质，自中部横切为两半，晒干或低温干燥，较小者直接晒干或低温干燥。生用或麸炒用。

【产地】主产于四川、江西、湖南、湖北、江苏。

【性味归经】苦、辛、酸，微寒。归脾、胃、大肠经。

【功效主治】破气消积，化痰散痞。

1. 用于胃肠食积、热结气滞等证。本品辛行苦降，气锐力猛，为破气除痞、消积导滞之要药。用治饮食积滞者，常与山楂、麦芽等药相伍；用治热结便秘者，常与大黄、厚朴等药相伍；用治湿热积滞之泻痢后重者，常与神曲、黄连等药相伍；用治脾虚食积者，可配白术等药。

2. 用于痰热结胸、胸痹心痛等病证。用治胸阳不振之痰阻胸痹者，常与薤白、桂枝及瓜蒌等药相伍；用治痰热结胸者，常与黄连、半夏等药相伍。

此外，本品尚可用治中气下陷之胃扩张、胃下垂、脱肛、子宫脱垂等病证，常与补气、升阳药相伍。

【用法用量】3～10g，量大可至30g，煎服。炒后性较平和。

【使用注意】孕妇及脾胃虚弱者慎用。

木香　Muxiang
《神农本草经》

【来源】本品为菊科植物木香 *Aucklandia lappa* Decne. 的干燥根。呈圆柱形或半圆柱形，表面黄棕色至灰褐色。不易折断，断面灰褐色至暗褐色，周边灰黄色或浅棕黄色，形成层环棕色，有放射状纹理及散在的褐色点状油室。气香特异，味微苦。秋、冬二季采挖，除去泥沙和须根，切段，大的再纵剖成瓣，干燥后撞去粗皮。生用或煨用。

【产地】主产于云南、四川等地。

【性味归经】辛、苦，温。归脾、胃、大肠、三焦、胆经。

【功效主治】行气止痛。

用于多种气滞证。本品可升可降，通调三焦，尤善行脾胃大肠之气滞，为行气止痛之要药。用治脾胃气滞证，常与理气健脾等药相伍；用治大肠气滞证，常与清热燥湿、行气导滞等药相伍；用治肝胆气滞证，常与疏肝理气、清热利湿退黄药相伍。

【用法用量】3～6g，煎服。生用行气力强，煨用则力缓而用于止泻。

【使用注意】阴虚火旺者慎用。

香附　Xiangfu
《名医别录》

【来源】本品为莎草科植物莎草 *Cyperus rotundus* L. 的干燥根茎。呈纺锤形，表面棕褐色或黑褐色，有6～10个略隆起的环节，节上有未除净的棕色毛须和须根断痕；去净毛须者较光滑，环节不明显。生晒者断面色白而显粉性，内皮层环纹明显，中柱色较深，点状维管束散在。气香，味微苦。秋季采挖，燎去毛须，置沸水中略煮或蒸透后晒干，或燎后直接晒干。生用或醋炙用，用时碾碎。

【产地】主产于浙江、福建、湖南。

【性味归经】辛、微苦、微甘，平。归肝、三焦经。

【功效主治】疏肝解郁，理气宽中，调经止痛。

1. 用于肝郁气滞诸痛证。本品为疏肝解郁、行气止痛之要药，无论寒热虚实皆可应用。用治肝郁气滞之胁肋胀痛者，常与柴胡、枳壳等疏肝行气药相伍；用治寒疝腹痛者，常与乌药、小茴香等行气散寒止痛药相伍；用治寒凝气滞、肝郁犯胃之脘腹胀痛者，常与高良姜相伍。

2. 用于肝郁月经不调、痛经及乳房胀痛等病证。本品为调经止痛之要药。常与当归、柴胡及青皮等药相伍。

【用法用量】6～10g，煎服。醋炙止痛作用增强。

沉香　Chenxiang
《名医别录》

【来源】本品为瑞香科植物白木香 *Aquilaria sinensis* (Lour.) Gilg 含有树脂的木材。呈不规则块、片状或盔帽状，表面凹凸不平，有刀痕，可见黑褐色树脂与黄白色木部相间的斑纹，断面刺状。气芳香，味苦。全年均可采收，割取含树脂的木材，除去不含树脂的部分，阴干，锉末。生用。

【产地】产于广东、海南、广西、福建。

【性味归经】辛、苦，温。归脾、胃、肾经。

【功效主治】行气止痛，温中止呕，纳气平喘。

1. 用于胸腹胀闷疼痛。本品辛香性温，能散胸腹阴寒，行气止痛。用治寒凝气滞之胸腹胀痛者，常与乌药、槟榔及木香等药相伍；用治脾胃虚寒之脘腹冷痛者，常与肉桂、附子及干姜等药相伍。

2. 用于胃寒呕吐、呃逆等病证。本品为温中降逆止呕呃之良药。用治寒邪犯胃、呕吐清水者，常与陈皮、胡椒等药相伍；用治胃寒久呃者，常与柿蒂、白豆蔻及紫苏叶等药相伍。

3. 用于虚喘证。本品为治下元虚寒、气逆喘息之要药。用治下元虚冷、肾不纳气之气逆喘急者，常与肉桂、补骨脂及熟地等药相伍；用治上盛下虚之痰饮咳喘者，常与厚朴、苏子及半夏等药相伍。

【用法用量】1～5g，煎服，后下。磨汁冲服，或入丸散剂，每次 0.5～1g。

【使用注意】气虚下陷、阴虚火旺者慎用。

川楝子　Chuanlianzi
《神农本草经》

【来源】本品为楝科植物川楝 *Melia toosendan* Sieb. et Zucc. 的干燥成熟果实。呈类球形，表面金黄色至棕黄色，具深棕色小点。外果皮革质，与果肉间常成空隙，果肉松软，淡黄色，遇水润湿显黏性。果核球形或卵圆形。气特异，味酸、苦。冬季果实成熟时采收，除去杂质，干燥。生用或麸炒用，用时打碎。

【产地】产于南方各地，四川产者最为上乘。

【性味归经】苦，寒。有小毒。归肝、小肠、膀胱经。

【功效主治】疏肝泄热，行气止痛，杀虫。

1. 用于肝郁化火所致诸痛证。本品苦寒降泄，能疏肝泄热、行气止痛，常与延胡索同用。用治肝胃不和之胁肋作痛及疝痛属肝经有热者，常与柴胡、白芍等药相伍；用治寒疝腹痛者，单用本品炒用，或与小茴香、吴茱萸等药配伍使用。

2. 用于虫积腹痛。本品既能驱虫，又可止痛。尤宜于蛔虫腹痛，常与槟榔、使君子等其他驱虫药相伍。

此外，本品经焙黄研末后制成软膏，涂敷患处，可用治头癣。

【用法用量】5～10g，煎服。外用适量，研末涂敷。

【使用注意】不宜过量或持久服用；脾胃虚寒者不宜用。

薤白　Xiebai
《神农本草经》

【来源】本品为百合科植物小根蒜 *Allium macrostemon* Bge. 或薤 *Allium chinense* G. Don 的干燥鳞茎。呈不规则卵圆形，表面黄白色或淡黄棕色，半透明，有类白色膜质鳞片包被，底部有突起的鳞茎盘。角质样。有蒜臭，味微辣。夏、秋二季采挖，洗净，除去须根，蒸透或置沸水中烫透，晒干。生用。

【产地】主产于东北、河北、江苏、湖北。

【性味归经】辛、苦，温。归心、肺、胃、大肠经。

【功效主治】通阳散结，行气导滞。

1. 用于胸痹证。本品辛散苦降，温通滑利，既能温通胸阳，又善散阴寒痰湿之凝滞，为治胸痹之要药。用治寒痰阻滞、胸阳不振所引起的胸痹证，常与瓜蒌、半夏及枳实等药相伍；用治痰瘀胸痹，常与川芎、丹参及瓜蒌等药相伍。

2. 用于脘腹胀痛及泻痢后重等病证。用治胃寒气滞之脘腹胀痛者，常与木香、砂仁等药相伍；用治胃肠气滞之湿热泻痢后重者，常与黄连、枳实等药相伍。

【用法用量】 5~10g，煎服。

【使用注意】 气虚无滞者忌用，阴虚及内热者慎用，不耐蒜味者不宜用。

其他行气药

练一练

下列药物可治疗虫积腹痛的是（ ）

A. 沉香　　B. 木香　　C. 香附　　D. 川楝子　　E. 陈皮

答案解析

想一想

香附、木香、沉香均能行气止痛，其作用特点有何不同？

答案解析

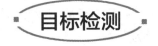
目标检测

答案解析

单项选择题

1. 生用行气滞，煨用以止泻的药是（ ）

　　A. 木香　　　　　　　　B. 五味子　　　　　　　C. 沉香

　　D. 香附　　　　　　　　E. 川楝子

2. 擅长于调中宣滞、行气止痛的药是（ ）

　　A. 枳壳　　　　　　　　B. 木香　　　　　　　　C. 枳实

　　D. 香附　　　　　　　　E. 沉香

3. 枳实的功效是（ ）

　　A. 疏肝理气、和中化痰　　B. 破气散结、疏肝行滞　　C. 理气和中、燥湿化痰

　　D. 破气消积、化痰除痞　　E. 通阳散结、行气导滞

4. 以未成熟果实入药的有（ ）

　　A. 枳实　　　　　　　　B. 芡实　　　　　　　　C. 白豆蔻

　　D. 砂仁　　　　　　　　E. 佛手

5. 薤白的作用是（ ）

　　A. 温阳　　　　　　　　B. 壮阳　　　　　　　　C. 回阳

　　D. 通阳　　　　　　　　E. 升阳

6. 薤白治疗胸痹，主要取其（ ）

　　A. 通阳散结　　　　　　B. 消痞散结　　　　　　C. 行气散结

　　D. 温阳散结　　　　　　　E. 补阳散结

7. 川楝子除行气止痛外，还具有的作用是（　　）

　　A. 杀虫　　　　　　　　B. 消积　　　　　　　　C. 利水

　　D. 止咳　　　　　　　　E. 止泻

8. 肝气郁滞、胁肋作痛偏于热者，当用（　　）

　　A. 香附　　　　　　　　B. 柴胡　　　　　　　　C. 川楝子

　　D. 木香　　　　　　　　E. 陈皮

9. 陈皮的功效是（　　）

　　A. 温肺化痰止咳　　　　B. 润肺化痰止咳　　　　C. 宣肺化痰止咳

　　D. 理气健脾，燥湿化痰　E. 降逆化痰止咳

10. 陈皮止咳，适用于（　　）

　　A. 风寒咳嗽　　　　　　B. 肺热咳嗽　　　　　　C. 阴虚燥咳

　　D. 湿痰咳嗽　　　　　　E. 肺燥咳嗽

（李　欧）

书网融合……

重点回顾　　　　习题

PPT

第九节　消食药

导学情景

　　情景描述： 患者，男，51 岁，患者 5 年前因食不洁肉引起呕吐，腹泻，以急性胃肠炎住院 1 周痊愈出院。后每因寒冷，饮食欠当，即脘腹不舒，便溏日三四次，食肉更甚，故以素食调养。因不能食肉，见肉即恶心欲吐，欲食而不能食，多处求医，久治不愈。主诉无不适，肝、胆、胰、胃、肠等检查未发现异常。舌淡苔薄白，脉缓。

　　情景分析： 考虑病起于伤肉食，明代医学家张景岳指出："伤食则恶食"。应用保和丸加减，焦山楂、神曲、麦芽、法半夏、茯苓、陈皮、连翘。患者服药 7 剂后，见肉已不恶心欲吐，少进肉食亦无任何不适。后再服 7 剂，追访 2 年未复发。

　　讨论： 方中山楂、神曲、麦芽发挥何种功效？

　　学前导语： 患者原来吃肉，因病而不能食肉。保和丸消食，导滞，和胃。用于食积停滞，脘腹胀满，嗳腐吞酸，不欲饮食。以山楂为主药，可化饮食，消肉积，以神曲、麦芽、消食开胃，佐以半夏、陈皮、连翘和胃散结，共同配合使积能消，胃气得和，其病自愈。

　　凡以消化食物积滞为主要功效，治疗饮食积滞证的药物称为消食药，又称消导药。本类药多为甘

平或微温之品，归脾、胃二经，具有消化食积、健脾开胃的作用。主要适用于食积停滞证，症见脘腹胀满、食少纳呆、嗳气吞酸、恶心呕吐、大便秘结或溏泄等。

应用本类药物时，要根据不同的病情选择相应的药物进行配伍治疗。一般情况下，饮食积滞于中焦，阻滞气机，导致脘腹胀满，应配伍行气药以助行气消积；若脾虚运化不利应配伍补气药，以健脾助运；若兼湿阻中焦，应配伍芳香化湿药以化湿醒脾；若食滞兼有寒，应配伍温里散寒药；若食积化热，应配伍清热药以清热化积。

消食药的药性虽然平缓，但部分药也有耗气之弊，对素体脾胃虚弱者，当调养为主，不宜长期应用消食药，以免再伤脾胃。

山楂　Shanzha
《神农本草经集注》

【来源】本品为蔷薇科植物山里红 *Crataegus pinnatifida* Bge. var. Major N. E. Br. 或山楂 *Crataegus pinnatifida* Bge. 的干燥成熟果实。圆形片，皱缩不平，外皮红色，有灰白色小斑点。果肉深黄色至浅棕色。气微清香，味酸、微甜。秋季果实成熟时采收，切片，干燥。生用或炒用。

【产地】主产于山东、河南、河北、辽宁。

【性味归经】酸、甘，微温。归脾、胃、肝经。

【功效主治】消食健胃，行气散瘀，化浊降脂。

1. 用于饮食积滞证等。本品能消食化积，用于各种食积证，尤以消油腻肉积见长。本品可单用煎服，亦可配伍神曲、麦芽等消导药以增强消积化食之功。若食积气滞之脘腹胀满痛甚者，应与枳实、砂仁、青皮等行气药配伍使用。

2. 用于泻痢腹痛、疝气痛及瘀血证所致的胸痹心痛、瘀血闭经、产后瘀阻腹痛等。山楂肝经，能行气、活血、止痛。用治泻痢腹痛，可单用本品炒制后煎水或研末服用；用治疝气痛，可与小茴香、橘核、荔枝核同用；用治瘀阻胸痹心痛，可与川芎、桃仁、红花同用；用治瘀血闭经、产后瘀阻腹痛，可与香附、当归、川芎等同用。

3. 用于高血压病、冠心病、高脂血症等。生用泡茶饮或制剂均有较好的效果，亦可与银杏叶、丹参同用。

【用法用量】9～12g，煎服，大剂量可用至30g；消食化积炒焦用，止泻止痢炒炭用，行气散瘀宜生用。

【使用注意】脾胃虚弱而无食积者、胃酸分泌过多者均慎用。

👁看一看

现代研究发现，山楂应用于心脑血管系统能够降压、降脂，抗动脉粥样硬化，抗心律失常，抗心肌缺血，抑制脑细胞凋亡，应用于消化系统能够双向调节胃肠道蠕动，促进消化酶的分泌，保护肝脏，应用于内分泌系统能够降低血糖，防治糖尿病并发症，同时山楂亦具有抗菌，抗肿瘤作用。

莱菔子　Laifuzi
《日华子本草》

【来源】本品为十字花科植物萝卜 *Raphanus sativus* L. 的干燥成熟种子。呈类卵圆形或椭圆形，稍扁，表面黄棕色、红棕色或灰棕色。一端有深棕色圆形种脐，一侧有数条纵沟。种皮薄而脆，子叶2，黄白色，有油性。气微，味淡、微苦辛。夏季果实成熟时采割植株，晒干，搓出种子，除去杂质，再晒干。生用或炒用。

【产地】 全国各地均有产。

【性味归经】 辛、甘，平。归肺、脾、胃经。

【功效主治】 消食除胀，降气化痰。

1. 用于食积气滞证。症见脘腹胀满、嗳气吞酸、腹痛等，常与神曲、山楂、陈皮等消食药和行气药同用，如保和丸。

2. 用于喘咳痰盛、胸闷食少者。本品入肺经能降气平喘，兼能化痰，常与白芥子、紫苏子同用，如三子养亲汤。

此外，本品长于行气，故善治食积兼气滞腹胀明显者。

【用法用量】 5～12g，捣碎煎服。

【使用注意】 因本品辛散耗气，气虚而无食积者慎用，且不宜与人参同用。

鸡内金　Jineijin
《神农本草经》

【来源】 本品为雉科动物家鸡 *Gallus gallus domesticus* Brisson 的干燥沙囊内壁。不规则卷片，表面黄色、黄绿色或黄褐色，薄而半透明，具明显的条状皱纹。质脆，易碎，断面角质样，有光泽。气微腥，味微苦。杀鸡后，取出鸡肫，立即剥下内壁，洗净，干燥。生用、炒用或醋炙用。

【产地】 全国各地均产。

【性味归经】 甘、平。归脾、胃、小肠、膀胱经。

【功效主治】 健胃消食，涩精止遗，通淋化石。

1. 用于消化不良、饮食积滞、小儿疳积之证。本品消食力强，可用于多种食积证。轻症可单用，重症可与白术、山楂等同用。用治脾虚运化失职、食少纳呆、小儿疳积等，常配山药、白术等。

2. 用于肾虚遗尿、遗精。用治肾虚遗尿，常与桑螵蛸、益智仁、覆盆子等配伍；用治肾虚遗精，常配芡实、莲子、菟丝子等。

3. 用于尿道结石或胆结石等，常与海金沙、金钱草等同用。

【用法用量】 3～10g，煎服。研末服，效果较煎剂好，每次1.5～3g。

神曲　Shenqu
《药性论》

【来源】 本品又名六神曲、六曲，为面粉和多种中药混合后经发酵而成的加工品。呈方形或不规则块状。外表灰黄色，粗糙，质脆易断。断面黄白色，渣状，可见未被粉碎的残渣及发酵后的空洞。有发酵的特异香气，味微苦辛。炒用或生用。

【产地】 全国各地均产。

【性味归经】 甘、辛，温。归脾、胃经。

【功效主治】 消食和胃。

用于饮食积滞证。本品具有辛味，能行气导滞。常与炒山楂、炒麦芽同用，用于脘腹胀满、食少纳呆、肠鸣腹泻等饮食积滞证。本品多用于米面消化不良所引起的脘腹胀闷、嗳腐吞酸，甚至泻痢，常与山楂、莱菔子、陈皮同用，如保和丸。

此外，本品兼有较弱的解表作用，故对外感食滞证尤为适宜。

【用法用量】6~15g，煎服。

麦芽 Maiya
《药性论》

【来源】本品为禾本科植物大麦 *Hordeum vulgare* L. 的成熟果实经发芽干燥的炮制加工品。呈梭形，表面淡黄色，背面为外稃包围，腹面为内稃包围。除去内外稃后，腹面有 1 条纵沟；基部胚根处生出幼芽和须根，质硬，断面白色，粉性。麦粒用水浸泡后，保持适宜温湿度，待幼芽长至约 5mm 时，晒干或低温干燥。气微，味微甘。生用或炒用。

【产地】全国大部分地区均产。

【性味归经】甘，平。归脾、胃经。

【功效主治】行气消食，健脾开胃，回乳消胀。

1. 用于食积证。本品消食力佳，尤能促进米、面等淀粉性食物的消化，故本品被誉为"消食积腹胀之良药"，可单用或与山楂、神曲等同用。若与白术、陈皮等同用，可治脾虚食少、食后腹胀之证，如健脾丸。

2. 用于断乳和乳房胀痛。本品有一定的回乳作用，用于哺乳期妇女断乳或乳汁郁积所致的乳房胀痛，可大剂量单用本品。

【用法用量】10~15g，煎服。生麦芽功偏消食和中，炒用麦芽多用于回乳，回乳炒用 60g。

【使用注意】哺乳期妇女忌用。

其他消食药

👁 **看一看**

中医临床上应用麦芽回乳，用量在正常范围以内（30~60g），常用量为每人每日 50g。用法：患者多在断奶之日起服用麦芽煎剂，作茶饮或早、中、晚各服一次。此间仍然出现乳房胀痛，大多患者服药 2~3 天后，乳房胀痛有所缓解，然后乳房胀痛症状逐渐消逝，乳汁不再分泌。20 例哺乳期妇女回乳的临床观察，除了 2 例患者乳房胀痛无缓解外，其他 18 例患者 2~3 天后显效，乳房胀痛减轻。

✏ **练一练**

患者，男，37 岁，昨晚赴宴，饱食油腻之品，夜半忽觉腹痛难忍，随后出现腹泻、里急后重，最宜用的药物是（　）

A. 陈皮　　B. 山楂　　C. 鸡内金　　D. 莱菔子　　E. 谷芽

答案解析

❓ **想一想**

消食药为何常与行气药配伍？

答案解析

答案解析

目标检测

单项选择题

1. 治疗肉积不消、脘腹胀满之证，应首选（　）
　　A. 谷芽　　　　　　　　　B. 神曲　　　　　　　　　C. 山楂
　　D. 莱菔子　　　　　　　　E. 麦芽

2. 消食药中长于活血化瘀的药是（　）
　　A. 神曲　　　　　　　　　B. 鸡内金　　　　　　　　C. 莱菔子
　　D. 麦芽　　　　　　　　　E. 山楂

3. 既能消食，也能消石的药是（　）
　　A. 莱菔子　　　　　　　　B. 金钱草　　　　　　　　C. 鸡内金
　　D. 山楂　　　　　　　　　E. 海金砂

4. 鸡内金除能消食外，还可治（　）
　　A. 咳嗽、痰多　　　　　　B. 经闭、痛经　　　　　　C. 蛔虫腹痛
　　D. 遗尿、遗精　　　　　　E. 疮疡肿毒

5. 下列情况不宜用麦芽的是（　）
　　A. 行经期　　　　　　　　B. 妊娠期　　　　　　　　C. 授乳期
　　D. 更年期　　　　　　　　E. 以上都不是

（李　欧）

书网融合……

　　重点回顾　　　　　习题

第十节　驱虫药

PPT

导学情景

情景描述：相传北宋年间，一位医术精湛的郎中叫郭使君，有天他上山采药时发现了一种果实，自己尝试后便采摘回家。他的孙子吃后排出了几条蛔虫，原本偏食、面黄肌瘦的小儿，吃了果子以后不仅驱了虫，还食欲大增，身体也渐渐强壮起来。此后郭郎中在行医时，遇到疳积、虫积的患儿，就用这种果实去医治，获得很好的效果。后来人们为了纪念他，将果实命名为使君子。

情景分析：辨证为小儿虫证，应用使君子杀虫消积。

讨论：小儿虫积是什么原因导致的？

> **学前导语**：虫积，因肠道寄生虫引起，以饮食异常，脐腹疼痛，面黄肌瘦，面有虫斑为主要表现的常见病证。本病病程长，缠绵难愈，易并发其他疾病，对小儿生长发育影响大，故应早期防治。

凡以驱除或杀灭人体寄生虫为主要功效的药物称为驱虫药。本类药物多归大肠及脾胃经，多数有毒，主要对人体内的肠道寄生虫如蛔虫、绦虫、蛲虫、姜片虫等有麻痹、杀灭和促使其排出体外的作用。肠道寄生虫在肠道中干扰宿主的肠道功能或夺食营养，宿主往往会出现以下症状：绕脐腹痛、不思饮食、多食善饥，甚者嗜食异物，肛门、耳、鼻瘙痒，久则出现面色萎黄、形体消瘦，甚至腹大青筋暴露、浮肿等。患者应根据症状及诊断结果，及时服用驱虫药进行治疗。

应用驱虫药时，应根据寄生虫的种类、患者体质强弱、证情的轻重缓急等不同，选用适当的药物进行配伍应用。例如，体质壮实者，常配伍泻下药促进虫体及残存驱虫药排出；如有积滞，配消积导滞药；脾胃虚弱者，配伍补益脾胃药；体质虚弱者，可先补后攻，或先攻后补，或攻补兼施。

为了使药物直接作用于人体，服用驱虫药时一般以空腹为宜；应用毒性较大的驱虫药时应注意用法用量，以免中毒或损伤正气，孕妇、年老体弱者应慎用。患者应当养成良好的个人卫生习惯，避免重复感染。

使君子　Shijunzi
《开宝本草》

【来源】 本品为使君子科植物使君子 *Quisqualis indica* L. 的干燥成熟果实。呈椭圆形或卵圆形，具5条纵棱，表面黑褐色至紫黑色，顶端狭尖，基部钝圆。质坚硬，横切面多呈五角星形，中间呈类圆形空腔。种子长椭圆形或纺锤形，表面棕褐色或黑褐色，种皮薄子叶2，黄白色，有油性。气微香，味微甜。秋季果皮变紫黑色时采收，除去杂质，干燥。去壳，取种仁生用或炒香用。

【产地】 主产于四川、广东、广西，福建、江西、云南、贵州等地亦产。

【性味归经】 甘，温。归脾、胃经。

【功效主治】 杀虫消积。

1. 用于蛔虫证、蛲虫证。本品气香味甘甜，入脾胃经，长于驱蛔虫、蛲虫，故为驱蛔虫的首选药，尤适宜于小儿虫证的治疗。

2. 用于小儿疳积证。本品兼有健脾消积的作用，尤其适于小儿疳积之毛发枯槁、面色萎黄、形瘦腹大、腹中有虫者。

【用法用量】 宜空腹服用。使君子9~12g，捣碎入煎剂；使君子仁6~9g，多入丸散或单用，1~2次分服。小儿每岁1~1.5粒，炒香嚼服，1日总量不超过20粒。

【使用注意】 服药时忌饮浓茶。

👁 **看一看**

使君子中的有毒成分为使君子酸，服用量过大会发生毒性反应，引起胃肠刺激及膈肌痉挛。其中毒反应主要表现为呃逆、恶心、呕吐、腹泻和眩晕，还可出现四肢发冷、出冷汗、呼吸困难、血压下降及惊厥。此外，尚有使君子中毒引起过敏性紫癜和颅内压增高的报道。该药物无特殊解毒药。中毒后应尽早催吐、洗胃、导泻、补液，静脉滴注维生素C、维生素B，必要时使用呼吸兴奋剂。有患者因食欲差服中药使君子20粒，并服用使君子皮代茶饮。3天后四肢和躯干部出现对称性疼痛、伴双侧肘部对称性红斑。10天后皮疹波及四肢和躯干，并出现咀嚼吞咽困难而诊断为皮肌炎；另一患者因服用使君子过量，心肌酶谱各项指标均增高，提示心肌损害严重，出现中毒性心肌炎，从而导致Ⅲ度房室传导阻滞。

苦楝皮　Kulianpi
《名医别录》

【来源】　本品为楝科植物川楝 *Melia toosendan* Sieb. et Zucc. 或楝 *Melia azedarach* L. 的干燥树皮和根皮。呈不规则板片状、槽状或半卷筒状，外表面灰棕色或灰褐色，有交织的纵皱纹和点状灰棕色皮孔，内表面类白色或淡黄色。断面纤维性，呈层片状，易剥离。气微，味苦。春、秋二季剥取，晒干，或除去粗皮，晒干。鲜用或生用。

【产地】　主产于四川、湖北、安徽、江苏、河南。

【性味归经】　苦，寒。有毒。归肝、脾、胃经。

【功效主治】　杀虫，疗癣。

1. 用于蛔虫病、钩虫病、蛲虫病。本品苦寒有毒，杀虫作用较强，善治蛔虫病、蛲虫病、钩虫病等多种肠道寄生虫病。本品还可以用于小儿蛔虫性肠梗阻的治疗。

2. 用于疥癣湿疮。本品有清热燥湿、杀虫止痒的作用，常单用本品研末，以醋或猪脂调敷于患处，用治疥疮、头或体癣、湿疮等多种皮肤病，亦可配伍苦参、蛇床子、硫黄等煎水外洗。

【用法用量】　3~6g，煎服。单用 15~30g，外用适量。

【使用注意】　本品有毒，孕妇及肝肾功能不全者慎用。

槟榔　Binglang
《名医别录》

【来源】　本品为棕榈科植物槟榔 *Areca catechu* L. 的干燥成熟种子。呈扁球形或圆锥形，表面淡黄棕色或淡红棕色，质坚硬，不易破碎，断面可见棕色种皮与白色胚乳相间的大理石样花纹。气微，味涩、微苦。春末至秋初采收成熟果实，用水煮后，干燥，除去果皮，取出种子，干燥。生用或炒用。

【产地】　主产于广东、云南。国外以菲律宾、印度及印度尼西亚产量最多。

【性味归经】　辛、苦，温。归胃、大肠经。

【功效主治】　杀虫，消积，行气，利水，截疟。

1. 用于多种肠道寄生虫病，如绦虫病、姜片虫病、钩虫病、蛔虫病、蛲虫病等。最善杀绦虫，可单用本品，或配伍南瓜子相须为用，效果更佳；治姜片虫病，常与牵牛子、乌梅、甘草等配伍；治钩虫病，常与榧子、雷丸等配伍；治蛔虫病、蛲虫病，可单味使用，或与使君子、苦楝皮、雷丸等驱虫药同用。

2. 用于食积气滞，泻痢后重。本品味辛，长于行胃肠之气，缓泻而消积导滞，故善治饮食积滞、痢疾等证。治饮食积滞，常与木香、青皮、大黄等配伍，代表方如木香槟榔丸；治痢疾，常配黄连、黄柏等清热燥湿药。

3. 用于水肿，脚气浮肿。治水肿实证，本品常与泽泻、木通、商陆等利水渗湿药同用，如疏凿饮子；治寒湿脚气肿痛，本品常与木瓜、吴茱萸、陈皮、紫苏、桔梗等配伍，如鸡鸣散。常与常山配伍，能减轻常山的催吐作用。

其他驱虫药

【用法用量】　3~10g，煎服。单用驱杀绦虫、姜片虫时，可用至 30~60g。

【使用注意】　脾虚便溏者、气虚下陷者慎用。

药爱生命

近年来，食用槟榔致口腔癌事件等安全问题发生，而药用槟榔与食用槟榔的主要化学成分均为槟榔碱，药用槟榔的临床安全性遭受质疑。有学者认为药用槟榔的安全性远高于食用槟榔，区别如下。①药用部位各异：食用槟榔主要为幼果、果壳；药用槟榔则为槟榔成熟果仁。②炮制方法不同：食用槟榔用石灰水浸制，加用香精、香料等辅料，有强碱性、刺激性，对口腔黏膜有严重的化学性损伤；而药用槟榔经过炮制、提取、除杂等处理以减毒，对口腔黏膜无化学性损伤。③服用方式不同：食用槟榔在口中长时间咀嚼，对口腔黏膜有强而持久的机械性损伤及化学性损伤，常可引起黏膜下纤维化、白斑等癌前病变，进而恶变为口腔癌；药用槟榔是吞服，一饮而进，不会对口腔局部造成损伤。④服用疗程不同：食用槟榔长期食用，甚至终生食用，易形成对口腔黏膜造成损伤，时间过久，就造成对口腔黏膜的恶性刺激，进一步恶化就是口腔癌；药用槟榔的疗程一般为7～14天，不会引起蓄积中毒、慢性损害及癌前病变。⑤服用剂量不同：食用槟榔用量很大，无剂量限制。药用槟榔有剂量限制，《中国药典》2020年版规定槟榔每日限量为3～10g，驱绦虫、姜片虫时，剂量为30～60g，用量较小，一般不会引起急性中毒。⑥服用人群不同：食用槟榔无适应证、禁忌证等限制，男女老少，健康人与患者皆可食用；而药用槟榔有适应证、禁忌证等限制。

练一练

患者，女，7岁，面黄发焦，肢细腹大，全身赢瘦，发焦目暗，舌淡脉弱。宜选（　　）

A. 谷芽　　　B. 麦芽　　　C. 鸡内金　　　D. 使君子　　　E. 山楂

答案解析

想一想

驱虫药通常与哪类药配伍？为什么？

答案解析

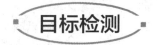

目标检测

答案解析

单项选择题

1. 具有杀虫消积作用，炒香嚼服的药物是（　　）

　　A. 使君子　　　　　　B. 南瓜子　　　　　　C. 槟榔

　　D. 雷丸　　　　　　　E. 川楝子

2. 使君子宜于驱杀（　　）

　　A. 蛔虫　　　　　　　B. 绦虫　　　　　　　C. 钩虫

　　D. 姜片虫　　　　　　E. 血吸虫

3. 既能杀虫消积，又能行气利水的药物是（　　）

　　A. 使君子　　　　　　B. 苦楝皮　　　　　　C. 川楝子

　　D. 槟榔　　　　　　　E. 南瓜子

4. 既能驱杀肠寄生虫，又能用于疟疾的药物是（　　）

    A. 使君子   B. 雷丸   C. 南瓜子

    D. 槟榔   E. 绵马贯众

5. 既能杀虫又可疗癣的药物是（　　）

    A. 使君子   B. 苦楝皮   C. 南瓜子

    D. 绵马贯众   E. 雷丸

6. 为提高驱虫药的疗效，当配合服用的药物是（　　）

    A. 与清热解毒药配伍   B. 与消食药配伍   C. 与泻下药配伍

    D. 与行气药配伍   E. 与解毒杀虫燥湿止痒药配伍

（李　欧）

书网融合……

　重点回顾　　　　习题

第十一节　止血药

PPT

导学情景

情景描述：很久以前，有兄弟俩，哥哥继承祖业，行医看病，弟弟则不学无术。一日弟弟突然得了七窍出血的急症，哥哥急忙在自己种植的药材中挖了一棵草煎汤给弟弟服下。弟弟连服几剂便痊愈了。惊奇于药物的奇效，弟弟找哥哥要了一些服用的草药种植在自家园子里。第二年，邻村财主家的儿子也得了出血病，吃什么药都不管用。财主四处打听，得知弟弟患过类似的病，吃一种草药便好了，便来找弟弟寻医问药。弟弟听说后，便把自己种植在园子里的草药，挖了几颗给财主。谁知，财主家的儿子服用几剂后，不但没有治好病，人还死了。财主到县衙告状，弟弟被抓了起来。哥哥得知后，急忙前去申诉：弟弟给财主的草药，确实是止血草药，只不过这种草药要长到 3~7 年药力才最强，弟弟给的草药才生长了 1 年，还没有药性。经过这件事后，人们知道了这种草药的采挖时间，并给它起名"三七"。

情景分析：哥哥继承祖业，勤学苦练，熟知医学知识，而弟弟整日游手好闲，不学无术，对挽救自己生命的草药的药性特点未能熟知，导致财主的儿子未能得到有效的治疗。

讨论：这个小故事给我们的启发是什么？

学前导语：《大医精诚》论述了医德的两个问题：第一是精，要求医者要有精湛的医术；第二是诚，亦即要求医者要有高尚的品德修养。医道是"至精至微之事"，习医之人必须"博极医源，精勤不倦"。所以学医的人一定要广泛深入地探究医学原理，专心勤奋不懈怠，不能道听途说，一知半解。

凡以制止体内外出血为主要作用，用于治疗出血证的药物称为止血药。本类药物以止血为主要功效，能加速凝血，缩短出血时间，主要适用于各种内外出血证，如吐血、咯血、衄血、尿血、便血、崩漏、紫癜及外伤出血等。其药味多以酸、涩为主，主归心、肝二经，药性有寒、温、散、敛之别，故根据其药性的不同，分为凉血止血药、化瘀止血药、收敛止血药及温经止血药四类。

使用止血药应从病因、病情出发，选择适当的止血药进行配伍应用。例如，血热妄行者，应选用具有凉血止血功效的止血药，同时配清热凉血之品；若阴虚火旺、阴虚阳亢引起的出血证，在选用止血药同时，配滋阴降火潜阳之品；若瘀血内阻或出血兼瘀，应选用具有化瘀止血功效的止血药，同时配行气活血之品；若虚寒性出血，应选用具有温经止血、收敛止血功效的止血药，同时配益气、健脾、温阳之品；若见出血过多，气血虚脱，则应视病情紧急，速予大补元气之品以益气固脱。

使用止血药时应注意止血而不留瘀，尤其是使用具有凉血止血、收敛止血功效的止血药，必须注意有无瘀血，不能一味止血，应酌情适当配伍行气活血之品。依据前人"下血必升举，吐衄必降气"的理论，在治疗下部出血证时，应配升阳举陷药；在治疗上部出血证时，应配降气药。

《本草纲目》有云："烧炭诸黑药皆能止血。"故前人认为，止血药在炒炭后，其苦、涩之性增强，其收敛和吸附止血的作用亦增强。但也有少数止血药以鲜品入药时止血作用更强，因此止血药是否要炒炭用，应根据具体病性和药性进行分析。

👁 看一看

清·唐容川《血证论·吐血》篇云："所谓止血者，即谓此未曾溢出，仍可复还之血，止之使不溢出，则存得一分血，便保得一分命。"

清·唐容川《血证论·男女异同论》篇云："治失血者，不去瘀而求补血，何异治疮者，不化腐而求生肌哉。"

一、凉血止血药

凉血止血药的药性均寒凉，能入血分，善清血分之热而止血。适用于血热妄行之出血诸证，不宜用于虚寒出血证。

大蓟　Daji
《名医别录》

【来源】本品系菊科多年生草本植物蓟 *Cirsium japonicum* Fisch. ex DC. 的干燥地上部分或根。呈圆柱形，表面绿褐色或棕褐色，有数条纵棱，被丝状毛；断面灰白色，髓部疏松或中空。完整叶片展平后呈倒披针形或倒卵状椭圆形，羽状深裂，边缘具不等长的针刺；上表面灰绿色或黄棕色，下表面色较浅，两面均具灰白色丝状毛。头状花序顶生，球形或椭圆形，总苞黄褐色，羽状冠毛灰白色。气微，味淡。夏、秋二季花开时采割地上部分，或秋末挖根，除去杂质，晒干。生用或炒炭用。

【产地】全国大部分地区均产。

【性味归经】苦、甘，凉。归心、肝经。

【功效主治】凉血止血，散瘀解毒消痈。

1. 用于血热出血证。本品寒凉，善于清泄血分热邪而凉血止血，被誉为"治血热出血之要药"，尤其适用于咯血、吐血、崩漏下血等血热妄行诸证。可单味应用，亦可配伍小蓟、侧柏叶等其他凉血止血之品相须为用，如十灰散。

2. 用于热毒痈肿等。本品能凉血解毒，散瘀消痈。在临床上常被用治痈肿疮毒。可单味内服或捣烂外敷，尤其以鲜品捣汁为佳，亦可与清热解毒药同用，以增强解毒消痈的作用。

【用法用量】10~15g，煎服。鲜品可用30~60g，外用适量捣敷患处。

【使用注意】脾胃虚寒而无瘀滞及孕妇忌用。

小蓟　Xiaoji

《名医别录》

【来源】本品系菊科多年生草本植物刺儿菜 *Cirsium setosum*（Willd.）MB. 的干燥地上部分。呈圆柱形，表面灰绿色或带紫色，具纵棱及白色柔毛；断面中空。叶互生，无柄或有短柄；叶片展平后呈长椭圆形或长圆状披针形，全缘或微齿裂至羽状深裂，齿尖具针刺；上表面绿褐色，下表面灰绿色，两面均具白色柔毛。头状花序单个或数个顶生；总苞钟状，苞片黄绿色；花紫红色。气微，味微苦。夏、秋二季花开时采割，除去杂质，晒干。生用或炒炭用。

【产地】全国大部分地区均产。

【性味归经】苦、甘，凉。归心、肝经。

【功效主治】凉血止血，散瘀解毒消痈。

1. 用于血热出血证。本品善凉血止血，但力较大蓟稍弱，也是治疗血热出血的常用药，常与大蓟相须为用。本品兼有利尿作用，故尤其擅于治疗尿血及血淋，常与蒲黄、栀子、生地黄等配伍，如小蓟饮子。

2. 用于热毒痈肿等证。可单味应用，以鲜品捣汁内服或捣烂外敷，亦可与清热解毒药同用。

【用法用量】10～15g，煎服。鲜品可用 30～60g，外用适量，捣敷患处。

【使用注意】脾胃虚寒者禁服。

地榆　Diyu

《神农本草经》

【来源】本品为蔷薇科多年生草本植物地榆 *Sanguisorba officinalis* L. 或长叶地榆 *Sanguisorba officinalis* L. var. *longifolia*（Bert.）Yü et Li 的干燥根。呈不规则纺锤形或圆柱形，表面灰褐色至暗棕色，粗糙，有纵纹。质硬，断面较平坦，粉红色或淡黄色，木部略呈放射状排列。气微，味微苦涩。春季将发芽时或秋季植株枯萎后采挖，晒干，切片。生用或炒炭用。

【产地】全国大部分地区均产，以浙江、江苏、山东、安徽、河北等地较多。

【性味归经】苦、酸、涩，微寒。归肝、胃、大肠经。

【功效主治】凉血止血，解毒敛疮。

1. 用于各种血热出血证。本品苦寒入血分泄热，味酸涩收敛。既能凉血泄热，又能收敛止血。用治各种出血证，尤其适应于下焦血热所致出血诸证。对于痔血、便血，血色鲜红者，常与槐花、栀子配伍；对于血痢，常与白头翁、木香、黄连等配伍；对于崩漏，常与蒲黄、黄芩、生地等配伍。

2. 用于烧烫伤、湿疹、皮肤溃烂及疮疡肿毒等。本品能泻火解毒敛疮，为治烫伤之要药。对于烧烫伤，可单味研末用麻油调成软膏外涂，或配大黄粉同用；对于湿疹及皮肤溃烂，用鲜地榆煎汁外洗或用纱布湿敷患处，或配伍大黄、煅石膏、枯矾制膏外涂；对于疮疡肿毒，可单味捣敷外用，亦可配伍金银花、大青叶等清热解毒药。

【用法用量】10～15g，煎服。外用适量，研末涂敷患处。解毒敛疮多生用，止血多炒炭用。

【使用注意】本品中含有水解型鞣质，容易被机体大量吸收，导致中毒性肝炎，因此对于大面积烧伤患者，不宜使用地榆制剂外涂。本品酸涩，故虚寒性出血及出血有瘀者慎用。

槐花　Huaihua

《本草拾遗》

【来源】本品系豆科落叶乔木槐 *Sophora japonica* L. 的干燥花及花蕾。前者皱缩而卷曲，花瓣多散落。完整者花萼钟状，黄绿色，先端5浅裂；花瓣5，黄色或黄白色，1片较大，近圆形，先端微凹，其余4片长圆形。雄蕊10，其中9个基部连合，花丝细长。雌蕊圆柱形，弯曲。体轻。习称"槐花"。气微，味微苦。后者呈卵形或椭圆形，长2~6mm，直径约2mm。花萼下部有数条纵纹。萼的上方为黄白色未开放的花瓣。花梗细小。体轻，手捻即碎。习称"槐米"。气微，味微苦涩。夏季花开放或花蕾形成时采收，晒干。生用或炒炭用。

【产地】全国大部分地区均产。

【性味归经】苦，微寒。归肝、大肠经。

【功效主治】凉血止血，清肝泻火。

1. 用于血热出血证。本品归大肠经，寒凉苦降，善清泄肝、胃、大肠之火热，且能凉血止血，长于治疗便血、痔血。对于便血、痔血，常与地榆配伍；对于上焦之吐血、衄血等证，常与荆芥、白茅根、蒲黄等同用。

2. 用于肝火上炎所致的头痛、目赤肿痛等证。可单用煎汤代茶，用于预防和治疗肝阳上亢型高血压，常配伍黄芩、菊花、夏枯草等清肝明目药，以增强治疗效果。

【用法用量】10~15g，煎服。清热泻火宜生用，止血宜炒炭用。

【使用注意】脾胃虚寒者慎服。

【附药】槐角：为豆科植物槐 Sophora japonica L. 的干燥成熟果实。冬季采收，除去杂质，干燥。苦，寒。归肝、大肠经。其性味、功效与槐花相似，止血作用较槐花弱，有润肠通便之功。能清热泻火，凉血止血。用于肠热便血、痔肿出血、肝热头痛、眩晕目赤等症。10~15g，煎服。

白茅根　Baimaogen

《神农本草经》

【来源】本品系禾本科多年生草本植物白茅 Imperata cylindrica Beauv. var. major（Nees）C. E. Hubb. 的干燥根茎。呈长圆柱形，表面黄白色或淡黄色，微有光泽，具纵皱纹，节明显，稍突起，节间长短不等，通常长1.5~3cm。体轻，质略脆，断面皮部白色，多有裂隙，放射状排列，中柱淡黄色，易与皮部剥离。气微，味微甜。春、秋二季采挖，洗净，晒干，除去须根和膜质叶鞘，切段。生用或炒炭用。

【产地】全国大部分地区均产。

【性味归经】甘，寒。归肺、胃、膀胱经。

【功效主治】凉血止血，清热利尿。

1. 本品性味甘寒，用治咯血、吐血、衄血、尿血等血热妄行所致出血证，善清肺、胃、膀胱之火而凉血止血。可单用，或与其他凉血止血药同用。

2. 用于热淋、水肿等。治热淋，常配木通、滑石等清热通淋药，如茅根饮；治水肿，小便不利，与车前子等同用。

【用法用量】10~30g，煎服。鲜品加倍，以鲜品为佳，可捣汁服。凉血宜生用，止血可炒炭用。

【使用注意】本品药性寒凉，故脾胃虚寒者及孕妇慎用。

二、化瘀止血药

化瘀止血药兼具止血散瘀之功，具有止血而不留瘀的特点，适用于瘀血内阻而导致血不循经之出血诸证。临床常用于跌打损伤，妇科经闭及心脉瘀滞等。

三七　Sanqi
《本草纲目》

【来源】本品系五加科多年生植物三七 *Panax notoginseng*（Burk.）F. H. Chen 的干燥根和根茎。主根呈类圆锥形或圆柱形，表面灰褐色或灰黄色，有断续的纵皱纹和支根痕。顶端有茎痕，周围有瘤状突起。体重，质坚实，断面灰绿色、黄绿色或灰白色，木部微呈放射状排列。气微，味苦回甜。秋季花开前采挖，洗净，晒干。生用或研细粉用。

【产地】主产于云南、广西等地。

【性味归经】甘、微苦，温。归肝、胃、心经。

【功效主治】化瘀止血，活血定痛。

1. 用于体内外各种出血病证。本品能化瘀、止血，具有"止血而不留瘀、化瘀而不伤正"的特点，被广泛用于各种出血证，无论有无瘀滞均可应用，尤善治出血夹瘀者，可单味内服或外用，或与血余炭、花蕊石等配伍使用，如化血丹。

2. 用于跌打损伤、瘀血肿痛等证。本品可活血而消肿定痛，被誉为"伤科之要药"。对于伤科跌打损伤、瘀血肿痛等证，可单味内服或外敷，或与乳香、没药、延胡索、木香等活血行气止痛之品配伍同用。

临床上还用三七粉配伍琥珀粉、人参粉等，用于防治冠心病心绞痛、缺血性脑血管疾病、脑出血后遗症及妇科血瘀经闭、痛经等瘀血证。另外，本品单味研末，温水送服，用于降血脂。

【用法用量】3~9g，煎服。研末，温水冲服，每次1~3g。外用适量，研末外掺或调敷。

【使用注意】孕妇慎用。

茜草　Qiancao
《神农本草经》

【来源】本品系茜草科多年生草本植物茜草 *Rubia cordifolia* L. 的干燥根及根茎。根茎呈结节状，丛生粗细不等的根。根呈圆柱形，表面红棕色或暗棕色，具细纵皱纹和少数细根痕；皮部脱落处呈黄红色。质脆，易折断，断面平坦皮部狭，紫红色，木部宽广，浅黄红色，导管孔多数。气微，味微苦，久嚼刺舌。春、秋二季采挖，洗净，晒干。生用或炒用。

【产地】主产于山东、安徽、江苏、河南、陕西等地。

【性味归经】苦，寒。归肝经。

【功效主治】凉血止血，祛瘀通经。

1. 用于衄血、吐血、咯血、尿血、便血、崩漏等证，尤以血热夹瘀或血热妄行之出血证为宜。本品苦寒降泄，主入肝经血分，且止血化瘀，尤适用于血热夹瘀出血证。常与大蓟、小蓟、侧柏叶等止血药同用，如十灰散。

2. 用于妇女血瘀经闭、跌打损伤以及风湿痹痛等证。对于妇女血瘀经闭，常与桃仁、红花、当归、丹参等配伍；对于跌打损伤及风湿痹痛，可用本品单味泡酒服，或与鸡血藤、桑枝、海风藤等活血疗伤及祛风通络药物同用。

【用法用量】6~10g，煎服。止血多炒炭用，祛瘀活血通经多生用或酒炒用。

【使用注意】脾胃虚寒及无瘀滞者慎服。

蒲黄　Puhuang
《神农本草经》

【来源】本品系香蒲科水生草本植物水烛香蒲 *Typha angustifolia* L.、东方香蒲 *Typha orientalis* Presl

或同属植物的干燥花粉。呈黄色粉末。体轻，放水中则飘浮水面。手捻有滑腻感，易附着手指上。气微，味淡。夏季采收蒲棒上部的黄色雄花序，晒干后碾轧，筛取花粉。生用或炒用。

【产地】 主产于山东、安徽、浙江、江苏等地。

【性味归经】 甘，平。归肝、心经。

【功效主治】 止血，化瘀，利尿。

1. 用于体内外出血诸证。本品性平。对出血症无论寒热均可应用，属实夹瘀者尤宜。可单味冲服，或随证联用其他止血药物。创伤出血，亦可单味研末外敷患处。

2. 用于瘀血阻滞之心腹疼痛、跌打损伤以及痛经、产后腹痛等证。常与五灵脂配伍，如失笑散。

3. 用于血淋证。本品能化瘀止血，又能利尿通淋，故对于血淋尿血证尤为适宜，常与生地、冬葵子、白茅根等配伍。

【用法用量】 5～10g，包煎。外用适量，敷于患处。止血宜炒炭用，散瘀宜生用。

【使用注意】 孕妇忌用。

三、收敛止血药

本类药物性多涩，或为炭类，或质黏。其性多平，无论虚寒性出血或热性出血均可应用。因善收敛，对出血有瘀及邪实者，宜慎用。

白及　Baiji
《神农本草经》

【来源】 本品系兰科多年生草本植物白及 *Bletilla striata*（Thunb.）Reichb. f. 的干燥块茎。呈不规则扁圆形，多有2～3个爪状分枝，少数具4～5个爪状分枝，表面灰白色至灰棕色，或黄白色，有数圈同心环节和棕色点状须根痕，上面有突起的茎痕，下面有连接另一块茎的痕迹。质坚硬，不易折断，断面类白色，角质样。气微，味苦，嚼之有黏性。夏、秋二季采挖，除去须根，洗净，置沸水中煮或蒸至无白心，除去外皮，晒干。生用。

【产地】 主产于四川、贵州、湖南、湖北、浙江等地。

【性味归经】 苦、甘、涩，寒。归肺、肝、胃经。

【功效主治】 收敛止血，消肿生肌。

1. 用于体内外出血诸证。本品味涩质黏，收敛止血力强，且主入肺、胃二经，因此临床上多用于肺胃出血之证。对于肺胃出血证，可单味研末，米汤送服，亦可配三七同用，以增强止血效果而不留瘀；对于胃出血所引起的吐血、便血，本品常与乌贼骨相配制成散剂，如乌及散。

2. 可用于疮疡肿毒、烫伤以及手足皲裂、肛裂等。本品药性苦寒味涩，能散血热痈肿，又能敛疮生肌，为消疮生肌的常用药，对于疮疡初起，可与金银花、大青叶等清热解毒药同用；对于疮疡痈毒久溃不敛者，可单味研末外涂，亦可与石膏、贝母等收敛生肌之品同用；对于烫伤、手足皲裂以及肛裂等，单用研末调以麻油外涂。

【用法用量】 3～10g，煎服。研末吞服，每次2～5g。外用适量。

【使用注意】 本品反乌头，不宜与川乌、制川乌、草乌、制草乌、附子同用。

仙鹤草　Xianhecao
《本草图经》

【来源】 本品系蔷薇科多年生草本植物龙芽草 *Agrimonia pilosa* Ledeb. 的干燥地上部分。本品全体被白色柔毛。茎下部圆柱形，直径4～6mm，红棕色，上部方柱形，四面略凹陷，绿褐色，有纵沟和棱线，有节；体轻，质硬，易折断，断面中空。单数羽状复叶互生，暗绿色，皱缩卷曲；质脆，易碎；叶片有大小2种，相间生于叶轴上，顶端小叶较大，完整小叶片展平后呈卵形或长椭圆形，先端尖，基部楔形，边缘有锯齿；托叶2，抱茎，斜卵形。总状花序细长，花萼下部呈筒状，萼筒上部有钩刺，先端5裂，花瓣黄色。气微，味微苦。夏、秋二季茎叶茂盛时采割，除去杂质，晒干。生用。

【产地】全国大部分地区均产。

【性味归经】苦、涩，平。归肺、肝、脾经。

【功效主治】收敛止血，消积止痢，杀虫，补虚，解毒消肿。

1. 用于多种出血证如吐血、咯血、衄血、尿血、便血、崩漏等。本品味涩性平，有收敛止血的作用，不论寒热虚实的出血证均可使用。若为血热妄行之出血者，应配伍生地黄、侧柏叶等凉血止血药；若为虚寒性出血者，应配伍黄芪、艾叶等补气摄血、温经止血药。

2. 本品能涩肠而止泻痢。用于治疗血痢或久病泻痢，小儿疳积。可单用，或与白头翁、地榆、黄连等随证配伍使用。

3. 用于滴虫性阴道炎。本品对滴虫性阴道炎具有良好治疗效果，可单味煎汁外洗。

4. 用于神疲乏力，劳伤，面色萎黄。本品具有健脾补虚，强壮之功，常配伍大枣使用。

5. 用于疮痈肿毒等。单味外用即可，亦可与金银花、蒲公英等清热解毒之品同用。

【用法用量】6～12g，煎服。大剂量可用30～60g。外用适量。

【使用注意】表证发热者慎服。

四、温经止血药

温经止血药的药性温热，能益脾阳，固冲脉而统摄血液，具有温经止血之效。适用于虚寒性出血证。热盛火旺出血证禁用。

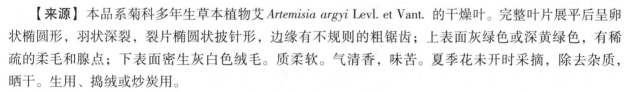

艾叶　Aiye
《名医别录》

【来源】本品系菊科多年生草本植物艾 Artemisia argyi Levl. et Vant. 的干燥叶。完整叶片展平后呈卵状椭圆形，羽状深裂，裂片椭圆状披针形，边缘有不规则的粗锯齿；上表面灰绿色或深黄绿色，有稀疏的柔毛和腺点；下表面密生灰白色绒毛。质柔软。气清香，味苦。夏季花未开时采摘，除去杂质，晒干。生用、捣绒或炒炭用。

【产地】全国大部分地区均产，以湖北蕲州产者最佳。

【性味归经】苦、辛，温。有小毒。归肝、脾、肾经。

【功效主治】温经止血，散寒止痛，调经安胎。

1. 用于虚寒性出血证。本品药性温热，善于温通经脉而止血，为温经止血之要药，故长于治疗虚寒性出血，多用治妇女崩漏、胎漏下血等证。常与阿胶、地黄等配伍，如《金匮要略》中的胶艾汤。

2. 用于下焦虚寒性脘腹冷痛等证。对于虚寒性腹痛，既可单用内服，也可与干姜、香附、肉桂等温经散寒止痛之品配伍使用。民间常用熟艾叶入布兜于脐部用于治疗虚寒性脘腹冷痛。临床上常将艾绒制成艾条或艾炷来对穴位或经络进行热敏灸，起到温通经络气血的作用。

3. 用于寒客胞宫所致的痛经、月经不调以及胎漏下血、胎动不安等病证。对于寒客胞宫所致的痛经、月经不调、宫寒不孕等病证，常与当归、香附、肉桂等温经补血之品同用；对于胎漏下血、胎动不安等证，常与桑寄生、川断、阿胶等养血安胎之品配伍为用。

此外，本品还可用于湿疹瘙痒、疥癣以及泻痢霍乱、妇女带下等证。可单用煎汤外洗或随证配伍药物内服。

【用法用量】3～6g，煎服。外用适量。温经止血宜炒炭用，余则生用。捣绒供灸治或熏洗用。

【使用注意】阴虚血热者慎用。有小毒，不可过量服用。

炮姜 Paojiang
《珍珠囊》

【来源】本品系姜科多年生草本植物姜 *Zingiber officinale* Rosc. 的干燥老根炮制品。呈不规则膨胀的块状，具指状分枝。表面棕黑色或棕褐色。质轻泡，断面边缘处显棕黑色，中心棕黄色，细颗粒性，维管束散在。气香、特异，味微辛、辣。以干姜砂烫至鼓起，表面棕褐色，或炒炭至外表色黑，内呈棕褐色。

【产地】全国大部分地区均产，主产于广东、广西、四川、贵州、湖北、福建等地。

【性味归经】苦，涩，温。归肝、脾经。

【功效主治】温经止血，温中止痛。

1. 用于虚寒性便血、吐血、崩漏等。本品主入脾经，对脾阳不振，脾不统血者为首选要药。可单独使用；也可配伍收敛止血药如棕榈炭等同用以增强止血之功；还可配伍黄芪、人参、附子等药物达到益气助阳，温经止血之功。

2. 用于虚寒性腹痛、腹泻等。可单独使用治疗中寒水泻。配伍当归、川芎等治疗产后血虚寒凝，小腹疼痛，如生化汤。

【用法用量】3～6g，煎服。治疗虚寒性腹痛腹泻宜未成炭者，止血宜炒炭用。

【使用注意】孕妇及阴虚有热者禁服。

其他止血药

目标检测

答案解析

单项选择题

1. 既具凉血止血，又有清热利尿功效的药是（　　）

　　A. 大蓟　　　　　　　　　B. 小蓟　　　　　　　　　C. 白茅根

　　D. 地榆　　　　　　　　　E. 槐花

2. 既能凉血止血，又能解毒敛疮，还能治烫伤的药是（　　）

　　A. 地榆　　　　　　　　　B. 蒲黄　　　　　　　　　C. 白茅根

　　D. 槐花　　　　　　　　　E. 大蓟

3. 具止血不留瘀、化瘀不伤正特点的药为（　　）

　　A. 茜草　　　　　　　　　B. 大蓟　　　　　　　　　C. 蒲黄

　　D. 三七　　　　　　　　　E. 白及

4. 来源于植物花粉的药是（　　）

　　A. 天花粉　　　　　　　　B. 乳香　　　　　　　　　C. 没药

　　D. 蒲黄　　　　　　　　　E. 降香

5. 既能凉血止血，又能活血祛瘀的药是（　　）

　　A. 茜草　　　　　　　　　B. 地榆　　　　　　　　　C. 槐花

　　D. 三七　　　　　　　　　E. 侧柏叶

6. 下列药物既善治吐衄便血，又善治肝火上炎之头痛目赤的是（　　）

　　A. 侧柏叶　　　　　　　　B. 地榆　　　　　　　　　C. 大蓟

D. 槐花   E. 小蓟

（黄金山）

书网融合……

⊟ 重点回顾

📖 习题

PPT

第十二节 活血祛瘀药

📖 导学情景

情景描述： 唐朝初年，一日孙思邈往青城山采药，师徒们在混元顶松林中休息时，看到一只雌鹤头颈低垂，双脚颤抖，不断哀鸣，像是得了急症。片刻后，空中飞来一只白鹤，嘴里叼着几株草药，送给病鹤，吃药后不久，病鹤便恢复如常。孙思邈留意观察，将散落的药与混元顶峭壁的药进行对照，发现此药具有活血通经、祛风止痛作用。于是他不禁吟道："青城天下幽，川西第一洞。仙鹤过往处，良药降苍穹。"故得名川芎。

情景分析： 雌鹤头颈低垂，双脚颤抖，不断哀鸣，患了急症。

讨论： 为什么病鹤吃了川芎，会病愈恢复如常？

学前导语： 川芎味辛，性温。归肝、胆、心包经，具有活血行气，祛风止痛的作用。主治胸痹心痛，胸胁刺痛，跌扑肿痛，月经不调，经闭痛经，癥瘕腹痛，头痛、风湿痹痛。现代药理实验表明能扩张冠状动脉，增加冠脉血流量及心肌营养血流量，增强心脏收缩力，改善心脑供氧，以及镇静、解痉、抗菌、抗癌、抗辐射等作用。

凡以通利血脉、消散瘀血为主要功效，用于治疗血瘀证的药物称活血祛瘀药。其中活血祛瘀作用强者，称为破血药或逐瘀药。此类中药味多辛、苦，主归肝、心经，入血分，具有活血行血、消散瘀滞的作用，从而达到活血止痛、活血调经、活血疗伤、破血消癥等目的。适用于瘀血阻络所致的各种病证，如瘀血头痛、腰痛、癥瘕等内科病证；血滞所致痛经、经闭、产后瘀阻等妇科病证；跌扑闪挫、瘀血肿痛、筋伤骨折等骨伤科病证。其中部分药物性偏寒凉，善治血热而瘀滞证。

此类中药多易动血耗血，故妇女经量过多、血虚经闭及出血无瘀者忌用；部分药物有堕胎作用，孕妇慎用或忌用。

川芎 Chuanxiong

《神农本草经》

【来源】为伞形科植物川芎 *Ligusticum chuanxiong* Hort. 的干燥根茎。本品为不规则结节状拳形团块。表面灰褐色或褐色，粗糙皱缩，有多数平行隆起的轮节，顶端有凹陷的类圆形茎痕，下侧及轮节上有多数小瘤状根痕。质坚实，不易折断，断面黄白色或灰黄色。气浓香，味苦、辛，稍有麻舌感，微回甜。生用或酒炙。

【产地】主产于四川、云南、贵州等地。

【性味归经】辛，温。归肝、胆、心包经。

【功效主治】活血行气，祛风止痛。

用于胸痹心痛，胸胁刺痛，跌扑肿痛，月经不调，经闭痛经，癥瘕腹痛，头痛、风湿痹痛。川芎称为血中之气药，善"上行头目，下调经水，中开郁结，旁通络脉"，为妇科要药，也是治疗头痛的要药。

【用法用量】3~10g，煎服。

【使用注意】阴虚火旺、舌红少津以及妇女月经过多者均不宜使用。

练一练

被称为"血中之气药"的是（ ）

A. 川芎　　B. 延胡索　　C. 郁金　　D. 红花　　E. 丹参

答案解析

延胡索 Yanhusuo
《雷公炮炙论》

【来源】本品为罂粟科植物延胡索 Corydalis yanhusuo W. T. Wang 的干燥块茎。气微，味苦。生用或醋炙用。

【产地】主产于安徽、江苏、浙江、湖北、河南等地。

【性味归经】辛、苦，温。归肝、脾经。

【功效主治】活血，行气，止痛。

用于胸痹心痛、经闭痛经、产后瘀阻，胸胁、脘腹疼痛，跌扑肿痛。

【用法用量】3~10g，煎服；研末吞服，一次1.5~3g。

看一看

延胡索现代临床多生用或醋制，醋制后止痛作用增强。延胡索乙素等生物碱是其止痛的有效成分。醋制后，游离的生物碱与醋酸结合生成易溶于水的醋酸盐，使醋制延胡索饮片的煎液中总生物碱含量明显提高，故增强了止痛作用。

郁金 Yujin
《药性论》

【来源】本品为姜科植物温郁金 Curcuma wenyujin Y. H. Chen et C. Ling、姜黄 Curcuma longa L.、广西莪术 Curcuma kwangsiensis S. G. Lee et C. F. Liang 或蓬莪术 Curcuma phaeocaulis Val. 的干燥块根。温郁金呈长圆形或卵圆形，稍扁，有的微弯曲，两端渐尖，表面灰褐色或灰棕色，具不规则的纵皱纹，质坚实，断面灰棕色，角质样。黄丝郁金呈纺锤形，有的一端细长，表面棕灰色或灰黄色，具细皱纹，断面橙黄色。桂郁金呈长圆锥形或长圆形，表面具疏浅纵纹或较粗糙网状皱纹。绿丝郁金呈长椭圆形，较粗壮。生用或矾水炙用。

【产地】主产于我国南部和西南部，浙江、四川、广东、广西、云南、福建、台湾、江西等地。

【性味归经】辛、苦，寒。归肝、心、肺经。

【功效主治】活血止痛，行气解郁，清心凉血，利胆退黄。

用于胸胁刺痛、胸痹心痛、经闭痛经、乳房胀痛、热病神昏、癫痫发狂、血热吐衄、黄疸尿赤。

【用法用量】3～10g，煎服。

【使用注意】不宜与丁香、母丁香同用。

丹参 Danshen
《神农本草经》

【来源】本品为唇形科植物丹参 *Salvia miltiorrhiza* Bge. 干燥根和根茎。根茎短粗，根数条，长圆柱形，略弯曲，表面棕红色或暗棕红色，粗糙，具纵皱纹，质硬而脆，断面疏松。栽培品较粗壮，表面红棕色，具纵皱纹，外皮紧贴不易剥落，质坚实，断面较平整。气微，味微苦涩。生用或酒炙用。

【产地】主产于全国各地，其中以安徽、山西、河北、四川、江苏等地的最好。

【性味归经】苦，微寒。归心、肝经。

【功效主治】活血祛瘀，通经止痛，清心除烦，凉血消痈。

用于胸痹心痛、脘腹胁痛、癥瘕积聚、热痹疼痛、心烦不眠、月经不调、痛经经闭、疮疡肿痛。

【用法用量】10～15g，煎服。

【使用注意】不宜与藜芦同用。

红花 Honghua
《新修本草》

【来源】本品为菊科植物红花 *Carthamus tinctorius* L. 干燥花。本品为不带子房的管状花，表面红黄色或红色。花冠筒细长，先端5裂，裂片呈狭条形，花药聚合成筒状，黄白色；柱头长圆柱形，顶端微分叉。质柔软。气微香，味微苦。生用。

【产地】主产于全国大部分地区。

【性味归经】辛，温。归心、肝经。

【功效主治】活血通经，散瘀止痛。

用于经闭、痛经、恶露不行，癥瘕痞块，胸痹心痛，瘀滞腹痛，胸胁刺痛，跌扑损伤，疮疡肿痛。

【用法用量】3～10g，煎服。

【使用注意】孕妇慎用。

? 想一想

红花与丹参均属于活血祛瘀药，两者的异同点是什么？

答案解析

桃仁 Taoren
《神农本草经》

【来源】本品为蔷薇科植物桃 *Prunus persica*（L.）Batsch. 或山桃 *Prunus davidiana*（Carr.）Franch. 的干燥成熟种子。桃仁呈扁长卵形，表面黄棕色至红棕色，密布颗粒状突起。一端尖，中部膨大，另端钝圆稍偏斜。种皮薄。山桃仁呈类卵圆形，较小而肥厚。生用或炒用。

【产地】主产于河北、山西、陕西、甘肃、山东、河南、四川、云南等地。

【性味归经】苦，甘、平。归心、肝、大肠经。

【功效主治】活血祛瘀，润肠通便，止咳平喘。

用于经闭痛经、癥瘕痞块、肺痈肠痈、跌扑损伤，肠燥便秘、咳嗽气喘。

【用法用量】5～10g，煎服。

【使用注意】孕妇慎用。

益母草　Yimucao
《神农本草经》

【来源】本品为唇形科植物益母草 *Leonurus japonicus* Houtt. 新鲜或干燥地上部分。鲜益母草幼苗期无茎，基生叶圆心形，5～9浅裂，每裂片有2～3钝齿。花前期茎呈方柱形，上部多分枝，四面凹下成纵沟；表面青绿色；质鲜嫩，断面中部有髓。下部茎生叶掌状3裂，上部叶羽状深裂或浅裂成3片，裂片全缘或具少数锯齿。干益母草茎表面灰绿色或黄绿色；体轻，质韧，断面中部有髓。叶片灰绿色，多皱缩、破碎，易脱落。生用或膏用。

【产地】主产于全国大部分地区。

【性味归经】苦、辛，微寒。归肝、心包、膀胱经。

【功效主治】活血调经，利尿消肿，清热解毒。

用于月经不调、痛经经闭、恶露不尽、水肿尿少，疮疡肿毒。为治疗妇女血瘀所致经产诸证之良药。

【用法用量】9～30g，煎服；鲜品12～40g。

【使用注意】孕妇慎用。

牛膝　Niuxi
《神农本草经》

【来源】本品为苋科植物牛膝 *Achyranthes bidentata* Bl. 的干燥根。本品呈细长圆柱形，挺直或稍弯曲，表面灰黄色或淡棕色，质硬脆，易折断，受潮后变软，断面平坦，淡棕色，略呈角质样而油润，味微甜而稍苦涩。生用或酒炙用。

【产地】主产于河南等地。

【性味归经】苦、甘、酸，平。归肝、肾经。

【功效主治】逐瘀通经，补肝肾，强筋骨，利尿通淋，引血下行。

用于经闭、痛经，腰膝酸痛、筋骨无力，淋证、水肿，头痛、眩晕、牙痛、口疮，吐血、衄血。

其他活血
祛瘀药

【用法用量】5～12g 煎服。

【使用注意】孕妇慎用。

🖤 药爱生命

　　丹参在临床心脑血管领域中应用广泛。现代研究表明，丹参主要含有脂溶性非醌类成分，其药理作用为：能扩张血管，降低血压；能扩张冠状动脉，增加冠脉血流量，改善心肌缺血，提高心肌细胞耐缺氧能力；能调节血脂，抑制动脉粥样硬化斑块的形成；能改善血液流变性，降低血液黏度，抑制血小板和凝血功能，防止血栓形成；能保护红细胞膜。

答案解析

目标检测

一、单项选择题

1. 活血祛瘀药的共同作用是（　　）
　　A. 活血行气　　　　　　　B. 活血消痈　　　　　　　C. 活血疗伤
　　D. 活血祛瘀　　　　　　　E. 活血通经

2. 既能活血行气，又能祛风止痛的药物是（　　）
　　A. 郁金　　　　　　　　　B. 姜黄　　　　　　　　　C. 川芎
　　D. 延胡索　　　　　　　　E. 乳香

3. 具有活血凉血作用的药组是（　　）
　　A. 郁金、姜黄　　　　　　B. 川芎、赤芍　　　　　　C. 郁金、丹参
　　D. 益母草、泽兰　　　　　E. 生地黄、玄参

4. 能"上行头目，下调经水"的药物是（　　）
　　A. 川芎　　　　　　　　　B. 延胡索　　　　　　　　C. 姜黄
　　D. 莪术　　　　　　　　　E. 郁金

5. 专治一身上下诸痛，醋制可加强疗效的药物是（　　）
　　A. 延胡索　　　　　　　　B. 大戟　　　　　　　　　C. 桃仁
　　D. 柴胡　　　　　　　　　E. 郁金

二、简答题

1. 简述活血祛瘀药的功效和适用范围。
2. 简述牛膝的功效与主治。

（王　箐）

书网融合……

　　📄 重点回顾　　　　　📱 习题

第十三节　化痰止咳平喘药

PPT

📖 **导学情景**

　　情景描述： 传说在很久以前，有一个患有久咳的姑娘叫白霞。一天，她来到田地里割草，偶然间挖出一块地下的块茎，当时白霞十分饥饿，便不管不顾地吃进了嘴里，本想可以用来充饥。可是谁知吃完不久便呕吐不止，她赶忙吃生姜来止呕，没想到吃完之后，女子很久都没治好的咳嗽竟然痊愈了。于是白霞就把这种药和生姜一起煮水给乡亲们治疗咳嗽，后来为了纪念白霞姑娘，就把这种药取名"白霞"，又发现其常在夏秋季采挖，逐渐改为"半夏"。

　　情景分析： 半夏和生姜煮水治好了白霞的咳嗽。

讨论：为什么半夏和生姜煮水能治疗咳嗽？

学前导语：半夏味辛、性温；归脾、胃、肺经。具有燥湿化痰，降逆散结的功效。可用于痰饮咳嗽，或湿痰伏于肺脾的久咳。因半夏有毒，而生姜恰能解其毒性，两者同用，共治咳嗽。

凡以祛痰和消痰为主要功效，用以治疗痰证的药物称为化痰药；以减轻或制止咳嗽、喘息为主要功效，主治咳喘证的药物称为止咳平喘药。化痰药多有止咳、平喘之功，止咳平喘药又兼有化痰之效，故将两者结合，合称化痰止咳平喘药。

此类药物常与理气药共用，以达到行气化痰的目的；"脾为生痰之源"，故也多配伍健脾燥湿药，以标本兼顾，还应根据病性和痰、咳、喘兼证的不同进行相应配伍。

使用此类药物时应注意：药物药性属温燥者，不宜用于热痰、燥痰、阴虚或痰中带血；药性属凉润者，不宜用于寒痰、湿痰；刺激性较强的化痰药，则不宜用于咳嗽兼有咳血者，以免加重出血倾向；感冒或在麻疹初起若有表邪之咳嗽，不宜单用止咳药，并且忌用收敛性的止咳平喘药，以免恋邪致使麻疹透发不畅；个别有毒药物应注意用法用量。

? 想一想

使用化痰止咳平喘药时，为何常与理气药共用？

答案解析

一、化痰药

化痰药可分为温化寒痰药和清化热痰药两大类，前者药性温燥，主要用于湿痰和寒痰；后者药性凉润，主要用于燥痰和热痰。因"肺为贮痰之器"，所以本类药物主归肺经，药物多以辛味为主。

半夏　Banxia
《神农本草经》

【来源】本品为天南星科植物半夏 *Pinellia ternata* （ThunB.） Breit. 的干燥块茎。本品呈类球形，有的稍偏斜，表面白色或浅黄色，顶端有凹陷的茎痕，下面钝圆，较光滑。质坚实，断面洁白。气微，味辛辣、麻舌而刺喉。一般用姜汁、明矾制过入药。

【产地】主产于四川、湖北、江苏、安徽等地。

【性味归经】辛、温，有毒。归脾、胃、肺经。

【功效主治】燥湿化痰，降逆止呕，消痞散结。

用于湿痰寒痰，咳喘痰多；痰饮眩悸，风痰眩晕，痰厥头痛；呕吐反胃，为止呕要药；胸脘痞闷，梅核气；外治痈肿痰核。

【用法用量】内服一般炮制后使用，3～9g，煎服。外用适量，磨汁涂或研末以酒调敷患处。

【使用注意】不宜与川乌、制川乌、草乌、制草乌、附子同用；生品内服宜慎。

👁看一看

半夏块茎含挥发油、少量脂肪、淀粉、烟碱、生物碱、黏液质、多种氨基酸、皂苷、糖苷、辛辣性醇类等，其水煎液有止咳、祛痰、解除支气管平滑肌痉挛的作用，并能抑制呕吐中枢而止呕。

芥子 Jiezi
《新修本草》

【来源】本品为十字花科植物白芥 *Sinapis alba* L. 或芥 *Brassica juncea*（L.）Czern. et Coss. 干燥成熟种子。前者习称"白芥子"，后者习称"黄芥子"。白芥子呈球形，表面灰白色至淡黄色，具细微的网纹，种皮薄而脆，破开后内有白色折叠的子叶，有油性。黄芥子较小，表面黄色至棕黄色，少数呈暗红棕色。研碎后以水浸湿，则产生辛烈的特异臭气。生用或炒用。

【产地】主产于安徽、河南等地。

【性味归经】辛，温。归肺经。

【功效主治】温肺豁痰利气，散结通络止痛。

用于寒痰咳嗽，胸胁胀痛，痰滞经络，关节麻木、疼痛，痰湿流注，阴疽肿毒。善散"皮里膜外之痰"。

【用法用量】3~9g，煎服。外用适量。

【使用注意】本品辛温走散，耗气伤阴，久咳肺虚及阴虚火旺者忌用；消化道溃疡、出血者及皮肤过敏者忌用。用量不宜过大。

川贝母 Chuanbeimu
《神农本草经》

【来源】本品为百合科植物川贝 *Fritillaria cirrhosa* D. Don、暗紫贝母 *Fritillaria unibracteata* Hsiao et K. C. Hsia、甘肃贝母 *Fritillaria przewalskii* Maxim.、梭砂贝母 *Fritillaria delavayi* Franch.、太白贝母 *Fritillaria taipaiensis* P. Y. Li 或瓦布贝母 *Fritillaria unibracteata* Hsiao et K. C. *Hsiavar. waburnsis*（S. Y. Tang et S. C. Yue）Z. D. Liu，S. Wang et S. C. Chen 的干燥鳞茎。按性状不同分别习称"松贝""青贝""炉贝"和"栽培品"。夏、秋二季或积雪融化后采挖，除去须根、粗皮及泥沙，晒干或低温干燥。松贝呈类圆锥形或近球形，表面类白色，外层鳞叶2瓣，大小悬殊，大瓣紧抱小瓣，形如"怀中抱月"，质硬而脆，断面白色，富粉性。青贝呈类扁球形，外层鳞叶2瓣，大小相近，相对抱合，顶部开裂，内有心芽和小鳞叶2~3枚及细圆柱形的残茎。炉贝呈长圆锥形，表面类白色或浅棕黄色，外层鳞叶2瓣，大小相近。栽培品呈类扁球形或短圆柱形，表面类白色或浅棕黄色，稍粗糙，外层鳞叶2瓣，大小相近，顶部多开裂而较平。生用。

【产地】主产于四川、云南、甘肃等地。

【性味归经】苦、甘，微寒。归肺、心经。

【功效主治】清热润肺，化痰止咳，散结消痈。

用于肺热燥咳，干咳少痰、阴虚劳嗽、痰中带血，瘰疬、乳痈、肺痈。

【用法用量】3~10g，煎服；研粉冲服，一次1~2g。

【使用注意】不宜与川乌、制川乌、草乌、制草乌、附子同用。

前胡 Qianhu
《名医别录》

【来源】本品为伞形科植物白花前胡 *Peucedanum praeruptorum* Dunn 的干燥根。冬季至次春茎叶枯萎或未抽花茎时采挖，除去杂质，洗净，润透，切薄片，晒干。本品呈不规则的圆柱形、圆锥形或纺锤形，稍扭曲，下部常有分枝，表面黑褐色或灰黄色，质较柔软，干者质硬，可折断，断面不整齐，淡黄白色，皮部散有多数棕黄色油点。生用或蜜炙用。

【产地】白花前胡主产于浙江、湖南及安徽等地，紫花前胡主产于江西、江浙等地。

【性味归经】苦、辛，微寒。归肺经。

【功效主治】降气化痰，宣散风热。

1. 用于咳喘痰多者。本品药性苦寒，既能降气止咳，又能清热化痰，独入肺经，故长于宣肺化痰降气，疏散风热；善治外感风热兼热痰所致之咳喘痰多。对热痰壅肺之咳喘，常配桑白皮、苦杏仁、贝母等，如前胡散；本品亦可用治寒痰湿痰证，常配白前、半夏等。

2. 用于外感风热兼咳嗽有痰者。本品具有疏散风热的作用，常与桑叶、牛蒡子、薄荷、桔梗等同用。

【用法用量】煎服，6～10g。

桔梗　Jiegeng
《神农本草经》

【来源】本品为桔梗科植物桔梗 *Platycodon grandiflorum*（Jacq.）A. DC. 的干燥根。本品呈圆柱形或略呈纺锤形，下部渐细，有的有分枝。表面淡黄白色至黄色，不去外皮者表面黄棕色至灰棕色，具纵扭皱沟，并有横长的皮孔样斑痕及支根痕，上部有横纹。质脆，断面不平坦，形成层环棕色，皮部黄白色，有裂隙，木部淡黄色。气微，味微甜后苦。生用或炒用。

【产地】主产于华北、东北、华东地区，华北、东北产量大，称"北桔梗"，华东地区产质较佳，称"南桔梗"。

【性味归经】苦、辛，平。归肺经。

【功效主治】宣肺，利咽，祛痰，排脓。

用于胸闷不畅，咽痛音哑，咳嗽痰多，肺痈吐脓。桔梗还能载药上行，被誉为"诸药之舟楫"。

【用法用量】3～10g，煎服。

【使用注意】本品性升散，凡气机上逆，呕吐、呛咳、眩晕、阴虚火旺咳血等不宜用，胃、十二指肠溃疡者慎服。用量过大易致恶心呕吐。桔梗皂苷有溶血作用，故不宜做注射用药。

瓜蒌　Gualou
《神农本草经》

【来源】本品为葫芦科植物栝楼 *Trichosanthes kirilowii* Maxim. 或双边栝楼 *Trichosanthes rosthornii* Harms 的干燥成熟果实。本品呈类球形或宽椭圆形，表面橙红色或橙黄色，皱缩或较光滑，质脆，易破开，内表面黄白色，有红黄色丝络，果瓤橙黄色，黏稠，与多数种子粘结成团。具焦糖气，味微酸、甜。生用或以仁制霜用。

【产地】瓜蒌主产于山东、河北、山西、陕西等省，双边瓜蒌主产于江西、湖北、湖南、广东、云南、四川等省。

【性味归经】甘、微苦，寒。归肺、胃、大肠经。

【功效主治】清热涤痰，宽胸散结，润燥滑肠。

用于肺热咳嗽、痰浊黄稠，胸痹心痛、结胸痞满、乳痈、肺痈、肠痈，大便秘结。

【用法用量】9～15g，煎服。

【使用注意】不宜与川乌、制川乌、草乌、制草乌、附子同用。

练一练

与乌头相反的药物是（ ）

A. 紫苏子　　 B. 海藻　　 C. 天南星　　 D. 瓜蒌　　 E. 昆布

答案解析

二、止咳平喘药

止咳平喘药性味或寒或温、或辛或苦或甘，临床应用时应审证求因，随证选用不同的止咳、平喘药，并配伍相应药物佐助。

苦杏仁　Kuxingren
《神农本草经》

【来源】本品为蔷薇科植物山杏 *Prunus armeniaca* L. var. ansu Maxim. 、西伯利亚杏 *Prunus sibirica* L. 、东北杏 *Prunus mandshurica*（Maxim.）Koehne、或杏 *Prunus armeniaca* L. 的干燥成熟种子。本品呈扁心形，表面黄棕色至深棕色，一端尖，另端钝圆，肥厚，左右不对称，尖端一侧有短线形种脐，圆端合点处向上具多数深棕色的脉纹。气微，味苦。生用或炒用。

【产地】主产于我国东北、华北、西北及长江流域。

【性味归经】苦，微温；有小毒。归肺、大肠经。

【功效主治】降气、止咳平喘、润肠通便。

用于咳嗽气喘、胸满痰多、肠燥便秘。为治咳喘之要药。

【用法用量】5～10g，煎服，生品入煎剂后下。

【使用注意】阴虚咳喘及大便溏泻者忌用。本品有小毒，用量不宜过大；婴儿慎用。

紫苏子　Zisuzi
《本草经集注》

【来源】本品为唇形科植物紫苏 *Perilla frutescens*（L.）Britt. 干燥成熟果实。本品呈卵圆形或类球形，表面灰棕色或灰褐色，有微隆起的暗紫色网纹，基部稍尖，有灰白色点状果梗痕。果皮薄而脆，易压碎。压碎有香气，味微辛。生用或微炒。

【产地】主产于江苏、安徽、河南等地。

【性味归经】辛，温。归肺经。

【功效主治】降气化痰，止咳平喘，润肠通便。

用于痰壅气逆、咳嗽气喘、肠燥便秘。

【用法用量】3～10g，煎服。

【使用注意】阴虚喘咳及脾虚便溏者慎用。

葶苈子　Tinglizi
《神农本草经》

【来源】本品为十字花科植物播娘蒿 *Descurainia sophia*（L.）Webb. ex Prantl. 或独行菜 Lepidium apetalum Willd. 的干燥成熟种子。前者称"南葶苈子"，后者称"北葶苈子"。南葶苈子气微，味微辛、苦。北葶苈子味微辛辣。南葶苈子呈长圆形略扁，表面棕色或红棕色，微有光泽，具纵沟 2 条。一端钝圆，另端微凹或较平截。北葶苈子呈扁卵形，一端钝圆，另端尖而微凹，种脐位于凹入端。味微辛辣，黏性较强。生用或炒用。

【产地】"北葶苈子"主产于河北、辽宁等地，"南葶苈子"主产于江苏、山东等地。

【性味归经】辛、苦，大寒。归肺、膀胱经。

【功效主治】泻肺平喘，行水消肿。

用于痰涎壅肺、喘咳痰多、胸胁胀满、不得平卧，胸腹水肿、小便不利。

【用法用量】3~10g，煎服。入汤剂宜包煎。

百部 Baibu

《名医别录》

【来源】本品为百部科植物直立百部 Stemona sessilifolia（Miq.）Miq.、蔓生百部 Stemona japonica（BL.）Miq. 或对叶百部 Stemona tuberosa Lour. 的干燥块根。春、秋二季采挖，除去须根，洗净，置沸水中略烫或蒸至无白心，取出，晒干。直立百部呈纺锤形，上端较细长，皱缩弯曲，表面黄白色或淡棕黄色，有不规则深纵沟，质脆，易折断。蔓生百部两端稍狭细，表面多不规则皱褶和横皱纹。对叶百部呈长纺锤形或长条形，表面浅黄棕色至灰棕色，具浅纵皱纹或不规则纵槽，质坚实，断面黄白色至暗棕色。生用或蜜炙用。

【产地】直立百部产于山东、河南至长江流域中下游各省及福建，蔓生百部产于我国北部、中部、东南部各省，对叶百部产于长江流域至海南岛。

【性味归经】甘、苦，微温。归肺经。

【功效主治】润肺止咳，外用杀虫灭虱。

1. 用于新久咳嗽、肺痨咳嗽、百日咳等多种咳嗽。本品甘润苦降，药性微温不燥，善于润肺止咳。对风寒咳嗽，常配荆芥、桔梗、紫菀等，如止咳散；对风热咳嗽，常与桑叶、薄荷等配伍；对气阴两虚之久咳不止者，常配黄芪、沙参、麦冬等；对肺痨咳嗽，常配阿胶、川贝母等；单味制糖浆，用治小儿百日咳。

2. 用于蛲虫、阴道滴虫、头虱及疥癣等。对于蛲虫病，单品浓煎约 50ml，睡前保留灌肠，连续 10 天；对于阴道滴虫，常配蛇床子、苦参等煎汤坐浴外洗或熏洗。

【用法用量】3~9g，煎服。外用适量，水煎或酒浸。久咳、虚咳宜蜜炙用。

【使用注意】脾虚食少，便溏者忌用。

其他化痰止咳
平喘药

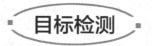

目标检测

答案解析

一、单项选择题

1. 半夏的功效是（　　）

  A. 宣肺化痰，清热散结   B. 燥湿化痰，降逆止呕，消痞散结   C. 清热化痰，软坚散结

  D. 燥湿化痰，消肿散结   E. 燥湿化痰，解毒散结

2. 可燥湿化痰，降逆止呕的药物是（　　）

  A. 枳实   B. 半夏   C. 莱菔子

  D. 芦根   E. 全瓜蒌

3. 芥子的功效是（　　）

  A. 清热化痰   B. 润肺化痰   C. 降气祛痰

  D. 温肺化痰   E. 燥湿化痰

4. 用治肺虚久咳、痰少咽燥之证，宜选的药物是（　　）

　　A. 浙贝母　　　　　　　　B. 川贝母　　　　　　　　C. 陈皮

　　D. 黄芩　　　　　　　　　E. 半夏

5. 既能够治疗胸痹结胸，又能够治疗肺热咳嗽的药物是（　　）

　　A. 半夏　　　　　　　　　B. 瓜蒌　　　　　　　　　C. 薤白

　　D. 桂枝　　　　　　　　　E. 枳实

二、简答题

1. 简述化痰止咳平喘药的使用注意。

2. 简述半夏的功效与主治。

（王　菁）

书网融合……

重点回顾

习题

PPT

第十四节　安神药

导学情景

情景描述： 唐永淳年间，一位相国寺僧人突得癫狂，妄哭妄动，狂呼奔走，百医无效，持续半年余。药圣孙思邈用朱砂一两，酸枣仁、乳香各半两，研末调酒，令其服下，以微醉为度，服毕后卧睡。不久后此僧痊愈。癫狂用此方，轻者一日，重者三四日，但注意必是患者自醒，若受惊醒或叫醒永不会愈。

情景分析： 僧人患有癫狂，服用朱砂、酸枣仁、乳香后，便可痊愈。

讨论： 为什么朱砂、酸枣仁会治愈癫狂？

学前导语： 朱砂能镇惊安神，清心解毒，为安神定志之要药。酸枣仁能宁心安神，为养心安神要药。两者同用，以达清心、宁心、养心、镇惊之功效，治疗癫狂。

凡以安定神志为主要功效，用于治疗心神不宁等病证的药物称安神药。安神药多性甘、平，主归心、肝经，主要适用于心神不宁、失眠、惊悸、健忘、癫狂等神志异常等病证。因病证以虚实两类为主，故安神药分为重镇安神药和养心安神药两类。

导致神志失常病证的诱因很多，因此使用此类药物应根据相应的病因病机，进行合理的配伍用药。例如，属心火亢盛者，应配伍清心降火药；痰热内扰者，应配伍清热化痰药；肝阳偏亢者，应配伍平肝潜阳药；心脾气虚者，应配伍健脾益气药；痰浊蒙蔽心窍者，应配伍化痰开窍药。

一、重镇安神药

重镇安神药多为矿石、化石类药物，具有质重沉降之性，故能重镇安神、平惊定志、平肝潜阳。主要用于心火炽盛、痰火扰心、惊吓所致的心神不宁、心悸失眠及惊痫等证。

朱砂　Zhusha
《神农本草经》

【来源】本品为硫化物类矿物辰砂族辰砂，主含硫化汞（HgS）。本品为粒状或块状集合体，呈颗粒状或块片状，鲜红色或暗红色，条痕红色至褐红色，具光泽。体重，质脆，片状者易破碎，粉末状者有闪烁的光泽。气微，味淡。

【产地】主产于湖南、贵州等地。

【性味归经】甘，微寒；有毒。归心经。

【功效主治】清心镇惊，安神，明目，解毒。

用于心悸易惊，癫痫发狂，小儿惊风，视物昏花；口疮，喉痹，疮疡肿毒。为镇心、清火、安神定志之要药。

【用法用量】0.1～0.5g，多入丸散服，不宜入煎剂。外用适量。

【使用注意】本品有毒，内服不可过量或持续服用，以免汞中毒。孕妇及肝肾功能不全者禁服。入药只宜生用，忌火煅。

练一练

镇心、清火、安神定志之要药是（　　）

A. 朱砂　　　B. 石决明　　　C. 酸枣仁　　　D. 柏子仁　　　E. 远志

答案解析

石决明　Shijueming
《名医别录》

【来源】本品为鲍科动物杂色鲍 *Haliotis diversicolor* Reeve、皱纹盘鲍 *Haliotis discus hannai* Ino、羊鲍 *Haliotis ovina* Gmelin、澳洲鲍 *Haliotis ruber*（Leach）、耳鲍 *Haliotis asinina* Linnaeus 或白鲍 *Haliotis Laevigata*（Donovan）的贝壳。本品表面暗红色，有多数不规则的螺肋和细密生长线，螺旋部小，体螺部大，从螺旋部顶处开始向右排列有20余个疣状突起，末端6～9个开孔，孔口与壳面平。内面光滑，具珍珠样彩色光泽。壳较厚，质坚硬，不易破碎。生用或煅用。

【产地】主产于安徽、广西、四川、浙江、广东等地。

【性味归经】咸，寒。归肝经。

【功效主治】平肝潜阳，清肝明目。

用于头痛眩晕，目赤翳障、视物昏花、青盲雀目。

【用法用量】6～20g，先煎。外用宜煅用。

二、养心安神药

养心安神药多为植物的种子、种仁类药物，具甘润滋养之性，有滋养心肝，补血养阴，交通心肾等作用。主要用于阴血不足、心脾两虚、心肾不交等导致的心悸怔忡、虚烦不眠、健忘多梦等证。

酸枣仁　Suanzaoren
《神农本草经》

【来源】本品为鼠李科植物酸枣 *Ziziphus jujuba* Mill. *var. spinosa*（Bunge）Hu ex H. F. Chou 的干燥成

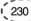

熟种子。呈扁圆形或扁椭圆形，表面紫红色或紫褐色，平滑有光泽，有的有裂纹。种皮较脆，胚乳白色，子叶2，浅黄色，富油性。气微，味淡。生用或炒用，用时捣碎。

【产地】主产于河北、陕西等地。

【性味归经】甘、酸，平。归肝、胆、心经。

【功效主治】养心补肝，宁心安神，敛汗，生津。

用于虚烦不眠、惊悸多梦、体虚多汗，津伤口渴，为养心安神要药。

【用法用量】10～15g，煎服。

? 想一想

为什么酸枣仁是养心安神的要药？

答案解析

柏子仁　Baiziren
《神农本草经》

【来源】本品为柏科植物侧柏 *Platycla dusorientalis*（L.）Franco 的干燥成熟种仁。本品呈长卵形或长椭圆形，表面黄白色或淡黄棕色，外包膜质内种皮，顶端略尖，有深褐色的小点，基部钝圆。质软，富油性。气微香，味淡。生用。

【产地】主产于全国大部分地区。

【性味归经】甘，平。归心、肾、大肠经。

【功效主治】养心安神，润肠通便，止汗。

用于阴血不足，虚烦失眠，心悸怔忡，肠燥便秘，阴虚盗汗。

【用法用量】3～10g，煎服。

其他安神药

【使用注意】便溏及多痰者慎用。

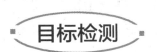目标检测

答案解析

一、单项选择题

1. 朱砂的功效是（　　）

 A. 养心安神   B. 镇心安神   C. 养血安神

 D. 潜阳安神   E. 敛补安神

2. 下列忌火煅的药物是（　　）

 A. 青礞石   B. 牡蛎   C. 朱砂

 D. 石决明   E. 代赭石

3. 朱砂的成人每次用量是（　　）

 A. 1～5g   B. 0.3～1g   C. 0.1～0.5g

 D. 2～10g   E. 0.01～0.1g

4. 症见心悸失眠、健忘多梦、体虚多汗者，宜用的药物是（　　）

    A. 远志　　　　　　　　　B. 柏子仁　　　　　　　　　C. 酸枣仁

    D. 朱砂　　　　　　　　　E. 珍珠母

5. 下列不具有润肠通便作用的药物是（　　）

    A. 桃仁　　　　　　　　　B. 柏子仁　　　　　　　　　C. 杏仁

    D. 酸枣仁　　　　　　　　E. 火麻仁

二、简答题

1. 简述安神药的分类及适用范围。

2. 简述朱砂的功效与主治。

（王　菁）

书网融合……

    📖 重点回顾　　　　　　　　📝 习题

第十五节　平肝息风药

PPT

📖 导学情景

情景描述： 清乾隆帝在位60载，寿终89岁，在中国历代皇帝中可谓是个奇迹，这与他注重保健养生是密不可分的。乾隆帝喜好饮酒，而饮用各种药酒，就是他延年益寿的主要方法之一。据《乾隆医案》记载，乾隆帝最爱饮用龟苓酒、松龄太平春酒和天麻酒，前者壮阳补肾、养气健身；中者活血行气、健脾安神；而后者则可以镇静安神、补气强筋。

情景分析： 乾隆帝通过饮用天麻等药酒，达到了养生健身、延年益寿的目的。

讨论： 为什么天麻酒具有养生的作用？

学前导语： 天麻甘、平，归肝经。久服可平肝益气、补腰膝、强筋骨，可增加外周及冠脉血流量，对心脏有保护作用。另外，天麻还有镇静安神、益肝明目、显著增强记忆力的作用。所以，天麻是一味养生强身的滋补佳品。

    凡以平肝潜阳或息风止痉为主要功效，治疗肝风内动或肝阳上亢病证的药物称为平肝息风药。本类药多为昆虫、贝类等动物药及矿石类药，皆入肝经，具有息风止痉、平肝潜阳之功效。虫类药长于息风止痉，而贝类及矿物类药质地较沉重，长于平肝潜阳。临床上主要用于治肝阳上亢、肝风内动等证，部分药物又可用于治疗心神不宁、呕吐、目赤肿痛、呃逆、血热出血、喘息以及中风中经络之口眼歪斜、痹痛等证。

    应用本类药时，须注意脾虚慢惊、血虚生风以及气血不足之头晕目眩等证应慎用或忌用。虫类息风药大多有毒，用量宜轻；矿物类及贝壳类平肝药，用量宜重，且入汤剂宜先煎。

? 想一想

肝风内动的临床表现有哪些？

答案解析

牡蛎 Muli
《神农本草经》

【来源】本品为牡蛎科动物长牡蛎 *Ostrea gigas* Thunberg、大连湾牡蛎 *Ostrea talienwhanensis* Crosse 或近江牡蛎 *Ostrea rivularis* Gould 的贝壳。长牡蛎呈长片状，背腹缘几平行，右壳较小，鳞片坚厚，层状或层纹状排列。左壳凹陷深，鳞片较右壳粗大，壳顶附着面小。质硬，断面层状，洁白。连湾牡蛎呈类三角形，背腹缘呈八字形。右壳外面淡黄色，疏松的同心鳞片起伏成波浪状。左壳同心鳞片坚厚，内面凹下呈盒状，铰合面小。江牡蛎呈圆形、卵圆形或三角形等。右壳外面稍不平，有灰、紫、棕、黄等色，环生同心鳞片。气微，味微咸。生用或煅用。

【产地】主产于广东、辽宁、山东等地，我国沿海一带均有分布。

【性味归经】咸，微寒。归肝、胆、肾经。

【功效主治】重镇安神，潜阳补阴，软坚散结。

用于惊悸失眠，眩晕耳鸣，瘰疬痰核、癥瘕痞块。煅牡蛎收敛固涩，制酸止痛。用于自汗盗汗、遗精滑精、崩漏带下，胃痛吞酸。

【用法用量】9～30g，宜先煎。收敛固涩宜煅用，其他宜生用。

【使用注意】虚寒症不宜服用。

赭石 Zheshi
《神农本草经》

【来源】本品为氧化物类矿物刚玉族赤铁矿，主含三氧化二铁（Fe_2O_3）。本品为鲕状、豆状、肾状集合体，多呈不规则的扁平块状。暗棕红色或灰黑色，条痕樱红色或红棕色，有的有金属光泽。一面多有圆形的突起，习称"钉头"。体重，质硬，砸碎后断面显层叠状。气微，味淡。打碎生用或醋淬研粉用。

【产地】主产于山西、河北、河南、山东等地。

【性味归经】苦，寒。归肝、心、肺、胃经。

【功效主治】平肝潜阳，重镇降逆，凉血止血。

用于眩晕耳鸣、呕吐、噫气、呃逆、喘息、吐血、衄血、崩漏下血。

【用法用量】9～30g，先煎。

【使用注意】孕妇慎用。

✗ 练一练

赭石除具有平肝潜阳作用外，还能（　　）

A. 收敛固涩　B. 镇惊安神　C. 清肝明目　D. 重镇降逆　E. 涤痰平喘

答案解析

羚羊角　Lingyangjiao
《神农本草经》

【来源】本品为牛科动物赛加羚羊 *Saiga tatarica* Linnaeus 角，猎取后锯取其角，晒干。本品呈长圆锥形，略呈弓形弯曲，类白色或黄白色，基部稍呈青灰色。嫩枝对光透视有"血丝"或紫黑色斑纹，无裂纹，老枝则有细纵裂纹。角的基部横截面圆形，内有坚硬质重的角柱，习称"骨塞"，骨塞长约占全角的1/2或1/3。除去"骨塞"后，角的下半段成空洞，全角呈半透明，对光透视，上半段中央有一条隐约可辨的细孔道直通角尖，习称"通天眼"。质坚硬。气微，味淡。镑片或粉碎成细粉。

【产地】主产于新疆、青海、甘肃等地。

【性味归经】咸，寒。归肝、心经。

【功效主治】平肝息风，清肝明目，散血解毒。

用于肝风内动、惊痫抽搐、妊娠子痫、高热痉厥、癫痫发狂、头痛眩晕、目赤翳障、温毒发斑、痈肿疮毒。

【用法用量】1~3g，宜另煎2小时以上；磨汁或研粉服，每次0.3~0.6g。

牛黄　Niuhuang
《神农本草经》

【来源】本品为牛科动物牛 *Bos taurus domesticus* Gmelin 干燥胆结石。本品多呈卵形、类球形、三角形或四方形，大小不一，直径0.6~3(4.5)cm，少数呈管状或碎片。表面黄红色至棕黄色，有的表面挂有一层黑色光亮的薄膜，习称"乌金衣"。体轻，质酥脆，易分层剥落，断面金黄色。气清香，味苦而后甘，有清凉感，嚼之易碎，不粘牙。

【产地】主产于西北、华北、东北、西南等地区。

【性味归经】甘，凉。归心、肝经。

【功效主治】清心，豁痰，开窍，凉肝，息风，解毒。

用于热病神昏、中风痰迷、惊痫抽搐、癫痫发狂、咽喉肿痛、口舌生疮、痈肿疔疮。

【用法用量】0.15~0.35g，多入丸散用。外用适量，研末敷患处。

【使用注意】孕妇慎用。

👁️ **看一看**

牛黄使用过多可致中毒，表现为：胃肠活动增加，如腹泻；骨骼肌活动增加，如痉挛、抽搐；严重时可导致血象减低、血压下降、心律失常等，最后患者会呈半昏迷或昏迷状态，抢救措施不当会因呼吸循环衰竭而死亡。

钩藤　Gouteng
《名医别录》

【来源】本品为茜草科植物钩藤 *Uncaria rhynchophylla* (Miq.) Miq. ex Havil.、大叶钩藤 *Uncaria macrophylla* Wall.、毛钩藤 *Uncaria hirsuta* Havil.、华钩藤 *Uncaria sinensis* (Oliv.). Havil. 或无柄果钩藤 *Uncaria sessilifructus* Roxb. 干燥带钩茎枝。本品茎枝呈圆柱形或类方柱形，表面红棕色至紫红色者具细纵纹，光滑无毛，多数枝节上对生两个向下弯曲的钩（不育花序梗），或仅一侧有钩，另一侧为突起的疤痕；钩略扁或稍圆，先端细尖，基部较阔；质坚韧，断面黄棕色。气微，味淡。

【产地】主产于广西、广东、湖北、湖南等地。

【性味归经】甘，凉。归肝、心包经。

【功效主治】息风定惊，清热平肝。

用于肝风内动、惊痫抽搐、高热惊厥、感冒夹惊、小儿惊啼、妊娠子痫、头痛眩晕。

【用法用量】3～12g，后下。

天麻　Tianma
《神农本草经》

【来源】本品为兰科植物天麻 *Gastrodia elata* Bl. 的干燥块茎。本品呈椭圆形或长条形，略扁，皱缩而稍弯曲，表面黄白色至黄棕色，有纵皱纹及由潜伏芽排列而成的横环纹多轮，顶端有红棕色至深棕色鹦嘴状的芽或残留茎基；另端有圆脐形疤痕。质坚硬，不易折断，断面较平坦，黄白色至淡棕色，角质样。气微，味甘。

【产地】主产于四川、云南、贵州等省，东北及华北各地亦产。

【性味归经】甘，平。归肝经。

【功效主治】息风止痉，平抑肝阳，祛风通络。

用于小儿惊风、癫痫抽搐、破伤风、头痛眩晕、手足不遂、肢体麻木、风湿痹痛。

【用法用量】3～10g，煎服。

地龙　Dilong
《神农本草经》

【来源】本品为钜蚓科动物参环毛蚓 *Pheretima aspergillum*（E. Perrier）、通俗环毛蚓 *Pheretima vulgaris* Chen、威廉环毛蚓 *Pheretima guillelmi*（Miehaelsen）或栉盲环毛蚓 *Pheretima pectinifera* Michaelsen 的干燥体。广地龙呈长条状薄片，弯曲，边缘略卷，全体具环节，背部棕褐色至紫灰色，腹部浅黄棕色，体轻，略呈革质，不易折断。沪地龙全体具环节，背部棕褐色至黄褐色，腹部浅黄棕色。气腥，味微咸。

【产地】主产于广东、广西、福建等地。

【性味归经】咸，寒。归肝、脾、膀胱经。

【功效主治】清热定惊，通络，平喘，利尿。

用于高热神昏、惊痫抽搐、关节痹痛、肢体麻木、半身不遂、肺热喘咳、水肿尿少。

【用法用量】5～10g，煎服。

全蝎　Quanxie
《蜀本草》

【来源】本品为钳蝎科动物东亚钳蝎 *Buthus martensii* Karsch 的干燥体。本品头胸部与前腹部呈扁平长椭圆形，后腹部呈尾状，皱缩弯曲，完整者体长约6cm。头胸部呈绿褐色，背面覆有梯形背甲，腹面有足4对，均为7节，末端各具2爪钩；前腹部由7节组成，第7节色深，背甲上有5条隆脊线。背面绿褐色，后腹部棕黄色，6节，节上均有纵沟，末节有锐钩状毒刺，毒刺下方无距。气微腥，味咸。

【性味归经】辛，平；有毒。归肝经。

【功效主治】息风镇痉，通络止痛，攻毒散结。

用于肝风内动、痉挛抽搐、小儿惊风、中风口㖞、半身不遂、破伤风、风湿顽痹、偏正头痛、疮疡、瘰疬。

【用法用量】3～6g, 煎服。

【使用注意】孕妇禁用。

其他平肝息风药

药爱生命

1972 年, 时任美国总统尼克松访华期间, 招待的国宴中有一道传统风味菜品——天麻汽锅鸡。采用特级野生天麻精心烹饪而成。宴席间, 尼克松对天麻汽锅鸡赞不绝口, 并风趣地说: "味道非常鲜美, 真想连汽锅都一起吃进去!" 毛主席便说: "我相信, 一个中国菜, 一个中药, 这是对世界的两大贡献。" 于是, 中国的天麻蜚声海外。1986 年, 英国女王伊丽沙白访华期间, 也曾在宴会上大加赞赏天麻汽锅鸡, 风味独特、美味无穷。从此中国名贵中药天麻更是名声大震!

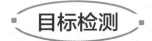 目标检测

答案解析

一、单项选择题

1. 既有平肝潜阳, 又有重镇降逆、凉血止血之功的药物是 ( )

　　A. 玳瑁　　　　　　　　B. 磁石　　　　　　　　C. 赭石

　　D. 牡蛎　　　　　　　　E. 珍珠母

2. 既能平肝息风、清肝明目, 又能散血解毒的药物是 ( )

　　A. 牛黄　　　　　　　　B. 草决明　　　　　　　C. 羚羊角

　　D. 龙胆草　　　　　　　E. 石决明

3. 善于治疗痰热闭阻心窍、神昏口噤的药物是 ( )

　　A. 钩藤　　　　　　　　B. 金银花　　　　　　　C. 白菊花

　　D. 牛黄　　　　　　　　E. 大青叶

4. 牛黄的功效不包括 ( )

　　A. 清热解毒　　　　　　B. 清热燥湿　　　　　　C. 凉肝息风

　　D. 化痰开窍　　　　　　E. 清心醒神

5. 不入汤剂, 只入丸散剂的药物是 ( )

　　A. 马勃　　　　　　　　B. 蝉衣　　　　　　　　C. 石膏

　　D. 牛黄　　　　　　　　E. 天花粉

二、简答题

1. 简述平肝息风药的使用注意。

2. 简述牛黄的功效与主治。

(王　菁)

书网融合……

📖 重点回顾

📋 习题

PPT

第十六节　开窍药

导学情景

　　情景描述：民间有佩戴香囊的习俗。疫情期间，有的药房、医馆也有免费发放"避疫气"的香囊。

　　情景分析：香囊是一种盛载香料及草药的囊包，多以色彩鲜明的丝织物缝制。最有名的香包是"庆阳香包"。制作香囊的材料主要有苍术、菖蒲、藿香、佩兰、薄荷、香橼、辛夷、艾叶等药材，另加冰片。香囊具有防治疫毒，防治蚊虫叮咬、毒蛇咬伤，辟秽化浊等功效。

　　讨论：为何香囊中会添加冰片？

　　学前导语：冰片气清香，味辛、凉，具有开窍醒神，清热止痛的功效。

　　凡具有辛香走窜之性，以开窍醒神为主要功效的药物称为开窍药，又名芳香开窍药。开窍药主要用于治疗温病热陷心包、痰浊蒙蔽清窍之神昏谵语，以及惊风、癫痫、中风等卒然昏厥、痉挛抽搐等病证。也可用以治疗湿浊中阻，胸脘冷痛满闷、食少腹胀及目赤咽肿、痈疽疔疮等病证。

　　开窍药为急救、治标之品，其气辛香走窜，易伤耗正气，故只能暂服，不可久用，中病即止；又因本类药物性质辛香，有效成分易于挥发，故内服宜制成丸散剂，大多不入煎剂。

看一看

　　神志昏迷有虚实之分，虚证即脱证，实证即闭证。治疗脱证当补虚固脱，非本类药物所宜；治疗闭证当通关开窍、启闭回神，宜用本类药物。但是闭证从寒热属性来分，又有寒闭、热闭的不同。面青、身凉、苔白、脉迟之寒闭，须用"温开"，宜选辛温开窍药，配伍温里祛寒之品；面红、身热、苔黄、脉数之热闭，当用"凉开"，宜选辛凉开窍药，并可与清热泻火解毒之品配伍使用。

麝香　Shexiang
《神农本草经》

　　【来源】 本品为鹿科动物林麝 *Moschus berezovskii* Flerov、马麝 *Moschus sifanicus* Przewalski 或原麝 *Moschus moschiferus* Linnaeus 成熟雄体香囊中的干燥分泌物。气香浓烈而特异，味微辣、微苦带咸。

　　【产地】 主产于四川、西藏、云南等地。

　　【性味归经】 辛，温。归心、脾经。

　　【功效主治】 开窍醒神，活血通经，消肿止痛。

　　用于热病神昏、中风痰厥、气郁暴厥、中恶昏迷、经闭、癥瘕、难产死胎、胸痹心痛、心腹暴痛、跌扑伤痛、痹痛麻木、痈肿瘰疬、咽喉肿痛。

　　【用法用量】 0.03~0.1g，多入丸散用。外用适量。

　　【使用注意】 孕妇禁用。

练一练

　　麝香的用量是（　　）

A. 0.03~0.1g　　　　　B. 0.05~0.1g　　　　　C. 0.1~0.2g

D. 0.1~0.5g　　　　　E. 1~3g

答案解析

石菖蒲　Shichangpu
《神农本草经》

【来源】本品为天南星科植物石菖蒲 *Acorus tatarinowii* Schott 干燥根茎。气芳香，味苦、微辛。生用。

【产地】主产于四川、浙江、江苏等地。

【性味归经】辛、苦，温。归心、胃经。

【功效主治】开窍豁痰，醒神益智，化湿开胃。

用于神昏癫痫、健忘失眠、耳鸣耳聋、脘痞不饥、噤口下痢。

【用法用量】3～10g，煎服。

冰片（合成龙脑）　Bingpian
《新修本草》

【来源】本品为无色透明或白色半透明的片状松脆结晶。气清香，味辛、凉。

【产地】主产于广东、广西、云南、贵州等地。

【性味归经】辛、苦，微寒。归心、脾、肺经。

【功效主治】开窍醒神，清热止痛。

用于热病神昏、惊厥，中风痰厥，气郁暴厥，中恶昏迷，胸痹心痛，目赤，口疮，咽喉肿痛，耳道流脓。

【用法用量】0.15～0.3g，入丸散用。外用研粉点敷患处。

【使用注意】孕妇慎用。

其他开窍药

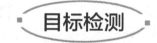

答案解析

一、单项选择题

1. 闭证有寒闭与热闭之分，下列药物中寒闭、热闭皆可选用的是（　　）

    A. 远志　　　　　　　　B. 冰片　　　　　　　　C. 细辛

    D. 麝香　　　　　　　　E. 石菖蒲

2. 麝香的功效是（　　）

    A. 开窍醒神　　　　　　B. 清热止痛　　　　　　C. 辟秽祛浊

    D. 化湿和胃　　　　　　E. 清心化痰

3. 既能开窍醒神，又能够治疗各种疮疡、咽喉肿痛、目疾、口疮等的常用药物是（　　）

    A. 芒硝　　　　　　　　B. 冰片　　　　　　　　C. 朱砂

    D. 石膏　　　　　　　　E. 石菖蒲

4. 石菖蒲的功效是（　　）

    A. 开窍醒神，解郁行气

    B. 开窍醒神，清热止痛

    C. 开窍醒神，活血散瘀

    D. 开窍豁痰，醒神益智，化湿开胃

　　E. 开窍醒神，止痛，催产

5. 石菖蒲在治疗痢疾方面，长于用治的是（　　）

　　A. 湿热痢　　　　　　　B. 寒湿痢　　　　　　　C. 疫毒痢

　　D. 休息痢　　　　　　　E. 噤口痢

二、简答题

简述麝香的功效与主治。

（王　菁）

书网融合……

重点回顾

习题

PPT

第十七节　补虚药

📖 **导学情景**

　　情景描述： 民间素有妇人生产后食用阿胶的习惯。

　　情景分析： 妇人生产亡血伤津，瘀血内阻，产后体质特点是多虚多瘀，易寒易热，当针对病情，虚则益补，实则益攻，寒者益温，热者益清。

　　讨论： 妇人产后为何食用阿胶？阿胶具有什么功效？

　　学前导语： "十月怀胎，一朝分娩"，产后妈妈就比较容易出现气血亏虚的情况，分娩时经历失血、哺乳期传递营养给宝宝，从孕期到哺乳期，妈妈们对血的需求大大增强，而阿胶具有补血的功效非常适合产后食用。

　　凡以补益人体气、血、阴、阳之不足，增强体质，提高抗病能力，治疗虚症为主的药物称为补虚药，又称补养药或补益药。

　　补虚药能扶助正气，补益精微，增强机体的活动功能。适用于精神萎靡、倦怠乏力、面色淡白或萎黄、心悸气短、脉象虚弱等正气虚弱、精微物质亏耗的各种证候。根据补虚药的药性、功效、适应证的不同，一般分为补气药、补血药、补阴药、补阳药四类。此外，有的补虚药还分别兼有清热、生津、祛寒、润燥及收涩等功效。

　　补虚药具有补益作用，大多具有甘味。补气药、补血药、补阳药药性多偏温，补阴药药性多偏寒凉。在升降浮沉方面不具共性。使用补虚药，要因证选药，根据气虚、血虚、阴虚与阳虚的证候不同，选择相应的对证药物。补气药以补脾肺之气的药为主，主归脾、肺经；补血药以补血、治血虚心肝失养诸证的药为主，主归心、肝经；补阴药中，部分药物长于补肺胃之阴，主归肺、胃经，部分药物长于补肝肾之阴，主归肝肾经；补阳药以补肾阳的药为主，主归肾经。

　　补虚药在临床上应用非常广泛，配伍应用也相当复杂，可以和其他任何一类药物配伍使用，由于"阳虚则寒"，寒盛易伤阳，补阳药尤其常和温里药同用；"阴虚则热"，热盛易伤阴，故补阴药亦常与清热药同用。

补虚药的使用注意如下。

1. 防止误补，邪实而正不虚者，误用补虚药会有"误补益疾"之弊。本类药是以补虚扶弱为主要作用的，用药物性之偏纠正人体气血阴阳的病理偏向。滥用补虚药强身健体，可能破坏机体阴阳的相对平衡，导致新的病理偏向。

2. 避免补之不当，如不分阴阳，不辨气血，不辨寒热，不明脏腑，盲目地使用补虚药，不仅不能收到预期的效果，还可能导致不良后果，如阳虚有寒者误用寒凉的补阴药，会助寒伤阳；阴虚有热者误用温热的补阳药，会助热伤阴。

3. 补虚药用于扶正祛邪，要分清主次，处理好祛邪和扶正的关系，亦要避免使用可能妨碍祛邪的补虚药，使补虚而不留邪，祛邪而不伤正。

4. 注意补而兼行，使补而不滞。部分补虚药药性滋腻，不易消化，过用或用于脾运不健者有碍脾胃的运化，可适当配伍健脾消食药顾护脾胃，同时辅以行气、除湿、化痰之品；补血还应辅以行血药物。

5. 补虚药如作汤剂，一般要适当久煎，使药味尽出。虚弱证一般病程较长，补虚药宜采用口服液、煎膏（膏滋）、蜜丸等便于保存、服用，并可增效的剂型。

一、补气药

补气药是以补益脏气，纠正脏气虚衰的病理偏向为主要功效，用以治疗气虚证的药物，又称益气药。补气药以补脾气、补肺气为主要功效，可用于脾气虚之食欲不振、神疲倦怠、脘腹虚胀、血失统摄、面色萎黄、消瘦或一身虚浮、脏器下垂、大便溏薄等，肺气虚之气少不足以息、动则益甚、易出虚汗、声音低怯、咳嗽无力、喘促、体倦神疲等。又因补气药尚有补元气、益气生血、益气生津、益气摄血、扶正祛邪等作用，因此分别还可用于气虚欲脱、血虚、失血、津亏阴伤诸证。

本类药中多为味甘性多壅滞，为碍气助湿之品，对湿盛中满者应慎用，必要时应辅以理气除湿之品。

人参　RenShen　ⓔ微课1

《神农本草经》

【来源】本品为五加科植物人参 *Panax ginseng* C. A. Mey. 的干燥根和根茎，多于秋季采挖。本品主根呈纺锤形或圆柱形，长 3~15cm，直径 1~2cm。表面灰黄色，上部或全体有疏浅断续的粗横纹及明显的纵皱，下部有支根 2~3 条。根茎（芦头）长 1~4cm，直径 0.3~1.5cm，多拘挛而弯曲，具不定根（芋）和稀疏的凹窝状茎痕（芦碗）。质较硬，断面淡黄白色，显粉性。香气特异，味微苦、甘。栽培的俗称"园参"；山林野生状态下自然生长的称"林下山参"，习称"籽海"。鲜人参称"水子"或"水参"。园参洗净晒干后称"生晒参"，蒸制干燥后称"红参"；沸水浸烫后，浸糖汁中，取出晒干后称"糖参"或"白参"；细根称"参须"。润透，切薄片，干燥，或用时粉碎、捣碎。

【产地】主产于吉林、辽宁、黑龙江等地。

【性味归经】甘、微苦，微温。归脾、肺、心、肾经。

【功效主治】大补元气，复脉固脱，补脾益肺，生津养血，安神益智。

1. 用于元气虚极欲脱证。本品功擅大补元气，为"补气第一之要药"。适用于大汗、大泻、大失血或大病、久病所致元气虚极欲脱、气短神疲、脉微欲绝的重危证候。单用人参大量浓煎服用，即独参汤，有大补元气、复脉固脱之效。若气虚欲脱兼见汗出、四肢逆冷，常与附子、干姜、甘草等配伍，以补气固脱与回阳救逆，如四逆汤。

2. 用于肺脾气虚证。本品为补脾益气和补肺气的常用药。

（1）用于脾气不足。脾虚不运常兼湿滞，症见脘腹痞满、倦怠乏力、食少便溏等脾气虚衰者，常配伍茯苓、白术等健脾利湿药，如四君子汤；脾气虚弱，不能统血，致长期失血者，常配伍白术、黄芪等，如归脾汤；脾气虚衰，气虚不能生血，以致气血两虚者，本品还能补气生血，可与熟地、当归等药物配伍，如八珍汤。

（2）用于肺气亏虚。短气喘促、少气懒言、声低、咳喘、痰多等肺气虚衰者，常与五味子、苏子、杏仁等药配伍，如补肺汤。

3. 用于热病气虚津伤之口渴及消渴。热邪不仅容易伤津，而且易耗气，热病气津两伤、口渴、脉大无力者，本品既能补气，又能生津，常与清热泻火之知母、石膏、甘草、粳米等药配伍，如白虎加人参汤；消渴，以阴虚和燥热为主要病理特征，多存在气阴两伤的情况，本品能补益肺脾肾之气，又能生津止渴，常配伍天花粉、生地、玉竹等药。

4. 用于气血亏虚之失眠多梦、健忘、心悸等。本品长于大补元气，能安神益智。心悸怔忡、胸闷气短、失眠多梦、健忘、脉虚等心气虚衰症状，常与酸枣仁、柏子仁等药配伍，组成天王补心丹以补心安神。

此外还可以用于血虚及阳痿等证，多与熟地、当归，鹿茸、胎盘等药物同用。

【用法用量】3～9g，宜文火另煎兑服，也可研末吞服，一次2g，一日2次。用于急重症可酌增为15～30g，煎汁分数次灌服。

【使用注意】反五灵脂、藜芦。服用人参时不宜食萝卜或饮茶，以免影响药力。

👁 看一看

人参炮制与功效

传统认为人参芦头有催吐作用，用时须除去芦头。

生晒参偏于补气生津，复脉固脱，补脾益肺，生津，安神。用于体虚欲脱、肢冷脉微、脾虚食少、肺虚喘咳、津伤口渴、内热消渴、惊悸失眠、阳痿宫冷，心力衰竭、心源性休克。白参功效同生晒参，但作用较弱。

红参性偏温，具有大补元气、复脉固脱、益气摄血的功能。用于体虚欲脱、肢冷脉微、气不摄血、崩漏下血，心力衰竭、心源性休克。

人参米炒后气味焦香，能增强其健脾作用。姜制后使人参药性转温，适用于中气虚弱及滑泻患者。《得配》有"肺虚火旺宜生用，脾虚胁怯宜熟用"，《备要》有"人参芦能涌吐痰涎，体虚人用之以代瓜蒂"的阐述。

西洋参 Xiyangshen
《本草从新》

【来源】本品为五加科植物西洋参 *Panax quinquefolium* L. 的干燥根。均系栽培品，秋季采挖生长3～6年的根。本品呈纺锤形、圆柱形或圆锥形，长3～12cm，直径0.8～2cm。表面浅黄褐色或黄白色，主根中下部有一至数条侧根，多已折断。有的上端有根茎（芦头），环节明显，茎痕（芦碗）圆形或半圆形。体重，质坚实，不易折断。气微而特异，味微苦、甘。生用。

【产地】主产于美国、加拿大及法国，我国亦有栽培。

【性味归经】甘、微苦，凉。归心、肺、肾经。

【功效主治】补气养阴,清热生津。

1. 用于阴虚火旺之咳喘痰血证。本品味甘苦性凉,能补气养阴,清火。热病或大汗、大泻、大失血,耗伤元气及阴津所致神疲乏力、口渴心烦、气短息促、自汗热黏、大便干结、尿短赤涩、舌燥、脉细数无力等症,常配伍麦冬、知母、五味子等养阴生津、敛汗之品。

2. 用于热病气阴两伤,烦倦口渴及消渴。身热汗多、口渴心烦、体倦少气、脉虚数者,常配伍麦冬、西瓜翠衣、石斛等,如清暑益气汤。

【用法用量】3～6g,另煎兑服。

【使用注意】本品性凉,能伤脾阳助湿,故脾阳衰微,胃有寒湿者忌服。忌与藜芦同用。

练一练

试分析人参与西洋参的功效异同。

答案解析

党参 Dangshen
《本草从新》

【来源】本品为桔梗科植物党参 *Codonopsis pilosula*（Franch.） Nannf. 、素花党参 *Codonopsis pilosula Nannf. var. modesta*（Nannf.） L. T. Shen 或川党参 *Codonopsis tangshenOliv.* 的干燥根,秋季采挖。本品呈长圆柱形,稍弯曲,长 10～35cm,直径0.4～2cm;表面灰黄色、黄棕色至灰棕色,根头部有多数疣状突起的茎痕及芽,根头下有致密的环状横纹,栽培品环状横纹少或无;全体有纵皱纹和散在的横长皮孔样突起,支根断落处常有黑褐色胶状物。质稍柔软或稍硬而略带韧性,断面稍平坦。有特殊香气,味微甜。切厚片,生用。

【产地】主产于山西、陕西、甘肃、四川等地及东北各地。

【性味归经】甘,平。归脾、肺经。

【功效主治】健脾益肺,养血生津。

1. 用于脾肺气虚所致气短喘促、食欲不振、脉虚自汗、呕吐泄泻等症。本品性平味甘,补气力缓,其补益脾肺之功与人参相似而力较弱,临床常用以代替古方中的人参,用以治疗脾肺气虚的轻症。脾气不足的食少便溏、体虚倦怠等症,常配伍茯苓、白术、炙甘草等;肺气亏虚之言语无力、咳嗽气促等症,配伍五味子、黄芪等,如补肺汤。

2. 用于气血两亏及热病伤津等证。气血两亏,常配伍熟地、当归等,如八珍汤;热病伤津,常配伍石膏、麦冬、竹叶等清热生津之品,如竹叶石膏汤。

【用法用量】9～30g,煎服。

【使用注意】本品对虚寒证最为适用。不宜与藜芦同用。

太子参 Taizishen
《本草从新》

【来源】本品为石竹科植物孩儿参 *Pseudostellaria heterophylla*（Miq.） Pax ex Pax et Hoffm. 的干燥块根。夏季茎叶大部分枯萎时采挖。本品呈细长纺锤形或细长条形,稍弯曲,长 3～10cm,直径 0.2～0.6cm。表面灰黄色至黄棕色,较光滑。顶端有茎痕。质硬而脆,断面较平坦,角质样。气微,味微甘。晒干,生用。

【产地】主产于江苏、安徽、山东等地。

【性味归经】甘、微苦，平。归脾、肺经。

【功效主治】益气健脾，生津润肺。本品是补气药中的一味清补之品，多用于脾肺亏虚、气阴不足轻症，尤其适宜热病后期气阴不足、热势已平、症情较轻微的患者，多用于小儿。

1. 用于脾气虚弱、胃阴不足的食少倦怠。本品可益气健脾，但益气健脾之力逊于党参，味甘能养胃阴，故善于治疗脾气虚弱、胃阴不足之证。常配山药、扁豆、黄芪等以增强补气健脾之功。

2. 用于气虚津伤所致的肺虚燥咳、心悸不眠及虚热汗多等症。肺燥咳嗽，常配枇杷叶、麦冬、北沙参等；气阴两伤所致的心悸不眠、多汗，常配五味子、柏子仁、酸枣仁等。

【用法用量】9～30g，煎服。

❓ **想一想**

人参、党参与太子参均能补脾益肺、生津止渴，有何区别？

答案解析

黄芪　Huangqi
《神农本草经》

【来源】本品为豆科植物蒙古黄芪 *Astragalus membranaceus*（Fisch.）Bge. var. *mongholicus*（Bge.）Hsiao 或膜荚黄芪 *Astragalus membranaceus*（Fisch.）Bge. 的干燥根。春、秋二季采挖。本品呈圆柱形，上端较粗，长 30～90cm，直径 1～3.5cm。表面淡棕黄色或淡棕褐色，有不整齐的纵皱纹或纵沟。质硬而韧，不易折断。气微，味微甜，嚼之微有豆腥味。生用或蜜炙用。

【产地】主产于内蒙古、山西、甘肃、黑龙江等地。

【性味归经】甘，微温。归脾、肺经。

【功效主治】补气升阳，益卫固表，托毒生肌，利水消肿。

1. 用于脾胃气虚及中气下陷诸证。本品甘温升补，长于补气升阳，为"补气升阳之要药"。脾胃气虚之食少便溏、倦怠乏力等，可单用本品或配伍白术等补气药制成芪术膏；脾虚中气下陷所致的胃下垂、久泻脱肛、子宫脱垂等脏器下垂证，常配伍升麻、柴胡等，如补中益气汤。

2. 用于卫气虚所致虚自汗、气虚外感诸证。咳喘日久、肺气虚弱、气短神疲者，常配伍紫菀、款冬花、杏仁等；脾肺气虚所致卫气不固，表虚自汗，常配伍牡蛎、麻黄根等收敛止汗之品，如牡蛎散；卫气不固，表虚自汗而易感风邪者，常配伍白术、防风配伍，如玉屏风散。本品也可用于阴虚所致盗汗，常与生地、黄柏等滋阴降火药同用，如当归六黄汤。

3. 用于气血不足所致疮痈不溃或溃久不敛等症。本品能补气托毒，排脓生肌。疮疡中期，脓成不溃者，常配伍穿山甲、当归、皂角刺等，扶助正气，托脓毒外出，如透脓散；溃疡后期，脓水清稀、疮口难敛者，常配伍人参、当归、肉桂等，如十全大补汤。

4. 用于脾虚水肿、小便不利。黄芪为治疗脾虚水肿、风水在表之要药。脾气虚、水湿失运的浮肿，常配伍白术、甘草、防己等，如防己黄芪汤。

此外，本品还可用于气虚血滞所致肌肤、筋脉失养，症见肢体麻木、关节痹痛或半身不遂等痹证、中风后遗证，还可用于气虚津亏的消渴等证，以补气行血。肢体麻木，可与桂枝、白芍等同用，如黄芪桂枝五物汤；风湿痹痛，可与羌活、当归等同用，如蠲痹汤；半身不遂等中风后遗症，常配伍当归、桃仁、红花、川芎等，如补阳还五汤。消渴证，常与生地、麦冬、天花粉等养阴生津药物同用。

【用法用量】9~30g，煎服。补气升阳宜蜜炙用，其余宜生用。

【使用注意】表实邪盛、内有积滞、阴虚阳亢、痈疽初起或溃后热毒尚盛等证，均忌用。

白术　Baizhu
《神农本草经》

【来源】本品系菊科植物白术 *Atractylodes macrocephala* Koidz. 的干燥根茎，冬季采收。本品呈肥厚拳状团块，长 3~13cm，直径 1.5~7cm；表面有瘤状突起、断续的纵皱和沟纹，并有须根痕；顶端有残留茎基和芽痕。质坚硬，不易折断。气清香，味甜微辛，嚼之略带黏性。切厚片，生用或土炒、麸炒用。

【产地】主产于浙江、安徽、湖北等地。

【性味归经】苦、甘，温。归脾、胃经。

【功效主治】健脾益气，燥湿利水，固表止汗，安胎。

1. 用于脾胃气虚所致诸证。本品甘温补气，功擅健运脾胃，为补气健脾的要药。常配伍人参、茯苓、甘草等其他补脾益气药治疗脾气虚诸证，如四君子汤。

2. 用于脾虚水停所致的水肿、痰饮等证。本品既可补气健脾，又可燥湿利水，为"治痰饮水肿之良药"，常配伍桂枝、甘草、茯苓等，如苓桂术甘汤。

3. 用于表虚自汗。本品益气健脾，固表止汗者，其作用与黄芪相似而力稍逊，也能补脾益气，固表止汗。《全幼心鉴》中配伍黄芪、浮小麦治虚汗不止。脾肺气虚，卫气不固，表虚自汗，易感风邪者，常配伍黄芪、防风等，如玉屏风散。

4. 用于脾虚气弱之胎动不安。本品能补气健脾，化生气血，使胎得所养而自安，兼气滞腹胀者，可配伍砂仁、苏梗等；兼有内热者，可与黄芩配伍；兼血虚头晕心慌者，可配伍熟地、当归、白芍等补血药；兼胎元不固，腰酸腹痛者，可配伍杜仲、续断、阿胶等。

【用法用量】6~12g，煎服。补气健脾宜炒用，健脾止泻宜炒焦用；燥湿利水宜生用。

【使用注意】本品性偏温燥、伤阴，热病伤津及阴虚燥渴者不宜使用。

练一练

白术与苍术均具健脾与燥湿之效，有何区别？

答案解析

山药　Shanyao
《神农本草经》

【来源】本品为薯蓣科植物薯蓣 *Dioscorea opposita* Thunb. 的干燥根茎。冬季茎叶枯萎后采挖，切去根头，洗净，除去外皮和须根，干燥，习称"毛山药"；或除去外皮，趁鲜切厚片，干燥，称为"山药片"；也有选择肥大顺直的干燥山药，搓成圆柱状，晒干，打光，习称"光山药"。毛山药略呈圆柱形，弯曲而稍扁，长 15~30cm，直径 1.5~6cm。表面黄白色或淡黄色，未去尽外皮则显浅棕色。体重，质坚实，不易折断，断面白色，粉性；嚼之发黏。山药片为不规则的厚片，皱缩不平，切面白色或黄白色，质坚脆，粉性。气微，味淡，微酸。光山药呈圆柱形，两端平齐，长 9~18cm，直径 1.5~3cm。表面光滑，白色或黄白色。气微，味淡，微酸。润透，切厚片，生用或麸炒用。

【产地】主要分布于河南、河北、广西等地。

【性味归经】甘,平。归脾、肺、肾经。

【功效主治】补脾养胃,生津益肺,补肾涩精。

1. 用于脾虚气弱证。本品性味甘平,可补益脾气,益脾养阴,且兼性涩、能止泻,故对脾虚食少便溏、小儿消化不良之泄泻等证尤为适宜,常配伍茯苓、白术、人参等,如参苓白术散。

2. 补脾肺肾,用于肺肾虚弱之喘咳、虚劳痰嗽等证。本品主入脾、肺、肾三经,既能补脾肺之气,又能养肺肾之阴,被誉为"平补脾肺肾三脏之佳品"。对于肺肾两虚之咳喘,常配伍党参、五味子、麦冬等。

3. 固精止带,用于肾虚不固所致之遗精、尿频、带下等证。本品常和熟地黄、山茱萸、五味子等同用。

此外,本品益气养阴、生津止渴,也可用于消渴,常与天花粉、生地黄、黄芪等药物配伍,如玉液汤。

【用法用量】15~30g,煎服。生山药长于养阴,炒山药长于止泻,故补阴生津用生品,脾虚腹泻炒用。

甘草 Gancao
《神农本草经》

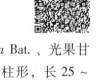

【来源】本品为豆科植物甘草 *Glycyrrhiza uralensis* Fisch. 、胀果甘草 *Glycyrrhiza inflata* Bat. 、光果甘草 *Glycyrrhiza glabra* L. 的干燥根及根茎。春、秋季采挖,以秋采者为佳。本品根呈圆柱形,长25~100cm,直径0.6~3.5cm。外皮松紧不等,表面红棕色或灰棕色,具显著的纵皱纹、沟纹、皮孔及稀疏的细根痕。质坚实,断面略显纤维性,黄白色,粉性。根茎呈圆柱形,表面有芽痕,断面中部有髓。气微,味甜而特殊。除去须根,晒干,要厚片,生用或蜜炙用。

【产地】主产于内蒙古、甘肃、新疆等地。

【性味归经】甘,平。归心、肺、脾、胃经。

【功效主治】补脾益气,祛痰止咳,清热解毒,缓急止痛,调和诸药。

1. 用于脾气虚证及心气不足证。脾气虚证所致倦怠乏力、面黄、食少、便溏等症,常与人参、茯苓、白术等药配伍,如四君子汤;本品蜜炙擅补益心气,益气复脉,心气不足所致心动悸、脉结代等症,常与阿胶、麦冬、人参等配伍,如炙甘草汤。

2. 用于气喘咳嗽。本品能润肺,具有一定的止咳平喘作用,且药性平和,对各型咳喘均可随证配伍。如风寒犯肺只喘咳,可配伍麻黄、杏仁组成三拗汤;肺热咳喘,可配伍麻黄、杏仁、石膏组成麻杏石甘汤。

3. 用于痈疽疮毒、食物或药物中毒。本品长于解毒,应用十分广泛。用治痈疽疮毒,可与银花、蒲公英等配伍;用治咽喉肿痛,可与桔梗等清热解毒利咽之品配伍,如桔梗汤;用治药物中毒或多种食物中毒,可单用本品煎汤服或与绿豆同用,以增强疗效。

4. 用于脘腹或四肢挛急作痛。本品味甘能缓急止痛。对于脾胃虚寒所致脘腹挛急作痛,可配伍桂枝、芍药等,如小建中汤;阴血不足之四肢挛急作痛,常配伍白芍,组成芍药甘草汤。

5. 本品甘味浓郁,可以缓和药性、调和百药。如与附子、干姜同用,可以降低其热,以防伤阴;与石膏、知母同用,可缓和其寒,以防伤胃;与大黄、芒硝同用,可缓其泻下,使泻而不速;与党参、熟地、当归等补益药同用,可缓和其力,使补益之效缓慢持久;当半夏、黄连等寒热药共用时,配伍本品,又可协调诸药之性。

【用法用量】2~10g,煎服。补心脾、缓急止痛宜蜜炙用,生用偏于清热解毒宜生用。

【使用注意】反甘遂、芫花、海藻、大戟。本品味甘，有助湿壅气之弊，故湿盛中满腹胀及呕吐者不宜用；大剂量久服可导致水钠潴留，易引起浮肿。

❤ **药爱生命**

　　甘草为国之药老，有"十方九草"之美誉，是临床上用途最为广泛的一味中药。甘草具有补脾益气、清热解毒、祛痰止咳、缓急止痛的作用，其味清香甘甜，一些人便习惯用甘草泡水喝来治疗某些疾病或养生。甘草分为炙甘草和生甘草两种。生甘草泡茶可以用于治疗风热感冒、内火太盛引起的咽炎、扁桃体炎等证；炙甘草泡茶喝，可以治疗脾胃气虚、心气不足等证。运用辩证论治的科学方法，根据药物偏性与疾病的性质来服用甘草茶，可以帮助五脏六腑，缓解某些疾病，或延年益寿。虽然甘草的好处有很多，但不能长期服用。甘草中的甘草酸可以引起"假性醛固酮增多症"，其特点是体内醛甾酮的激素水平过高。正常情况下，醛甾酮有助于平衡体内钾和钠的水平，当其水平过高便会阻碍钠的排泄、钾从尿液中排出。钠排泄障碍可导致保水，造成水肿；损失钾可导致心脏和肌肉运作异常，致使血压升高和肌肉损伤。

二、补阳药

　　凡以温补人体阳气，纠正阳气虚衰的病理偏向为主要功效，用以治疗阳虚诸证的药物称为补阳药。补阳包括补肾阳、补脾阳、补心阳等，以温补肾阳为主。因补助脾阳、心阳的药物长于温里散寒，按其主要功效分类，已在温里药一节中介绍，故本节主要介绍补肾阳的药物。

　　肾阳虚而不能纳气的呼多吸少、咳嗽喘促；肾阳虚而精髓亦虚的眩晕耳鸣、须发早白、筋骨痿软、小儿发育不良、囟门不闭、齿迟行迟；肾阳虚，生殖机能低下，可见男子阳痿不育，女子宫寒不孕；肾阳虚而气化不利的水泛浮肿、下元虚冷、冲任失调、崩漏不止、带下清稀；心肾阳虚的心悸、脉微等症；肾阳衰微，火不生土，脾失温运的腹中冷痛、黎明泄泻。

　　因补阳药性多温燥，易助火伤阴，故阴虚火旺者不宜使用。

鹿茸　Lurong
《神农本草经》

　　【来源】本品为鹿科动物梅花鹿 *Cervus Nippon* Temminck 或马鹿 *Cervus elaphus* Linnaeus 的雄鹿未骨化密生茸毛的幼角。前者习称"花鹿茸"，后者习称"马鹿茸"。夏、秋二季锯取鹿茸，经加工后，阴干或烘干。

　　花鹿茸呈圆柱状分枝，具一个分枝者习称"二杠"，主枝习称"大挺"，长 17~20cm，锯口直径 4~5cm，离锯口约 1cm 处分出侧枝，习称"门庄"，长 9~15cm，直径较大挺略细。外皮红棕色或棕色，多光润，表面密生红黄色或棕黄色细茸毛。锯口黄白色，外围无骨质，中部密布细孔。具两个分枝者，习称"三岔"，大挺长 23~33cm，直径较二杠细，略呈弓形，微扁，枝端略尖，下部多有纵棱筋及突起疙瘩；皮红黄色，茸毛较稀而粗。体轻。气微腥，味微咸。

　　马鹿茸较花鹿茸粗大，分枝较多，侧枝一个者习称"单门"，两个者习称"莲花"，三个者习称"三岔"，四个者习称"四岔"或更多。按产地分为"东马鹿茸"和"西马鹿茸"。东马鹿茸"单门"大挺长 25~27cm，直径约 3cm。外皮灰黑色，茸毛灰褐色或灰黄色；西马鹿茸大挺多不圆，顶端圆扁不一，长 30~100cm。气腥臭，味咸。

　　【产地】梅花鹿主产于吉林、辽宁；马鹿主产于黑龙江、吉林、青海、新疆、四川等地。

　　【性味归经】甘、咸，温。归肾、肝经。

【功效主治】壮肾阳，益精血，强筋骨，调冲任，托疮毒。

1. 用于肾阳虚所致畏寒肢冷、腰膝酸痛、阳痿早泄、宫寒不孕、少腹冷痛、月经不调等。对于阳痿早泄、不孕等，常与仙茅、鹿茸、淫羊藿等补肾壮阳之品相配伍；对于少腹冷痛、月经不调等，常与吴茱萸、肉桂、高良姜等配伍。

2. 用于肝肾不足所致的筋骨痿软、腰膝作痛或风湿久痹等。本品补肾阳、强筋骨、祛风湿，对肾阳虚兼风湿之证尤为适宜，多与补肝肾、祛风湿药同用。对于肾虚骨痿、腰膝酸软，常与菟丝子、杜仲、肉苁蓉等同用，如金刚丸。

此外，还可用于疮疡久溃不敛、阴疽内陷不起等证，有温补内托之效。

【用法用量】1~2g，研末冲服，或入丸、散，随方配制。

【使用注意】宜从小量开始，缓缓增加，取"大虚缓补"之义。如骤用大量，易致阳升风动、头晕目赤，或助火动血，而致鼻衄。凡阴虚阳亢、血分有热、胃火炽盛或肺有痰热以及外感热病者，均应忌服。

【附药】

1. 鹿角　为已成长骨化的角。补肾助阳的作用与鹿茸相似而药力薄弱，可以作为鹿茸的代用品。兼能活血散瘀消肿，可用于疮疡痈肿、瘀血作痛以及腰脊筋骨疼痛等证。

2. 鹿角胶　为鹿角煎熬浓缩而成的胶状物。效似鹿茸而温壮肾阳之力较逊，善于补肝肾、益精血、止血，多用于肾阳虚弱、精血亏虚、虚劳羸瘦及吐血、衄血、崩漏、尿血等属于虚寒者；亦可用于阴疽。

3. 鹿角霜　为鹿角熬膏后所存残渣。温补之力均较弱，且兼涩性，用于肾阳不足、脾胃虚寒所致呕吐、食少便溏、崩漏带下、尿频失禁等证；外用能止血敛疮，可用于创伤出血、疮疡久不愈合之证。

淫羊藿　Yinyanghuo
《神农本草经》

【来源】本品为小檗科植物淫羊藿 *Epimedium brevicomu* Maxim.、箭叶淫羊藿 *Epimedium sagittatum*（Sieb. et Zucc.）Maxim.、柔毛淫羊藿 *Epimedium pubescens* Maxim. 或朝鲜淫羊藿 *Epimedium koreanum* Nakai 的干燥叶。夏、秋季茎叶茂盛时采收，晒干或阴干。本品为二回三出复叶。气微，味微苦。生用或以羊脂油炙用。

【产地】中国陕西、甘肃、山西、河南、青海、湖北、四川等地均有栽培。

【性味归经】辛、甘，温。归肾、肝经。

【功效主治】补肾阳，强筋骨，祛风湿。

1. 用于肾阳虚衰所致的阳痿不举、尿频、腰膝酸软等。本品辛甘性温燥烈，长于补肾壮阳，为肾虚阳痿、风湿痹痛要药。可单味浸酒服用，也可配伍枸杞子、巴戟天、熟地、仙茅等。

2. 用于风寒湿痹或肢体麻木。本品辛温散寒，祛风除湿，入肝肾强筋骨。风湿痹痛、筋骨不利及肢体麻木，可配伍肉桂、川芎、威灵仙等，如仙灵脾散；风湿痹证日久、肝肾不足之筋骨不健或半身不遂者，可配伍巴戟天、五加皮、杜仲等。

【用法用量】6~10g，煎服或入丸、散、酒剂。

【使用注意】阴虚火旺者忌用。

补骨脂　Buguzhi
《药性论》

【来源】本品为豆科植物补骨脂 *Psoralea corylifolia* L. 的干燥成熟果实。秋季果实成熟时采收果序。

本品呈肾形,略扁,长 3~5mm,宽 2~4mm,厚约 1.5mm。表面黑色、黑褐色或灰褐色,具细微网状皱纹。顶端圆钝,有一小突起,凹侧有果梗痕。质硬。气香,味辛、微苦。生用、炒或盐水炒用。

【产地】产于云南(西双版纳)、四川金沙江河谷。

【性味归经】苦、辛,温。归肾、脾经。

【功效主治】温肾助阳,纳气平喘,温脾止泻;外用消风祛斑。

1. 用于肾阳不足、命门火衰之腰膝冷痛、阳痿、滑精、遗尿、尿频等。肾阳不足所致的腰膝冷痛,常配伍胡桃肉、巴戟天、鹿茸等,如青娥丸;肾阳不足、命门火衰所致的阳痿,常配伍杜仲、胡桃肉等,如补骨脂丸。本品兼有涩味,能补肾助阳,固精缩尿,单用即有效,亦可随证配伍他药。肾气虚冷,小便无度,可与小茴香等分为丸,如破故纸丸。

2. 用于肾不纳气之虚寒喘咳。本品能补肾助阳,纳气平喘,常配伍蜂蜜、胡桃肉等治虚寒性喘咳,如治喘方。

3. 用于脾肾阳虚之泄泻。本品能壮肾阳、温脾阳、收涩止泻。脾肾阳虚之五更泄,可配伍吴茱萸、肉豆蔻、五味子等,如四神丸。

4. 本品外用消风祛斑,可用于白癜风、斑秃。

【用法用量】6~10g,煎服。外用 20%~30% 酊剂涂患处。

【使用注意】阴虚火旺及肠燥津亏便秘者忌用。

肉苁蓉 Roucongrong
《神农本草经》

【来源】本品为列当科植物肉苁蓉 *Cistanche deserticola* Y. C. Ma 或管花肉苁蓉 *Cistanche tubulosa* (Schenk) Wight 的干燥带鳞叶的肉质茎。春季苗刚出土时或秋季冻土之前采挖,除去茎尖。本品呈扁圆柱形,稍弯曲,长 3~15cm,直径 2~8cm。表面棕褐色或灰棕色,密被覆瓦状排列的肉质鳞叶。体重,质硬,微有柔性,不易折断,断面棕褐色。气微,味甜、微苦。生用或酒制用。

【产地】主产于内蒙古、甘肃、新疆、青海等地。

【性味归经】甘、咸,温。归肾、大肠经。

【功效主治】补肾阳,益精血,润肠通便。

1. 用于阳痿、宫冷不孕、腰膝冷痛及筋骨无力等。本品味甘能补,咸以入肾经,甘温可助阳,为补肾阳、益精血之良药。阳痿、筋骨无力等,常与菟丝子、五味子、熟地等药配伍,如肉苁蓉丸;对于宫冷不孕等,可与淫羊藿、紫河车、鹿角胶等配伍。

2. 用于肠燥津亏便秘。本品甘咸质润入大肠,能润肠通便。素体虚之人、老人肠燥津亏便秘、阳虚便秘,常与麻子仁、生地黄等配伍。

【用法用量】6~10g,煎服。

【使用注意】阴虚火旺及大便泄泻者忌用。肠胃有实热,大便秘结者不宜用。

冬虫夏草 Dongchongxiacao
《本草从新》

【来源】本品为麦角菌科真菌冬虫夏草菌 *Cordyceps sinensis* (BerK.) Sacc. 寄生在蝙蝠蛾科昆虫幼虫上的子座和幼虫尸体的干燥复合体。夏初子座出土、孢子未发散时挖取,晒干或低温干燥。本品由虫体与从虫头部长出的真菌子座相连而成。虫体似蚕,表面深黄色至黄棕色,有环纹 20~30 个;头部红棕色;足 8 对;质脆,易折断,断面淡黄白色。子座细长圆柱形;表面深棕色至棕褐色;质柔韧,断面类白色。气微腥,味微苦。生用。

【产地】主产于四川、青海、西藏、云南等地。

【性味归经】甘，平。归肾、肺经。

【功效主治】补肾益肺，止血化痰。

1. 用于肾虚腰痛、阳痿遗精。肾虚精亏之腰痛、阳痿等，可单用浸酒或与巴戟天、菟丝子、淫羊藿等药配伍。

2. 用于肺虚或肺肾两虚之久咳虚喘、劳嗽痰血等。本品性甘平，为平补肺肾之佳品，既补肾阳，又补肺阴，还可止血化痰，尤为劳嗽痰血多用。肺肾两虚之虚喘或劳嗽痰血之证，单用即效或与川贝母、人参、胡桃肉、蛤蚧等配伍。

此外，本品还是补虚扶弱的常用佳品。对于病后体虚不复或自汗、畏寒等症，单用本品制丸、散剂服用，或与鸡、鸭、猪肉等炖服，具补肾固本、补肺益卫功效。

【用法用量】3~9g，煎汤或炖服，或入丸、散、酒剂。

【使用注意】有表邪不宜用。

杜仲　Duzhong
《神农本草经》

【来源】本品为杜仲科植物杜仲 *Eucommia ulmoides* Oliv. 的干燥树皮。4~6月剥取。本品呈板片状或两边稍向内卷，大小不一，厚3~7mm。外表面淡棕色或灰褐色，有明显的皱纹或纵裂槽纹；内表面暗紫色，光滑。质脆，易折断。气微，味稍苦。切块或丝，生用或盐水炙用。

【产地】主产于湖北、四川、贵州、云南、陕西等地。

【性味归经】甘，温。归肾、肝经。

【功效主治】补肝肾，强筋骨，安胎。

1. 用于肝肾不足所致的筋骨痿软、腰膝酸痛、遗尿、阳痿等。本品温补肝肾、强筋健骨，药力较强，为治肝肾不足、腰膝酸软的要药。肝肾不足所致的下肢痿软无力、腰膝酸软或疼痛等症，可以本品单味泡酒服用，也可与胡桃肉、肉苁蓉等药配伍；肾虚阳痿、遗尿等症，可与覆盆子、桑螵蛸等配伍。

2. 用于肝肾亏虚、下元虚冷之胎漏下血、胎动不安、习惯性流产等。本品味甘性温，入肝、肾二经，尤适宜于肝肾亏虚之胎动不安等，常与当归、砂仁、桑寄生等配伍。

此外，近年来单用本品或配复方治疗高血压有较好的效果，多与菊花、夏枯草等同用。

【用法用量】6~10g，煎服。盐水炙用疗效较生用为佳。

【使用注意】阴虚火旺者慎用。

菟丝子　Tusizi
《神农本草经》

【来源】本品为旋花科植物南方菟丝子 *Cuscuta australis* R. Br 或菟丝子 *Cuscuta chinensis* Lam. 的干燥成熟种子。秋季果实成熟时采收植株，晒干，打下种子，除去杂质。本品呈类圆形或卵圆形，直径1~2mm。表面灰棕色或黄棕色，微粗糙。质坚硬，不易以指甲压碎。气微，味淡。生用或煮熟捣烂做饼用。

【产地】分布于中国华北、华东、中南、西北及西南各省。

【性味归经】辛、甘，平。归肝、肾、脾经。

【功效主治】补益肝肾，固精缩尿，安胎，明目，止泻；外用消风祛斑。

1. 用于肝肾不足所致病证。腰膝酸软、阳痿遗精、遗尿尿频，常配伍枸杞子、覆盆子、五味子等，如五子衍宗丸。

2. 肝肾不足，目暗不明，本品能补肝明目，常配伍熟地、车前子等，如驻景丸。

3. 肾虚胎漏，胎动不安，常配伍续断、桑寄生等，如寿胎丸。

4. 脾肾虚泻，本品有补脾止泻，可配伍党参、白术等。

5. 外用可治白癜风。本品功能祛斑，单味外用可治白癜风；也可以本品新鲜全草入白酒或酒精浸泡 5～7 天后，过滤去渣，取滤液外涂。

【用法用量】6～12g。多用盐水炙用，取咸能入肾。

【使用注意】阴虚火旺、大便秘结、小便短赤者不宜应用。

续断　Xuduan
《神农本草经》

【来源】本品为川续断科植物川续断 *Dipsacus asper* wall. ex henry 的干燥根。秋季采挖。本品呈长圆柱形，略扁，微弯曲，长 5～15cm，直径 0.5～2cm。表面灰褐色或黄褐色，全体有明显扭曲的纵皱及沟纹。质软，久置后变硬，易折断，断面不平坦。气微香，味苦、微甜而后涩。切片用。

【产地】主产于湖北、四川、贵州、云南、陕西等地。

【性味归经】苦、辛，微温。归肝、肾经。

【功效主治】补肝肾，强筋骨，续折伤，止崩漏。

1. 用于肝肾不足、腰痛足弱、风湿痹痛及跌扑损伤、骨折等。本品既能补肝肾，又能行血脉，有补而不滞的优点，还能续筋强骨，是骨伤科疗伤续折之常用药。腰膝酸痛，软弱无力，常与怀牛膝、杜仲等配伍；风寒湿痹，可与怀牛膝、独活等配伍；对于跌扑损伤及骨折等，可与地鳖虫、骨碎补、自然铜等配伍。

2. 用于肝肾虚弱，冲任失调的胎动不安、胎漏下血或崩漏等症。胎动不安、胎漏下血或习惯性流产等，常与砂仁、桑寄生、杜仲等配伍；对于崩漏经多等，常与熟地、黄芪等配伍。

【用法用量】9～15g，煎服。崩漏下血宜炒用。外用适量研末敷。

三、补血药

凡能滋养营血，以纠正血虚的病理偏向为主要功效，治疗血虚证的药物称为补血药。血虚证一般表现为面色萎黄、嘴唇及爪甲苍白，头晕眼花，心慌心悸怔忡，失眠健忘，或月经愆期、量少色淡，甚至经闭，脉细弱等症。血虚往往导致阴虚，若血虚兼阴虚者，补血药与补阴药同用，在补血药中，部分药物同时有补阴的功效，可以作为补阴药使用；补血药常与补气药同用，因"气能生血"，可以增强补血的疗效。

本类药物性味以甘温或甘平为主，大多有一定的滋腻性，可能妨碍脾胃运化，故湿浊中阻、脘腹胀满及食少便溏者应慎用。必要时，可以配伍健脾消食药，以助运化。

当归　Danggui
《神农本草经》

【来源】本品为伞形科植物当归 *Angelica sinensis*（Oliv.）Diels 的干燥根。一般栽培至第二年秋后采挖，切薄片，生用或酒炒用。根略呈圆柱形，根头（归头）直径 1.5～4cm，主根（归身）表面凹凸不平，下部有支根 3～5 条或更多，支根（归尾）直径 0.3～1cm，上粗下细，多扭曲，有少数须根痕，全归长 15～25cm。质柔韧，断面黄白色或淡黄棕色，皮部厚，有棕色油点，形成层环黄棕色。有浓郁特异香气。色泽黄白、质地柔软油润、气味醇和为佳。

【产地】主产于甘肃岷县、武都、漳县等。

【性味归经】辛、甘，温。归肝、心、脾经。

【功效主治】补血，活血，止血，润肠通便。

1. 用于血虚诸证。本品既能补血又能活血，被誉为"为补血之要药"。对于心肝血虚所致面色萎黄、眩晕、心悸、失眠等症，常与熟地黄、川芎等药配伍，如四物汤。

2. 用于血虚血瘀之月经不调、经闭等。本品既能散寒止痛，又能调经，为"妇科调经之要药"。气滞血瘀证，常配伍红花、桃仁等，如桃红四物汤。

3. 用于血虚、寒凝血滞、跌打损伤及风湿痹阻之疼痛。血虚血瘀寒凝之腹痛，常配伍桂枝、芍药等，如当归建中汤；跌打损伤瘀血作痛，常配伍桃仁、红花、乳香、没药等，如复元活血汤；风寒痹痛、肢体麻木，常配伍黄芪、防风、羌活等，如蠲痹汤。

4. 用于血虚肠燥便秘。常配伍熟地黄、肉苁蓉、火麻仁等。

此外，本品既能活血消肿止痛，又能补血生肌，还可用于治疗痈疽疮疡。为外科常用之品。疮疡初起，常配伍连翘、金银花等药以消肿止痛；痈疽疮疡溃后，常配伍熟地黄、黄芪、人参等药以补血托毒生肌。

【用法用量】6~12g，煎服。活血则酒炒用；补血用当归身，活血用当归尾，和血（补血活血）用全当归。

【使用注意】湿盛中满、大便泄泻者忌用。

熟地黄　Shudihuang
《本草图经》

【来源】本品为生地黄经加黄酒炮制而成。表面乌黑色，有光泽，黏性大。味甜，或微有酒气。切厚片用。

【产地】主产于河南省温县、博爱、武涉等县。

【性味归经】甘，微温。归肝、肾经。

【功效主治】补血滋阴，益精填髓。

1. 用于血虚及肾阴不足所致诸证。本品甘温质润，主归肝肾二经，功擅补血滋阴，为"滋补肝肾阴血之要药"。血虚所致面色萎黄、月经不调、眩晕、心悸失眠等，常配伍川芎、白芍、当归等，如四物汤；肾阴不足所致骨蒸、潮热、盗汗、遗精等，常配伍山药、山茱萸等，如六味地黄丸。

2. 用于肝肾精血亏虚之须发早白、眩晕耳鸣、腰膝酸软等。须发早白，常配伍菟丝子、枸杞子、何首乌等，如七宝美髯丹；真阴不足，不能滋养润泽清窍，出现头目眩晕、腰膝酸软者，常配伍枸杞子、鹿角胶等，如左归丸。

【用法用量】9~15g，煎服。宜与健脾药陈皮、砂仁等同用。止血宜用熟地炭。

【使用注意】本品质黏腻，较生地更甚，易阻碍气机，凡气滞痰多，脘腹胀满，食少便溏等忌服。

✎ 练一练

试区分生地黄与熟地黄功效异同。

答案解析

何首乌　Heshouwu
《开宝本草》

【来源】本品系蓼科植物何首乌 *Polygonum multiflorum* Thunb. 的干燥块根。秋、冬二季叶枯萎时采挖。本品呈团块状或不规则纺锤形，长 6~15cm，直径 4~12cm。体重，质坚实，不易折断，断面浅黄棕色或浅红棕色，显粉性。气微，味微苦而甘涩。生用或黑豆汁炙用。黑豆煮拌蒸、晒后变为黑色为制首乌。

【产地】主产于河南、湖北、广西、广东、贵州、江苏等西南地区。

【性味归经】苦、甘、涩，微温；归肝、心、肾经。

【功效主治】生首乌解毒截疟、润肠通便；制首乌补益精血、固肾乌须、强筋骨。

1. 用于久疟、肠燥便秘及痈疽、瘰疬等。生首乌补益力较弱，且味苦行泄，有解毒截疟，润肠通便的功效。疟疾日久，气血虚弱者，常配伍陈皮、当归、人参等，如何人饮；年老体弱之血虚肠燥便秘，可润肠通便，常配伍肉苁蓉、当归、火麻仁等；痈疽疮疡初起，常配伍苦参、连翘、金银花等；瘰疬结核，常配夏枯草、昆布、香附等同用。

2. 制首乌味甘兼涩，不寒不腻不燥，能补肝肾、益精血，为"治须发早白、早衰滋补之要药"。肝肾精血亏虚之耳鸣耳聋、腰膝酸软、遗精早泄、须发早白等，常配伍当归、枸杞子、菟丝子等，如七宝美髯丹。

【用法用量】3~6g，煎服。

【使用注意】大便溏薄及痰湿较重者忌用。鲜首乌解毒润肠功效较生首乌更佳。

阿胶　Ejiao 🅔 微课2
《神农本草经》

【来源】本品为马科动物驴 *Equus asinus* L. 的干燥皮或鲜皮经煎煮、浓缩制成的固体胶。本品呈长方形块、方形块或丁状。棕色至黑褐色，有光泽。质硬而脆，断面光亮，碎片对光照视呈棕色半透明状。气微，味微甘。以原胶块用或打碎用，用蛤粉炒成阿胶珠用。

【产地】主产于山东、浙江、江苏等地。

【性味归经】甘，平。归肺、肝、肾经。

【功效主治】补血滋阴，止血，润燥。

1. 用于血虚诸证。本品为血肉有情之品，甘平质润，功擅补血滋阴，为"补血之要药"。血虚所致的面色萎黄、眩晕、心悸失眠等，可单品用黄酒炖服，或配伍与黄芪、当归、熟地等。

2. 用于多种出血证。本品味甘质黏，为止血要药，单用即有效。阴虚血热之吐衄，常配伍蒲黄、生地黄等；脾气虚寒便血或吐血等，常配伍白术、灶心土、附子等同用，如黄土汤；妇女崩漏、月经过多、小产下血不止等，长配伍生地、白芍、艾叶炭等，如胶艾汤；也可单味炒黄为末服，治疗妊娠尿血。

3. 用于阴虚、心烦失眠及肺阴虚燥咳证。本品补血、滋阴。热病伤阴，心烦失眠，常配伍黄连，白芍等，如黄连阿胶汤；肺热阴虚之燥咳少痰、痰中带血者，常配伍石斛、杏仁、麦冬等，如补肺阿胶汤；燥邪伤肺之干咳无痰、鼻燥咽干者，常配伍麦冬、石膏、枇杷叶、桑叶等，如清燥救肺汤。

【用法用量】3~9g，入汤剂烊化兑服。

【使用注意】脾胃虚弱者忌用。

白芍　Baishao
《神农本草经》

【来源】本品为毛茛科植物芍药 *Paeonia lactiflora* Pall. 的干燥根。夏、秋二季采挖，洗净，除去头尾和细根，置沸水中煮后除去外皮或去皮后再煮，晒干。本品呈圆柱形，平直或稍弯曲，两端平截，长 5 ~ 18cm，直径 1 ~ 2.5cm。表面类白色或淡棕红色，偶有残存的棕褐色外皮。质坚实，不易折断。气微，味微苦、酸。切片，生用。

【产地】主产于浙江、安徽、四川等地。

【性味归经】苦、酸，微寒。归肝、脾经。

【功效主治】养血调经，敛阴止汗，柔肝止痛，平抑肝阳。

1. 用于血虚或阴虚有热诸证。本品养血调经，常用于妇科疾病，常配伍熟地黄、川芎、当归等，如四物汤；经行腹痛可配伍香附、延胡索等；崩漏不止，可配伍阿胶、艾炭等；阴虚有热的崩漏、月经不调等，常配伍阿胶、黄柏、地骨皮等。

2. 敛阴止汗，用于盗汗、自汗。阴虚盗汗证，常配伍黄柏、知母等；营卫不和的表虚自汗证，常配伍防风、白术、黄芪等，如玉屏风散。

3. 柔肝止痛，用于肝气不舒诸证。本品补血之力逊于阿胶、当归、熟地等补血药，但能柔肝养血而安神。于肝气不舒之胁肋疼痛、脘腹四肢挛急疼痛等，常配伍陈皮、柴胡、当归等，如逍遥散。

4. 用于肝阴不足、肝阳上亢的眩晕、头痛。常配伍代赭石、生地、牛膝等，如建瓴汤。

【用法用量】6 ~ 15g，大剂量 15 ~ 30g。煎服。

【使用注意】反藜芦。阳衰虚寒之证不宜用。

四、补阴药

凡能滋养阴液，以纠正阴虚的病理偏向为主要功效，用于治疗阴虚证的药物称为补阴药。

阴虚证主要表现两类见症：一是阴津不足，不能滋养濡润，症见咽喉、口鼻、皮肤、眼目干燥及肠燥便秘等症；二是阴虚不能制阳而生内热，症见五心烦热、两颧发红、午后潮热、盗汗，或阴虚阳亢之头晕目眩。不同脏腑的阴虚证各不相同，最常见的是肺、胃及肝、肾阴虚。肺阴虚多见干咳少痰、咯血、口燥咽干等症；胃阴虚多见舌红少苔、津少口渴或见呕哕嘈杂、大便燥结等症；肝阴虚多见爪甲不荣、两目干涩、肢麻筋挛、头晕耳鸣等；肾阴虚多见腰膝酸软、手足心热、眩晕耳鸣、遗精或潮热盗汗等症。本类药物中兼有清热或潜阳功效者，对阴不能制阳所致阴虚内热证或阴虚阳亢证有标本兼顾之效。

本类药甘寒滋腻，痰湿内阻、腹满便溏、脾胃虚弱者慎用。

北沙参　Beishashen
《本草汇言》

【来源】本品为伞形科植物珊瑚菜 *Glehnia littoralis* Fr. Schmidt ex Miq. 的干燥根。夏、秋二季采挖。本品呈细长圆柱形偶有分枝，长 15 ~ 45cm，直径 0.4 ~ 1.2cm，表面淡黄白色，粗糙。质坚硬而脆，易折断，断面角质、半透明，皮部浅黄白色，木质部黄色。气特异，味微甘。洗净，干燥，切厚片。

【产地】主产于山东、河北、辽宁、内蒙古等地。

【性味归经】甘、微苦，微寒。归肺、胃经。

【功效主治】养阴清肺，益胃生津。

1. 用于肺阴虚证。本品入肺、胃二经，甘润而偏于苦寒，为"治疗肺胃阴虚有热之良药"。肺阴虚所致之干咳少痰、肺热燥咳证，常配伍桑叶、玉竹、川贝母等同用，如沙参麦冬汤；久咳咯血、阴虚劳热等，常配伍麦冬、知母、熟地黄等。

2. 用于胃阴虚或热邪伤胃、津液不足所致胃痛、胃胀、嘈杂、饥不欲食、口干多饮、大便干结、舌苔光剥或舌红少津等。单用本品煎汤服用即效，也常与玉竹、石斛、麦冬等配伍。

【用法用量】5~12g，煎服。

【使用注意】反藜芦。

？想一想

北沙参与南沙参均能养阴清肺、益胃生津，其临床运用有何不同？

答案解析

麦冬　Maidong
《神农本草经》

【来源】本品为百合科植物麦冬 *Ophiopogon japonicus*（L. f）Ker – Gawl. 的干燥块根。夏季采挖。本品呈纺锤形，两端略尖，略弯曲，长1.5~3cm，直径0.3~0.6cm。表面黄白色，质柔韧，断面黄白色，半透明，中柱细小。气微香，味甘微苦。干燥。生用。

【产地】主产于四川、浙江、江苏等地。

【性味归经】甘、微苦，微寒。归心、肺、胃经。

【功效主治】润肺清心，养阴生津。

1. 用于肺阴不足证及心阴虚及温病热入心营，心烦不眠。本品味甘质润，性偏苦寒，为阴虚有热、热病伤阴的要药。肺胃阴虚有热而见劳嗽咳血或干咳痰黏等症，常配伍贝母、沙参、生地黄、桑叶、百合等；心阴虚有热之心悸怔忡、心烦、失眠多梦等症，常配伍柏子仁、酸枣仁、生地等，如天王补心丹。

2. 用于胃阴虚或热伤胃阴、大便燥结、口渴咽干等症。本品质润甘寒，功擅养胃阴，清胃热，常配伍沙参、生地、石斛等；热结阴亏之肠燥便秘证，常配伍芒硝、玄参、大黄、生地黄等，如增液承气汤。

【用法用量】6~12g，煎服。清养肺胃之阴多去心用，滋阴清心多连心用。

【使用注意】风寒或痰浊咳嗽，虚寒便溏者忌用。

枸杞子　Gouqizi
《神农本草经》

【来源】本品为茄科植物宁夏枸杞 *Lycium barbarum* L. 的干燥成熟果实。夏季采挖。本品呈纺锤形或椭圆形，长6~20mm，直径3~10mm。表面红色或暗红色，陈久者紫红色，顶端有小凸起状花柱痕迹。果皮柔韧、果肉柔润。种子20~50粒，类肾形，扁而翘。气微，味甜。生用。

【产地】以宁夏中卫、中宁所产为著名道地产品。

【性味归经】甘，平。归肝、肾经。

【功效主治】滋补肝肾，益精明目。

1. 用于肝肾阴亏所致诸证。腰膝酸软、遗精滑泄等症，单用本品泡水代茶饮即效，也可配伍天门冬、熟地黄等；阴虚劳嗽燥咳证，常配伍枇杷叶、知母、贝母、麦冬等；消渴，常配伍天花粉、麦冬、山药等同用。

2. 用于肝肾精血不足所致头目眩晕、视物模糊或视力减退等。本品质润甘平，平补肝肾，为"补肝肾，益精血，明目之良药"。肝肾阴虚所致视物模糊、视力减退等症，常配伍山药、地黄、山萸肉等，如杞菊地黄丸。

【用法用量】6～12g，煎服。

【使用注意】脾虚有湿及便溏者忌用。

百合　Baihe
《神农本草经》

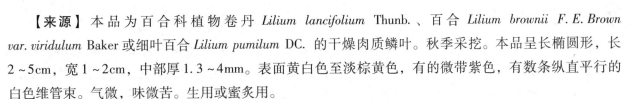

【来源】本品为百合科植物卷丹 *Lilium lancifolium* Thunb.、百合 *Lilium brownii* F. E. Brown var. *viridulum* Baker 或细叶百合 *Lilium pumilum* DC. 的干燥肉质鳞叶。秋季采挖。本品呈长椭圆形，长2～5cm，宽1～2cm，中部厚1.3～4mm。表面黄白色至淡棕黄色，有的微带紫色，有数条纵直平行的白色维管束。气微，味微苦。生用或蜜炙用。

【产地】全国各地均产。

【性味归经】甘，微寒。归心、肺经。

【功效主治】养阴润肺，清心安神。

1. 用于肺热咳嗽、劳嗽咯血。本品味甘性寒，质地润滑，润肺清肺之力逊于北沙参、麦冬等药，具止咳祛痰之效。劳热咳嗽，咽痛咯血等症，常配伍玄参、桔梗、生地等药同用，如百合固金汤。

2. 用于热病后期余热未清所致的虚烦不眠、多梦易惊、精神恍惚等症。常配伍地黄、淡竹叶、知母、莲子心等。

【用法用量】6～12g，煎服。清心安神宜生用，润肺止咳宜蜜炙用。

【使用注意】风寒咳嗽，脾虚有湿及便溏者忌用。

龟甲　Guijia
《神农本草经》

【来源】本品为龟科动物乌龟 *Chinemys reevesii*（Gray）的背甲及腹甲。全年均可捕捉，以秋、冬二季为多。本品背甲及腹甲由甲桥相连，背甲稍长于腹甲，与腹甲常分离，背甲呈长椭圆形拱状，长7.5～22cm，宽6～18cm，腹甲呈板片状，近长方椭圆形，长6.4～21cm，宽5.5～17cm。质坚硬。气微腥，味微咸。以砂炒后醋淬用。

【产地】主要分布于江苏、上海、浙江、安徽、湖北、广西等地。

【性味归经】咸、甘，微寒。归肝、肾、心经。

【功效主治】滋阴潜阳，益肾强骨，固经止崩，养血补心。

1. 用于肾阴不足所致的阴虚阳亢或热病伤阴风动等证。本品味甘性寒，入肝、肾二经，为"滋阴清热潜阳之要药"。阴虚阳亢所致的头痛、头晕目眩等，常配伍赭石、石决明、菊花等；阴虚内热证所致的遗精盗汗、骨蒸潮热等，常配伍熟地、黄柏、知母等，如大补阴丸；阴虚动风所致的神倦乏力、手足抽搐等，常配伍阿胶、生地黄、鳖甲、牡蛎等同用。

2. 本品滋阴益肾健骨，用于肾虚骨痿及小儿囟门不合等，常配伍黄柏、牛膝、鹿茸、熟地等。

其他补虚药

3. 用于阴虚血热，冲任不固崩漏不止或月经过多等，为治疗阴虚血热崩漏不止或月经过多之常用药。常配伍香附、白芍、黄芩等，如固经丸。

4. 养血补心，用于心虚惊悸、健忘、失眠等。本品有养血补心之效，常配伍龙骨、远志、菖蒲等，如孔圣枕中丹。

【用法用量】 9～24g，煎服。入汤剂须打碎先煎。

练一练

答案解析

试比较龟甲与鳖甲功效的异同。

❤ 药爱生命

补益类药物具有补益机体阴阳失衡、气血不足的作用，用于治疗人体各种虚证或者虚损不足。"虚者补之，损者益之，扶正祛邪"为补益药的使用原则。在使用中要注意防止滥用补益药，必须要对证用药。对于身体健壮的人，切忌滥用补益药，否则会导致阴阳失调、气血紊乱。中药进补很容易导致补不对症，甚至弊大于利，特别是像人参这样的补气要药。清代名医郑钦安也提到："病之当服，附子、大黄、砒霜是至宝；病之不当服，（人）参（黄）芪、鹿茸、枸杞皆是砒霜。"这也从一定程度反映出不当用的时候，进行滋补，反而是有害的。

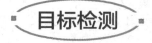

目标检测

答案解析

一、单项选择题

1. 治疗气虚欲脱证，宜选用的药物是（　）
   A. 太子参 　　　　　B. 党参 　　　　　C. 人参
   D. 南沙参 　　　　　E. 北洋参

2. 既补气，又补血的药物是（　）
   A. 人参 　　　　　B. 西洋参 　　　　　C. 太子参
   D. 党参 　　　　　E. 北沙参

3. 治疗气阴两伤证，宜选用的药物是（　）
   A. 人参 　　　　　B. 党参 　　　　　C. 西洋参
   D. 太子参 　　　　　E. 北沙参

4. 下列性味甘、苦，温的补益药物是（　）
   A. 人参 　　　　　B. 西洋参 　　　　　C. 百合
   D. 麦冬 　　　　　E. 白术

5. 大量久服可引起浮肿的补益药物是（　）
   A. 黄芪 　　　　　B. 甘草 　　　　　C. 白扁豆
   D. 白术 　　　　　E. 山药

二、简答题

赤芍和白芍在功效上有何异同？

（王　烨）

书网融合……

 重点回顾　　 微课1　　 微课2　　 习题

第十八节　收涩药

PPT

导学情景

情景描述： 三国时期，曹操大军行至途中，天气酷热似火，军士们口渴，找不到水源。曹操顿生一计，大声叫道："前面有一大片梅林，梅子很多，甜酸可口，可以解渴。"士兵们听了，想到了梅子的酸味，口水流出。大家加快了步伐，不久大军便找到了水源。

情景分析： 曹操借助梅林的诱惑，让士兵止渴。

讨论： 为什么乌梅能止渴？

学前导语： 乌梅酸、涩，可生津。乌梅入口刺激唾液腺，能引起唾液大量分泌；即使士兵们并未吃到，因联想到浓浓的酸味，条件反射引起唾液分泌，从而起到止渴的目的。

凡以收敛固涩为主要功效，用来治疗滑脱不禁证的药物称为收涩药。收涩药均有收敛固涩之效，收敛固涩包括敛肺、敛汗、止泻、固精、缩尿、止带等。收涩药主治由于久病体虚或过服攻伐，正气耗散，脏腑衰退，某些脏器对物质的控制能力降低，向体外无节制地排出物质的滑脱不禁证。

收涩药能收能涩，所以一般具酸味或涩味。个别药物兼有补益的作用，可有甘味。本类药药性多具温性或平性。部分药物兼具清热降火之效，可有寒凉药性。

收涩药有敛邪之弊，故凡湿热方盛或表邪未解者不宜过早使用，以免闭门留寇。滑脱不禁而余邪未清者，需兼清余邪，不宜单独使用收涩药，以免敛邪。

？ 想一想

结合收涩药的功效，想想此类药物可用于治疗哪些病证？

答案解析

五味子　Wuweizi

《神农本草经》

【来源】本品为木兰科植物五味子 Schisandra chineisis（Turcz.）Baill. 的干燥成熟果实。呈不规则的球形或扁球形，表面红色、紫红色或暗红色，皱缩，显油润；有的表面呈黑红色或出现"白霜"。果肉柔软，种子1~2，肾形，表面棕黄色，有光泽，种皮薄而脆。味辛、微苦。晒干，生用或用醋拌蒸晒干用。

【产地】 主产于东北、河北和山西等地，前者称为"北五味子"，后者称为"南五味子"。

【性味归经】 酸、甘，温。归肺、心、肾经。

【功效主治】 收敛固涩，益气生津，补肾宁心。

用于久嗽虚喘、梦遗滑精、遗尿尿频、久泻不止、自汗盗汗、津伤口渴、内热消渴、心悸失眠。

【用法用量】 2~6g，煎服。

【使用注意】 凡表邪未解，内有实热，咳嗽初起，麻疹初期，均不宜用。

练一练

五味子善于治疗的咳嗽是（　　）

A. 肺燥咳嗽　　B. 肺热咳嗽　　C. 寒痰咳嗽　　D. 肺虚久咳　　E. 外感咳嗽

答案解析

看一看

五倍子与五味子均属于收涩药，但两者有区别：二药味酸收敛，均具有敛肺止咳、敛汗止汗、涩精止遗、涩肠止泻的作用，均可用于肺虚久咳、自汗盗汗、遗精滑精、久泻不止等病证；但五味子能滋肾，多用于肺肾两虚之虚喘及肾虚之遗精滑精等；五倍子于敛肺之中又有清肺降火及收敛止血作用，故可用于肺热痰嗽及咳嗽咯血者。

乌梅　Wumei
《神农本草经》

【来源】 本品为蔷薇科植物梅 *Prunus mume*（Sieb.）Sieb. et Zucc. 的干燥近成熟果实。本品呈类球形或扁球形，表面乌黑色或棕黑色，皱缩不平，基部有圆形果梗痕。果核坚硬，椭圆形，棕黄色，表面有凹点；种子扁卵形，淡黄色。气微，味极酸。去核生用或炒炭用。

【产地】 主产于浙江、四川、福建、云南等地。

【性味归经】 酸、涩，平。归肝、脾、肺、大肠经。

【功效主治】 敛肺，涩肠，生津，安蛔。

用于肺虚久咳、久泻久痢、虚热消渴、蛔厥呕吐腹痛。

【用法用量】 6~12g，煎服。

【使用注意】 外有表邪或内有实热积滞者均不宜服。

山茱萸　Shanzhuyu
《神农本草经》

【来源】 本品为山茱萸科植物山茱萸 *Cornus officinalis* Sieb. et Zucc. 的干燥成熟果肉。本品呈不规则的片状或囊状，表面紫红色至紫黑色，皱缩，有光泽。顶端有的有圆形宿萼痕，基部有果梗痕。质柔软。气微，味酸、涩、微苦。晒干或烘干用。

【产地】 主产于浙江、安徽、河南、山西等地。

【性味归经】酸、涩，微温。归肝、肾经。

【功效主治】补益肝肾，收涩固脱。

用于眩晕耳鸣、腰膝酸痛、阳痿遗精、遗尿尿频、崩漏带下、大汗虚脱、内热消渴。

【用法用量】6～12g，煎服。

【使用注意】素有湿热而致小便淋涩者，不宜应用。

莲子 Lianzi
《神农本草经》

【来源】本品为睡莲科植物莲 *Nelumbo nucifera* Gaertn. 的成熟种子。本品略呈椭圆形或类球形，表面红棕色，有细纵纹和较宽的脉纹。一端中心呈乳头状突起，棕褐色，多有裂口，其周边略下陷。质硬，种皮薄，不易剥离。气微，味甘、微涩；莲子心味苦。

【产地】主产于湖南、江苏、福建等地。

【性味归经】甘、涩，平。归脾、肾、心经。

【功效主治】补脾止泻，止带，益肾涩精，养心安神。

用于脾虚泄泻、带下、遗精、心悸失眠。

【用法用量】6～15g，煎服。

其他收涩药

答案解析

一、单项选择题

1. 能够敛汗安神用于心悸、失眠、多梦的药物是 （ ）

    A. 朱砂   B. 人参   C. 远志

    D. 麦冬   E. 五味子

2. 既能敛补心肺肾气阴，又能宁心安神的药物是 （ ）

    A. 山茱萸   B. 五味子   C. 山药

    D. 五倍子   E. 黄精

3. 能够收敛固涩、益气生津、补肾宁心的药物是 （ ）

    A. 乌梅   B. 浮小麦   C. 麻黄根

    D. 山茱萸   E. 五味子

4. 既能敛肺止咳，又能生津安蛔的药物是 （ ）

    A. 使君子   B. 乌梅   C. 槟榔

    D. 贯众   E. 花椒

5. 乌梅的功效是 （ ）

    A. 敛肺，涩肠，止遗，安蛔   B. 敛肺，止带，止遗，安蛔

    C. 敛肺，涩肠，生津，安蛔   D. 敛肺，涩肠，止带，安蛔

    E. 敛肺，止带，止血，安蛔

二、简答题

1. 简述收涩药的使用注意。
2. 简述五味子的功效与主治。

（王　菁）

书网融合……

📄 重点回顾

🕐 习题

PPT

第十九节　涌吐药

📖 **导学情景**

情景描述：名医张子和在《儒门事亲》中记载：一妇女自幼患风痫病，并日渐加重。一年恰逢荒年，挖野草充饥，她在田野中见有一种形似大葱的草，便采回蒸熟饱吃了一顿。后半夜忽然感觉腹中难受不安，吐出许多黏稠如胶样的痰涎，同时浑身汗出如水洗，非常困倦。接连几天如此，自认为难以活命了。谁知三天后，不仅身体渐觉轻健，多年所患之病也好了。她拿所吃之"葱"去问别人，方知这就是药书上的"藜芦"。

情景分析：痫病多由气血升降逆乱在脑，风火痰瘀闭阻窍络所致，痰浊、血瘀阻塞清窍在其发病过程中占重要作用。

讨论：藜芦具有什么功效？

学前导语：俗话说："怪病多生于痰"。故事中的病历，属一次偶然巧合。但从中可以得知藜芦具有涌吐风痰的功效，对于治疗痰饮所致的怪病是有一定奇效的。

凡能促使呕吐，用以治疗宿食、痰涎、毒物等停滞在胃脘、胸膈以上所致病证的药物称为涌吐药，又称催吐药。涌吐药均有涌吐的功效，即通过诱发呕吐以排出蓄积体内的毒物、宿食及痰涎等有形实邪的治疗作用。本类药物还兼有祛湿退黄、截疟以及外用蚀疮去腐、解毒收湿等不同功效，分别主治黄疸、疟疾及风眼赤烂、牙疳及肿毒不溃等皮肤或五官疾病。

本类药物用于涌吐，主要有两种配伍情况：一是配伍能增强其涌吐作用的药物，目的是为了在保证涌吐效果的前提下，降低单味涌吐药的用量，以避免因单味药用量过大，导致中毒；二是配伍药物作为赋型剂，用以降低涌吐药在药剂中的浓度，以降低其烈性。

本类药物作用峻猛，用量以能诱发呕吐为度，只可暂投，不可频服久服，中病即止。吐后要适当休息，不宜立刻进食。待胃肠功能恢复之后，再进食流质或易消化的食物，以养护胃气，忌食油腻、辛辣及不易消化之品。凡年老体弱、婴幼儿及素体失血、劳嗽喘咳、头晕、心悸等忌用。

常山　Changshan
《神农本草经》

【来源】本品为虎耳草科植物常山 *Dichroa febrifuga Lour.* 的干燥根。秋季采挖。本品呈圆柱形，常弯曲扭转，或有分枝，长9～15cm，直径0.5～2cm。表面棕黄色，质坚硬，不易折断，横切面黄白色，有放射状类白色射线。气微，味苦。切片生用或酒炙用。

【产地】分布于长江以南各省区和甘肃、陕西南部及四川等地。

【性味归经】苦、辛，寒。有毒。归肺、胃、肝经。

【功效主治】涌吐痰涎，截疟。

1. 用于胸中痰饮证。本品辛开苦泄，善上行涌吐。痰饮停聚，欲吐而不能吐，胸膈壅塞，不欲饮食者，常配甘草，水煎调蜜温服。

2. 用于疟疾。本品善祛痰截疟，适用于各种疟疾，为"治疟之要药"。本品单用浸酒或煎服治疟，即获良效。疟疾，寒热往来，发作有时者，常配槟榔共研末，糊丸服之，如胜金丸；虚人久疟不止者，常配伍乌梅、人参、黄芪等，如截疟饮；疟久不愈而成疟母者，常配伍莪术、三棱、鳖甲等，如截疟常山饮。

其他涌吐药

【用法用量】5～9g，煎服；入丸、散剂酌减。涌吐可生用，截疟宜酒炒用。

【使用注意】有催吐副作用，用量不宜过大，孕妇及体虚者不宜用。

【处方应付】写常山、炙常山付炒常山。

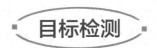

目标检测

答案解析

单项选择题

1. 常山的功效是（　　）

　　A. 涌吐风痰　　　　　　　　　B. 涌吐痰涎，截疟　　　　　　　C. 涌吐风痰、杀虫

　　D. 解毒收湿，蚀疮去腐　　　　E. 解毒蚀疮

2. 常山的主治有（　　）

　　A. 用于胸中痰饮证、疟疾　　　　B. 用于疟疾

　　C. 风痰壅塞、喉痹、癫痫　　　　D. 中风痰壅，癫痫，喉痹证

　　E. 口疮、风眼赤烂、牙疳

（王　烨）

书网融合……

📄 重点回顾　　　　📱 习题

PPT

第二十节　外用药

📖 **导学情景**

情景描述： 民间素有使用硫磺药皂洗浴以疗皮肤瘙痒的习惯。

情景分析： 瘙痒是一种仅有皮肤瘙痒而无原发性皮肤损害的皮肤病症状，可由气血亏虚、外邪等诸多原因引起。

讨论：硫磺香皂具有抑制皮脂分泌、杀灭细菌、真菌、霉菌和螨虫、寄生虫等作用。对于正在青春期的人们来说，硫磺皂是再合适不过的洁肤香皂之一，但切记不可反复使用。

学前导语：除硫磺之外，中药里面还有其他治疗皮肤等部位疾病的外用药，如雄黄、炉甘石等。

外用药是指常以外用为主的一部分药物。外用药具有解毒消肿、化腐排脓、生肌敛疮、杀虫止痒等功效，适用于痈疽疮疖、疥癣、外伤蛇虫咬伤以及五官疾病等。本节主要介绍外用药中解毒杀虫燥湿止痒和拔毒化腐生肌的常见药物。

根据疾病发生的部位及表现不同，所以用药的形式和方法是多种多样的，如膏贴涂搽、熏洗吹喉、滴鼻、点眼等。有些药物还可酌情内服。本类药物多具不同程度的毒性，无论外用或内服，均应严格控制剂量及用法，不能过量或持续使用，以防止毒副作用。严格遵守炮制和制剂要求，以减低毒性而确保用药安全。

一、解毒杀虫燥湿止痒药

凡以解毒疗疮、攻毒杀虫、燥湿止痒为主要作用的药物，称为解毒杀虫燥湿止痒药。本类药物外用为主，主要适用于疥癣、湿疹、痈疮疔毒、麻风、梅毒、毒蛇咬伤等病证。

雄黄　Xionghuang
《神农本草经》

【来源】本品为硫化物类矿物雄黄族雄黄 *Realgar*，主含二硫化二砷（As_2S_2）。采挖后，除去杂质。本品为块状或粒状集合体，呈不规则块状。深红色或橙红色，条痕淡橘红色，质脆，易碎。微有特异的臭气，味淡。精矿粉为粉末状或粉末集合体，质松脆，手捏即成粉，橙黄色，无光泽。研细或水飞用。

【产地】主产于湖南、贵州、云南、四川等地。

【性味归经】辛，温。有毒。归肝、大肠经。

【功效主治】解毒杀虫，燥湿祛痰，截疟。

1. 用于虫蛇咬伤、湿疹疥癣、痈肿疔疮。本品温燥有毒，有良好的解毒作用，为"治疗毒蛇咬伤之要药"。虫蛇咬伤，单用本品研末即效，可以香油或植物油调敷，或用黄酒冲服；湿疹疥癣，常配白矾同用，共同研末外敷患处；痈肿疔疮，常与乳香、没药等同用。

2. 用于虫积腹痛。本品具有良好的杀虫作用，治疗肠道寄生虫尤其是蛔虫引起的腹痛效果甚佳，常配伍使君子、牵牛子、槟榔等，如牵牛丸。

此外，本品还具有祛痰燥湿、截疟的功效，临床常用于治疗疟疾、哮喘、癫痫等证。

【用法用量】0.05～0.1g，入丸散用。外用适量，熏涂患处。

【使用注意】内服宜慎，不可久用。孕妇禁用。忌火煅。

炉甘石　Luganshi
《神农本草经》

【来源】本品为碳酸盐类矿物方解石族菱锌矿 *Smithsonite*，主含碳酸锌（$ZnCO_3$）。采挖后，洗净，晒干，除去杂石。本品为块状集合体，呈不规则的块状。灰白色或淡红色，表面粉性，无光泽，凹凸不平，多孔，似蜂窝状。体轻，易碎。气微，味微涩。晒干研末，水飞后用。

【产地】主产于广西、湖南、四川等地。

【性味归经】甘，平。归肝、脾经。

【功效主治】解毒明目退翳，收湿止痒敛疮。

1. 用于目赤肿痛、睑缘赤烂、翳膜胬肉。本品明目退翳，且可收湿，多作眼科外用药，可配伍海螵蛸、硼砂等。

2. 用于溃疡不敛、湿疮、皮肤瘙痒。与儿茶同用、麻油调敷，可治下疳阴疮。

【用法用量】外用适量。水飞点眼，研末撒或调敷。

【使用注意】不宜与芒硝、玄明粉同用。孕妇及阴虚阳亢者忌用。

二、拔毒化腐生肌药

凡具有外用拔毒化腐、生肌敛疮功效的药物称拔毒化腐生肌药。本类药物主要用于溃后腐肉不去，伤口难以生肌愈合，或痈疽疮疡溃后脓出不畅及梅毒、癌肿之病证。有些还用于治疗皮肤湿疹瘙痒，五官科的目赤翳障、喉证、口疮等。脓毒未清、腐肉未尽时，不宜使用敛疮收口药。

轻粉　Qingfen
《本草拾遗》

【来源】本品为氯化亚汞（Hg_2Cl_2）。本品为白色有光泽的鳞片状或雪花状结晶，或结晶性粉末；遇光颜色缓缓变暗。气微。避光保存，研细用。

【产地】主产于山西、陕西、湖南、贵州等地。

【性味归经】辛，寒。有大毒。归大肠、小肠经。

【功效主治】外用杀虫，攻毒，敛疮；内服祛痰消积，逐水通便。

1. 用于疥癣瘙痒、梅毒下疳、疮疡溃烂。本品辛寒燥烈，具有较强的攻毒杀虫止痒、生肌敛疮的作用。配伍血竭、当归、紫草、麻油等，可制成生肌玉红膏，贴患处能生肌敛疮，治疮疡溃烂。

2. 内服逐水通便，用于水肿臌胀、二便不利。本品能逐水退肿、通利二便，治水肿便秘实证，可与大戟、甘遂、大黄等配伍，如舟车丸。

【用法用量】外用适量，研末掺敷患处。内服每次 0.1 ~ 0.2g，一日 1 ~ 2 次，多入丸剂或装胶囊服，服后漱口。

【使用注意】本品有毒，不可过量；内服慎用；孕妇禁服。

其他外用药

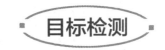目标检测

答案解析

单项选择题

1. 炉甘石的功效是（　　）

　　A. 破血逐瘀，散结消癥　　　　　　B. 解毒明目退翳，收湿止痒敛疮

　　C. 解毒明目退翳，攻毒敛疮　　　　D. 祛痰消积，逐水通便

　　E. 解毒蚀疮

2. 不属于雄黄的主治有（　　）

A. 虫蛇咬伤   B. 湿疹疥癣、痈肿疔疮

C. 虫积腹痛   D. 目赤肿痛，睑缘赤烂，翳膜胬肉

E. 祛痰燥湿、截疟

（王 烨）

书网融合……

重点回顾   习题   常用中药名称与
处方应付一览表

第十三章　方剂基础知识

<table>
<tr><td rowspan="1">学习目标</td><td>

知识目标：

1. 掌握　方剂的组成原则；君臣佐使的定义和特点；常见剂型中汤、丸、散剂的优缺点；汤剂的煎煮方法。

2. 熟悉　方剂的变化；方剂的应用。

3. 了解　方剂的分类；除汤、丸、散外的其他剂型。

技能目标：

能正确理解方剂的组成原则；能够依据君臣佐使的定义和特点分析、判定方中药物的地位；能够根据疾病特点选择适宜的剂型；能正确制备汤剂，并指导患者正确服用。

素质目标：

熟悉中医方剂的基础知识，树立文化自信。

</td></tr>
</table>

📖 导学情景

情景描述：宋兴教授在《陈潮祖临证精华》记载病案。患者，男，63岁。1993年10月24日，以便秘4年，前来吾师处就诊。

自述：近4年多来，排便一直不畅，每次登厕，小腹肛门均感十分胀迫，但却解出不多，大便呈细条状，先硬后软，排出却异常费时耗力，解后仍有便意。曾自服上清丸、黄连素无效。亦曾投中医治疗，医以通下、润下之剂治之，疗效仍不显著。

问诊：青年时曾患空洞型肺结核，愈后一直心累短气，动则汗出；望诊：形瘦，面灰青，舌胖苔润；切诊：六脉皆软弱无力。

诊断：便秘。

辨证：脾肺气虚。

方药：补中益气汤加枳壳。

情景分析：该医案中患者以便秘就诊。临床便秘此证一出，往往多以通下为主，但该患者前期治疗多以通下、润下之剂治疗，疗效不显著。

讨论：此证为何前期选用通下、润下的治法却未能起效？陈老为何选用补中益气汤，以补气升阳治疗便秘？

学前导语：陈老这则医案选用补中益气汤加枳壳以治疗便秘，是在全面收集、分析患者临床表现的基础上，结合中医理法方药体系，分析辨证而拟定。患者此证虽为便秘，表现出排便不通，但其根本却因气虚而致。患者心累气短、动则汗出，形瘦，面灰青，舌胖苔润，六脉皆软弱无力均为气虚佐证。脾气虚，肠道气机推动无力，肺虚，肃降之机衰减。陈老指出治此不能妄用通下，应以益气举陷之法，助其推动之力，行其肃降之机。

由此可见，临床组方须在四诊合参，辨证论治的基础上，妥善配伍而成。

PPT

第一节　方剂的组成原则及变化

方剂是在辨证审因、确立治法之后，按照组方原则，选择适宜的药物，酌定用量，确定合适的剂型、用法，妥善配伍而成的。它是中医运用中药预防和治疗疾病的主要形式。

方剂由药物配伍组成。药物配伍是方剂组成的基础，但方剂不是随意的药物堆叠，更不是简单的药效相加，而是在辨证立法的基础上，通过合理的药物配伍所组成。"配"即搭配、调配之意，"伍"为队伍、序列。所谓"配伍"，就是指根据病情的需要和药物的性能，按照一定的组成方式，有目的地选择两味以上的药物组合在一起使用的用药形式。这种两味药物的配伍形式常被称为"药对"，如生姜配半夏以降逆止呕，荆芥配防风以祛风散寒等。大多数单味中药均具备多功能的特点，在具体运用中往往通过合理配伍来使得中药的作用方向更加专一。此外，中药在使用过程中，除具备治疗作用外，还可因药物偏性不同，而导致副作用或毒性反应。在运用过程中，通过合理药物配伍组成方剂，能够调整药物偏性，制约毒性，消除或缓解对人体的不良反应，发挥药物间相辅相成等综合作用，使各具特性的药物组成一个有机整体，以发挥更好、更全面的预防或治疗疾病的作用。徐大椿在《医学源流论·方药离合论》中提出"药有个性之专长，方有合群之妙用"。通过药物的配伍组成方剂，以达到增强药效、扩大治疗范围、适应复杂病情、减少毒副作用的配伍目的。

一、方剂的组成 ⓔ 微课

方剂的组成原则即君、臣、佐、使。方剂是在辨证立法的基础上，针对病因、病机，以药物的性味、归经、功效为依据，组方用药应与其病证病机及所拟治法丝丝相扣，将药物配位后的综合效用与辨证立法高度统一，最后完成治疗作用。

1. 君药　针对主病或主证起主要治疗作用的药物。君药在方中起决定性作用，占主导地位。君药在方中必不可少，药力最强，药味较少。

2. 臣药　一是辅助君药加强其治疗主病或主证作用的药物；二是针对主要兼病或兼证起主要治疗作用的药物。一般臣药的药味较君药为多，与君药配伍，常协同增效或产生新的治疗作用，构成方剂的主要配伍关系。

3. 佐药　一是佐助药，协助君、臣药以加强治疗作用的药物，或治疗次要兼证的药物；二是佐制药，消除或减弱君、臣药的毒性或峻烈之性的药物；三是反佐药，根据病情需要，在方中配伍少量与君药性味或作用方向相反的药物，其能在治疗中起到相反相成作用。如在大队寒凉药物中加入少量温热药，或在大队温热药物中加入少量寒凉药。反佐药多见于两种情况：一是当病重邪胜，服药格拒而加入从治药物，如白通加猪胆汁汤在大剂姜、附回阳救逆药中，加入苦寒猪胆汁，咸寒人尿，以"引姜、附之温入格拒之寒而调其逆"；二是制约某些方中药物过于寒凉或温热。反佐药运用时一般药物味较少，多为一味；药量小，不影响全方的性质和作用方向。此外，除了药物反佐外，还可运用服法反佐（即热药冷服，冷药热服）和炮制反佐。

4. 使药　一是引经药，引导方中药物直达病所的药物，引经药的选择与中药归经理论相关；二是调和药，具有调和方中诸药作用的药物。

✖ 练一练

每首方中必不可少的药物是（　）

A. 君药　　　B. 臣药　　　C. 佐助药　　　D. 佐制药　　　E. 使药

答案解析

综上可见，君药是方剂的核心，不可缺少，而臣、佐、使是方剂的配伍部分。每一方剂具体药物，以及臣佐使是否齐备，全由病证的大小、治疗的需要、所选药物的功用等所决定。为了进一步说明方剂君、臣、佐、使理论的涵义及其具体运用，现以麻黄汤为例进行分析。

麻黄汤出自《伤寒论》，主治外感风寒表实证，症见恶寒发热、头身疼痛、无汗而喘、苔薄白、脉浮紧等。其病机是风寒束表、腠理闭塞、肺气失宣，治疗宜辛温发汗，从发汗解表，宣肺平喘以立法。方用麻黄三两、桂枝二两、杏仁七十个、甘草一两。根据药物性能和用量进行分析，方中药力、药量最大的是麻黄，其次是桂枝、杏仁、甘草，所以此方重在辛温解表，宣肺平喘。方中麻黄辛温，发汗解表以散在表之风寒，宣发肺气以平喘咳，治疗主证为本方君药。桂枝辛甘而温，即助麻黄治疗主证，加强辛温发汗之力，又可温通经脉，兼治寒邪束表、凝滞经脉所致的头身疼痛，为臣药。君臣药物用药剂量中，麻黄药量高于桂枝，更加突显了本方麻黄的地位。杏仁苦平，以降利肺气，与君药麻黄宣肺相配，宣降结合调整恢复肺宣降的生理功能，增强止咳平喘能力，为佐药；炙甘草甘温，调和诸药，为使药（图13-1）。

君药——麻黄：辛温；发汗解表，宣肺平喘

臣药——桂枝：辛甘温；解肌发表，助麻黄发汗解表；温通经脉，以解头身疼痛

佐药——杏仁：苦平；降利肺气，与麻黄配伍，宣降肺气以止咳平喘

使药——炙甘草：甘温；调和诸药

图13-1　麻黄汤方解

通过对麻黄汤的分析可知，遣药组方时要针对病机确定治法，依据治法选择合理的方剂，从而将不同性味的药物配伍应用。既要考虑到药与病合，又需要考虑按照方剂组成原则将方药组织成为一个有机整体。临证组方时，要按照方剂结构周密设计，做到重点突出、主次分明、层次清楚、结构严谨、契合病情。

❤ 药爱生命

理、法、方、药是中医辨证论治具体表现的四个环节，理是指辨证，法是指立法，方是指选方，药是指遣药，四者是相互联系、不可分割的整体。辨证论治是中医学的特点之一，它贯穿于疾病诊疗的全过程。医生利用望、闻、问、切四诊，收集与疾病有关的症状、体征等信息并进行分析。根据分析的结果，确立相应的治疗原则和方法，再结合方剂的原则进行组方，最后施治。"法随证立，方从法出，方以药成。"因此，在临床诊治疾病时，只有辨证清楚，才能立法无误，只有立法准确，才能选方或组方有据，遣药精当，施方合理，疗效显著。治法是方剂的前提和基础，治法的前提是辨证论治。方剂是治法的完成和验证。由此可见，"以法统方"与方剂"君臣佐使"组成原则的理论是一致的，治法是指导遣药组方的原则，是保证方剂针对病机、切合病情的基本前提；组方原则是组方的结构和形式，是体现治法、确保疗效的手段。

二、方剂的变化

方剂组成既要遵循一定的原则，在临证运用成方时，又必须根据患者病情的轻重缓急、体质强弱、性别年龄、季节地域等不同灵活化裁，加减运用。徐大椿在《医学源流论》中提出："欲用古方，必先审病者所患之证，悉与古方前所陈列之证皆合，更检方中所用之药，无一不与所现之证相合，然后施用，否则必须加减，无可加减，则另择一方。"因此在临床运用成方时要做到"师其法而不泥其方，师其方而不泥其药"，要针对具体病情，谨守组方原则，灵活变化运用。方剂的变化形式，归纳起来主要有以下三种。

（一）药味加减的变化

当方剂中药味有增加或减少时，方剂的组成配伍关系必然发生变化，从而导致方剂的功用与主治病证也发生改变。药味加减的变化，是指在主证基础病机、君药不变的前提下，加减方中其他药物，以适应病情变化的需要。药物加减变化又被称为"随症加减"，药味加减的变化一般有两种情况。一是佐使药物的加减，这类加减主治不变，随着兼有证的不同而进行组成变化。以四君子汤为例，四君子汤是补气的代表方，由人参、白术、茯苓、炙甘草组成，主治脾胃气虚证，症见面色苍白、语声低微、气短乏力、食少便溏、舌淡苔白、脉弱。若兼见脘腹痞满，可加陈皮，加强行气消胀的能力，治疗脾胃气虚兼气滞的疾病。二是臣药的加减，这种变化了方剂中主要药物的配伍关系，使方剂的功用发生较大变化。例如麻黄汤，主治为外感风寒表实证，功用为发汗解表、宣肺平喘。如果将该方中桂枝去除，即为三拗汤，麻黄未与桂枝相配，解表之力减弱。三拗汤中麻黄为君，臣以杏仁，其功用由发汗解表为主转变为宣肺散寒为主，成为治疗风寒犯肺咳喘轻证的代表方。在方剂药味的加减变化时需特别注意，药味的加减绝非随心所欲，而必须在透彻理解原方、熟悉药性的基础上，再结合临床实践需要，方能做到正确使用，知常达变。

（二）药量加减的变化

药量加减的变化，是指在方剂的组成药物不变的前提下，通过增加或减少方中药物的用量，改变原方药物功用强弱以及配伍关系、主次地位，甚至改变原方功用、主治的一种变化形式。药量加减对于方剂的影响主要有两种情况。

1. 药量增减改变原方功用的强弱　药量是方中药物药力大小的重要标识之一。有些方虽然药物相同，但在药量增减的同时，方名也随之变化。如四逆汤与通脉四逆汤，两方都由附子、干姜、炙甘草组成。通脉四逆汤较四逆汤增加了附子、干姜的用量，用生附子大者一枚，干姜三两，但两方君臣的配伍关系未发生变化，故在主治和功效上与四逆汤相似，但相比四逆汤药力增强，主治阴胜格阳于外之四肢厥逆、身反不恶寒、下利清谷、脉微欲绝，具有回阳通脉的功用（表13-1）。

表13-1　四逆汤与通脉四逆汤比较

方名	药物组成			功用	主治病证
	君药	臣药	佐使药		
	生附子	干姜	甘草		
四逆汤	一枚	一两五钱	二两	回阳救逆	阴盛阳微证。四肢厥逆，恶寒疲倦恶寒蜷卧、腹痛下利清谷，脉微沉细
通脉四逆汤	大者一枚	三两	二两	回阳通脉	阴盛格阳证。四肢厥逆、身反不恶寒，其人面色赤，下利清谷，脉微欲绝

2. 药量增减改变原方的功用和主治　如小承气汤与厚朴三物汤，两方均由大黄、厚朴、枳实三药组成，但小承气汤大黄量大为君，针对热结而致大便不通，枳实、厚朴行气以助其攻下；厚朴三物汤以厚朴量大为君，少用大黄泻下以助行气，治疗气郁而致大便不下。两方虽然药物相同，但通过方中药物药量的增减，两方君药各不相同，功用和主治各异。主方在组成药物不变的前提下，随着主证轻重以及主证病机的改变，相应增加或减少原方的药物用量，以适合病情变化的需要（表13-2）。

表 13 – 2　小承气汤与厚朴三物汤的比较

方名	药物组成			功用	主治病证
	君药	臣药	佐使药		
小承气汤	大黄	枳实	厚朴	泻热通便	阳明腑实证。大便秘结、潮热谵语、脘腹痞满
	四两	三枚	二两		
厚朴三物汤	厚朴	枳实	大黄	行气通便	气滞便秘证。脘腹满痛不减，大便秘结
	八两	五枚	四两		

（三）剂型更换的变化

剂型更换的变化是指在方剂组成药物及其用量配比不变的基础上，因治疗的需要，而将剂型改变，其治疗作用和主治病证也相应发生变化。如理中丸和人参汤，两方组成和剂量完全一致，主要是剂型的区别。理中丸是将药物为末，蜜炼为丸，治疗脾胃虚寒证，症见脘腹冷痛、纳差便溏等，但病势较缓，取丸以缓治。若改为汤剂内服，则作用快而药力增强，针对病证较急、较重时使用。临床上，根据主证轻重缓急变化的需要而采取丸剂缓治、汤剂急治的更换方式，在方剂运用中较为普遍。

以上三种变化方式，可以分别应用，也可结合应用，尤其是前两种变化形式，临床上常在药味加减的同时，药量也有所变化。或者伴随剂型的变化，药量也进行调整。这些变化方式充分体现出方剂在临床中的具体运用特点，只有掌握组方的原则和变化的精髓，才能制裁随心，以应万变之病情，从而达到预期的治疗目的。

✎ 练一练

"随证加减"属于方剂变化形式中的（　　）

A. 药味加减变化　　　B. 剂型加减变化　　　C. 药量加减变化
D. 君药的变化　　　　E. 以上均不对

答案解析

第二节　方剂的分类与剂型

PPT

一、方剂的分类

历代医家医著中记载的分类方法繁多，各家见仁见智多有不同，从不同的角度对方剂进行分类。其中主要有"七方"说、"十剂"说、按病证分类、按治法分类以及综合分类等。

👁 看一看

方剂与治法密不可分，治法是在辨清证候、辨证审因、辨明病机的基础上，有针对性地采取的基本治疗方法。它是临床运用成方和创制新方的依据和指导原则，即"方从法出，以法统方"。方剂与治法二者之间辩证统一、相互依存。针对具体的治法，清·陈钟龄在《医学心悟》中提出"八法"，即汗、吐、下、和、温、清、消、补，沿用至今，其可对应临床寒热、虚实、表里、阴阳各证，所谓"一法之中，八法备焉，八法之中，百法备焉"，八法均系临床基本治法。

本教材根据以法统方的原则，在常用方剂与中成药中将方剂分为解表、泻下、和解、清热、温里、化痰止咳平喘、开窍、固涩、补益、安神、理血、理气、消食、祛风、祛湿、外用等十五节，使之纲目分明，多而不杂，便于学习和应用。

二、剂型

剂型是方剂组成之后，根据病情及治疗的需要、药物的性质、给药途径，将药物加工制成适宜的形态。方剂是由中药组成的，而剂型是药物应用的最终形式。中医的剂型历史悠久、源远流长，早在《黄帝内经》中就已出现汤、丸、散、膏、酒、丹等剂型。合适的剂型，能发挥药物的最佳疗效，减少毒性和副作用，便于使用、贮存和运输。

中药剂型种类繁多，从给药途径来分，包括内服剂型与外用剂型；从形态来分，有液体、固体、半固体剂型。同时随着制药工业的发展，又研制了许多新的剂型，因此将剂型又可分为传统剂型与现代剂型。其中，传统剂型主要有汤剂、散剂、丸剂、膏剂、丹剂、酒剂、锭剂、糖浆剂、浸膏剂、露剂、茶剂、栓剂、线剂等；现代剂型包含片剂、冲剂、口服液、胶囊、滴丸、气雾剂、针剂等。

（一）汤剂

汤剂古称"汤液"，是将中药饮片加水或酒浸泡后，再煎煮一定时间，去渣取汁后制成的液体剂型。汤剂是中医临床应用最为广泛的一种剂型，既可内服，亦可外用，如洗浴、熏蒸、含漱等。李杲言"汤者，荡也，去大病用之"，可见汤剂具有吸收快、迅速发挥药效的特点。同时，对于病证较重或病情不稳定的患者，汤剂能随时根据病情的需要而灵活加减药物。其灵活加减这一特点，能较全面、灵活地照顾到每一位患者或各类病证的特殊性，使得汤剂成为临床使用最广的一种剂型。汤剂的不足之处是煎煮所需时间较长，味苦量大，不便服用；不便于急救；贮存、携带不方便；儿童服用困难；某些药物有效成分不能煎出，易于挥发等。

（二）散剂

散剂是将中药饮片粉碎、过筛，混合均匀制成的粉末状制剂，有内服和外用两种。内服散剂末细、量少者，可直接冲服，如七厘散、川芎茶调散；另外内服散剂还包含煮散，即将中药饮片捣成粗末加水煮沸取汁服用者，如银翘散。外用散剂一般用于外敷、掺散创面或患病部位，如生肌散、金黄散等。还有吹喉、点眼等外用散剂，如冰硼散、八宝眼药等。散剂具有吸收较快、制作简便、节省药材、不易变质、便于服用及携带等特点。

（三）丸剂

丸剂是将中药饮片研成细粉或药物提取物，加入黏合剂或赋形剂制成的圆球形固体剂型。李杲云"丸者，缓也，舒缓而治之"。丸剂较汤剂，具有吸收较慢、药效持久、节省药材以及便于服用、携带、贮存等特点，多适用于慢性疾病或久病体虚者，如补中益气丸、金匮肾气丸等。但也有丸剂的药性比较峻猛的，取峻药缓治之效，如大黄䗪虫丸等；有含较多芳香药物，不宜入汤剂煎煮而制成丸剂，如苏合香丸等；有含一些贵重或难以入煎的药物而制成丸剂，如安宫牛黄丸等。常用丸剂有蜜丸、水丸、糊丸、浓缩丸等。

1. 蜜丸 将药物细粉以炼制的蜂蜜为黏合剂所制成的小丸，主要分为大蜜丸和小蜜丸两种。蜂蜜性质柔润，作用缓和持久，具备补益和矫味作用，多用于慢性虚弱性疾病，如归脾丸、八珍丸等。

2. 水丸 将药物细粉用水（蒸馏水或冷开水）或药汁、酒、醋等作为黏合剂制成的小丸，又称水泛丸。水丸较蜜丸、糊丸易于崩解溶散，吸收快，适用于多种病证，如防风通圣丸等。

3. 糊丸 将药物细粉用米糊、面糊等黏合剂制成的小丸。糊丸黏合力强，质地坚硬，崩解、溶散迟缓。内服可延长药效，减轻剧毒药的不良反应和胃肠道刺激，如舟车丸等。

4. 浓缩丸 将方中部分或全部药物煎汁浓缩成膏，再与其他药物细粉混合干燥、粉碎，用水、蜂蜜或药汁制成小丸。浓缩丸是在蜜丸和水丸的基础上发展而来，保持了丸剂的优势，又缩小了药剂的体积，较易溶散吸收，可提高药效，如六味地黄丸浓缩丸等。

其他丸剂还有蜡丸、微丸、水蜜丸、滴丸等。

（四）膏剂

膏剂是将药物用水或植物油煎熬浓缩而成的膏状剂型。膏剂分内服和外用两类，内服膏剂有煎膏、流浸膏、浸膏三种；外用膏剂有硬膏、软膏两种。

1. 煎膏 又称膏滋。将药物加水反复煎煮，去渣浓缩后，采用糖或炼蜜制成稠厚的半流体制剂。其特点是体积小，含量高，便于服用，口味甜美，有滋润补益作用，一般用于慢性虚弱性患者，有利于较长时间用药，如鹿胎膏、八珍益母膏等。

2. 软膏 又称药膏。将药物细粉和适宜的基质混合制成，涂在皮肤、黏膜或创面的具有一定稠度的半固体外用制剂。软膏多用于皮肤、黏膜等外在创面，可使药物经局部皮肤或黏膜缓慢吸收而持久发挥疗效，或起保护、滑润的作用，适用于外科疮疡疖肿、烧烫伤等，常用软膏有金黄膏、生肌玉红膏等。

3. 硬膏 又称膏药，古称薄贴。用植物油将药物煎至一定程度去渣，再煎至滴水成珠状，加入黄丹等搅匀、冷却制成的硬膏。硬膏是预先涂在裱褙材料上，后贴敷于皮肤的外用制剂。其常温下为坚韧固体，用前需预热软化，再粘贴在皮肤上。硬膏具备药效持久、用法简单、携带贮存方便等特点，具有祛风散寒、舒筋活络、通络止痛、消肿止痛、去腐生肌等作用，可用于治疗局部或全身性疾病，如疮疡肿毒、跌打损伤、风湿痹证以及腰痛、腹痛等，如风湿膏、狗皮膏药等。

（五）丹剂

丹剂是没有固定形状的剂型。一般指用含有某些矿物质药物，经高温炼制成的不同结晶形状的制品。丹剂多作外用，可研粉涂撒疮面，亦可制成药条、药线和外用膏剂，主要用于疮疡、瘰疬等，如白降丹等。内服丹剂有散剂，亦有丸剂，每以药物贵重或效果显著而名之为丹，如至宝丹等。

（六）酒剂

酒剂又称药酒，古称酒醴。将药物用白酒或黄酒浸泡，或加温隔水炖煮后，去渣取液后制备的澄清液体制剂。酒有活血通络，容易吸收、易于发散的特点，内服外用均可。药酒多用于体虚补养、风湿痹痛或跌打扭伤等，如十全大补酒、风湿药酒等。

（七）栓剂

栓剂古称坐药或塞药。将药物细粉与基质混合制成的一定形状的固体制剂，主要用于腔道内，并在其间溶解而释放药效。栓剂最早见于阴道栓、肛门栓，有杀虫止痒、润滑、收敛等作用。

（八）片剂

片剂是将药材细粉或药材提取物与辅料混合压制而成的片状的制剂。片剂体积小、质量稳定，服用方便，主要供内服，适用于多种疾病，如复方丹参片等，是目前临床常用制剂之一。

（九）冲剂

冲剂是将药材提取物加适量赋形剂或部分药物细粉制成的干燥颗粒状制剂，用时以开水冲服。冲剂具有体积较小、味道可口、作用迅速、服用方便等特点。

（十）口服液

口服液是将药物用水或其他溶剂提取精制而成的内服液体制剂。具有剂量较少、吸收较快、服用方便、口感适宜等优点，如生脉饮口服液等。

（十一）胶囊剂

胶囊剂是将药物研成粉末，并按剂量装入胶囊中而成的制剂。胶囊剂分硬胶囊剂、软胶囊剂（胶丸）和肠溶胶囊剂，大多供口服用。硬胶囊剂是将一定量的药材提取物与药粉或辅料制成均匀的粉末或颗粒，填充于空心胶囊中制成；或将药材粉末直接分装于空心胶囊中制成，如羚羊感冒胶囊等。软胶囊剂是将一定量的药材提取物密封于球形或椭圆形的软质胶囊中，可用滴制法或压制法制备。软胶囊剂外观整洁，易于服用，可掩盖药物的不良气味，提高药物稳定性，有些还能定时、定位释放药物，如藿香正气软胶囊、麻仁软胶囊等。肠溶胶囊剂是硬胶囊或软胶囊经药用高分子材料处理或用其他适宜方法加工而成，其囊壳不溶于胃液，但能在肠液中崩解而释放活性成分。

（十二）注射剂

注射剂亦称为针剂，是将药物经过提取、精制、配制等制成的灭菌溶液、无菌混悬液或供配制成液体的无菌粉末，供皮下、肌内、静脉等注射的一种制剂。注射剂具有剂量准确、药效迅速、适于急救、不受消化系统影响的特点，对于神志昏迷，难于口服用药的患者尤为适宜，如清开灵注射液、生脉注射液等。

以上剂型各有特点，临证应根据病情与方剂特点酌情选用。

第三节　方剂的应用

PPT

方剂的应用包含方剂的煎药法、服药方法及处方的使用。临床治病，虽然药物配伍合理，剂型适宜，但若煎药法或服药法不当，也会影响到整体疗效。

一、煎药法

汤剂是临床最为常用的剂型，汤剂的煎煮直接影响中药的治疗效果。

（一）煎药用具

一般以陶瓷器皿、砂锅为佳，亦可用不锈钢器皿，忌用铜、铁等器皿。因为铜、铁等金属，在与某些药物成分一起加热后易发生化学反应，产生沉淀，降低药效，甚至引起中毒等不良反应。宜选择有盖且容量稍大的器皿，利于药物沸腾时不断翻滚，促使有效成分加速浸出，亦可避免药液外溢而耗损，防止水分蒸发太快。

（二）煎药用水

除处方有特殊要求外，一般以水质纯净为原则，如自来水、井水、矿泉水、纯净水等均可。临床上，也有根据疾病的性质和药物的特点用酒或水酒合煎的。用水量可根据药量、药物吸水程度、火候及煎煮时间而定。每剂药一般煎煮2~3次，第一煎水量可稍多一些，通常以漫过药面3~5cm为宜，第二、三煎可略少，每次取药汁100~200ml。如无特殊要求，将煎取的药液混合均匀后，再分2~3次温服。

（三）煎药火候

火候有"武火""文火"之分，急火大火煎煮谓之"武火"，慢火小火煎煮谓之"文火"。一般煎药先武后文，即先用武火将药液煮至沸腾，转为文火慢慢煎煮。此外，临证应根据药物的性味、质地及所需时间的要求，酌定火候。一般煎煮解表剂、泻下剂，水量宜少，火候宜急，煎煮时间宜短，可煮2次，第一煎15~20分钟，第二煎10~15分钟；若煎煮补益剂、质地坚实的药物如矿物类、甲壳类，或某些有毒药物，水量可略多，火候宜慢，煎煮时间宜长。

（四）煎药方法

1. 一般煎药法　先将药物放入煎药器皿内，加冷水漫过药面，浸泡 20 ~ 30 分钟后，再严格按照上述要求和程序，完成煎煮。煎药时不可频频打开锅盖，以尽量防止气味走失，减少药物挥发及外溢。如不慎煎糊药物，应弃之不用。

2. 特殊煎药法　针对方剂中某些煎法比较特殊的药物，如某些药物有入煎次序和特殊处理的要求，需在煎药的过程中使用特殊煎药方法，如先煎、后下、包煎、单煎、烊化、泡服等。对于这些特殊煎煮的药物，除了煎药法上不同外，还应在处方药物右上方加以注明。

（1）先煎　介壳与矿石类药物，由于质地坚硬，有效成分难以煎出，应打碎先煎，煮沸后 20 分钟左右，再下其他药物，如龟甲、鳖甲、石决明、生牡蛎、生石膏、磁石等。某些药物含有泥沙较多（如灶心土等）或药物质轻量大（如芦根、竹茹、夏枯草等），可先煎取汁，以其药汁代水煎药。对于乌头、附子类有毒药物，需要先煎 30 ~ 60 分钟，以降低毒性等。

（2）后下　气味芳香的药物，多含有挥发油成分，煎煮 5 分钟左右即可，以免气味走散，药效降低，如薄荷、金银花、砂仁等。

（3）包煎　某些药物含有纤毛或体积较小，煎煮时易漂浮在药液表面，或煎煮后可致药液混浊，或对咽喉有刺激作用，如旋覆花、车前子、菟丝子等，应用纱布包好，放入锅内与其他药同煎。

（4）单煎　某些贵重药物，为了避免其有效成分被其他药物吸收，可切片另煎取汁，再与其他药液混合后服用，亦可单独服用，如人参、羚羊角等。

（5）烊化（溶化）　某些胶质药物容易粘锅糊锅，为避免与其他药同煎时黏附于其他药物或粘底焦化，可单独加热融化后，再与煎好的药液兑服，如阿胶、鹿角胶等。

（6）泡服　某些药物不需经过煎煮，直接开水冲泡即可起效，如胖大海、番泻叶等。

（7）冲服　某些芳香或贵重的药物，如麝香、牛黄、琥珀等，应研细末，用药液或温水冲服。

二、服药法

方剂的服法恰当与否，对疗效有一定影响。

（一）服药时间

一般来说，服药时间宜在饭前 1 小时，以利于药物尽快吸收。但对胃肠有刺激的药物，宜在饭后服用，以减轻药物对胃肠道的刺激。

服药时间需根据病位上下、病情轻重、药物剂型以及病证特点来决定。病在上焦，宜饭后服；病在下焦，宜饭前服。补益药、泻下药，宜空腹服；安神药宜临睡卧服。急、重病不拘时间服用；慢性病应定时服用。另外，某些方剂服药时间有特殊要求，如鸡鸣散应五更时服，十枣汤应平旦时服。

（二）服药方法

汤剂通常是一日 1 剂或三日 2 剂，将 1 剂药液平分为 3 ~ 5 次，一日 2 ~ 3 次温服。但特殊情况下，可不拘于时，多次频服或顿服，以增强药力。散剂、丸剂等，一般根据病情和具体药物定量，日服 2 ~ 3 次。

汤剂一般需温服，服用解表剂时取全身持续微汗为度，而服泻下剂应以得下即止，慎勿过剂。热证用寒药，宜热服。如为真寒假热证则宜热药冷服，而真热假寒证则宜寒药热服，以防病势拒药不受，称反佐服药法。服药呕吐者，可少入姜汁。对于使用峻烈、毒性的药物，应谨慎从事，先从小量开始，逐渐增量，有效即止，慎勿过量，以免中毒。

（三）服药食忌

服药食忌在日常中被称为"忌口"，是指服药期间特别需要注意的饮食禁忌。为了保证临床用药的安全和有效，需要特别注意服药食忌。一是疾病本身对饮食的宜忌，如水肿宜少食盐，寒证需忌食生冷，热证需忌食辛辣等；二是药物对饮食的宜忌，如服用含有人参的方剂应忌食萝卜，服地黄、何首乌时忌葱、蒜、萝卜。一般服药期间宜饮食清淡，忌食生冷、油腻、鱼腥、辛辣、酒酪等。

三、药后调理

服药后的调养和护理是服药法的重要环节，它关系着药效的发挥和患者的康复，古代医家非常重视。所谓药后调护就是通过观察患者服药后的反应，有针对性地实施调护，以提高药物疗效，帮助患者早日康复。如服用发汗药物后，特别注意观察患者出汗情况，即有无汗、汗量多少、汗液性质、伴随症状的变化等，判定出汗与治疗之间的关系，决定药物的使用和调护方法。若微汗出后，热退身凉，则可停药；无汗或汗出不畅，可加服热水、热粥，添加衣被以助汗出。服用泻下类方剂，需要特别观察患者大便的情况，大便性状、颜色、数量、气味等，防止泻下无度而伤正。药后给予米汤或清淡素食，以养护胃肠。

古今药量考证

？ 想一想

药后调护的重要性是什么？临床为何需要特别注意饮食调护？

答案解析

目标检测

答案解析

一、单项选择题

1. 中医运用中药预防和治疗疾病的主要形式是（　）
    A. 针灸　　　　　　　　B. 推拿　　　　　　　　C. 导引
    D. 方剂　　　　　　　　E. 气功

2. 针对主病、主证起主要治疗作用的是（　）
    A. 君药　　　　　　　　B. 臣药　　　　　　　　C. 佐助药
    D. 使药　　　　　　　　E. 佐制药

3. 全方药力最强、药味最少的药是（　）
    A. 臣药　　　　　　　　B. 引经药　　　　　　　C. 调和药
    D. 君药　　　　　　　　E. 反佐药

4. 理中丸与人参汤属于（　）
    A. 完全不同的方　　　　B. 药味的加减变化　　　C. 剂型的变化
    D. 药量加减变化　　　　E. 以上均不是

5. 方剂病证分类法，首见于（　）
    A.《黄帝内经》　　　　B.《五十二病方》　　　C.《伤寒杂病论》
    D.《医学心悟》　　　　E.《太平惠民和剂局方》

二、简答题

何谓方剂的组成原则？简述其内容。

三、案例分析题

患者，男，26 岁。因冬季外出受凉，出现严重恶寒，加衣被无法缓解，体温升高，T 38.2℃，自觉头身疼痛明显，尤以头项部位以及背心区域冷痛明显，无汗，咳喘明显，稍有打喷嚏、流清鼻涕，舌苔博白、脉浮紧。

分析：案例中的病名、证候和症状，并拟定治法、选方。

（杨周赟）

书网融合……

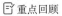重点回顾　　 微课　　　习题

第十四章 常用方剂及中成药

导学情景

情景描述：患者，男，30岁，程序员，经常熬夜，2天前和朋友宵夜吃了烧烤，回家后倒头大睡。晨起咽喉肿痛，流黄黏鼻涕，头痛眩晕。自诉煲中药不方便，又不想吃西药，医生开了牛黄上清丸，2天后，上述症状消失。

情景分析：患者宵夜吃了烧烤，受凉又过食辛热食物，导致咽喉肿痛，流黄黏鼻涕，头痛眩晕，治当辛凉解表。

讨论：牛黄上清丸有什么功效？

学前导语：中成药具有疗效好、服用方便等特点，受到广大患者的喜爱。但是临床使用中成药也要辨证用药，牛黄上清丸含有疏散风热中药，对于风热、风火证更为适用。

中成药是中医方剂的重要组成部分，是以中药材为原料，在中医药基本理论的指导下，按规定的处方和方法加工制成一定的剂型，供临床医生辨证使用或患者根据需要直接购用的一类药物。中医方剂是中成药加工和制作的依据，中成药是方剂的主要体现。考虑到药剂人员的职业特性，为了正确地指导临床用药，本章主要介绍常用中医方剂及中成药的名称、组成（处方）、规格、功效、主治及用法、用量和注意事项。

第一节 解表剂及中成药

PPT

凡以解表药为主组成，具有发汗、解肌、透疹等作用，用来治疗外感表证的方剂及中成药，统称解表剂。属于八法中"汗法"的范畴。

表证有寒、热之分，其中表寒证治宜辛温解表，表热证治宜辛凉解表。患者体质有虚实之别，治宜解表与补益结合应用。若表里同病，治宜表里双解。因此，解表剂分为辛温解表、辛凉解表、扶正解表和表里双解四类。

解表剂多选用辛散轻扬之品，不宜久煎，以免药性耗散，作用减弱。此外，服用该类药物后，宜避风寒，或加衣盖被，以助发汗。汗出以遍身微汗为佳，不宜汗出太过或汗出不透。药后忌食生冷、油腻之品，以免影响药物吸收及药效发挥。

一、辛温解表剂及中成药

辛温解表剂适用于外感风寒表证，表现为恶寒发热、头项强痛、肢体关节酸痛、口不渴、无汗或汗出不畅、舌苔薄白、脉浮紧或浮缓。

麻黄汤
《伤寒论》

【处方】麻黄（去节，三两）9g，桂枝（二两）6g，杏仁（去皮尖，七十个）6g，炙甘草（一两）3g

【功效主治】发汗解表，宣肺平喘。主治外感风寒表实证，症见恶寒发热、头痛身疼、无汗而喘、舌苔薄白、脉浮紧。

【组方分析】方中麻黄发汗解表，宣肺平喘为君药；臣以桂枝解肌发表，温经散寒，两药合用增强麻黄发汗力量，又可使邪气去而营卫和；杏仁降利肺气，与麻黄配伍，一宣一降，以增强麻黄宣肺平喘之功，为佐药；炙甘草调和药性，以制麻黄、桂枝发汗太过，为佐使药。本方是辛温解表的代表方剂，是治疗外感风寒表实证的主方。

【用法用量】水煎服。服药后宜增衣加被，微汗为宜。

【使用注意】体虚及表虚自汗禁用。

桂枝汤
《伤寒论》

【处方】桂枝（三两）9g，芍药（三两）9g，炙甘草（二两）6g，生姜（三两）9g，大枣（十二枚）3枚

【功效主治】解肌发表，调和营卫。主治外感风寒表虚证，症见发热头痛、汗出恶风、鼻鸣干呕、苔白不渴、脉浮缓。

【组方分析】方中桂枝辛温发散以解表，并能调和营卫为君药；芍药酸苦微寒益阴敛营为臣药，方中桂枝、芍药等量同用，散中有收，汗中寓补，使表邪得解，营卫调和；生姜辛温，大枣甘平，姜枣相配能补脾和胃，调和营卫，共为佐使药；炙甘草调和药性，合桂枝辛甘化阳以实卫，合芍药酸甘化阴以和营，为佐使之药。本方发中有补，散中有收，邪正兼顾，阴阳并调。本方是解肌发汗的轻剂，是治疗风寒束表、营卫不和所致的常用方。

【用法用量】水煎服。服药后片刻，喝热稀粥，以助药力；增衣被，微汗为宜。

【使用注意】表实无汗、表寒里热以及温病初起不宜使用。

感冒清热颗粒
《中国药典》

【处方】荆芥穗200g，薄荷60g，防风100g，柴胡100g，紫苏叶60g，葛根100g，桔梗60g，苦杏仁80g，白芷60g，苦地丁200g，芦根160g

【剂型规格】颗粒剂，每袋12g或6g（无蔗糖）或4g（无蔗糖）或3g（含乳糖）。《中国药典》还收载有感冒清热口服液、感冒清热咀嚼片、感冒清热胶囊，其处方、功效主治均同。

【功效主治】疏风散寒，解表清热。用于风寒感冒、头痛发热、恶寒身痛、鼻流清涕、咳嗽咽干。

【组方分析】方中荆芥穗辛温香窜善解表散风为君药；防风、紫苏叶疏风散寒，薄荷、柴胡疏风散热，葛根解肌退热、升津止渴，共为臣药；桔梗、苦杏仁宣肃肺气而祛痰止咳，白芷解表散风、通窍止痛，地丁清热解毒，芦根清热生津止渴，共为佐药。全方共奏疏风散寒、解表清热功效。

【用法用量】开水冲服，一次1袋，一日2次。

【使用注意】风热表证及阴虚内热者不宜使用；严重肝肾功能不全者禁用。

小青龙颗粒
《中国药典》

【处方】麻黄 154g，桂枝 154g，白芍 154g，干姜 154g，细辛 77g，炙甘草 154g，法半夏 231g，五味子 154g

【剂型规格】颗粒剂，每袋6g（无蔗糖）或13g。《中国药典》还收载有小青龙合剂，其处方、功效主治均同。

【功效主治】解表化饮，止咳平喘。用于风寒水饮、恶寒发热、无汗、喘咳痰稀。

【组方分析】方中麻黄、桂枝相须为用，发汗散寒以解表，共为君药，且麻黄又能宣肺平喘，桂枝化气行水。干姜、细辛为臣药，温肺化饮，兼助麻、桂解表祛邪。佐以五味子敛肺止咳，白芍养血和营，半夏燥湿化痰、降逆和胃，炙甘草益气和中、调和诸药，为佐使之用。八药合用，使风寒解，水饮去，则诸症自平。

【用法用量】开水冲服，一次一袋，一日3次。

【使用注意】风热咳喘者、虚喘者不宜使用，阴虚干咳无痰者禁用。

九味羌活丸
《中国药典》

【处方】羌活 150g，防风 150g，苍术 150g，细辛 50g，川芎 100g，白芷 100g，黄芩 100g，甘草 100g，地黄 100g

【剂型规格】水丸，每袋6g或18g。《中国药典》还收载有九味羌活口服液、九味羌活颗粒，其处方、功效主治均同。

【功效主治】疏风解表，散寒除湿。用于外感风寒挟湿所致的感冒，症见恶寒、发热、无汗、头重而痛、肢体酸痛。

【组方分析】方用辛温之羌活，既能发散风寒，又能除湿止痛，为君药；防风、苍术散风寒、祛风湿以助羌活之力，为臣药；白芷、细辛、川芎也能祛风散寒止痛，川芎还可活血，佐以上诸药之力改善兼症；地黄、黄芩清泄里热，以消除郁热、改善口苦等兼症，还可制约各药的温燥药性；甘草缓急止痛，调和药味，与黄芩、地黄共为使药。

【用法用量】姜葱汤或温开水送服。一次6~9g，一日2~3次。

【使用注意】风热表证及阴虚内热者不宜使用。

二、辛凉解表剂及中成药

辛凉解表剂适用于外感风热表证，症见发热、微恶风寒、头痛咽痛、口渴、咳嗽、舌苔薄白或兼微黄、脉浮数。

银翘散
《温病条辨》

【处方】连翘（一两）15g，金银花（一两）15g，桔梗（六钱）6g，薄荷（六钱）6g，竹叶（四钱）4g，生甘草（五钱）5g，荆芥穗（四钱）4g，淡豆豉（五钱）5g，牛蒡子（六钱）6g

【功效主治】辛凉透表，清热解毒。用于温病初起、风热表证，症见发热、无汗或有汗不畅、微恶风寒、头痛口渴、咳嗽咽痛、舌尖红、苔薄白或薄黄、脉浮数。

【组方分析】风温初起，风热之邪侵袭肺卫，治当疏散肺卫风热，清热解毒。方中银花、连翘共为君药，能辛凉解表，清热解毒。薄荷、牛蒡子疏风散热，清利头目，又可解毒利咽；荆芥穗、淡豆豉辛而不烈，温而不燥，助君药发散表邪，均为臣药。芦根、竹叶、桔梗清热生津止渴，宣肺止咳，同为佐使药。生甘草既可调和诸药，又可合桔梗清利咽喉，为佐使药。

【用法用量】共杵为散，每服18g，加芦根15g，水煎服，香气大出，即取服；亦可作汤剂，用量按原方比例酌减。《中国药典》还收载有：银翘解毒丸（浓缩蜜丸）、银翘解毒片、银翘解毒软胶囊、银翘解毒胶囊、银翘解毒颗粒，其处方、功效主治均同。

桑菊饮
《温病条辨》

【处方】桑叶（二钱五分）7.5g，菊花（一钱）3g，杏仁（二钱）6g，连翘（一钱五分）5g，薄荷（八分）2.5g，桔梗（二钱）6g，生甘草（八分）2.5g，芦根（二钱）6g

【功效主治】疏风清热，宣肺止咳。用于风温初起、表热轻证，症见头痛、咳嗽、口干、咽痛、舌尖红苔薄黄、脉浮数。

【组方分析】方中桑叶为君药，能疏散上焦风热、宣肺热而止咳。菊花散风热，清利头目而肃肺；杏仁、桔梗宣肺利气而止咳，三药共为臣药。连翘清热解毒、薄荷疏风散热、芦根生津而止渴，共为佐药。生甘草调和诸药而为使药，且与桔梗相合又能利咽喉。诸药相配伍，能使上焦风热得以疏散，肺气得以宣畅，则表证解，咳嗽止。

【用法用量】水煎服。一日一剂，一日3次。《中国药典》中收载有：桑菊感冒丸、桑菊感冒片、桑菊感冒片合剂，其处方、功效主治均同。

双黄连口服液
《中国药典》

【处方】金银花375g，黄芩375g，连翘750g

【剂型规格】口服液。每支装：规格①10ml（每1ml相当于饮片1.5g）；规格②20ml（每1ml相当于饮片1.5g）；规格③10ml（每1ml相当于饮片3.0g）。《中国药典》中还记载有双黄连颗粒、双黄连片、双黄连胶囊，其处方、功效主治均同。

【功效主治】疏风解表，清热解毒。主治风热感冒，症见发热、咳嗽、咽喉疼痛。

【组方分析】方中金银花清热解毒、疏散风热，为君药；连翘清热解毒，善散上焦风热，黄芩善清肺火及上焦实热，二药共为臣药。

【用法用量】口服。一次20ml（规格①、规格②）或10ml（规格③），一日3次；小儿酌减或遵医嘱。

【使用注意】风寒感冒不适用，脾胃虚寒者慎用。

三、扶正解表剂及中成药

扶正解表剂适用于体虚、又感受外邪所致的表证。

败毒散

《小儿药证直诀》

【处方】柴胡、前胡、川芎、枳壳、羌活、独活、茯苓、炒桔梗、人参（各一两）各9g，甘草（半两）5g

【功效主治】益气解表，散寒祛湿。用于气虚外感证，症见恶寒发热、头项强痛、四肢酸痛、无汗鼻塞、咳嗽有痰、舌苔白腻、脉浮而按之无力。

【组方分析】方中羌活、独活散风解表，祛湿止痛，通治一身上下之风寒湿邪，为主药。柴胡、薄荷辛散解肌，川芎活血祛风，共为臣药，助羌活、独活祛外邪，止疼痛。桔梗、枳壳升降并用，宽胸利气；前胡宣肺祛痰；茯苓、生姜健脾化痰；配以少量人参，培其正气，以鼓邪外出，使风寒湿邪随汗出而解，以上合为佐药。甘草调和诸药为使，兼益气和中。

【用法用量】共为粗末，每服6g，另加生姜、薄荷少量，水煎服。亦可作汤剂，用量按原方比例酌定。

参苏丸

《中国药典》

【处方】党参75g，紫苏叶75g，葛根75g，前胡75g，茯苓75g，半夏（制）75g，陈皮50g，枳壳（炒）50g，桔梗50g，木香50g，甘草50g

【剂型规格】水丸，每袋6~9g。

【功效主治】益气解表，疏风散寒，祛痰止咳。用于身体虚弱、感受风寒者，症见恶寒发热、头痛鼻塞、咳嗽痰多、胸闷呕逆、乏力气短、脉浮而弱。

【组方分析】方中党参益气扶正、紫苏叶解表散风寒，共为主药；葛根、前胡解肌发表，宣肺止咳，为辅药；茯苓、半夏、陈皮、桔梗开胸利气、化痰止咳，枳壳、木香宽胸除满，共为佐药；甘草为使，调和诸药。诸药合用，扶正以助驱邪，驱邪而不伤正。

【用法用量】口服，一次6~9g，一日2~3次。

【使用注意】寒湿者慎用，单纯痰热型咳嗽、气喘者不宜用。

四、表里双解剂及中成药

表里双解剂适用于表里同病，必须既有表证，又有里证。一般是解表药配合清热、泻下、温里药，以达到表里双解的治疗效果。

大柴胡汤

《金匮要略》

【处方】柴胡（半斤）15g，黄芩（三两）9g，芍药（三两）9g，半夏（半升，洗）9g，生姜（五两，切）15g，枳实（四枚，炙）9g，大枣（十二枚，擘）4枚，大黄（二两）6g

【功效主治】和解少阳，内泻热结。用于少阳阳明合病，症见往来寒热、胸胁苦满、呕不止、郁郁微烦、心下满痛或心下痞硬、大便不解或协热下利、舌苔黄、脉弦有力。

【组方分析】方中重用柴胡，疏散少阳半表之邪，为君药。黄芩和解清热，以除少阳之邪；轻用大黄配枳实以内泻阳明热结，行气消痞，为臣药。芍药柔肝缓急止痛，与大黄相配可治腹中实痛，与枳实相伍可以理气和血，以除心下满痛；半夏和胃降逆，配伍大量生姜，以治呕逆不止，共为佐药。大枣与生姜相配，能和营卫而行津液，并调和脾胃，为使药。

【用法用量】水煎，温服。一日一剂，一日3次。

柴胡口服液
《中国药典》

【处方】柴胡 1000g

【剂型规格】口服液，每支 10ml。

【功效主治】解表退热。用于外感发热，症见身热面赤、头痛身楚、口干而渴、舌质红、舌苔黄、脉数。

【用法用量】口服，一次 10~20ml，一日 3 次，小儿酌减。

【使用注意】密封，置阴凉处。放置期间会有少量振摇即散的细微沉淀产生，不影响疗效。

藿香正气水
《中国药典》

【处方】苍术 160g，陈皮 160g，厚朴（姜制）160g，白芷 240g，茯苓 240g，大腹皮 240g，生半夏 160g，甘草浸膏 20g，广藿香油 1.6ml，紫苏叶油 0.8ml

【剂型规格】酊剂，每支 10ml。《中国药典》中还收载有：藿香正气口服液、藿香正气软胶囊、藿香正气滴丸，其处方、功效主治均同。

【功效主治】解表化湿，理气和中。用于外感风寒、内伤湿滞或夏伤暑湿所致的感冒，症见头痛昏重、胸膈痞闷、脘腹胀痛、呕吐泄泻；胃肠型感冒见上述证候者。

【组方分析】方中广藿香油芳香化湿、理气和中兼能解表，为君药。臣以陈皮、半夏理气燥湿，和胃降逆以止呕；茯苓、苍术健脾运湿以止泻，共助藿香内化湿浊而止吐泻。紫苏叶油、白芷解表散寒兼化湿滞，宽中、行气止呕，大腹皮、厚朴行气化湿，畅中行滞，共为佐药。甘草调和诸药而和中。

【用法用量】口服，一次 5~10ml，一日 2 次，用时摇匀。

【使用注意】外感燥热及阴虚火旺者不宜服用。

午时茶颗粒
《中国药典》

【处方】苍术 50g，柴胡 50g，羌活 50g，防风 50g，白芷 50g，川芎 50g，广藿香 50g，前胡 50g，连翘 50g，陈皮 50g，山楂 50g，枳实 50g，炒麦芽 75g，甘草 50g，桔梗 75g，六神曲（炒）50g，紫苏叶 75g，厚朴 75g，红茶 1600g

【剂型规格】颗粒剂，每袋 6g。

【功效主治】祛风解表，化湿和中。主治外感风寒、内伤食积证，症见恶寒发热、头痛身楚、胸闷吐泻或食积脘胀、苔薄白腻。

【组方分析】方中广藿香发表解暑、和中止呕，紫苏叶发表散寒、行气宽中，苍术辛燥湿健脾、散寒解表，三药配伍，外散风寒而解表，内化湿浊而和中，故为君药。陈皮理气燥湿，厚朴燥湿下气，白芷散风寒发表，川芎祛风止痛，羌活解表散寒湿，防风散寒止痛，六药合用，助君药燥湿和中、解表散寒，共为臣药。山楂、炒麦芽、炒六神曲消食行气，健胃和中；枳实破气消积，柴胡疏泄升散，二药一降一升，助行气消积之力；连翘清食积所化之热，又制温药之性；桔梗开宣肺气、前胡降气祛痰、宣散风热；红茶性温，善化痰消食、和中化滞，九药合用，助君臣药和中消积、散风解表，共为佐药。甘草甘平，健脾和中、调和诸药，为使药。

【用法用量】开水冲服，一次 6g，一日 1~2 次。

【使用注意】无饮食积滞感冒或属风热感冒不宜服用。

👁 **看一看**

  连花清瘟胶囊是我国研发生产的专利中药，由连翘、金银花、炙麻黄、炒苦杏仁、石膏、板蓝根、绵马贯众、鱼腥草、广藿香、大黄、红景天、薄荷脑、甘草组成，具有清瘟解毒，宣肺泄热的功效。用于治疗流行性感冒属热毒袭肺证：发热或高热、恶寒、肌肉酸痛、鼻塞流涕、咳嗽、头痛、咽干咽痛、舌偏红、苔黄或黄腻等。

  连花清瘟方含银翘散与麻杏石甘汤，外疏卫表；贯众、板蓝根、鱼腥草助银花和连翘清热解毒，红景天益气养阴，辅以藿香化湿醒脾、辟秽和中、解表，大黄泻下通腑，泄肺逐瘀，驱逐毒秽，肺与大肠相表里，腑气下通，肺热自降。连花清瘟方在疏散外邪的同时重用清热解毒之品，直清气分热毒，可收卫气同治，表里双解之功。连花清瘟方的现代药理研究表明，既有广谱抗病毒作用，又能抗菌、退热消炎、止咳、化痰，调节免疫功能，从而阻断多个病理环节的恶性循环，显示出该药多靶点、多环节的整体治疗优势。

防风通圣丸
《中国药典》

【处方】 防风 50g，荆芥穗 25g，薄荷 50g，麻黄 50g，大黄 50g，芒硝 50g，栀子 25g，滑石 300g，桔梗 100g，石膏 100g，川芎 50g，当归 50g，白芍 50g，黄芩 100g，连翘 50g，甘草 200g，白术（炒）25g

【剂型规格】 水丸，每 20 丸重 1g。《中国药典》中还收载有防风通圣颗粒，每袋装 3g。

【功效主治】 解表通里，清热解毒。用于外寒内热、表里俱实，症见恶寒壮热、头痛咽干、小便短赤、大便秘结、瘰疬初起、风疹湿疮。

【组方分析】 麻黄发汗解表、宣散肺气，荆芥穗散风解表止痒，防风祛风解表胜湿，薄荷疏风解表、清利头目与咽喉，四药合用，既能使外邪从汗而解，又能散风止痒，为君药。大黄泻下攻积、泻火解毒，芒硝泻热通便，滑石利水渗湿、清解暑热，栀子清热泻火利湿，四药合用，既清热泻火，使里热从内而解，又通利二便，使里热从二便分消；石膏清热泻火，黄芩清热燥湿、泻火解毒，连翘清热解毒、疏散风热；桔梗宣肺气、利咽，四药合用，善清热泻火、解毒散结，兼助君药透散表邪，共为臣药。当归补血活血；白芍血敛阴，兼能散血；川芎活血行气、祛风止痛；炒白术善健脾燥湿，四药合用，既养血活血、健脾和中，又祛风除湿，共为佐药。甘草甘平，伍桔梗能清热解毒利咽，并调和诸药，为使药。全方配伍，共奏解表通里、清热解毒之功。

【用法用量】 口服，1 次 6g，1 日 2 次。

【使用注意】 孕妇慎用。

其他解表剂及
解表中成药

✂ **练一练**

解表剂如何辨证选药？

答案解析

答案解析

目标检测

一、单项选择题

1. 麻黄汤与桂枝汤共有的药物是（ ）
   A. 桂枝、芍药   B. 桂枝、杏仁   C. 麻黄、芍药
   D. 甘草、生姜   E. 桂枝、甘草

2. 治疗脾肾阳虚、五更泄泻的方剂是（ ）
   A. 真人养脏汤   B. 四神丸   C. 理中丸
   D. 黄土汤   E. 小建中合剂

3. 麻子仁丸由下列何方加味而来（ ）
   A. 大承气汤   B. 调胃承气汤   C. 小承气汤
   D. 增液汤   E. 增液承气汤

4. 治疗恶寒发热、无汗、头重而痛肢体酸痛的中成药是（ ）
   A. 银翘解毒丸   B. 桂枝合剂   C. 表实感冒颗粒
   D. 九味羌活丸   E. 感冒清热颗粒

5. 治疗外感风寒、内伤食积的中成药是（ ）
   A. 藿香正气水   B. 感冒清热颗粒   C. 正柴胡饮颗粒
   D. 午时茶颗粒   E. 荆防颗粒

二、简答题

1. 以麻黄汤为例说明方剂的组成原则。
2. 写出防风通圣丸的处方来源、药物组成、功效与主治。

三、案例分析题

患者，女，44岁，已婚。患者昨天因外出受凉出现恶寒发热、头痛、鼻塞、流清涕。现症：恶寒重、发热轻，无汗，头痛，肢节酸疼，鼻塞声重，咽痒咳嗽，吐痰稀薄色白，渴喜热饮，舌苔薄白而润，脉浮紧。

分析：案例中的病名、证候和治法，推荐合适的中成药。

（杨丽蓉）

书网融合……

重点回顾   习题

第二节　泻下剂及中成药

PPT

📖 导学情景

情景描述：患者，男，30岁，程序员，经常熬夜，1个月来经常加班，吃方便食品，患者口腔溃疡、牙龈肿痛、大便燥结，自己服牛黄上清丸2天，以上症状并未缓解，到医院就诊，医生开了牛黄解毒丸，服用2天后症状明显缓解。

情景分析：患者常熬夜，久食方便食品，过食辛燥之品，致使燥热内结，出现口腔溃疡、牙龈肿痛、大便燥结，治当清泄燥热。

讨论：牛黄解毒丸在此处具有什么功效？

学前导语：牛黄解毒丸长于清热解毒、泻下，对于火热内盛、燥屎内结证效果更优。

凡以泻下药为主组成，具有通便、攻积、泻热、逐饮等作用，用以治疗里实证的方剂，称为泻下剂。

泻下剂及中成药属于八法中的下法，具有釜底抽薪、攻逐水饮的功效，适用于胃肠积滞、实热内结及水肿停饮等里实证。因里实证的病因有寒热之别，患者的体质有强弱不同，证候表现有热结、寒结、燥结、水结及里实正虚等区别，因此泻下剂的立法用药也不同，本节方剂分为寒下、润下、攻补兼施三类。

服用泻下剂应中病即止，慎勿过剂，以免过泻伤正。对孕妇、产后、月经期、失血患者，以及年老、体弱或病后元气未复者，均应慎用或忌用。若此类患者确有可下之证时，应配伍补益扶正药，以攻补兼施。另服药期间应注意饮食调养，凡生冷、油腻、煎炸等不易消化的食物，均不宜食用。

一、寒下剂及中成药

寒下剂的主要作用是攻下积滞、荡涤实热，适用于里热积滞实证，症见大便秘结，脘腹痞满胀痛，痛而拒按，甚至潮热谵语、舌苔黄厚、脉实。

大承气汤
《伤寒论》

【处方】大黄（四两，酒洗）12g，枳实（五枚）12g，厚朴（八两，去皮，炙）15g，芒硝（三合）9g

【功效主治】峻下热结。阳明腑实证，症见大便不通、频转矢气、脘腹痞满、腹痛拒按、按之则硬，甚或潮热谵语、手足濈然汗出。舌苔黄燥起刺，或焦黑燥裂，脉沉实。热结旁流证，症见下利清谷、色纯青，其气臭秽，脐腹疼痛，按之坚硬有块，口舌干燥，脉滑实。里热实证之热厥、痉病或发狂。

【组方分析】方中大黄泻热通便，荡涤肠胃，为君药；芒硝助大黄泻热通便，并能软坚润燥，为臣药，二药相须为用，峻下热结之力甚强。积滞内阻，则腑气不通，故以厚朴、枳实行气散结，消痞除满，并助芒硝、大黄推荡积滞以加速热结之排泄，共为佐药；四药合用，可使热去便通积消，诸证自除。

【用法用量】水煎，先煮厚朴、枳实，大黄后下，芒硝溶服。一日一剂，一日3次。

当归龙荟丸
《中国药典》

【处方】酒当归100g，龙胆（酒炙）100g，芦荟50g，青黛50g，栀子100g，酒黄连100g，酒黄芩100g，盐黄柏100g，酒大黄50g，木香25g，人工麝香5g

【剂型规格】水丸，每袋6g。

【功效主治】泻火通便。用于肝胆火旺、心烦不宁、头晕目眩、耳鸣耳聋、胁肋疼痛、脘腹胀痛、大便秘结。

【组方分析】方中龙胆、芦荟、青黛泻肝胆实火，为主药；栀子、黄芩、黄连、黄柏泻三焦之实热，大黄泻火通便，为辅药；当归养血为佐；木香、麝香行气开窍为使。诸药合用，共奏清泻肝胆实火之效。

【用法用量】口服，一次6g，一日2次。

【使用注意】孕妇禁用。

二、润下剂及中成药

润下剂适用于年老体弱、病后、产后、阴血不足或阴液不足所致的肠燥津亏、大便秘结证，症见大便干燥、艰涩难出、身热口干、舌燥少津。

麻子仁丸
《伤寒论》

【处方】麻子仁（二升）20g，芍药（半斤）9g，枳实（炙，半斤）9g，大黄（一斤，去皮）12g，厚朴（一尺，炙）9g，杏仁（一升，去皮尖，熬，别作脂）10g

【功效主治】润肠通便。用于肠胃燥热证，症见大便干结、小便频数。

【组方分析】方中火麻仁润肠通便，为君药；大黄通便泄热，杏仁降气润肠，芍药养阴和里，共为臣药；枳实、厚朴下气破结，能加强降泄通便之力，蜂蜜能润燥滑肠，共为佐使药。合用为丸，可使药力在肠中稍作逗留，热去津回，则大便渐通。本方润中有泻而不腻，泻中有润而不峻，为缓下实热燥结之良剂。

【用法用量】上药为末，炼蜜为丸，每次9g，每日1~2次，温开水送服；亦可按原方用量比例酌减，水煎服。

【使用注意】老人、体虚而内无邪热的便秘、孕妇及血虚津亏的便秘应慎用。

👁 看一看

《中国药典》中收载了麻仁丸、麻仁润肠丸、麻仁滋脾丸。麻仁丸的主要成分是火麻仁、苦杏仁、大黄、枳实（炒）、姜厚朴、炒白芍。麻仁润肠丸的主要成分是火麻仁、苦杏仁（炒）、大黄、木香、陈皮、白芍。麻仁滋脾丸的主要成分是大黄（制）、火麻仁、当归、姜厚朴、炒苦杏仁、麸炒枳实、郁李仁、白芍。

三、攻补兼施剂

攻补兼施剂适用于里实正虚的大便秘结证，以脘腹胀满、大便秘结兼气血阴津不足为主要表现。若不攻则不能去其实，不补则无以救其虚，惟有攻补兼施，邪正兼顾，方为两全。

增液承气汤
《温病条辨》

【处方】玄参（一两）30g，麦冬（八钱，连心）25g，细生地（八钱）25g，大黄（三钱）9g，芒硝（一钱五分）4.5g

【功效主治】滋阴增液，泄热通便。用于热结阴亏便秘证，症见大便秘结、下之不通、脘腹胀满，口唇干，舌质红、舌苔黄，脉沉细数。

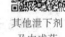

其他泄下剂
及中成药

【组方分析】方中重用玄参为君，滋阴泄热通便；麦冬、生地为臣，滋阴生津，君臣相合，滋阴清热，增液通便；佐以大黄、芒硝泄热通便、软坚润燥。

【用法用量】水煎，芒硝溶化，分2次服。一日一剂，一日3次。

答案解析

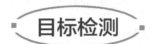

一、单项选择题

1. 泻下剂属"八法"中的（　　）

    A. 汗法   B. 吐法   C. 下法

    D. 温法   E. 清法

2. 麻子仁丸的功效是（　　）

    A. 润肠通便，温肾益精   B. 润肠泻热，行气通便   C. 攻下寒积，温补脾阳

    D. 攻逐水饮   E. 峻下热结

二、简答题

大黄在大承气汤、麻子仁丸中的配伍意义是什么？

（杨丽蓉　李智红）

书网融合……

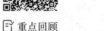
重点回顾

习题

第三节　清热剂及中成药

PPT

导学情景

情景描述：患者，男，30岁。经常熬夜，2天前和朋友宵夜吃烧烤，回家后倒头大睡。晨起咽喉肿痛，流黄黏鼻涕，头痛眩晕。自诉煲中药不方便，又不想吃西药，医生开了牛黄上清丸，2天后，上述症状消失。1个月来经常加班，吃方便食品，患者口腔溃疡、牙龈肿痛、大便燥结，自己服牛黄上清丸2天，以上症状并未缓解，到医院就诊，医生开了牛黄解毒丸，服用2天后症状明显缓解。

情景分析：患者两次生病病因都与饮食不慎有关，饮食过于热气，导致"上火"，治当清热。

讨论：患者两次都是因为"上火"，为什么用药不同？

学前导语：牛黄上清丸含有疏散风热中药，对于风热、风火证更为适用；牛黄解毒丸长于清热解毒，泻下，对于火热内盛、燥屎内结证效果更优。

凡以清热药为主组成，具有清热、泻火、凉血、解毒、清虚热等作用，用以治疗里热证的方剂，统称清热剂。本类方剂治疗原则属于"八法"中的"清法"。

外感六淫及疫毒之邪，皆可入里化热；内伤久病，或汗吐下太过；五志过极，脏腑偏盛，亦可化火。里热证的临床表现有在气分、血分、脏腑之分，实热虚热之异，轻重缓急之殊。故清热剂分为清气分热、清营凉血、清热解毒、清脏腑热、清热祛暑、清虚热六大类。

使用清热剂注意以下四方面：一是辨表里，本类方剂及中成药适用于表证已解，热已入里，且里热已盛，但尚未结实的里热证；二是辨阶段，若热在气分，则清气分热，若治营血，将引邪深入；三是辨虚实，如是实热者，治宜用寒凉之品，如是虚热者，治宜用甘寒之品以滋阴退热；四是勿过剂，本类方剂及中成药性质寒凉，用之太过，易伤中败胃，损伤阳气，故宜中病即止，切勿久服。

一、清气分热剂及中成药

清气分热剂具有清热除烦、生津止渴的作用，适用于热在气分、热盛伤津证，症见壮热、烦渴、大汗出、脉洪大。

白虎汤
《伤寒论》

【处方】石膏（一斤，碎）50g，知母（六两）18g，甘草（二两，炙）6g，粳米（六合）9g

【功效主治】清热生津。用于气分热盛证，症见壮热面赤、烦渴引饮、汗出恶热、脉洪大有力或滑数。

【组方分析】方中重用石膏清泄透解阳明气分之热，为君药；知母清热生津、止渴，为臣药；粳米益胃养阴，炙甘草益胃和中，防石膏过寒伤胃，为佐使药。诸药合用，使邪热得消，津液恢复，而诸证自除。

【用法用量】水煎至米熟汤成，去渣温服。一日一剂，一日3次。

牛黄上清丸
《中国药典》

【处方】人工牛黄2g，薄荷30g，菊花40g，荆芥穗16g，白芷16g，川芎16g，栀子50g，黄连16g，黄柏10g，黄芩50g，大黄80g，连翘50g，赤芍16g，当归50g，地黄64g，桔梗16g，甘草10g，石膏80g，冰片10g

【剂型规格】丸剂，大蜜丸每丸重6g；小蜜丸每100丸重20g；小蜜丸每袋装6g；水蜜丸每100丸重10g；水蜜丸每袋装4g；水丸每16粒重3g。《中国药典》还收载有牛黄上清片、牛黄上清胶囊、牛黄上清软胶囊，其处方、功效、主治均同。

【功效主治】清热泻火，散风止痛。用于热毒内盛、风火上攻所致的头痛眩晕、目赤耳鸣、咽喉肿痛、口舌生疮、牙龈肿痛、大便燥结。

【组方分析】方中人工牛黄、黄连、黄芩、黄柏、石膏清泻心肺胃火，栀子清泻三焦之火，引火从小便而去，大黄泻火通便，引火从大便而下，共为君药。连翘、冰片清热解毒，赤芍、地黄、当归清热凉血，活血消肿，共为臣。薄荷、菊花、川芎、荆芥穗、白芷散风清热，共为佐药。桔梗引药上行，甘草调和诸药，共为使药。

【用法用量】口服。小蜜丸一次 6g，水蜜丸一次 4g，水丸一次 3g，大蜜丸一次 1 丸，一日 2 次。

【使用注意】孕妇、哺乳期妇女及脾胃虚寒、阴虚阳亢者慎用。

二、清营凉血剂及中成药

清营凉血剂具有清营透热、凉血散瘀的作用，适用于温病热入营血证。症见时有谵语，或昏狂、心烦不眠，或斑疹隐隐，或出血、发斑、舌绛而干或舌绛起刺，脉细数。

清营汤
《温病条辨》

【处方】犀角（三钱，水牛角代）3g，生地黄（五钱）15g，玄参（三钱）9g，竹叶心（一钱）3g，麦冬（三钱）9g，丹参（二钱）6g，黄连（一钱五分）5g，银花（三钱）9g，连翘（二钱，连心）6g

【功效主治】清营透热，养阴凉血。用于热入营分证，症见身热夜甚、神烦少寐、口渴或不渴、时有谵语，或斑疹隐隐、舌绛而干、脉细数。

【组方分析】方中用水牛角清营凉血，为君药；玄参、生地、麦冬清热养阴，为臣药；银花、连翘清热解毒，透热转气，黄连、竹叶清心泻火解毒，丹参凉血散瘀；以防血与热结，均为佐药。诸药合用，清营透热，养阴凉血。

【用法用量】水煎服，水牛角镑片先煎，后下余药。一日一剂，一日 3 次。

三、清热解毒剂及中成药

清热解毒剂具有清热、泻火、解毒等作用，适用于热毒证，如三焦火毒炽盛证，症见烦热错语、吐血衄血等；若热毒聚于胸膈，症见身热面赤、胸膈烦热、口舌生疮等；若温毒上攻头面，气血壅滞的大头瘟证，症见头面红肿掀痛、咽喉不利、舌苔黄燥。

黄连解毒汤
《外台秘要》引崔氏方

【处方】黄连（三两）9g，黄芩、黄柏（各二两）各6g，栀子（十四枚，擘）9g

【功效主治】泻火解毒。用于三焦火毒热盛证，症见大热烦躁、口燥咽干、错语、不眠，或热病吐血、衄血，或热甚发斑，或身热下利、湿热黄疸，或外科痈疡疔毒、小便黄赤、舌红苔黄、脉数有力。

【组方分析】方中主药黄连泻火解毒，直折中焦火势；臣以黄芩泻上焦之火，助主药增解毒之力；佐以黄柏泻下焦火毒，栀子通泻三焦，导热下行，使邪热火毒从小便而出。各药苦寒直折，火邪去则热毒解。

【用法用量】水煎服。一日一剂，一日 3 次。

牛黄解毒丸
《中国药典》

【处方】人工牛黄5g，大黄200g，黄芩150g，石膏200g，冰片25g，雄黄50g，桔梗100g，甘草50g

【剂型规格】丸剂。水蜜丸，每100丸重5g；大蜜丸，每丸重3g。《中国药典》还收载有牛黄解毒片，其处方、功效、主治均同。

【功效主治】清热解毒。用于火热内盛、咽喉肿痛、牙龈肿痛、口舌生疮、目赤肿痛。

【组方分析】方用人工牛黄、大黄、黄芩、石膏，清热解毒、泻火通便，共为君药；冰片、雄黄解毒散结、消肿止痛，共为臣药；桔梗清利咽喉，为佐药；甘草解毒、调和诸药，为使药。

【用法用量】口服。水蜜丸一次 2g，大蜜丸一次 1 丸，一日 2～3 次。小片一次 3 片，大片一次 2 片，一日 2～3 次。

【使用注意】孕妇禁用，脾胃虚弱者慎用。

板蓝根颗粒
《中国药典》

【处方】板蓝根 1400g

【剂型规格】颗粒剂。规格①每袋装 5g（相当于饮片 7g）；规格②每袋装 10g（相当于饮片 14g）；规格③每袋装 4g（相当于饮片 7g）；规格④每袋装 3g（无蔗糖，相当于饮片 7g）；规格⑤每袋装 2.5g（无蔗糖，相当于饮片 7g）；规格⑥每袋装 1.8g（无蔗糖，相当于饮片 7g）；规格⑦每袋装 1g（无蔗糖，相当于饮片 7g）。《中国药典》还收载有板蓝根茶，其处方、功效、主治均同。

【功效主治】清热解毒，凉血利咽。用于肺胃热盛所致的咽喉肿痛、口咽干燥、腮部肿胀；热毒壅盛所致的急性扁桃体炎、腮腺炎等。

【用法用量】开水冲服。一次 5～10g（规格①、规格②），或一次 1～2 袋（规格③～规格⑦），一日 3～4 次。

【使用注意】忌烟酒、辛辣、鱼腥食物；服药期间，不宜同时服用滋补性中药。

抗病毒口服液
《中国药典》

【处方】板蓝根 128.57g，石膏 57.14g，芦根 60.71g，地黄 32.14g，郁金 25g，知母 25g，石菖蒲 25g，广藿香 28.57g，连翘 46.43g

【剂型规格】口服液，每支 10ml。

【功效主治】清热祛湿，凉血解毒。用于风热感冒、温病发热及上呼吸道感染、流感、腮腺炎病毒感染等疾病。

【组方分析】板蓝根清热解毒、凉血利咽，石膏清泻肺热、除烦止渴，连翘清热解毒、散结消肿，藿香芳香化浊、和中止呕，四味药合用退热，清利咽喉，消肿止痛、止呕。生地黄、知母清热泻火，生津润燥；芦根清热生津、除烦止呕；石菖蒲化湿开胃，开窍豁痰；郁金活血止痛。

【用法用量】口服，一次 10ml，一日 2～3 次（早饭前和午饭、晚饭后各服一次）；小儿酌减。

【使用注意】风寒感冒、脾胃虚寒者忌服。临床症状较重、病程较长或合并有细菌感染的患者，应加服其他治疗药物。

感冒退热颗粒
《中国药典》

【处方】大青叶 435g，板蓝根 435g，连翘 217g，拳参 217g

【剂型规格】颗粒剂，每袋装 18g，4.5g（无蔗糖）。

【功效主治】清热解毒，疏风解表。用于上呼吸道感染、急性扁桃体炎、咽喉炎属外感风热、热毒壅盛证，症见发热、咽喉肿痛。

【组方分析】方中大青叶、板蓝根清热解毒，凉血利咽；连翘、拳参清热解毒，消肿散结，连翘更具疏散风热的功效，四药合用，共奏清热解毒，疏风解表之效。

【用法用量】开水冲服，一次 1～2 袋，一日 3 次。

【使用注意】风寒感冒、脾胃虚弱者慎用。

三黄片
《中国药典》

【处方】大黄 300g，盐酸小檗碱 5g，黄芩浸膏 21g

【剂型规格】薄膜衣片。小片，每片重 0.26g；大片，每片重 0.52g。

【功效主治】清热解毒，泻火通便。用于三焦热盛所致的目赤肿痛、口鼻生疮、咽喉肿痛、牙龈肿痛、心烦口渴、尿黄、便秘；亦用于急性胃肠炎、痢疾。

【组方分析】方中大黄性味苦寒，泻火解毒，又能攻下通便，为君药；黄芩攻善清热燥湿，为臣药；盐酸黄连素是广谱抗菌药，对多种革兰阳性及阴性细菌有抑制作用。诸药合用，共奏泻火解毒，清热燥湿之效。

【用法用量】口服，小片一次 4 片，大片一次 2 片，一日 2 次；小儿酌减。

【使用注意】孕妇慎用。

清火栀麦片
《中国药典》

【处方】穿心莲 800g，栀子 100g，麦冬 100g

【剂型规格】薄膜衣片，每片重 0.27g、0.31g、0.34g、0.4g、0.42g。

【功效主治】清热解毒，凉血消肿。用于肺胃热盛所致的咽喉肿痛、发热、牙痛、目赤。

【组方分析】方中穿心莲清热解毒，燥湿为君药；栀子泻火除烦，凉血解毒，助君药之功，辅以麦冬养阴生津、清心除烦。三药合用共奏清热解毒，凉血消肿之效。

【用法用量】口服。一次 2 片，一日 2 次。

【使用注意】脾胃虚弱者慎用。

银黄颗粒
《中国药典》

【处方】金银花提取物 100g，黄芩提取物 40g

【剂型规格】颗粒剂，规格①每袋装 4g；规格②每袋装 8g；规格③每袋装 4g（无蔗糖）；规格④每袋装 3g（无蔗糖）；规格⑤每袋装 2g（无蔗糖）；规格⑥每袋装 4g（无蔗糖）。《中国药典》还收载有银黄口服液、银黄丸、银黄片，其处方、功效、主治均同。

【功效主治】清热疏风，利咽解毒。用于外感风热、肺胃热盛所致的咽干、咽痛、喉核肿大、口渴、发热；急慢性扁桃体炎、急慢性咽炎、上呼吸道感染见上述证候者。

【组方分析】方中金银花清热解毒、疏散风热，为君药；黄芩善清上焦热毒，尤善清肺热，为臣药。两药合用，共奏清热疏风、利咽解毒之功。

【用法用量】开水冲服。一次 1～2 袋（规格①、规格③～规格⑤）或一次 0.5～1 袋（规格②、规格⑥），一日 2 次。

【使用注意】脾胃虚弱者慎用。

四、清脏腑热剂及中成药

清脏腑热剂适用于热邪偏盛于某一脏腑所致的火热证候，如心经热盛、肺中有热、肝胆实火、热在胃腑、热在大肠等。

导赤丸
《中国药典》

【处方】连翘 120g，黄连 60g，栀子（姜炒）120g，木通 60g，玄参 120g，天花粉 120g，赤芍 60g，大黄 60g，黄芩 120g，滑石 120g

【剂型规格】水蜜丸，每 10 粒重 1g；大蜜丸，每丸重 3g。

【功效主治】清热泻火，利尿通便。用于上焦火热内盛所致的口舌生疮、咽喉疼痛、心胸烦热、小便短赤、大便秘结。

【组方分析】方中黄芩、黄连、栀子苦寒以清心肺之火热，共为君药。连翘清心宣散上焦之热，玄参、赤芍清热凉血解毒，木通上清心火、下利小肠，大黄清热解毒、泻下通便，共为臣药。滑石利水通淋，天花粉清热生津，共为佐药。诸药合用，能清热泻火、利尿通便。

【用法用量】口服。水蜜丸一次 2g，大蜜丸一次 1 丸，一日 2 次；周岁以内小儿酌减。

【使用注意】脾胃虚弱者慎用。

龙胆泻肝丸
《中国药典》

【处方】龙胆 120g，黄芩 60g，栀子（炒）60g，泽泻 120g，木通 60g，酒当归 60g，地黄 120g，柴胡 120g，炙甘草 60g，盐车前子 60g

【剂型规格】蜜丸，小蜜丸每 100 丸重 20g；大蜜丸每丸重 6g。水丸，每袋 6g。

【功效主治】清肝胆，利湿热。用于肝胆湿热、头晕目赤、耳鸣耳聋、耳肿疼痛、胁痛口苦、尿赤涩痛、湿热带下。

【组方分析】方中龙胆上清肝胆实火，下泻肝胆湿热，为君药。黄芩、栀子苦寒，泻火解毒、燥湿清热，为臣药。车前子、木通、泽泻清利湿热，使湿热之邪从小便排出；当归、生地黄养血益阴，使祛邪而不伤正，共为佐药。柴胡疏畅肝胆，并能引诸药入肝经；柴胡与归、芍相伍，以疏肝、养肝、柔肝；甘草益气和中，调和诸药，共兼佐使之功。

【用法用量】口服。小蜜丸一次 6 ~ 12g（30 ~ 60 丸），大蜜丸一次 1 ~ 2 丸，一日 2 次。水丸，一次 3 ~ 6g，一日 2 次。

【使用注意】孕妇慎用。忌烟、酒及辛辣食物。

左金丸
《中国药典》

【处方】黄连 600g，吴茱萸 100g

【剂型规格】水丸，每袋 6g。《中国药典》还收载有左金胶囊，其处方、功效、主治均同。左金胶囊，每粒装 0.35g。

【功效主治】疏肝和胃，泻火止痛。用于肝火犯胃、脘胁疼痛、口苦嘈杂、呕吐酸水、不喜热饮。

【组方分析】方中重用苦寒之黄连为君药，清心火以泻肝火，清胃热，降胃火，对肝火犯胃之呕吐吞酸尤为适宜。吴茱萸散肝郁，降逆止呕，性温制黄连之寒，为佐药。二药辛开苦降，寒热并用，泻火而不凉遏，温通而不助热，使肝火得清，胃气得降，则诸症自愈。

【用法用量】口服，饭后服用。水丸一次 3 ~ 6g，一日 2 次。胶囊一次 2 ~ 4 粒，一日 2 次。15 日为一个疗程。

【使用注意】不适用于脾胃阴虚，主要表现为口干、舌红少津、大便干。

二妙丸
《中国药典》

【处方】苍术（炒）500g，黄柏（炒）500g

【剂型规格】水丸，每100粒重6克。

【功效主治】燥湿清热。用于湿热下注之足膝红肿热痛、下肢丹毒、白带、阴囊湿痒。

【组方分析】方中黄柏苦寒清除湿热，为冶下焦湿热之要药；苍术苦温香燥，二药配伍，阴阳相济，寒温协调，共成清热燥湿，标本兼顾之法。

【用法用量】口服，一次6~9g，一日2次。

【使用注意】阴虚者禁用。

黄连上清丸
《中国药典》

【处方】黄连10g，栀子（姜制）80g，连翘80g，炒蔓荆子80g，防风40g，荆芥穗80g，白芷80g，黄芩80g，菊花160g，薄荷40g，酒大黄320g，黄柏（酒炒）40g，桔梗80g，川芎40g，石膏40g，旋覆花20g，甘草40g

【剂型规格】丸剂，水丸每袋装6g；水蜜丸每40丸重3g；小蜜丸每100重20g；大蜜丸每丸重6g。《中国药典》还收载有黄连上清片、黄连上清胶囊、黄连上清颗粒，其处方、功效、主治均同。

【功效主治】散风清热，泻火止痛。用于风热上攻、肺胃热盛所致的头晕目眩、暴发火眼、牙齿疼痛、口舌生疮、咽喉肿痛、耳痛耳鸣、大便秘结、小便短赤。

【组方分析】方中黄连、黄芩、黄柏、石膏清热泻火，栀子、大黄引热从二便而出，共为君药。连翘清热解毒，菊花、荆芥穗、白芷、蔓荆子、川芎、防风、薄荷疏散风热，共为臣药。旋覆花降逆和中，为佐药。桔梗宣肺、利咽，引药上行，甘草调和诸药，共为使药。诸药相合，清上泻下，风热双解。

【用法用量】口服，水丸或水蜜丸一次3~6g，小蜜丸一次6~12g（30~60丸），大蜜丸一次1~2丸，一日2次。

【使用注意】忌食辛辣食物；孕妇慎用，脾胃虚寒者禁用。

西瓜霜润喉片
《中国药典》

【处方】西瓜霜20g，冰片0.6g，薄荷素油1g，薄荷脑1.2g

【剂型规格】含片，规格①每片重0.6g；规格②每片重0.6g（无蔗糖）；规格③每片重1.2g。

【功效主治】清音利咽，消肿止痛。用于防治咽喉肿痛、声音嘶哑，喉痹、喉痈、喉蛾，口糜、口舌生疮、牙痛；急、慢性咽喉炎，急性扁桃体炎，口腔溃疡，口腔炎，牙龈肿痛。

【组方分析】方中以西瓜霜为君药，清消局部之毒肿，且有止痛效用；配以冰片、薄荷清火解毒、辟秽除腐。共奏清音利咽，消肿止痛之效。

【用法用量】含服，每小时含化2~4片（规格①、规格②）或每小时含化1~2片（规格③）。

【使用注意】孕妇禁用。

五、清热祛暑剂及中成药

清热祛暑剂适用于夏月暑热证。暑多夹湿，夏暑炎热，人多喜贪凉露卧，易兼表寒，暑为阳邪，其性升散，易伤气阴，故症见身热烦渴、汗出体倦、小便短赤、舌红、脉数或洪大。

六一散
《中国药典》

【处方】 滑石粉 600g，甘草 100g

【剂型规格】 散剂，每袋 9g。

【功效主治】 清暑利湿。主治暑湿证，症见发热、身倦、口渴、泄泻、小便黄少；外用治痱子、刺痒等。

【组方分析】 方中滑石甘淡性寒，体滑质重，能清解暑热、通利水道，以解暑湿所致的小便不利及泄泻，为君药；生甘草甘平偏凉，能清热解毒、益气和中，为臣药。二药合用，清暑利湿，能使三焦暑湿之邪从下焦渗泄，则热、渴、淋、泻诸症可愈。

【用法用量】 每服 6～9g，包煎，或温开水调服，每日 1～2 次；亦常加入其他方药中煎服，入汤剂时按比例酌情增减。外用，扑撒患处。

【使用注意】 阴虚，内无湿热，或小便清长者忌用，孕妇忌服。

十滴水
《中国药典》

【处方】 樟脑 25g，干姜 25g，大黄 20g，小茴香 10g，肉桂 10g，辣椒 5g，桉油 12.5ml

【剂型规格】 酊剂，每瓶 5ml 或 10ml。《中国药典》还收载有十滴水软胶囊，其处方、功效、主治均同。

【功效主治】 健胃，祛暑。用治中暑，症见头晕、恶心、腹痛、胃肠不适。

【组方分析】 方中大黄清热解暑，降气通腑；桉油祛风解暑；肉桂、小茴香、干姜、辣椒温中散寒，和胃止吐，缓痛止泻；樟脑通窍辟秽止痛。诸药配伍，共奏健脾散风、清凉解暑之功。

【用法用量】 口服，一次 2～5ml，儿童酌减。

【使用注意】 孕妇忌服。驾驶员和高空作业者慎用。

◉ 看一看

藿香正气水与十滴水是常见的家庭防暑应急药品。这两种中成药均能治疗夏季暑热引起的胃肠不适、腹痛恶心等症状，也有区别。藿香正气水擅长治疗夏季风寒湿邪所引起的夏季感冒、胃肠炎等疾病，治疗范围较广泛，既可治疗夏秋的各种感冒及胃肠炎等，又可用于中暑引起的胃肠不适；十滴水仅用于中暑，即感受暑热引起的头晕昏迷、胃肠不适等。另外，十滴水所含的药物成分有一定毒性，故不宜多服。

六合定中丸
《中国药典》

【组成】 广藿香 16g，紫苏叶 16g，香薷 16g，木香 36g，檀香 36g，姜厚朴 48g，枳壳（炒）48g，陈皮 48g，桔梗 48g，甘草 48g，茯苓 48g，木瓜 48g，炒白扁豆 16g，炒山楂 48g，六神曲（炒）192g，麦芽（炒）192g，稻芽（炒）192g

【剂型规格】 水丸，每袋 6g；蜜丸，每丸 9g。

【功效主治】 祛暑除湿，和中消食。主治夏伤暑湿、宿食停滞证，症见恶寒头痛、胸闷恶心、吐泻腹痛。

【组方分析】方中藿香、苏叶、香薷祛暑解表散寒；檀香、木香、陈皮、厚朴、枳壳、舒理中焦气滞，醒脾开胃；茯苓、扁豆、木瓜祛暑利湿，健脾止泻；神曲、麦芽、稻芽、山楂健胃消食，化滞除满；桔梗、甘草清利咽喉。诸药合用，共奏祛暑除湿，和中消食之功。

【用法用量】口服，水丸，一次 3～6g，蜜丸，一次一丸，一日 2～3 次。

【使用注意】服药期间不宜服用滋补性中成药。

甘露消毒丸
《中国药典》

【处方】滑石 300g，茵陈 220g，石菖蒲 120g，木通 100g，射干 80g，豆蔻 80g，连翘 80g，黄芩 200g，川贝母 100g，藿香 80g，薄荷 80g

【剂型规格】水丸，每袋 6g。

【功效主治】芳香化湿，清热解毒。用于暑湿蕴结、身热肢痠、胸闷腹胀、尿赤黄疸。

【组方分析】方中重用滑石、茵陈、黄芩三药，其中滑石清利湿热而解暑，茵陈清利湿热而退黄，黄芩清热解毒而化湿，共为君药。臣以菖蒲、白蔻、藿香芳香化湿，醒脾祛湿。薄荷、射干、贝母、连翘清肺热，利咽喉，轻清宣畅，清热解毒；木通清热利尿，引湿热从小便而出，皆为佐药。

【用法用量】口服。一次 6～9g，一日 2 次。

【使用注意】服药期间忌食辛辣油腻食物。

六、清虚热剂及中成药

清虚热剂及适用于热病后期，邪留未尽，阴液已伤或肝肾阴虚所致的虚热证。症见暮热早凉，或骨蒸潮热或久热不退，舌红少苔。

青蒿鳖甲汤
《温病条辨》

【处方】青蒿（二钱）6g，鳖甲（五钱）15g，细生地（四钱）12g，知母（二钱）6g，丹皮（三钱）9g

【功效主治】养阴透热。主治温病后期，阴液耗伤，邪伏阴分。症见夜热早凉、热退无汗、舌红苔少、脉细数。

【组方分析】方中鳖甲直入阴分，滋阴退热，青蒿芳香，清热透络，能引热邪外出，共为君药；生地、知母养阴清热，丹皮凉血泄热均为臣药。诸药合用，滋阴清热，透达并举，养阴而不留邪，清热而不伤正，相辅相成，则诸症自除。

【用法用量】上药以水五杯，煮取二杯，日再服。

【使用注意】纯虚无热者不宜用。

玄麦甘桔颗粒
《中国药典》

【处方】玄参 80g，麦冬 80g，甘草 80g，桔梗 80g

【剂型规格】颗粒剂。每袋装 10g、6g（低蔗糖）、5g（无蔗糖）。《中国药典》还收载有玄麦甘桔胶囊、玄麦甘桔含片，其处方、功效、主治均同。

【功效主治】清热滋阴，祛痰利咽。用于阴虚火旺、虚火上浮、口鼻干燥、咽喉肿痛。

【组方分析】方中玄参能滋阴降火，解毒散结，为君药；麦门冬养阴润肺，以治肺燥干咳，为臣药；生甘草清热解毒，祛痰止咳，为佐药；桔梗开提肺气，祛痰利咽，为使药。诸药相伍，共奏清热滋阴，润肺止咳，祛痰利咽之功效。

【用法用量】开水冲服。一次 1 袋，一日 3~4 次。

【使用注意】实热证禁用。

其他清热剂
及中成药

答案解析

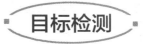

一、单项选择题

1. 白虎汤组成不含有 （　　）

　　A. 石膏　　　　　　　　　B. 知母　　　　　　　　　C. 黄柏

　　D. 炙甘草　　　　　　　　E. 粳米

2. 清营汤主治证中身热的特点是

　　A. 夜热早凉　　　　　　　B. 身热夜甚　　　　　　　C. 午后身热

　　D. 入暮发热　　　　　　　E. 谵语身热

3. 黄连解毒汤的组成药物是 （　　）

　　A. 黄连、黄芩、黄柏、秦皮　　　　　B. 黄连、黄芩、黄柏、白头翁

　　C. 黄连、秦皮、黄柏、白头翁　　　　D. 黄连、黄芩、黄柏、栀子

　　E. 黄连、秦皮、黄柏、栀子

4. 感冒退热颗粒的药物组成不包括 （　　）

　　A. 大青叶　　　　　　　　B. 板蓝根　　　　　　　　C. 连翘

　　D. 拳参　　　　　　　　　E. 黄芩

5. 导赤散的君药为 （　　）

　　A. 生地　　　　　　　　　B. 竹叶　　　　　　　　　C. 木通

　　D. 生地和木通　　　　　　E. 生地和竹叶

二、简答题

清热剂的使用注意事项有哪些？

（杨丽蓉）

书网融合……

重点回顾　　　　　　习题

第四节　温里剂及中成药

PPT

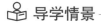 导学情景

情景描述：患者，男，50 岁，素嗜烟酒，耽于劳累，渐至全身乏力、消瘦、纳少，手足麻木，便

溏，尿频，时有失禁，病已七八年，无法工作。舌淡胖润有齿痕，脉弱。

情景分析：患者年逾五旬，素嗜烟酒，耽于劳累，渐至"全身乏力、消瘦、纳少、手足麻木、便溏，尿频，时有失禁"等症，舌脉之象，均提示阳虚水湿偏盛。

讨论：针对患者病情，当选用何方治疗？

学前导语：患者阳虚气弱，水湿内生，当培补阳气，兼利水湿，当选用四逆汤加黄芪、白术、茯苓等以扶阳益气，温化水湿。

凡以温热药为主组成，具有温里助阳、散寒通脉等作用，治疗里寒证的方剂，统称温里剂。属于"八法"中的"温法"。

外寒入里伤阳或寒从内生，阴寒之邪深入脏腑经络之间，阳气受损，可致里寒证。里寒证因病位不同分为中焦虚寒、亡阳欲脱、经脉寒凝等证，治宜温中散寒、回阳救逆、温经散寒，故温里剂分为温中祛寒、回阳救逆、温经散寒三类。

温里剂少数药物有毒，应注意炮制、用法用量，以保证用药安全。另外温里剂禁用于热证、真热假寒证，素体阴虚或失血之人及孕妇应慎用。

一、温中祛寒剂及中成药

温中祛寒剂适用于中焦虚寒证，症见脘腹胀痛、呕吐下利、不思饮食、肢体倦怠、手足不温、舌苔白滑、脉沉细或沉迟。

理中丸
《伤寒论》

【处方】党参75g，土白术75g，炙甘草75g，炮姜70g

【剂型规格】丸剂，每丸重9g。

【功效主治】温中散寒，健胃。用于脾胃虚寒，呕吐泄泻，胸满腹痛，消化不良。

【组方分析】方中炮姜苦辛温散，微涩兼收，善温中祛寒以治本，又能止泻、止痛以治标，为君药。党参甘补性平，善补气健脾，助君药振奋脾阳而祛寒健胃，为臣药。土炒白术甘温苦燥，善益气健脾、燥湿利水，可助君臣药燥脾湿、复脾运、升清阳、降浊阴，为佐药。炙甘草甘平偏温，善补脾益气、缓急止痛，兼调和诸药，为使药。全方共奏温中祛寒、健胃之功，主脾胃虚寒所致的呕吐泄泻、胸满腹痛、消化不良。

【用法用量】口服。一次1丸，一日2次。小儿酌减。

【使用注意】忌食生冷油腻，不宜消化的食物。

小建中合剂
《中国药典》

【处方】桂枝111g，白芍222g，炙甘草74g，生姜111g，大枣111g

【剂型规格】合剂，每支10ml。《中国药典》还收载有小建中片、小建中颗粒，其处方、功效、主治均同。

【功效主治】温中补虚，缓急止痛。主治脾胃虚寒所致的脘腹挛痛，喜温喜按、按之则痛减，饮食减少，面色无华，舌淡苔白，脉弦细涩，或脾胃虚寒引起的虚劳发热、心悸不宁等或胃及十二指肠溃疡见上述证候者。

【组方分析】方中重用甘温质润之饴糖熬制，益脾气、温脾阳，为君药。桂枝助饴糖温中扶阳，芍药助饴糖滋阴养血，为臣药。炙甘草甘温益气，既合饴糖、桂枝辛甘化阳，益气温中，又合饴糖、芍药酸甘化阴，养肺滋脾，缓急止痛。生姜温胃，大枣补脾，和营卫，共为佐药。炙甘草调和诸药，又为使药。诸药合用，共奏温中补虚，缓急止痛之功。

【用法用量】 口服，一次 20 ~ 30ml，一日 3 次，用时摇匀。

【使用注意】 阴虚火旺等有内热者不宜使用。

香砂养胃丸
《中国药典》

【处方】 木香 210g，砂仁 210g，白术 300g，陈皮 300g，茯苓 300g，半夏（制）300g，醋香附 210g，枳实（炒）210g，豆蔻（去壳）210g，姜厚朴 210g，广藿香 210g，甘草 90g，生姜 90g，大枣 150g

【剂型规格】 水丸，每袋 9g。《中国药典》还收载有香砂养胃丸（浓缩丸）、香砂养胃颗粒，其处方、功效、主治均同。

【功效主治】 温中和胃。用于胃阳不足、湿阻气滞所致的胃痛、痞满，症见胃痛隐隐、脘闷不舒、呕吐酸水、嘈杂不适、不思饮食、四肢倦怠。

【组方分析】 方中白术、茯苓益气、健脾、养胃渗湿，为君药。辅以香附、砂仁、藿香行气和胃，温中燥湿。佐以半夏、陈皮、生姜和中降逆，温中止呕，木香、豆蔻、枳实、厚朴宽中散滞，行气止痛。甘草健脾和中、调和诸药，为佐药。

【用法用量】 口服，水丸一次 9g，一日 2 次；浓缩丸，一次 8 丸，一日 3 次。

【使用注意】 忌食生冷油腻食物。

二、回阳救逆剂及中成药

回阳救逆剂适用于阳气衰微，阴寒内盛或阴盛格阳的危重病证，症见四肢厥逆、精神萎靡、恶寒蜷卧，甚或冷汗淋漓、脉微欲绝。

四逆汤
《中国药典》

【处方】 淡附片 300g，干姜 200g，炙甘草 300g

【剂型规格】 口服液，每支 10ml。

【功效主治】 温中祛寒，回阳救逆。用于阳虚欲脱、冷汗自出、四肢厥逆、下利清谷、脉微欲绝。

【组方分析】 方中附子大辛大热，为回阳祛寒要药，其力迅速，走而不守，为君药。干姜温中祛寒，守而不走，与附子配合，回阳作用更加显著，为臣药。炙甘草甘缓和中，温养阳气，一则可以缓和干姜、附子之燥热，解附子之毒；二则能补中益气，协助干姜、附子发挥回阳固脱作用，为佐使药。三药合用，相辅相成，大能温暖脾胃，回阳救逆，治疗阴盛阳衰、亡阳厥逆之证，故方名"四逆"。

【用法用量】 口服，一次 10 ~ 20ml，一日 3 次，或遵医嘱。

【使用注意】 若服药后出现呕吐拒药，可将药液置凉后服用。本方纯用辛热之品，中病手足温和即止，不可久服。真热假寒者忌用。

三、温经散寒剂及中成药

温经散寒剂适用于寒凝经脉证，症见手足厥寒或肢体疼痛，多为阳气虚弱、营血不足、寒邪入侵经脉、血行不畅所致。

艾附暖宫丸
《中国药典》

【处方】艾叶（炭）120g，醋香附240g，制吴茱萸80g，肉桂20g，当归120g，川芎80g，白芍（酒炒）80g，地黄40g，炙黄芪80g，续断60g

【剂型规格】小蜜丸；大蜜丸，每丸9g。

【功效主治】理气养血，暖宫调经。用于血虚气滞、下焦虚寒所致的月经不调、痛经，症见行经后错、经量少、有血块、小腹疼痛、经行小腹冷痛喜热、腰膝酸痛。

【组方分析】方中重用香附理气疏肝，调经止痛；当归、地黄、白芍、川芎补血活血，调理冲任；炙黄芪益气扶阳；艾叶炭、肉桂、吴茱萸暖宫温经，散寒止痛；续断补肝肾，强腰膝。诸药合用，共奏暖宫调经，理气补血之功效。

其他温里剂
及中成药

【用法用量】口服，小蜜丸一次9g，大蜜丸一次1丸，一日2~3次。

【使用注意】饮食宜清淡，忌服生冷食物，避免受寒。

👁 看一看

四逆散、四逆汤、当归四逆汤三方在主治病证上的异同

相同点：当归四逆汤、四逆汤、四逆散三方均以"四逆"命名，主治证中皆有"四逆"症状。

不同点：三方的病机与临床证候有差别。

四逆散证是因外邪传经入里，阳气内郁而不达四末所致，故其逆冷仅在肢端，不过肘膝，尚可见身热、脉弦等症。四逆汤之厥逆是因阴寒内盛，阳气衰微，无力到达四末而致，故其厥逆严重，冷过肘膝，并伴有神衰欲寐、腹痛下利、脉微欲绝等症。当归四逆汤之手足厥寒是血虚受寒、寒凝经脉、血行不畅所致，因其寒邪在经不在脏，故肢厥程度较四逆汤证为轻，并兼见肢体疼痛等症。

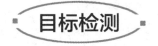

答案解析

一、选择题

（一）单项选择题

1. 理中丸的组成药物是（　　）

    A. 人参、生姜、炙甘草、白术

    B. 人参、生姜、炙甘草、大枣

    C. 人参、干姜、炙甘草、白术

    D. 人参、干姜、炙甘草、大枣

    E. 人参、白术、炙甘草、大枣

2. 小建中合剂的君药是（　　）

    A. 桂枝　　　　　　　B. 饴糖　　　　　　　C. 芍药

    D. 生姜　　　　　　　E. 大枣

3. 患者四肢厥冷，恶寒蜷卧，神衰欲寐，面色苍白，腹痛下利，呕吐不渴，舌苔白滑，脉细微。治宜选用（　　）

    A. 肾气丸　　　　　　B. 四逆汤　　　　　　C. 当归四逆汤

D. 理中丸　　　　　　E. 真武汤

（二）多项选择题

4. 治疗脾胃虚寒的中成药有（　　）

A. 小建中合剂　　　　B. 理中丸　　　　　　C. 附子理中丸

D. 四逆散　　　　　　E. 玉屏风胶囊

二、简答题

四逆散、四逆汤、当归四逆汤均治"四逆"，其病机与临床证候有何区别？

（杨丽蓉）

书网融合……

🔲 重点回顾

🔲 习题

第五节　化痰止咳平喘剂及中成药 🅔微课

PPT

📖 导学情景

情景描述：患者，男，5 岁，1 周前受凉后突然高热、咳喘，现症见发热，体温 39℃，无汗，咳嗽气促，喉间痰鸣，咯痰不利，面红，口渴，纳差，小便黄，大便干结，舌红苔白腻，脉滑。

情景分析：患者受凉后，出现"高热，咳嗽气促，喉间痰鸣，咯痰不利，口渴，纳差，小便黄，大便干结"等症，舌脉之象，均提示痰食阻滞。

讨论：针对患者病情，当选用何方治疗？

学前导语：患者痰食阻滞，肺失宣降，郁而化热，当选用三子养亲汤加瓜蒌仁、葶苈子、紫菀、桑白皮等，以宣肺化痰，降气消食。

凡以化痰止咳平喘药为主组成，具有消除痰涎的作用，用以治疗痰病的方剂，称为化痰止咳平喘剂，属于"八法"中"消法"的范畴。

化痰止咳平喘剂及中成药适用于痰证所致的各种病证。痰是水液代谢异常所产生的病理产物。痰病的范围很大，痰之为病，无处不到，可留滞于脏腑、经络、肢体而致病。痰饮阻肺则咳嗽、喘息；痰阻清阳则头痛、眩晕；痰阻心胸则胸痛、心悸；痰阻咽喉则为梅核气；痰饮停胃则呕吐、反胃；痰蒙心窍则癫狂、惊痫、中风、痰厥；痰阻经络则发痰核、瘰疬、阴疽等。《医方集解》中提到痰"在肺则咳，在胃则呕，在头则眩，在心则悸，在背则冷，在胁则胀，其变不可胜穷也"，可见痰病的病变部位及临床表现多样。

痰病较为复杂，成因很多，故治法各不相同。就其性质可分为湿痰、热痰、燥痰、寒痰、风痰等五种。如湿痰多由脾失健运，湿聚成痰，治宜燥湿健脾化痰；热痰多因火热内郁，炼液为痰，治宜清热化痰；燥痰多因肺燥阴虚，虚火灼津为痰，治宜润肺化痰；寒痰则多因脾肾阳虚，寒饮内停，或肺寒留饮，治宜温阳化痰；风痰多因肝风内动，挟痰上扰，治宜息风化痰。据此将本节分为燥湿化痰剂及中成药、清热化痰剂及中成药、润燥化痰剂及中成药、温化寒痰剂及中成药和息风化痰剂及中成药五类。

由于痰饮多由湿聚而成，湿的产生主要源于脾、肾功能的异常。《医宗必读》中提出"脾为生痰之源，治痰不理脾胃，非其治也"；同时，如肾虚不能制水，则水泛为痰，张景岳提出"五脏之病，虽具能生痰，然无不由乎脾肾"，故在使用化痰止咳平喘剂时要注意健脾祛湿或酌情加入益肾之品，以治生痰之源，标本同治。痰随气而升降流行，气滞则痰聚，气顺则痰消。诚如庞安常所言："善治痰者，不治痰而治气，气顺则一身津液亦随气而顺矣。"故化痰止咳平喘剂中常配伍理气药。对于痰流经络、肌腠而致瘰疬、痰核及痰蒙心窍者，还需结合软坚散结、疏通经络、化痰开窍之品方可奏效。

总之，运用化痰止咳平喘剂及中成药时，既要辨别痰的性质，即寒热燥湿的不同，又应注意病情，分清标本缓急，并根据需要配伍，灵活运用。

一、燥湿化痰剂及中成药

燥湿化痰剂及中成药适用于湿痰证，症见咳嗽痰多、色白易咳、胸脘痞闷、呕恶眩晕、肢体困倦、舌苔白腻或白滑、脉缓或滑等。常用燥湿化痰药如半夏、南星等为主，配伍健脾除湿及理气药如白术、茯苓、陈皮等组成方剂及中成药，如二陈汤。

二陈丸
《中国药典》

【处方】陈皮 250g，半夏（制）250g，茯苓 150g，甘草 75g

【剂型规格】丸剂，以上四味，粉碎成细粉，过筛，混匀。另取生姜 50g，捣碎，加水适量，压榨取汁，与上述粉末泛丸，干燥，即得。

【功效主治】燥湿化痰，理气和中。用于湿痰证，症见咳嗽痰多、色白易咳、胸闷、恶心呕吐、肢体困倦、心悸、眩晕、舌苔白腻、脉滑。

【组方分析】方中半夏辛温性燥，燥湿化痰，降逆止呕，为君药；陈皮理气化痰，芳香醒脾，使气顺痰消，为臣药。君臣相配，等量合用，不仅相辅相成，增强燥湿化痰之力，而且体现了治痰先理气，气顺则痰消之意。茯苓甘淡，健脾渗湿，使湿祛痰消，治其生痰之源，为佐药；甘草化痰和中，调和诸药，为使药。诸药合用，标本兼顾，燥湿化痰，理气和中，为燥湿化痰的代表方，祛痰的通用方。

【用法用量】口服。一次 9～15g，一日 2 次。

【使用注意】本方性燥，阴虚肺燥及咯血者忌用。

👁 看一看

二陈汤，因方中半夏、陈皮均属中药"六陈"。中药的"六陈"之说，指出六种中药需要通过一定方法陈放贮存，使药物由新药变为陈药，使其性味、功效发生变化，从而更进一步符合临床治疗的需要。"六陈"包含陈皮、半夏、枳壳、麻黄、狼毒、吴茱萸，入药时以贮存陈久者为佳。二陈汤即因用药中具备中药"六陈"中的"二陈"而得名。

二、清热化痰剂及中成药

清热化痰剂及中成药适用于热痰证，表现为咳嗽痰黄、黏稠难咳、舌红苔黄腻、脉滑数。常用清热化痰药如胆南星、瓜蒌等为主，配伍理气药如陈皮、枳实等组成方剂及中成药，如羚羊清肺丸、橘红丸、蛇胆川贝散等。

羚羊清肺丸
《中国药典》

【处方】浙贝母40g，蜜桑白皮25g，前胡25g，麦冬25g，天冬25g，天花粉50g，地黄50g，玄参50g，石斛100g，桔梗50g，蜜枇杷叶50g，炒苦杏仁25g，金果榄25g，金银花50g，大青叶25g，栀子50g，黄芩25g，板蓝根25g，牡丹皮25g，薄荷25g，甘草15g，熟大黄25g，陈皮30g，羚羊角粉6g

【剂型规格】小蜜丸或大蜜丸。①小蜜丸每100丸重20g；②大蜜丸每丸重6g。

【功效主治】清肺利咽，清瘟止嗽。用于肺胃热盛证，症见感受时邪、身热头晕、四肢酸懒、咳嗽痰盛、咽喉肿痛、鼻衄咳血、口干舌燥。

【组方分析】方中羚羊角粉清热凉血，泻火解毒；黄芩苦寒，既清泻肺火及上焦实热，而又清热止血；桑白皮泻肺化痰，共为君药。栀子、大黄苦寒，导热下行；丹皮清热凉血；金银花、大青叶、板蓝根清热解毒，为臣药。杏仁、枇杷叶、浙贝母清肺化痰止咳；桔梗、金果榄清肺利咽消肿；薄荷、前胡宣散风邪；玄参、生地黄、天冬、麦冬、石斛、天花粉清热养阴润肺；陈皮理气化痰，为佐药。使药甘草止咳化痰，调和诸药。诸药合用，清肺利咽，清瘟止嗽。

【用法用量】口服。小蜜丸一次6g（30丸），大蜜丸一次1丸，一日3次。

【使用注意】寒证不宜使用。

橘红丸
《中国药典》

【处方】化橘红75g，陈皮50g，半夏（制）37.5g，茯苓50g，甘草25g，桔梗37.5g，苦杏仁50g，炒紫苏子37.5g，紫菀37.5g，款冬花25g，瓜蒌皮50g，浙贝母50g，地黄50g，麦冬50g，石膏50g

【剂型规格】水蜜丸、小蜜丸或大蜜丸。水蜜丸每100丸重10g；大蜜丸每丸重3g或6g。

【功效主治】清肺，化痰，止咳。用于痰热咳嗽证，症见痰多、色黄黏稠、胸闷口干。

【组方分析】方中以化橘红为君，其性味辛苦而温，具备较强散寒燥湿、利气消痰之力。臣药分为二组，第一组用陈皮、茯苓、半夏，与君药配合即为祛痰的基础方二陈汤，以加强理气，燥湿，化痰之力；第二组用浙贝母、瓜蒌皮、石膏、紫菀、款冬花以清热、化痰、止咳。佐药选用苦杏仁、紫苏子以降气化痰，加强止咳平喘之力；桔梗宣肺化痰，以利咽喉；地黄、麦冬滋阴生津液；使以甘草调和诸药。本方以健脾理气为本，化痰止咳为标，治本与治标相结合，从而完成下气消痰之力。

【用法用量】口服。水蜜丸一次7.2g，小蜜丸一次12g，大蜜丸一次2丸（每丸重6g）或4丸（每丸重3g），一日2次。

【使用注意】忌食油腻辛辣食物。

蛇胆川贝散
《中国药典》

【处方】蛇胆汁100g，川贝母600g

【剂型规格】每瓶装0.3g或0.6g。《中国药典》还收载有蛇胆川贝液、蛇胆川贝胶囊、蛇胆川贝软胶囊，其处方、功效主治均相同。

【功效主治】清肺，止咳，除痰。用于肺热咳嗽证，症见咳嗽痰多、咯痰不爽、痰黏稠色黄。

【组方分析】方中蛇胆汁性凉，味苦微甘，既可清泄肺热而解毒，又可止咳化痰，为君药。贝母甘寒入肺经，既能清泄肺热以化痰，又能润肺以止咳，为清热化痰要药，为臣药。二药合用，共奏清肺、止咳、祛痰之效。

【用法用量】口服。一次 0.3~0.6g，一日 2~3 次。

【使用注意】忌食生冷、油腻。气管扩张、肺脓疡、肺心病、肺结核患者应在医师指导下服用。

急支糖浆
《中国药典》

【处方】鱼腥草 150g，金荞麦 150g，四季青 150g，麻黄 30g，紫菀 75g，前胡 45g，枳壳 45g，甘草 15g

【剂型规格】①每瓶装 100ml；②每瓶装 200ml。

【功效主治】清热化痰，宣肺止咳。用于外感风热所致的咳嗽，症见发热、恶寒、胸膈满闷、咳嗽咽痛，急性支气管炎、慢性支气管炎急性发作见上述证候者。

【组方分析】方中以鱼腥草为君，味辛而性微寒，归肺经，以清热解毒，消痈排脓，清热化痰；臣药选用金荞麦、四季青加强清热解毒，排脓祛瘀的能力；佐以紫菀、前胡加强止咳化痰之力，麻黄以开宣肺气，与化痰降气的枳壳相配，升降结合调整肺功能；使以甘草调和诸药。全方重在清热化痰，兼以宣肺止咳，治疗痰热较重的咳喘证。

【用法用量】口服。一次 20~30ml，一日 3~4 次；儿童周岁以内一次 5ml，1~3 岁一次 7ml，3~7 岁一次 10ml，7 岁以上一次 15ml，一日 3~4 次。

【使用注意】服药期间忌食辛辣燥热之品；咳嗽属寒者忌服，孕妇禁用，糖尿病患者禁服。

川贝枇杷糖浆
《中国药典》

【处方】川贝母流浸膏 45ml，桔梗 45g，枇杷叶 300g，薄荷脑 0.34g

【剂型规格】每瓶装 150ml。《中国药典》还收载有川贝枇杷滴丸、川贝枇杷露，处方、功效主治均相似。

【功效主治】清热宣肺，化痰止咳。用于风热犯肺、痰热内阻所致的咳嗽证，症见咳嗽痰黄或咯痰不爽、咽喉肿痛、胸闷胀痛；感冒、支气管炎见上述证候者。

【组方分析】方中川贝苦，甘而微寒，清热润燥，化痰止咳而为君；臣以枇杷叶清泄肺热，化痰下气；佐以桔梗宣肺止咳，薄荷脑疏散风热。诸药合用，共奏清宣肺热，化痰止咳之效。

【用法用量】口服。一次 10ml，一日 3 次。

【使用注意】风寒感冒者不适用。

黄氏响声丸
《中国药典》

【处方】薄荷，浙贝母，连翘，蝉蜕，胖大海，大黄（酒炙），川芎，儿茶，桔梗，诃子肉，甘草，薄荷脑

【剂型规格】①炭衣丸，每丸重 0.1g；②炭衣丸，每丸重 0.133g；③糖衣丸，每瓶装 400 丸。

【功效主治】疏风清热，化痰散结，利咽开音。用于风热外束、痰热内盛所致的急、慢性喉痛，症见声音嘶哑、咽喉肿痛、咽干灼热、咽中有痰，或寒热头痛，或便秘尿赤，以及急、慢性喉炎及声带小结、声带息肉初起见上述证候者。

【组方分析】方中以桔梗开宣肺气，利咽开音，为君药；薄荷、薄荷脑、蝉蜕辛凉宣散、疏散风热，诃子肉敛肺止咳、利咽开音，胖大海开音止痒，浙贝母化痰散结，儿茶清肺化痰生津，共为臣药；

川芎活血止痛，大黄泻火导滞，连翘清热解毒，共为佐药；甘草调和诸药，为使药。全方合用，共奏疏风清热、化痰散结、利咽开音之效。

【用法用量】口服。一次 8 丸（规格①）或一次 6 丸（规格②）或一次 20 丸（规格③），一日 3 次，饭后服用；儿童减半。

【使用注意】胃寒便溏者慎用。

三、润燥化痰剂及中成药

润燥化痰剂及中成药适用于燥痰证。症见痰稠而黏、咯之不爽、咽喉干燥，甚则呛咳、声音嘶哑等。常用润肺化痰药如贝母、瓜蒌等为主组成方剂，代表方如贝母瓜蒌散。

贝母瓜蒌散
《医学心悟》

【处方】贝母—钱五分（5g），瓜蒌—钱（3g），花粉八分（2.5g），茯苓八分（2.5g），橘红八分（2.5g），桔梗八分（2.5g）

【功效主治】润肺清热，理气化痰。治疗肺燥有痰证，症见咯痰不爽、涩而难出、咽喉干燥等。

【组方分析】方中以贝母为君，取其清热润肺，化痰止咳，开痰气之郁结。以瓜蒌为臣，清热润燥，理气涤痰，通胸膈之痹塞。天花粉清热化痰，且可生津润燥；茯苓健脾利湿，以绝生痰之源；橘红理气化痰，使气顺痰消；桔梗宣利肺气，使肺金宣降有权。全方配伍，则肺燥得润而痰自化，清肃有权而咳逆自止。

【用法用量】水煎服，一日一剂，一日 3 次。

【使用注意】对于肺肾阴虚，虚火上炎之咳嗽，则非所宜。

四、温化寒痰剂及中成药

温化寒痰剂及中成药适用于寒痰证。寒痰多由于素体虚寒、脾肾阳虚，寒饮内停；或外感寒邪，津液凝滞所致，症见咳嗽痰多、痰色白清稀、胸脘痞闷、舌淡苔白腻、脉弦滑或弦紧，自觉口鼻有冷气，肢冷恶寒，大便溏泄。处方常以温化寒痰药如干姜、细辛、白芥子、半夏等为主组成方剂，如苓甘五味姜辛汤、三子养亲汤。

苓甘五味姜辛汤
《金匮要略》

【处方】茯苓四两（12g），甘草三两（9g），干姜三两（9g），细辛三两（6g），五味子半升（6g）

【功效主治】温肺化饮。用于寒饮内停证，症见咳嗽吐痰、量多色白清稀、喜唾涎沫、胸满喘逆、舌苔白滑、脉沉迟等。

【组方分析】方中干姜辛热，入脾肺经，既温肺散寒以化饮，又温运脾阳以化湿，为君药。细辛温肺化饮；茯苓健脾渗湿，既可使湿从小便而去，又能健脾以治生痰之源，共为臣药。五味子收敛肺气，敛阴止咳，又防干姜、细辛辛散耗气，与之相伍，散收并行，收不恋邪，散不伤正，为佐药。甘草调和诸药，为使药。诸药合用，脾肺同治，温散并行，开中有合，标本兼顾，药虽五味，法度严谨。

【用法用量】水煎服，一日一剂，日三服，温服。

【使用注意】用药期间勿食生冷，谨防感冒。

三子养亲汤
《韩氏医通》

【处方】白芥子9g，苏子9g，莱菔子9g

【功效主治】温肺化痰，降气消食。用于痰壅气逆食滞证，症见咳嗽喘逆、痰多胸闷、食少难消、舌苔白腻、脉滑。

【组方分析】本方为化痰消食之法。方中三子均能温化寒痰、平治咳喘，其中白芥子长于行气畅膈，搜逐寒痰之伏匿；苏子长于降气行痰、止咳平喘，其可降气行痰，却不伤气耗气；莱菔子长于消食导滞、行气祛痰。三药合用，可使气顺痰消、食化喘平。临床何为君药，需观其何证居多，临证选用。

【用法用量】三药捣碎，纱布包裹，煎汤分服。

【使用注意】体虚脾弱之人，不宜久服。

五、息风化痰剂及中成药

息风化痰剂及中成药适用于内风夹痰证，症见眩晕头痛，或发癫痫，甚则昏厥、不省人事，舌苔白腻、脉弦滑等。常以平肝息风药与化痰药如天麻、半夏等为主，配伍健脾药如茯苓、白术等组成方剂及中成药，如半夏白术天麻汤、定痫丸。

半夏白术天麻汤
《医学心悟》

【处方】半夏（一钱五分）9g，橘红（一钱）6g，天麻（一钱）6g，白术（一钱）6g，茯苓（一钱）6g，甘草（五分）3g

【功效主治】息风化痰，健脾祛湿。用于风痰上扰证，症见眩晕、头痛、胸闷、恶心呕吐、苔白腻、脉弦滑。

【组方分析】本方证重点是痰与风，故以化痰息风治标为主，健脾祛湿治本为辅。方中以半夏、天麻为君药，其中半夏燥湿化痰，降逆止呕；天麻平肝息风而止头眩，两药合用，为治风痰眩晕头痛要药。白术、茯苓健脾祛湿，以治生痰之源，共为臣药。橘红理气化痰，使气顺痰消，为佐药。甘草调和诸药，为使药。煎加姜枣，以和中健脾。诸药合用，能使风熄痰消，眩晕自愈。

【用法用量】加生姜1片、大枣2枚，水煎，取汁温服。一日一剂，一日3次。

【使用注意】禁食生冷。

定痫丸
《医学心悟》

【处方】明天麻30g，川贝母30g，半夏（姜汁炒）30g，茯苓（蒸）30g，茯神（去木蒸）30g，胆南星（九制者）15g，石菖蒲（杵碎，取粉）15g，全蝎（去尾）15g，僵蚕（甘草水洗，去咀，炒）15g，真琥珀（腐煮）15g，灯草（研）15g，辰砂（细研，水飞，三钱）9g，陈皮（洗，去白）20g，远志（去心，甘草水泡）20g，丹参（酒蒸）60g，麦冬（去心）60g

【剂型规格】用竹沥一小碗、姜汁一杯，再用甘草四两煮膏，和药为丸，如弹子大，辰砂为衣。

【功效主治】涤痰息风，开窍安神。用于痰热内扰证，症见忽然发作、眩扑倒地、不省人事，甚则抽搐、目斜口歪、痰涎直流、叫喊作声；亦可主治癫狂。

【组方分析】方中竹沥清热祛痰，镇惊利窍；胆南星清热化痰，镇惊定痫，两药共用以为君。半夏、陈皮、茯苓、贝母祛痰散结而开痰气之结；天麻、全蝎、僵蚕功专平肝息风而止痉，共助君药化痰息风，俱为臣药。菖蒲、远志化痰开窍，宁心安神；麦冬、丹参清心除烦，养阴活血；琥珀、辰砂、茯神镇惊安神；用姜汁少许，以助化痰利窍，并防竹沥、胆星、贝母寒凉有碍湿痰之消散，合而为佐药。甘草调和诸药，为使药。本方集大队化痰药于一方，以求豁痰力强，并配息风、止痉、开窍、安神诸药。全方药味虽多，但层次分明，适用于痰热内闭之痫病。

【用法用量】现代用法：共为细末，用甘草四两熬膏，加竹沥 100ml、姜汁 50ml，和均调药为小丸，每服 6g，早晚各一次，温开水送下；亦可作汤剂，朱砂冲服，用量按原方比例酌减。

【使用注意】脾胃虚弱或阴虚阳亢者，不宜使用。

其他止咳平喘
剂及中成药

? 想一想

何为风痰证？临床用药应如何选择？

答案解析

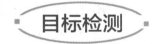

目标检测

答案解析

单项选择题

1. 二陈丸的药物组成有（　　）
   A. 陈皮、半夏、茯苓、甘草 　　　　　B. 陈皮、半夏
   C. 陈皮、半夏、茯苓、甘草、生姜 　　D. 陈皮、半夏、茯苓
   E. 陈皮、半夏、茯苓、竹茹

2. 蛇胆川贝散的功效是（　　）
   A. 清肺，止咳，除痰 　　B. 清热化痰，宣肺止咳 　　C. 清肺，止咳
   D. 清热宣肺，化痰止咳 　　E. 清热化痰止咳

3. 苓甘五味姜辛汤组方中君药是（　　）
   A. 茯苓 　　　　　　B. 五味子 　　　　　　C. 细辛
   D. 干姜 　　　　　　E. 生姜

二、简答题

简述三子养亲汤的功效及主治。

（杨周赞）

书网融合……

重点回顾

微课

习题

PPT

第六节 开窍剂及中成药

📖 导学情景

情景描述：患者，男，75岁，因患脑梗死而瘫痪在床多年。7日前受寒后出现咳嗽，痰多难咯，纳呆，现症见：发热，体温最高至39.4℃，嗜睡，大便数日未解。血压130/80mmHg。血常规：白细胞14000，中性91%。胸部X线：左下肺心影后纹理模糊，可见小片状致密影。患者既往有高血压病、冠心病。

情景分析：患者瘫痪在床多年，受凉后，患者肺部感染，出现"高热，咳嗽，痰多难咯，纳呆，便秘，昏睡"等症，舌脉之象，均提示风寒入里化热，致痰热蒙蔽清窍。

讨论：针对患者病情，当选用何方治疗？

学前导语：患者风寒入里化热，致痰热蒙蔽清窍，可选用安宫牛黄丸清热解毒，镇惊开窍。

凡以芳香开窍药为主组成，具有开窍醒神的作用，用以治疗神昏窍闭病证的方剂，统称开窍剂。

神昏窍闭之证，多由邪气壅盛、蒙蔽心窍、扰乱神明所致，为实证，以神志昏迷、牙关紧闭为其主症，称为闭证。热闭由温热邪毒内陷心包所致，多见面红、身热、苔黄、脉数，治宜清热开窍，此类方简称"凉开"；寒闭由寒湿、痰浊蒙蔽心窍所致，多见面青、身凉、苔白、脉迟，治宜温通开窍，此类方简称"温开"。

使用开窍剂及中成药时，首先必须辨明病证之虚实，如神志昏迷属于邪气盛实之闭证，表现为口噤、两手握固、脉有力，可用开窍剂及中成药；若神志昏迷后精气欲竭之脱证，纵有昏迷，也需忌用开窍剂及中成药，否则耗散元气。阳明腑实证所致的神昏谵语也不宜用本类方剂及中成药。其次，因开窍剂及中成药为治标之方，久服易伤人元气，多用于急救，应中病即止。本类方剂及中成药多含辛香走窜之品，有碍胎元，故孕妇慎用。

一、凉开剂及中成药

凉开方剂及中成药适用于热闭证。症见高热烦躁、神昏谵语，甚至猝然昏倒、不省人事等，具有清心开窍、清热解毒的作用，用于热闭证，如安宫牛黄丸、牛黄清心丸等。

安宫牛黄丸
《中国药典》

【处方】 麝香或人工麝香25g，珍珠50g，朱砂100g，雄黄100g，黄连100g，黄芩100g，栀子100g，郁金100g，冰片25g，牛黄100g，水牛角浓缩粉200g

【剂型规格】 大蜜丸，①每丸重1.5g；②每丸重3g。

【功效主治】 清热解毒，镇惊开窍。用于热病，邪入心包，高热惊厥，神昏谵语；中风昏迷及脑炎、脑膜炎、中毒性脑病、脑出血、败血症见上述证候者。

【组方分析】 方中以牛黄清心解毒，豁痰开窍；麝香开窍醒神，共为君药。臣以水牛角清心凉血解毒；黄连、黄芩、山栀清热泻火解毒，助牛黄以清心包之火；冰片、郁金芳香辟秽，通窍开闭，以加强麝香开窍醒神之效。清热泻火，凉血解毒之品与芳香开窍药配合，为"凉开"之方的配伍特点。佐以朱砂、珍珠镇心安神，以除烦躁不安；雄黄助牛黄以豁痰解毒。蜂蜜和胃调中，是为使药。用金箔为衣，亦是取其重镇安神之效。

【用法用量】口服。一次 2 丸（规格①）或一次 1 丸（规格②），一日 1 次；小儿 3 岁以内一次 1/2 丸（规格①）或一次 1/4 丸（规格②），4～6 岁一次 1 丸（规格①）或一次 1/2 丸（规格②），一日 1 次；或遵医嘱。

【使用注意】孕妇慎用，寒闭者禁用。

万氏牛黄清心丸
《中国药典》

【处方】牛黄₁₀g，朱砂₆₀g，黄连₂₀₀g，栀子₁₂₀g，郁金₈₀g，黄芩₁₂₀g

【剂型规格】大蜜丸。①每丸重 1.5g；②每丸重 3g。

【功效主治】清热解毒，镇惊安神。用于热入心包、热盛动风证，症见高热烦躁、神昏谵语及小儿高热惊厥。

【组方分析】方中牛黄芳香，气清之品，轻灵之物，直入心包，辟邪而解秽。然温邪内陷之证，必有黏腻秽浊之气，留恋于膈间，故以郁金芳香辛苦，散气行血，直达病所；黄芩、黄连苦寒性燥，祛逐上焦之湿热；栀子清上而导下，以除不尽之邪；辰砂色赤气寒，清心热，护心阴，安神明，镇君主，辟邪解毒。全方配伍，以清热解毒，镇静安神。

【用法用量】口服。一次 2 丸（规格①）或一次 1 丸（规格②），一日 2～3 次。

【使用注意】孕妇慎用。

局方至宝散
《中国药典》

【处方】水牛角浓缩粉₂₀₀g，朱砂₁₀₀g，雄黄₁₀₀g，琥珀₁₀₀g，玳瑁₁₀₀g，人工麝香₁₀g，冰片₁₀g，牛黄₅₀g，安息香₁₅₀g

【剂型规格】散剂，每瓶装 2g 或每袋装 2g。

【功效主治】化浊开窍，清热解毒。主治痰热内闭证，症见神昏谵语、身热烦躁、痰盛气粗、舌绛苔黄垢腻、脉滑数，亦治中风、中暑、小儿惊厥属痰热内闭者。

【组方分析】方中麝香协冰片、安息香以芳香开窍，辟秽化浊，三者相配，开窍之效尤为显著。水牛角、牛黄、玳瑁清热解毒，其中牛黄又能化痰镇惊。以上芳香开窍与清热解毒药，为方中的主要组成部分。另用朱砂、琥珀加强镇心安神之效，雄黄豁痰解毒，是为辅助药。

【用法用量】口服。一次 2g，一日 1 次；小儿 3 岁以内一次 0.5g，4～6 岁一次 1g；或遵医嘱。

【使用注意】孕妇慎用。

清开灵注射液
《中国药典》

【处方】胆酸₃.₂₅g，珍珠母（粉）₅₀.₀g，猪去氧胆酸₃.₇₅g，栀子₂₅.₀g，水牛角（粉）₂₅.₀g，板蓝根₂₀₀.₀g，黄芩苷₅.₀g，金银花₆₀.₀g

【剂型规格】注射液，每支 2ml 或 10ml。

【功效主治】清热解毒，化痰通络，醒神开窍。用于热病、神昏、中风偏瘫、神志不清；急性肝炎、上呼吸道感染、肺炎、脑血栓形成、脑出血见上述证候者。

【组方分析】本方以水牛角粉清心凉血，解毒定惊，为君药。胆酸及猪去氧胆酸清热解毒，凉肝息风止痉，化痰开窍；栀子、黄芩、金银花、板蓝根清热泻火，凉血解毒，为臣药。珍珠母平肝潜阳，安神定惊，为佐药。诸药合用，共奏清热解毒，化痰通络，醒神开窍之效。

【用法用量】肌内注射，一日 2～4ml。重症患者静脉滴注，一日 20～40ml，以 10% 葡萄糖注射液 200ml 或氯化钠注射液 100ml 稀释后使用。

【使用注意】有表证恶寒发热者、药物过敏史者慎用。本品如产生沉淀或混浊时不得使用。如经 10% 葡萄糖或氯化钠注射液稀释后，出现混浊亦不得使用。

二、温开剂及中成药

温开剂及中成药适用于寒湿痰浊内闭心窍或秽浊之邪闭阻气机所致的寒闭证，如苏合香丸。

苏合香丸
《中国药典》

【处方】苏合香 50g，安息香 100g，冰片 50g，水牛角浓缩粉 200g，人工麝香 75g，檀香 100g，沉香 100g，丁香 100g，香附 100g，木香 100g，乳香（制）100g，荜茇 100g，白术 100g，诃子肉 100g，朱砂 100g

【剂型规格】①水蜜丸，每丸重 2.4g；②大蜜丸，每丸重 3g。

【功效主治】芳香开窍，行气止痛。用于痰迷心窍所致的痰厥昏迷、中风偏瘫、肢体不利以及中暑、心胃气痛。

【组方分析】方中苏合香、麝香、冰片、安息香芳香开窍，启闭醒神，辟秽化浊，共为君药。香附理气解郁；木香行气止痛；沉香降气温中，温肾纳气；檀香行气和胃；乳香调气活血定痛；丁香温中降逆，治心腹冷痛。上述诸药，行气解郁，散寒止痛，理气活血，共为臣药。佐以辛热之荜茇，配合诸香温中散寒止痛；水牛角以清心解毒，朱砂镇心安神，二者药性虽寒，但与大队温热之品相伍，则不悖温通开窍之旨；白术补气健脾，燥湿化浊，诃子温涩敛气，二药一补一敛，防辛散走窜太过，耗气伤正，均为佐药。全方即可芳香开窍、行气止痛，又可防温散开窍而耗气伤正，配伍精当。

【用法用量】口服。一次 1 丸，一日 1～2 次。

【使用注意】孕妇禁用。

其他开窍剂
及中成药

答案解析

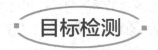

一、单项选择题

1. 安宫牛黄丸的证治要点中不包括（ ）

　A. 神昏谵语　　　　　B. 高热烦躁　　　　　C. 口干舌燥

　D. 舌红或绛　　　　　E. 脉数

2. 集诸芳香药于一方，即长于辟秽开窍，又可行气温中止痛的方剂为（ ）

　A. 安宫牛黄丸　　　　B. 至宝丹　　　　　　C. 紫雪

　D. 苏合香丸　　　　　E. 行军散

3. 安宫牛黄丸组成中不含有的药物为（ ）

　A. 黄芩　　　　　　　B. 黄连　　　　　　　C. 黄柏

　D. 牛黄　　　　　　　E. 雄黄

二、简答题

简述开窍剂的分类、适应证及代表方剂。

（杨周赟 李智红）

书网融合……

 重点回顾　 习题

PPT

第七节　固涩剂及中成药 微课

导学情景

情景描述：患者，男，60 岁，患者 10 余年来经常劳累，常感腰膝酸冷、乏力，今过食生冷出现，肠鸣腹胀，五更溏泻，食少不化，久泻不止，腹痛腰酸，面黄肢冷，神疲乏力，舌淡苔薄白，脉沉迟无力。

情景分析：患者年逾六旬，日久劳累致体虚怕冷，今饮食不慎，感寒，出现"肠鸣腹胀，五更溏泻，腹痛腰酸，面黄肢冷，神疲乏力"等症，舌脉之象，均提示脾肾阳虚泄泻。

讨论：针对患者病情，可选用何方治疗？

学前导语：患者素劳累，而出现阳气不足，又过食生冷导致脾阳受损，出现脾肾阳虚，可选用四神丸以温肾散寒，涩肠止泻。

凡以固涩药为主组成，具有收敛固涩的作用，用以治疗气、血、精、液耗散滑脱病证的方剂，统称为固涩剂。

气、血、精、液是构成人体和维持人体生命活动不可缺少的物质，是人体生命活动的重要营养物质。若一旦消耗过度、失散滑脱，轻则危害健康，重则危及生命，故需采用收敛固涩之法治疗，以控制病情。急则治标，固涩止脱，后续再以补虚之法治其本。根据气血津精耗散滑脱的病因、病位之不同，将本类方剂及中成药分为固表止汗、涩肠固脱、涩精止遗、固崩止带四类。

气血津精耗散滑脱之证，以正虚为本，气血津精耗散滑脱为标。故在运用固涩剂及中成药时，应根据正气内虚的类型，配伍相应的补虚药，以标本兼顾。本类方剂及中成药的运用，应以纯虚无邪为原则，若实邪所致的热病多汗、食滞泄泻等，均非本节方剂及中成药所宜，否则易导致"闭门留寇"。对于元气大虚、亡阳欲脱者，非单纯固涩所能起效。

一、固表止汗剂及中成药

固表止汗剂及中成药适用于阳虚不能卫外，阴虚不能内守，以致卫阳不固，营阴外越而致的自汗、盗汗等，常以牡蛎、浮小麦等固表止汗药物与益肺补脾的黄芪、白术等配伍组成，如牡蛎散。

牡蛎散
《太平惠民和剂局方》

【处方】 黄芪 30g，麻黄根 30g，煅牡蛎 30g

【功效主治】 敛阴止汗、益气固表。用于体虚自汗、盗汗证，症见身常汗出、夜卧更甚、久而不止，心悸惊惕、短气烦倦，舌淡红、脉细弱。

【组方分析】 方中煅牡蛎敛阴潜阳，固涩止汗，为君药；生黄芪益气固表止汗，为臣药；麻黄根甘平，功专收涩止汗，为佐药；小麦甘凉，专入心经，益心气，养心阴，退虚热而止汗，为佐使药。合而成方，补敛并用，兼潜心阳使气阴得复，肌表得固，汗出可止。

【用法用量】 为粗散，每服 9g，加小麦 30g，水煎温服；亦作汤剂，用量按原方比例酌减，加小麦 30g，水煎温服。

【使用注意】 表证汗出者禁用。

二、涩肠固脱剂及中成药

涩肠固脱剂及中成药具有温补脾肾、涩肠止泻的作用，适用于脾胃虚寒、肠道不固之久泻久痢，甚至滑脱不止等病证。常用涩肠止泻药如赤石脂、肉豆蔻、诃子等为主，并与补骨脂、肉桂、人参等温补脾肾药配伍组成的方剂及中成药，如四神丸。

四神丸
《中国药典》

【处方】 肉豆蔻（煨）200g，补骨脂（盐炒）400g，五味子（醋制）200g，吴茱萸（制）100g，大枣（去核）200g

【剂型规格】 以上五味，粉碎成细粉，过筛，混匀。另取生姜 200g，捣碎，加水适量，压榨取汁。取上述粉末用生姜汁和水泛丸，干燥，即得。

【功效主治】 温肾散寒，涩肠止泻。用治肾阳不足泄泻证，症见肠鸣腹胀、五更溏泻、食少不化、久泻不止、腹痛腰酸、面黄肢冷、神疲乏力、舌淡苔薄白、脉沉迟无力。

【组方分析】 方中重用辛苦大温的补骨脂，以温补命门之火而暖脾土。补骨脂为补火生土，治疗肾泻之要药，为君药。肉豆蔻辛温性涩，以温中涩肠止泻，为臣药。吴茱萸辛苦而大热，温中祛寒；五味子酸敛固涩，固肾止泻，共为佐药。使用中加入生姜温胃散寒，大枣补脾暖胃，鼓舞运化，共为使药。四药合用，补以治本，收涩以治标，两全其美，其效神速，治肾泻有神功，故名"四神"。

【用法用量】 口服。一次 9g，一日 1~2 次。

【使用注意】 肠胃积滞未清的泄泻禁用。

三、固精止遗剂及中成药

固精止遗剂及中成药具有固肾涩精、止遗的作用，适用于肾虚失藏、精关不固所致的遗精滑泄，或肾气不摄、膀胱失约而致的尿频遗尿等病证。常以补肾涩精的药物如沙苑蒺藜、芡实等为主，配合固肾止遗药如龙骨、牡蛎等组成方剂及中成药，如金锁固精丸、锁阳固精丸。

金锁固精丸
《医方集解》

【处方】 沙苑蒺藜（炒）、芡实（蒸）、莲须（各二两）各60g，龙骨（酥炙）、牡蛎（盐水煮一日一夜，煅粉）（各一两）各30g

【剂型规格】共为细末，莲子粉糊丸。

【功效主治】补肾涩精。用于肾虚不固之遗精证，症见遗精滑泄、神疲乏力、腰痛耳鸣、四肢酸软、舌淡苔白、脉细弱。

【组方分析】方中沙苑蒺藜甘温入肾精，即补肾又固精。《本经逢原》谓其"为泄精虚劳要药，最能固精"，为君药。莲子粉补肾涩精，并能养心清心，交通心肾；芡实益肾固精；莲须固肾涩精，三药合用，以助君补肾固精之力，共为臣药。龙骨、牡蛎收敛固涩，重镇安神，共为佐药。诸药合用，既能涩精，又能补肾，标本兼顾，以涩为主。本方固精关，专为肾虚滑精者而设，故名"金锁固精"。

【用法用量】每服9g，每日2次，淡盐水送服。

【使用注意】湿热下注或心肝火旺扰动精室而遗精者，不宜使用。

锁阳固精丸
《中国药典》

【处方】锁阳20g，肉苁蓉（蒸）25g，巴戟天（制）30g，补骨脂（盐炒）25g，菟丝子20g，杜仲（炭）25g，八角茴香25g，韭菜子20g，芡实（炒）20g，莲子20g，莲须25g，牡蛎（煅）20g，龙骨（煅）20g，鹿角霜20g，熟地黄56g，山茱萸（制）17g，牡丹皮11g，山药56g，茯苓11g，泽泻11g，知母4g，黄柏4g，牛膝20g，大青盐25g

【剂型规格】①水蜜丸，每100丸重10g；②小蜜丸，每100丸重20g；③大蜜丸，每丸重9g。

【功效主治】温肾固精。用于肾虚滑精、腰膝酸软、眩晕耳鸣、四肢无力。

【组方分析】方中锁阳、肉苁蓉、巴戟天、补骨脂、菟丝子、杜仲、韭菜子、鹿角霜温肾壮阳；八角茴香温阳散寒；芡实、莲子、莲须、山茱萸、山药、茯苓、牛膝、大青盐益肾固精；龙骨、牡蛎平肝潜阳；熟地黄滋阴填髓；知母、黄柏清虚热；丹皮、泽泻清泻肾浊，防熟地之滋腻。诸药共奏温肾固精之功。

【用法用量】口服。水蜜丸一次6g，小蜜丸一次9g，大蜜丸一次1丸，一日2次。

【使用注意】下焦湿热或相火妄动所致之尿频、遗尿或遗精滑泄，非本方所宜。

缩泉丸
《中国药典》

【处方】山药300g，益智仁（盐炒）300g，乌药300g

【剂型规格】淡棕色的水丸；每20粒重1g。

【功效主治】补肾缩尿。用于肾虚所致的小便频数、夜间遗尿。

【组方分析】方中益智仁温肾固精，缩减小便，为君药。乌药行气散寒，能除膀胱肾间冷气，以止小便频数，为臣药。君臣相配，收散有序，涩而不滞。山药健脾补肾，固涩精气，为佐药。三药合用，温肾祛寒，使下焦得温而寒去，则膀胱之气恢复常态，约束有权，遗尿等可自愈。

【用法用量】口服。一次3~6g，一日3次。

【使用注意】注意保暖，禁食生冷。

四、固崩止带剂及中成药

固崩止带剂及中成药具有固涩以止崩中漏下及带下过多的作用，常以固崩止带药如椿根皮、龙骨、牡蛎等为主组成方剂及中成药，如完带汤、固经丸。

千金止带丸
《中国药典》

【处方】党参 50g，炒白术 50g，当归 100g，白芍 50g，川芎 100g，醋香附 200g，木香 50g，砂仁 50g，小茴香（盐炒）50g，醋延胡索 50g，盐杜仲 50g，续断 50g，盐补骨脂 50g，鸡冠花 200g，青黛 50g，椿皮（炒）200g，煅牡蛎 50g

【剂型规格】水丸、大蜜丸。

【功效主治】健脾补肾，调经止带。用于脾肾两虚所致的月经不调、带下病，症见月经先后不定期、量多或淋漓不净、色淡无块，或带下量多、色白清稀、神疲乏力、腰膝酸软。

【组方分析】方中党参健脾益气；补骨脂补肾而固下元，二药共用君药，是为治本，健脾则内湿不生，肾固则精微不失。白术辅党参补气健脾，燥湿止带；杜仲、续断助补骨脂温肾散寒；当归、白芍、川芎、延胡索活血养血，行气止痛，为臣药；鸡冠花、椿皮、牡蛎清热燥湿，收涩止带；香附、木香、砂仁、小茴香理气化湿，温中止痛；青黛凉血清肝，为佐使药。诸药合用，以收温补脾肾，止带调经之效。

【用法用量】口服。一次 6～9g，一日 2～3 次。

【使用注意】湿热带下，非本方所宜。

固经丸
《中国药典》

【处方】酒黄芩 200g，炒白芍 300g，醋龟甲 400g，盐关黄柏 300g，麸炒椿树根皮 150g，醋香附 150g

【剂型规格】丸剂。

【功效主治】滋阴清热，固经止带。用于阴虚血热之月经先期，或崩中漏下，经血量多、色紫黑，赤白带下，手足心热，腰膝酸软，舌红，脉弦数。

【组方分析】方中重用龟板咸甘性平，益肾滋阴而降火；白芍苦酸微寒，敛阴益血以养肝，共为君药。黄芩、黄柏苦寒之品，清热止血，泻火坚阴，为臣药。椿根皮苦涩而凉，善于固经止血；香附少量用之，疏肝理气，调气和血，防止寒凉之品太过而出现血止留瘀之弊，为佐药。诸药合用，共奏滋阴清热、固经止血之功。

其他固涩剂及中成药

【用法用量】口服，一次 6g，一日 2 次。

【使用注意】气虚湿胜所致带下，不宜用本方。

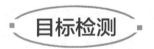
目标检测

答案解析

一、单项选择题

1. 牡蛎散的功效是（　　）

    A. 益气生津，敛阴止汗　　　B. 益气固表，敛阴止汗　　　C. 敛肺止咳，益气养阴

    D. 涩肠止泻，温中补虚　　　E. 温中涩肠止痢

2. 患者诸虚不足、身常汗出、夜卧尤甚、久而不止，心悸惊惕、短气烦倦，治宜用（　　）

    A. 桂枝汤　　　　　　　　　B. 生脉散　　　　　　　　　C. 玉屏风散

    D. 牡蛎散　　　　　　　　　E. 当归六黄汤

3. 牡蛎散中功专止汗的药物是（　　）

    A. 煅牡蛎 　　　　　　　B. 麻黄根 　　　　　　　C. 生黄芪

    D. 小麦 　　　　　　　　E. 山茱萸

4. 四神丸中壮火益土的要药是（　　）

    A. 肉豆蔻 　　　　　　　B. 补骨脂 　　　　　　　C. 五味子

    D. 吴茱萸 　　　　　　　E. 生姜

5. 证见五更泄泻、不思饮食、食不消化，或腹痛肢冷、神疲乏力、舌淡、苔薄白、脉沉迟无力，治宜选用（　　）

    A. 真人养脏汤 　　　　　B. 肾气丸 　　　　　　　C. 桃花汤

    D. 四神丸 　　　　　　　E. 参苓白术散

二、简答题

固经丸的功效及主治病证是什么？

（杨周赟）

书网融合⋯⋯

📄重点回顾　　　　　　e微课　　　　　　📄习题

第八节　补益剂及中成药

PPT

📖 导学情景

情景描述：患者，男，61 岁。脘腹坠胀 2 年，加重半个月。患者 2 年前因过度劳累逐渐出现脘腹坠胀，进食后症状加重，伴神倦乏力，失眠多梦，纳差，便溏。查体：少气懒言，面色萎黄，腹软、轻微压痛，舌淡苔薄白，脉细弱。上消化道钡餐提示：胃下垂 3cm。

情景分析："劳则耗气"，过度劳累易耗损气，致气虚。

讨论：该患者所患何病？辩证为何证？应该使用何种药物治疗？

学前导语：患者因长年劳作，劳累过度，致使脾气亏虚、升举无力，反而下陷，导致中气下陷。脾气亏虚，运化失健，故纳差、便溏；气虚，推动无力，故少气懒言，神疲；脾气虚升举无力内脏下垂，故脘腹坠胀，进食后胃脘重坠更甚；脾虚气血生化不足，舌淡苔薄白，脉细弱。该患者辨病为胃缓（胃下垂），证型为中气下陷证，可选用补中益气丸治疗，以补中益气，升阳举陷。那么还有哪些补益的中成药呢？

    凡以补益药为主组成，具有补养人体气、血、阴、阳等作用，治疗各种虚证的方剂，统称补益剂。它属"八法"中的"补法"。

    根据虚症的分类，补虚剂及中成药相应地分为补气、补血、补阴、补阳四类。补气和补阳类药大多药性甘温，能振奋衰弱的机能，改善或消除机体衰弱之形衰乏力、畏寒肢冷等症；补血和补阴类药药性甘温或甘寒不一，能补充人体阴血之不足及体内被耗损的物质，改善和消除精血津液不足的症候。

使用补益剂及中成药须注意辨别虚实的真假，对虚不受补的患者，宜先调理脾胃，可适当配合健脾、消导之品，以资运化，使之补而不滞。补虚剂及中成药的组成药物多味厚滋腻，宜用文火久煎，以充分发挥药效。服药时间以空腹或饭前服用为佳，急证则不受此限。凡身体健康无虚证者，不宜滥用，以免导致阴阳平衡失调，"误补益疾"；邪实而正气不虚者，以祛邪为要，不宜乱用补虚药，以防"闭门留寇"。

一、补气剂及中成药

补气剂及中成药是治疗脾肺气虚病证的方药，适用于肢体倦怠乏力、少气、声低懒言、动则气促、食少便溏、舌淡苔白、脉虚弱或虚大，甚或虚热自汗，或脱肛、子宫脱垂等。常用人参、党参、黄芪、甘草等补气药，根据兼夹证的不同，分别配伍理气、补血、渗湿、养阴之品组成方剂及中成药，如四君子汤（含丸剂，颗粒剂等）、参苓白术散（丸）、参麦注射液等。

四君子汤
《太平惠民和剂局方》

【处方】人参（去芦）9g，白术9g，茯苓（去皮）9g，甘草（炙）6g

【功效主治】益气健脾。用于脾胃气虚证，症见面色萎白、语声低微、气短乏力、食少便溏、舌淡苔白、脉细缓。

【组方分析】方中人参甘温，健脾养胃，为君药。白术苦温，健脾燥湿为臣药。佐以茯苓健脾渗湿，苓、术相配，以增强健脾助运之功。炙甘草益气和中，调和诸药为使。诸药合用，本方为补气的基本方。参、术、草均为甘温壅滞之品，得茯苓之健脾利湿，则补中有利，补而不滞。本方常用于慢性胃炎、胃及十二指肠溃疡、慢性低热属脾胃虚弱者。

【用法用量】水煎服，一日一剂，一日3次。

👁 **看一看**

四君子汤为益气健脾的平补剂。目前本品主要剂型有丸剂、片剂、合剂和颗粒剂。其中，四君子丸《中药药典》为棕色的水丸，味微甜；由党参200g、炒白术200g、茯苓200g、炙甘草100g组成，加生姜50g、大枣100g，分次加水煎煮而成；口服，每次3~6g，一日3次。四君子颗粒《中药药典》为黄棕色的颗粒，味甜、微苦；由党参200g、麸炒白术200g、茯苓200g、炙甘草100g，加干姜8.4g、大枣100g，加水煎煮二次制成；开水冲服，每次15g，一日3次。

参苓白术散
《太平惠民和剂局方》

【处方】莲子肉（去皮，一斤）500g，薏苡仁（一斤）500g，缩砂仁（一斤）500g，桔梗（炒至深黄色，一斤）500g，甘草（炒，二斤）1kg，白茯苓（二斤）1kg，人参（去芦，二斤）1kg，白术（二斤）1kg，山药（二斤）1kg，白扁豆（姜汁浸，去皮，微炒，一斤半）750g

【功效主治】益气健脾，渗湿止泻。用于脾虚夹湿证，症见饮食不化、胸脘痞闷、肠鸣泄泻、四肢乏力、形体消瘦、面色萎黄、舌淡苔白或白腻、脉虚缓或细缓。本方证兼现肺气虚，久咳痰多者，亦颇相宜。

【组方分析】方中人参、白术、茯苓益气健脾渗湿，为君药。臣以山药、莲子助人参健脾益气，兼能止泻；白扁豆、薏苡仁助白术、茯苓健脾渗湿。佐以砂仁醒脾和胃、行气化滞。桔梗开宣肺气，入肺经以通调水道以利湿；又可借肺之布津而养全身，并引药以补肺。甘草益气和中、调和诸药，为使药。

【用法用量】粉碎成细粉，每服（二钱）6g，枣汤调下，小儿量岁数加减。作汤剂，用量按原方比例酌情增减。

补中益气丸
《中国药典》

【处方】炙黄芪 200g，党参 60g，炙甘草 100g，炒白术 60g，当归 60g，升麻 60g，柴胡 60g，陈皮 60g

【剂型规格】丸剂，每丸 9g。并有片剂、合剂、膏剂、口服液、颗粒剂等。

【功效主治】补中益气，升阳举陷。用于脾胃虚弱、中气下陷所致的泄泻、脱肛、阴挺，症见体倦乏力、食少腹胀、便溏久泻、肛门下坠或脱肛、子宫脱垂。

【组方分析】本方重用黄芪为君药，其味甘微温，入脾肺经，补中益气，升阳固表，配伍党参、炙甘草、白术补气健脾为臣，以增强其补中益气之功。当归补血和营助党参、黄芪补气养血；陈皮理气和胃，使诸药补而不滞，共为佐药。并以少量升麻、柴胡升阳举陷，协助君药以升提下陷之中气，为佐使。炙甘草调和诸药。

? 想一想

四君子汤、参苓白术散和补中益气丸功效主治有何异同？

答案解析

生脉饮
《中国药典》

【处方】红参 100g，麦冬 200g，五味子 100g

【剂型规格】口服液，每支 10ml。

【功效主治】益气复脉，养阴生津。用于气阴两亏、心悸气短、脉微自汗。

【组方分析】红参补肺气、益气生精，为君药；麦冬养阴清热、润肺生津，为臣药；五味子敛肺止汗、生津止渴，为佐药。三药合用，共同起到益气复脉、养阴生津的作用。

【用法用量】口服，一次 10ml，一日 3 次。

【使用注意】外邪未解、暑病热盛或久咳肺虚气阴未伤者均不宜用。

刺五加片
《中国药典》

【处方】刺五加浸膏 150g

【剂型规格】薄膜衣片，每片重 0.25g 或 0.31g；糖衣片（片心重 0.25g）。并有刺五加胶囊、颗粒剂等。

【功效主治】益气健脾，补肾安神。用于脾胃气虚、脾肾阳虚证。

【用法用量】口服，一次 2~3 片，一日 2 次。

【使用注意】凡阴虚内热的患者不宜服用。

二、补血剂及中成药

补血剂及中成药具有补血养血的功效，是用于治疗血虚病证的方药。血虚与心、肝、脾最为密切，表现为面色萎黄、头晕目眩、唇指色淡、心悸、失眠、舌淡、脉细，或妇女月经不调、量少色淡，或经闭不行等。常以熟地、当归、阿胶等补血药为主，适当配伍活血、补气或理气之品组成方剂及中成药，代表方如四物汤（四物合剂）、归脾汤（归脾丸）等。

四物汤
《太平惠民和剂局方》

【处方】熟、干地黄（酒洒蒸）各12g，当归（去芦，酒浸炒）10g，白芍12g，川芎8g

【功效主治】补血调血。用于营血虚滞证，症见心悸失眠、头晕目眩、面色无华，妇人经行腹痛、量少不畅或崩漏，舌淡、脉细弦或细涩。

【组方分析】本方证乃血虚血滞所致。方中熟地滋补阴血为君；当归养血活血调经，为臣；芍药养血柔肝，川芎行血中之气而活血，为佐药；其中熟地、白芍是血中之血药，川芎、当归是血中之气药，合用可使补血而不腻滞，活血而不妄行，故为补血活血之基本方剂。

【用法用量】水煎服，一日一剂，一日3次。

归脾汤
《济生方》

【处方】白术9g，茯神（去木）9g，黄芪（去芦）12g，龙眼肉12g，酸枣仁（炒，去壳）12g，人参6g，木香（不见火）6g，甘草（炙，二钱半）3g，当归9g，远志（一钱）6g

【功效主治】益气补血，健脾养心。用于以下病证。①心脾气血两虚证：症见心悸怔忡、健忘失眠、盗汗虚热、体倦食少、面色萎黄、舌淡、苔薄白、脉细弱。②脾不统血证：症见便血、皮下紫癜、妇女崩漏、月经超前、量多色淡，或淋漓不止、舌淡、脉细。

【组方分析】方中以人参、黄芪、白术、甘草甘温之品补脾益气以生血；当归、龙眼肉甘温补血养心；茯苓（多用茯神）、酸枣仁、远志宁心安神；木香辛香而散，理气醒脾，与大量益气健脾药配伍，复中焦运化之功，又能防大量益气补血药滋腻碍胃，使补而不滞，滋而不腻；用法中姜、枣调和脾胃，以资化源。

【用法用量】加生姜5片、红枣3~5枚，水煎服，一日一剂，一日3次。

三、气血双补剂及中成药

气血双补剂及中成药是治疗气血俱虚证的方药，适用于气血两虚的病证，表现为面色无华、头晕目眩、心悸气短、肢体倦怠、舌质淡、脉虚细等。常用补气之人参、黄芪、甘草，补血之熟地、当归、阿胶等组成方剂及中成药，如八珍汤（含丸剂）、乌鸡白凤丸等。

八珍丸
《中国药典》

【处方】党参100g，白术（炒）100g，茯苓100g，甘草50g，当归150g，白芍100g，川芎75g，熟地黄150g

【剂型规格】丸剂，大蜜丸、每丸9g。并有颗粒剂。

【功效主治】补气益血。用于气血两虚、面色萎黄、食欲不振、四肢乏力、月经过多。

【组方分析】方中熟地黄甘补微温，善滋阴养血，为补血要药；党参味甘平补，善益气养血。二药合用，气血双补，故共为君药。当归甘补辛行而温，善补血活血，为补血要药；白芍酸甘微寒补虚，善养血和营；炒白术甘温苦燥，善益气健脾、燥湿；茯苓淡渗甘补性平，既利水渗湿，又能健脾。四药合用，助君药补气益血，故共为臣药。川芎辛散温通，入气走血，能行气活血，使诸药补而不滞，故为佐药。炙甘草甘平偏温，既补中气，又调和诸药，故为使药。本方专于温补，具补益气血之功。

【用法用量】口服，水蜜丸一次 6g，大蜜丸一次 1 丸，一日 2 次。

【使用注意】热证忌服；慎房事，忌过劳、寒凉。

乌鸡白凤丸
《中国药典》

【处方】乌鸡（去毛爪肠）640g，鹿角胶 128g，醋鳖甲 64g，煅牡蛎 48g，桑螵蛸 48g，人参 128g，黄芪 32g，当归 144g，白芍 128g，醋香附 128g，天冬 64g，甘草 32g，地黄 256g，熟地黄 256g，川芎 64g，银柴胡 26g，丹参 128g，山药 128g，芡实（炒）64g，鹿角霜 48g

【剂型规格】大蜜丸，每丸重 9g。

【功效主治】补气养血，调经止带。用于气血两虚、身体瘦弱、腰膝酸软、月经不调、崩漏带下。

【组方分析】本方为妇科调经良方，兼有峻补气血的作用。方中人参、山药、甘草、黄芪健脾补气，以辅气血之源；乌鸡、熟地、生地、白芍、当归、川芎、天冬养血和血；鹿角胶、鹿角霜滋补肝肾；香附、丹参理血中之气，行气活血；芡实、桑螵蛸、牡蛎收敛固涩；鳖甲、银柴胡滋阴、去虚热。全方补而不滞，温而不燥，共奏补气养血、固摄冲任、调经止带之功。

【用法用量】口服，水蜜丸一次 6g，小蜜丸一次 9g，大蜜丸一次 1 丸，一日 2 次。

【使用注意】服药期间不宜喝茶、食萝卜，忌食寒凉、生冷食物；不宜同时服用藜芦、五灵脂、皂荚及其制剂。

人参养荣丸
《中国药典》

【处方】人参 100g，白术（土炒）100g，茯苓 75g，炙甘草 100g，当归 100g，熟地黄 75g，白芍（麸炒）100g，炙黄芪 100g，陈皮 100g，制远志 50g，肉桂 100g，五味子（酒蒸）75g

【剂型规格】丸剂，大蜜丸每丸 9g。

【功效主治】温补气血。用于心脾不足、气血两亏、形瘦神疲、食少便溏、病后虚弱。

【组方分析】方中熟地、当归、白芍补血养阴，人参、黄芪、白术、茯苓、炙甘草补气益脾，且可阳生阴长，补气以生血；肉桂能导诸药入营生血；制远志、五味子宁心安神；陈皮理气，与诸药同用可以补而不滞。配合成方，共奏益气补血，宁心安神之功。

【用法用量】口服，水蜜丸一次 6g，大蜜丸一次 1 丸，一日 1 ~ 2 次。

【使用注意】风寒感冒、风热感冒、消化不良、烦躁不安等症均不宜服用；心悸失眠者忌服。

十全大补丸
《中国药典》

【处方】党参 80g，白术（炒）80g，茯苓 80g，炙甘草 40g，当归 120g，川芎 40g，白芍（酒炒）80g，熟地黄 120g，炙黄芪 80g，肉桂 20g

【剂型规格】丸剂。①小蜜丸，每 100 粒重 20g；②大蜜丸，每丸重 9g。

【功效主治】温补气血。用于气血两虚证、面色苍白、气短心悸、头晕自汗、体倦乏力、四肢不温、月经量多。

【组方分析】本方由八珍汤加黄芪、肉桂组成。四君（参、苓、术、草）与四物（地、芍、归、芎）配合组成"八珍"，再加黄芪、肉桂组成"十全大补"。治气虚以四君，治血虚以四物，加入黄芪增强益气作用，加入肉桂补火助阳，鼓舞气血生长，全方共奏温补气血之功。

【用法用量】 口服，水蜜丸一次 6g，大蜜丸一次 1 丸，一日 2～3 次。

【使用注意】 外感发热、内有实热者不宜服用，感冒患者暂停使用。

? 想一想

八珍丸与十全大补丸功效主治有何异同？

答案解析

四、补阴剂及中成药

补阴剂及中成药是治疗阴虚证的方药，适用于阴虚的病证，表现为形体消瘦、腰酸遗精、头晕耳鸣、潮热颧红、盗汗失眠、干咳无痰、口燥咽干、舌红少苔、脉沉细数等。常以养阴药如地黄、麦冬、知母等组成方剂及中成药，代表方如六味地黄丸、大补阴丸、左归丸等。

六味地黄丸
《小儿药证直诀》

【处方】 熟地黄（八钱）24g，山萸肉（四钱）12g，干山药（四钱）12g，泽泻（三钱）9g，牡丹皮（三钱）9g，茯苓（去皮，三钱）9g

【功效主治】 滋补肝肾。用于肝肾阴虚证，症见腰膝酸软、牙齿动摇、头晕目眩、耳鸣耳聋、盗汗遗精、手足心热、消渴、骨蒸潮热、口燥咽干，以及小儿囟门不合、舌红少苔、脉沉细数。

【组方分析】 方中重用熟地黄滋阴补肾、填精益髓，为君药。山茱萸补养肝肾，并能涩精；山药补益脾阴，亦能固肾，共为臣药。三药配合，肾肝脾三阴并补，是为"三补"，熟地黄的用量是山茱萸与山药之和，故仍以补肾为主。泽泻利湿而泄肾浊，并能减熟地黄之滋腻；茯苓淡渗脾湿，助山药之健运，与泽泻共泄肾浊；丹皮清泄虚热，并制山茱萸之温涩。三药称为"三泻"，均为佐药。六味合用，三补三泻，其中补药用量重于"泻药"，是以补为主；肝、脾、肾三阴并补，以补肾为主，这是本方的配伍特点。

【用法用量】 共研为细末，炼蜜为丸，每服9g，一日2次，空腹温开水送下。亦作汤剂，用量按原方比例酌定。

♥ 药爱生命

饮食不合理、缺乏运动、作息不规律、睡眠不足、精神紧张、心理压力大等易导致亚健康的出现。亚健康是指人体处于健康和疾病之间的一种状态。处于亚健康状态者，不能达到健康的标准，也不符合疾病的临床或亚临床诊断标准，表现为一定时间内的活力降低、功能和适应能力减退的症状，是一种整体功能失调的表现。

中医学认为，肾为人体先天之本，六味地黄丸为滋补肾阴的代表方剂和基础方，被医家誉为"补肾要药"。六味地黄丸为肾、肝、脾三阴同补而以滋补肾阴为主，补中有泻，以补为主。六味地黄丸可用于阴虚造成的亚健康状态。

左归丸

《景岳全书》

【处方】熟地黄（八两）240g，山药（炒，四两）120g，枸杞（四两）120g，山茱萸（四两）120g，川牛膝（酒洗蒸熟，三两）90g，鹿角胶（敲碎，炒珠，四两）120g，菟丝子（四两）120g，龟甲胶（切碎，炒珠，四两）120g

【功效主治】滋阴补肾，填精益髓。主治真阴不足证，症见头晕目眩、腰酸腿软、遗精滑泄、自汗盗汗、口干舌燥、舌红少苔。本方常用于老年性痴呆、更年期综合征、老年骨质疏松症、闭经、月经量少等属于肾阴不足、精髓亏虚者。

【组方分析】方中熟地黄滋肾填精，大补真阴，为君药。山茱萸养肝滋肾、涩精敛汗；山药补脾阴、滋肾固精；枸杞子补肾益精、养肝明目；龟、鹿二胶峻补精髓，龟甲胶偏于补阴，鹿角胶偏于补阳，均为臣药。菟丝子、川牛膝益肝肾，强腰膝，健筋骨，俱为佐药。诸药合用，共奏滋阴补肾、填精益髓之功。

【用法用量】先将熟地蒸烂杵膏，炼蜜为丸，如梧桐子大。每服百余丸，食前用滚汤或淡盐汤送下。现代用法：水丸，每袋9g，一日2次。

【使用注意】久服常服，易滞脾碍胃，故脾虚泄泻者慎用。

大补阴丸

《中国药典》

【处方】熟地黄120g，盐知母80g，盐黄柏80g，醋龟甲120g，猪脊髓160g

【剂型规格】丸剂，大蜜丸每丸9g。

【功效主治】滋阴降火。用于阴虚火旺证，症见骨蒸潮热、盗汗遗精、咳嗽咯血、耳鸣、心烦易怒、舌红少苔、尺脉数而有力。亦用于甲状腺功能亢进、肾结核、肺结核、糖尿病等属阴虚火旺者。

【组方分析】方中熟地龟甲的配合，作为填精补髓，滋肾填精，潜阳制火；猪脊髓与蜂蜜可加强滋阴润燥之功，使肾阴充足则相火自退，猪脊髓是血肉有情之品，也能以髓补髓，增强填精补髓的作用；黄柏和知母相配，降虚火，退虚热，使火去则不伤阴，且知母又可清热保肺，为肺肾相滋，培本清源之法。

【用法用量】口服，水蜜丸一次6g，一日2~3次；大蜜丸一次1丸，一日2次。

【使用注意】脾胃虚弱、食少便溏以及火热属于实证者不宜使用。

百合固金丸

《中国药典》

【处方】百合100g，地黄200g，熟地黄300g，麦冬150g，玄参80g，川贝母100g，当归100g，白芍100g，桔梗80g，甘草100g

【剂型规格】丸剂，①小蜜丸，每100丸重20g；②大蜜丸，每丸重9g。并有口服液、片剂及颗粒剂等。

【功效主治】养阴润肺，化痰止咳。用于肺肾阴虚、燥咳少痰、痰中带血、咽干喉痛。

【组方分析】方中百合，麦冬润肺生津，为君药；玄参、生地、熟地滋肾清热，凉血止血，为臣药；当归、白芍柔润养血、引血归经，桔梗、贝母清肺化痰，均为佐药；甘草调合诸药，为使药。诸药合用，可使阴液充足，肺肾得养，虚火清隆，血得归经，则诸症可愈。

【用法用量】口服。水蜜丸一次6g，小蜜丸一次9g，大蜜丸一次1丸，一日2次。

【使用注意】风寒咳嗽、脾胃虚弱、食少腹胀、大便稀溏、痰湿壅盛者不宜服用。

二至丸
《中国药典》

【处方】酒女贞子500g，墨旱莲500g

【剂型规格】丸剂，每40粒重3g。

【功效主治】补益肝肾，滋阴止血。用于肝肾阴虚、眩晕耳鸣、咽干鼻燥、腰膝酸痛、月经量多。

【组方分析】方中女贞子，甘苦而凉，善能滋补肝肾之阴；墨旱莲甘酸而寒，补养肝肾之阴，又凉血止血。二药性皆平和，补养肝肾，而不滋腻，故成平补肝肾之剂。

【用法用量】口服，一次9g，一日2次。

【使用注意】脾胃虚寒、大便溏薄者慎用。

五、补阳剂及中成药

补阳剂及中成药是治疗肾阳虚证的方药，适用于肾阳虚的病证，表现为腰膝酸软、四肢不温、少腹拘急冷痛、小便或频数或不利、阳痿早泄、舌淡苔白、脉沉细或沉伏无力等。常以补肾阳药如附子、肉桂、淫羊藿等为主，配伍补肾阴药组成方剂及中成药，代表方如肾气丸、右归丸等。

肾气丸
《金匮要略》

【处方】干地黄（八两）240g，薯蓣（即山药，四两）120g，山茱萸（四两）120g，泽泻（三两）90g，茯苓（三两）90g，牡丹皮（三两）90g，桂枝（一两）30g，附子（一两）30g

【功效主治】补肾助阳。用于肾阳不足证，症见腰痛脚软，下半身有冷感，少腹拘急，小便不利或小便反多，入夜尤甚，阳痿早泄，舌淡而胖，苔薄白不燥，尺脉沉细以及痰饮、水肿、消渴、脚气等。

【组方分析】方中附子、桂枝温肾阳，为君药；干地黄、山茱萸、薯蓣滋肾阴，助肾阳，为臣药；茯苓、泽泻、牡丹皮利水饮，通阳气，活血脉为佐使。本方虽以温补肾阳为主旨，但用药却突出滋补肾阴药及量，仅用少量温补肾阳药，此配伍方法取"阴中求阳"及"少火生气"之理，八味药合用，温而不燥，补而不腻，补中有泻，寓泻于补，补不恋邪，泻不伤阴，相辅相成。

【用法用量】共研为细末，炼蜜为丸，每服9g，一日2次，温开水送服。亦可作汤剂，用量按原方比例酌定。

右归丸
《中国药典》

【处方】熟地黄240g，炮附片60g，肉桂60g，山药120g，酒萸肉90g，菟丝子120g，鹿角胶120g，枸杞子120g，当归90g，盐杜仲120g

【剂型规格】小蜜丸每10丸重1.8g；大蜜丸每丸重9g。

【功效主治】温补肾阳，填精止遗。用于肾阳不足、命门火衰、腰膝酸冷、精神不振、怯寒畏冷、阳痿遗精、大便溏薄、尿频而清。

【组方分析】方中附子、肉桂、鹿角胶培补肾阳，温里祛寒，为君药；熟地黄、山萸肉、山药、枸杞子滋补肾阴，养肝补脾，填精益髓，取"阴中求阳"之义，为臣药；菟丝子、杜仲补肝肾，强腰膝，配以当归养血和血，共补肝肾精血为佐药。本方系由《金匮要略》肾气丸减去"三泻"泽泻、丹皮、茯苓，加鹿角胶、菟丝子、杜仲、枸杞子、当归而成，增强补阳作用，不用泻法，使药效专于温补。

其他补虚剂
及中成药

【用法用量】口服，一次 1 丸，一日 3 次。

【使用注意】阴虚火旺者忌服，忌食生冷。

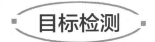

答案解析

一、选择题

（一）单项选择题

1. 四君子汤的功效是（　　）

  A. 补脾胃，益肺气　　　　B. 补中益气，升阳举陷　　　C. 补脾益气

  D. 调理脾胃，益气和营　　E. 益气健脾，和胃

2. 补中益气丸的功效是（　　）

  A. 补脾胃，益肺气　　　　B. 补中益气，升阳举陷　　　C. 补脾益气，燥湿化痰

  D. 调理脾胃，益气和营　　E. 益气健脾，和胃

3. 具有温补肾阳、填精止遗作用的中成药是（　　）

  A. 右归丸　　　　　　　　B. 左归丸　　　　　　　　　C. 肾气丸

  D. 大补阴丸　　　　　　　E. 补中益气丸

4. 四物汤的君药是（　　）

  A. 当归　　　　　　　　　B. 熟地　　　　　　　　　　C. 白芍

  D. 川芎　　　　　　　　　E. 以上都不是

5. 六味地黄丸的注意事项不包括（　　）

  A. 脾虚者慎用　　　　　　B. 感冒者慎用　　　　　　　C. 阳虚者慎用

  D. 气滞者慎用　　　　　　E. 阴虚者慎用

6. 下列具有三补三泻功能的中成药是（　　）

  A. 四物合剂　　　　　　　B. 左归丸　　　　　　　　　C. 六味地黄丸

  D. 右归丸　　　　　　　　E. 大补阴丸

7. 补中益气丸中，君药是（　　）

  A. 熟地　　　　　　　　　B. 黄芪　　　　　　　　　　C. 白术

  D. 党参　　　　　　　　　E. 茯苓

（二）多项选择题

8. 参苓白术散的功效特点是（　　）

  A. 益气和营　　　　　　　B. 升阳举陷　　　　　　　　C. 燥湿化痰

  D. 益肺气　　　　　　　　E. 补脾胃

9. 补益剂中能补阳的有（　　）

  A. 补中益气丸　　　　　　B. 济生肾气丸　　　　　　　C. 左归丸

  D. 五子衍宗丸　　　　　　E. 右归丸

10. 补阴剂有（　　）

  A. 右归丸　　　　　　　　B. 左归丸　　　　　　　　　C. 六味地黄丸

  D. 四物合剂　　　　　　　E. 玉泉丸

二、案例分析题

患者，男，63 岁。腰膝酸软、牙齿动摇、头晕目眩、耳鸣耳聋、盗汗遗精、手足心热、消渴、骨

蒸潮热、口燥咽干，舌红少苔、脉沉细数。

分析：案例中的证候并推荐服用何种中成药。

（李智红）

书网融合……

🅴 重点回顾　　　🅴 习题

第九节　安神剂及中成药

PPT

📖 **导学情景**

情景描述：患者，女，60岁，患者1年来常烦燥、失眠多梦、心悸健忘、神疲乏力、大便干。舌红、苔少，脉细数。

情景分析：患者年逾六旬，阴精渐亏，出现"烦燥、失眠多梦、心悸健忘、神疲乏力、大便干"等症。

讨论：针对患者病情，可选用何方治疗？

学前导语：患者症状以及舌脉之象均提示为阴亏血少，心失所养所致不寐，可选用天王补心丹以滋阴养血，补心安神。

凡以安神药为主组成，具有安神定志作用，用以治疗神志不安病证的方剂，统称为安神剂。

神志不安证多表现为心悸怔忡、烦躁惊狂、失眠健忘等。其中，表现为惊狂易怒、烦躁不安者，多为实证，治宜重镇安神；表现为虚烦失眠、心悸健忘者，多属虚证，治宜养心安神。故本类方剂及中成药分为重镇安神和养心安神两大类。

神志不安病证主要责之于心、肝、肾三脏之阴阳盛衰，或其相互功能失调。安神剂及中成药主要适用于情志内伤所致的脏腑偏盛偏衰，以神志不安为主要表现者。神志不安证在临床上常虚实并见，因此组方配伍时，常重镇安神与养心安神配合应用，以顾虚实。

重镇安神剂及中成药多以金石、贝壳类药物为主组成，故只宜暂用，不宜久服。另外，某些安神药如朱砂等有一定的毒性，久服能引起慢性中毒，应用时须注意。

一、重镇安神剂及中成药

重镇安神剂及中成药具有潜镇亢盛之阳，适用于外受惊恐或心肝阳热亢盛、扰及心神所致的烦躁不安、惊恐、善怒等病证。多属实证，常以重镇安神与清热药为主组成方剂及中成药，代表方如朱砂安神丸。

朱砂安神丸
《医学发明》

【处方】 朱砂（五钱）15g，黄连（六钱）18g，炙甘草（五钱半）16g，生地（二钱半）8g，当归（二钱半）8g

【功效主治】 镇心安神，泻火养阴。用于心火内扰证，症见心神烦乱、失眠多梦、怔忡、惊悸、舌红、脉细数。

【组方分析】 方中朱砂微寒重镇，即镇心安神，又清心火，为君药；黄连苦寒，清泻心火，为臣药；当归、生地养血滋阴，补其耗伤的阴血，为佐药；炙甘草和中缓急，调和诸药，为使药。诸药合用，可使心火清，阴血复，心神得安。

【用法用量】 上药为丸，每次服 6～9g，睡前温开水送下。亦可作汤剂，用量按原方比例酌减，朱砂水飞为细末，以汤药送服。

【使用注意】 方中朱砂含硫化汞，不宜多服、久服，以防汞中毒；阴虚或脾弱者不宜服。

❤ 药爱生命 —————————————————————————————

朱砂中毒的表现及解救

1. 表现　消化系统表现为恶心呕吐、腹痛腹泻，口中有金属味、流涎，牙龈肿胀溃疡，口腔黏膜充血等；泌尿系统表现为少尿、蛋白尿，严重者可发生急性肾衰竭；神经系统及精神方面症状。

2. 解救　清除毒物；纠正水液代谢和电解质紊乱，抗休克、肾透析等对症治疗；甘草、绿豆煎汤饮，也可用二巯基丙醇磺酸钠类、硫代硫酸钠等解毒。

———————————————————————————————————————

二、养心安神剂及中成药

养心安神剂及中成药具有滋阴养血、宁心安神的作用，适用于忧思太过、心肝血虚、心神失养或心阴不足、虚火内扰所致的虚烦不眠、惊悸、健忘等病证。多属虚证，常以养心安神与滋阴养血药为主组成方剂及中成药，代表方如天王补心丹（含丸剂）、柏子养心丸。

天王补心丸
《中国药典》

【处方】 丹参25g，当归50g，石菖蒲25g，党参25g，茯苓25g，五味子50g，麦冬50g，天冬50g，地黄200g，玄参25g，制远志25g，炒酸枣仁50g，柏子仁50g，桔梗25g，甘草25g，朱砂10g

【剂型规格】 丸剂。大蜜丸，每丸重9g。

【功效主治】 滋阴养血，补心安神。用于心阴不足、心悸健忘、失眠多梦、大便干燥。

【组方分析】 方中生地黄重用以滋阴清热，生津除烦，为君药；天冬、麦冬、玄参助君药养阴清热，为臣药；当归、人参益气养血，酸枣仁、柏子仁养心安神，茯苓、远志交通心肾，丹参、石菖蒲清心活血，五味子益气敛阴，朱砂镇心安神，兼顾其标，共为佐药；桔梗载药上行入心，甘草调和诸药，为使药。诸药合用具滋阴养血，补心安神之功。

【用法用量】 口服，水蜜丸一次 6g，大蜜丸一次 1 丸，一日 2 次。

【使用注意】 脾胃虚弱者慎用。因含朱砂，不宜久服。

柏子养心丸
《中国药典》

【处方】柏子仁 25g，党参 25g，炙黄芪 100g，川芎 100g，当归 100g，茯苓 200g，制远志 25g，酸枣仁 25g，肉桂 25g，醋五味子 25g，半夏曲 100g，炙甘草 10g，朱砂 30g

【剂型规格】丸剂。大蜜丸，每丸 9g。

【功效主治】补气，养血，安神。用于心气虚寒、心悸易惊、失眠多梦、健忘。

【组方分析】方中柏子仁养心安神，为君药；朱砂重镇安神，酸枣仁、远志、五味子宁心安神，为臣药；党参、黄芪、茯苓益气健脾，川芎、当归养血和血，肉桂温通经脉，半夏曲燥湿和胃，为佐药；甘草调和药性，为使药。诸药合用，共奏补气养血、养心安神之功。本品常用于神经衰弱、围绝经期综合征、精神分裂症等病属心气虚寒者。

其他安神剂
及中成药

练一练

天王补心丹与柏子养心丸的功效有何异同？

答案解析

【用法用量】口服，水蜜丸一次 6g，大蜜丸一次 1 丸，一日 2 次。

【使用注意】因含朱砂，不宜久服。肝阳上亢者不宜服用。

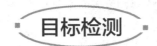
目标检测

答案解析

一、选择题

（一）单项选择题

1. 朱砂安神丸的功效是（ ）

    A. 镇心安神，泻火养阴   B. 重镇安神，补心安神   C. 养血安神

    D. 疏肝解郁，安神定志   E. 益气健脾，和胃安神

2. 天王补心丹的君药是（ ）

    A. 生地黄   B. 人参   C. 酸枣仁

    D. 柏子仁   E. 麦冬

3. 柏子养心丸（ ）

    A. 情志不舒者慎用

    B. 胃酸过多者慎用

    C. 肝肾阴虚者慎用

    D. 不宜与碘化物、溴化物同服

    E. 肝郁气滞者慎用

（二）多项选择题

4. 天王补心丹中的三参是指（ ）

    A. 党参   B. 丹参   C. 玄参

    D. 人参   E. 沙参

5. 朱砂安神丸的药物组成是（ ）

A. 黄连　　　　　　　B. 地黄　　　　　　　C. 朱砂

D. 当归　　　　　　　E. 甘草

二、案例分析题

患者，女，40岁。心神烦乱，失眠多梦，心悸不宁，舌尖红，脉细数。诊断：失眠。

分析：案例中的病例并给出推荐服用的中成药。

（李智红）

书网融合……

▤ 重点回顾

◉ 习题

PPT

第十节　理血剂及中成药

📖 **导学情景**

情景描述：患者，女，23岁，痛经6年。患者自述常郁郁寡欢，经前1周常出现胸胁、小腹胀痛不适，经期第一天疼痛最剧烈，常无法上学、工作，经血色黯、有块。舌质黯、边有瘀斑，苔白，脉弦涩。

情景分析：患者情志不畅，肝气不疏，气滞血瘀，致使痛经产生。

讨论：针对患者病情，可选用何方治疗？

学前导语：患者症状以及舌脉之象均提示为肝气不疏、气滞血瘀所致痛经，可选用元胡止痛片以理气、活血、止痛。

凡以理血药为主组成，具有活血祛瘀或止血作用，用于治疗血瘀或出血病证的方剂，统称理血剂。

当某种原因导致血行不畅，或血不循经，离经妄行，均可出现血瘀、出血证。血瘀宜活血祛瘀，出血宜止血，因此将理血剂及中成药分为活血化瘀和止血二类。

使用理血剂及中成药时，当辨清导致瘀血和出血的原因，以求急则治标，缓则治本，或标本兼治。止血剂及中成药有滞血留瘀之弊故常配伍活血之品；活血祛瘀剂及中成药易于动血、伤胎，故妇女经期、月经过多及孕妇均慎用或忌用，同时逐瘀过猛，易于伤血，久用逐瘀亦易伤正，必要时可配伍补血益气之品，使消瘀而不伤正。

一、活血祛瘀剂及中成药

活血化瘀剂及中成药适用于各种血瘀证，表现为胸腹诸痛、瘀阻经脉之半身不遂、经闭、痛经、产后瘀阻腹痛、瘀积包块、外伤瘀肿等。常以活血祛瘀药如川芎、丹参、桃仁、红花等为主，配伍理气、清热、益气养血等药组成方剂及中成药，代表方如血府逐瘀汤（含口服液、丸剂、胶囊剂）、补阳还五汤等。

血府逐瘀汤

《医林改错》

【处方】 桃仁 (四钱) 12g，红花 (三钱) 9g，当归 (三钱) 9g，生地黄 (三钱) 9g，川芎 (一钱半) 4.5g，赤

芍（二钱）6g，牛膝（三钱）9g，桔梗（一钱半）4.5g，柴胡（一钱）3g，枳壳（二钱）6g，甘草（一钱）3g

【功效主治】活血化瘀，行气止痛。用于胸中血瘀证，症见胸痛、头痛，日久不愈，痛如针刺而有定处，或内热烦闷、心悸失眠、急躁易怒、舌质黯红，或舌有瘀斑、脉涩或弦紧。

【组方分析】方中当归、桃仁、红花活血祛瘀兼和血，为君药。赤芍、川芎助君药活血化瘀，生地滋阴养血，使活血化瘀而不伤阴，为臣药。气为血之帅，气行则血行，枳壳、桔梗一升一降，宽畅胸中气机，以行气活血，桔梗并能载药上行入血府（胸中）；柴胡疏肝解郁，升举清阳，与枳壳配伍，理气散结之力尤著；牛膝行血逐瘀，引瘀血下行，同为佐药。甘草调药缓急，为使药。诸药配伍，祛瘀不伤血，理气不伤阴。

【用法用量】水煎服，一日一剂，一日3次。

复方丹参片
《中国药典》

【处方】丹参450g，三七141g，冰片8g

【剂型规格】片剂。①薄膜衣小片，每片重0.32g（相当于饮片0.6g）；②薄膜衣大片，每片重0.8g（相当于饮片1.8g）；③糖衣片（相当于饮片0.6g）。并有丸剂、胶囊、喷雾剂及滴丸等剂型。

【功效主治】活血化瘀，理气止痛。用于胸中憋闷、心绞痛。

【组方分析】方中丹参祛瘀止痛、活血养血、清心除烦为君药，辅以三七活血通脉、化瘀止痛，佐以冰片芳香通窍、行气止痛。诸药相配，共奏活血化瘀、芳香开窍、理气止痛之功。

【用法用量】口服，一次3片（规格①、规格③）或1片（规格②），一日3次。

【使用注意】孕妇慎用。

速效救心丸
《中国药典》

【处方】川芎，冰片

【剂型规格】滴丸，每丸40mg。

【功效主治】行气活血，祛瘀止痛。用于气滞血瘀型冠心病、心绞痛。

【组方分析】本方主用于气滞血瘀证之胸痹。方中川芎行气活血、祛瘀止痛为君药；辅以冰片芳香开窍、醒神止痛。两药合用，共奏行气活血、祛痰止痛之功。全方主要具有增加冠脉血流量、改善心肌缺血的作用。

【用法用量】含服，一次4~6丸，一日3次；急性发作时，一次10~15丸。

【使用注意】孕妇禁用。寒凝血瘀、阴虚血瘀胸痹心痛不宜单用。有过敏史者慎用。伴有中重度心力衰竭的心肌缺血者慎用。在治疗期间，心绞痛持续发作，宜加用硝酸酯类药。

补阳还五汤
《医林改错》

【处方】黄芪（生，四两）120g，当归（尾，二钱）6g，赤芍（一钱半）6g，地龙（一钱）3g，川芎（一钱）3g，红花（一钱）3g，桃仁（一钱）3g

【功效主治】补气、活血、通络。用于中风后遗症，气虚血滞、脉络瘀阻所致半身不遂，口眼歪斜，语言蹇塞，口角流涎，大便干燥，小便频数，或遗尿不禁，苔白、脉缓或弱。

【组方分析】方中重用生黄芪大补脾胃之元气，使气旺以促血行，祛瘀而不伤正，并助诸药之力，为君药；配以归尾活血，有祛瘀而不伤血之妙，为臣药；川芎、赤芍、桃仁、红花助归尾活血祛瘀，地龙通经活络，均为佐使药。诸药合用，使气旺血行，瘀祛络通，诸症自可渐愈。

【用法用量】水煎服，一日一剂，一日 3 次。

元胡止痛片
《中国药典》

【处方】醋延胡索 445g，白芷 223g

【剂型规格】片剂，①薄膜衣片，每片重 0.26g；②薄膜衣片，每片重 0.31g；③糖衣片，片心重 0.25g；④糖衣片，片心重 0.3g。并有胶囊、滴丸、颗粒及口服液等剂型。

【功效主治】理气，活血，止痛。用于气滞血瘀的胃痛、胁痛、头痛及月经痛等。

【组方分析】方中延胡索行气活血止痛，为君药，辅以白芷发散风寒、理气止痛，以增强延胡索行气止痛之功。两药合用，共起理气活血止痛之功。

【用法用量】口服，一次 4～6 片，一日 3 次，或遵医嘱。

【使用注意】孕妇禁用，本方药性温燥，阴虚火旺者慎服。

二、止血剂及中成药

止血剂及中成药适用于各种出血证，表现为血溢脉外、离经妄行而致的吐血、衄血、尿血、便血、崩漏等。常以大蓟、小蓟、侧柏叶、三七等止血药为主组成，配伍清热、温阳益气、补益冲任等药组成方剂及中成药，代表方如小蓟饮子、槐角丸等。

小蓟饮子
《济生方》

【处方】生地黄（洗，四两）30g，小蓟（半两）15g，滑石（半两）15g，蒲黄（炒，半两）9g，藕节（半两）9g，淡竹叶（半两）9g，酒当归（半两）6g，山栀子（半两）9g，木通（半两）9g，炙甘草（半两）6g

【功效主治】凉血止血，利水通淋。用于下焦瘀热之血淋、尿血，症见小便频数、赤涩热痛，或尿血、舌红、脉数。

【组方分析】方中小蓟甘凉入血分，功擅清热凉血止血，又可利尿通淋，尤宜于尿血、血淋之症，为君药。蒲黄、藕节助君药凉血止血，并能消瘀；生地黄甘苦性寒，凉血止血，养阴清热，共为臣药。热在下焦，因势利导，以滑石、竹叶、木通清热利水通淋；栀子清泄三焦之火，导热从下而出；当归养血和血，引血归经，尚有防诸药寒凉滞血之功，共为佐药。使以甘草缓急止痛，和中调药。诸药合用，共成凉血止血为主，利水通淋为辅之方。

【用法用量】水煎服，一日一剂，一日 3 次。

三七片
《中国药典》

【处方】三七 500g

【剂型规格】片剂，每片含三七：①0.25g（小片）；②0.5g（大片）。

【功效主治】散瘀止血，消肿定痛。用于瘀血所致出血诸证，如咯血、吐血、衄血、便血、崩漏、外伤出血、胸腹刺痛、跌打肿痛等。

【组方分析】三七味甘微苦性温，入肝经血分，功善止血，又能化瘀生新，有止血而不留瘀的特点，且能活血化瘀而消肿定痛，为伤科之要药，凡跌打损伤，或筋骨折伤、瘀血肿痛等，本品皆为首选。

【用法用量】 口服。小片一次 4～12 片；大片一次 2～6 片，一日 3 次。

【使用注意】 孕妇及肝肾功能异常者禁用。

其他理血剂
及中成药

答案解析

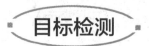

目标检测

一、单项选择题

1. 血府逐瘀汤的功能不包括（   ）

    A. 温经   B. 活血   C. 化瘀

    D. 滋阴   E. 止痛

2. 血府逐瘀汤的组成除桃红四物汤之外，还含有的药物是（   ）

    A. 葱白、麝香、大枣、黄酒

    B. 柴胡、枳壳、桔梗、牛膝

    C. 香附、没药、牛膝、五灵脂

    D. 乌药、香附、木香、延胡索

    E. 官桂、蒲黄、干姜、五灵脂

3. 复方丹参片与速效救心丸均有（   ）

    A. 丹参   B. 三七   C. 冰片

    D. 川芎   E. 红花

4. 中风，半身不遂，口眼㖞斜，语言謇涩，口角流涎，小便频数或遗尿失禁，舌黯淡，苔白，脉缓无力，治宜选用（   ）

    A. 血府逐瘀汤   B. 大定风珠   C. 槐角丸

    D. 补阳还五汤   E. 温经汤

5. 补阳还五汤的功用为（   ）

    A. 活血化瘀通络   B. 补气活血通络   C. 补气行气活血

    D. 行气祛瘀通络   E. 活血行气通络

二、案例分析题

患者，女，21 岁。尿痛、尿血 1 天，伴小便频数、赤涩热痛、小腹胀痛不适。诊断：血淋。

分析：病例证型，并给予中成药选用建议。

（李智红）

书网融合……

📑 重点回顾   📖 习题

PPT

第十一节 理气剂及中成药

导学情景

情景描述：患者，女，20岁，经前胸胁、小腹胀痛不适半年。患者半年前因琐事与人发生争吵后，出现经前1周胸胁、小腹胀痛不适，生气后症状明显加重，经血不畅，色略黯淡。舌淡，苔白，脉弦。

情景分析：患者情志不畅，肝气不疏，产生经前胸胁、小腹胀痛不适。

讨论：针对患者病情，可选用何方治疗？

学前导语：患者因琐事争吵，情志不畅，肝气不疏，气机郁滞，产生经前诸症，可选用逍遥丸加减治疗。

凡以理气药为主组成，具有行气或降气的作用，用以治疗气逆或者气滞的方剂和中成药，统称理气剂。属八法中的"消法"。本类方药可分为行气和降气两大类。

因理气药多属芳香辛燥之品，易伤津耗气，应勿使过剂，尤其是年老体弱、阴虚火旺、孕妇或素有崩漏吐衄者，更应慎用。

一、行气剂及中成药

行气剂及中成药具有舒畅气机的作用，适用于脾胃气滞证及肝气郁滞证。脾胃气滞证表现为脘腹胀痛、嗳气吞酸、呕恶食少、大便失常等，常选用理气健脾药组方，如以陈皮、厚朴、砂仁等；肝气郁滞证表现为胸胁胀痛或疝气痛，或月经不调、痛经等，常选用疏肝理气药组方，如以香附、青皮、郁金等。代表方如半夏厚朴汤、越鞠丸、气滞胃痛颗粒等。

柴胡舒肝丸
《中国药典》

【处方】茯苓100g，麸炒枳壳50g，豆蔻40g，酒白芍50g，甘草50g，醋香附75g，陈皮50g，桔梗50g，姜厚朴50g，炒山楂50g，防风50g，六神曲（炒）50g，柴胡75g，黄芩50g，薄荷50g，紫苏梗75g，木香25g，炒槟榔75g，醋三棱50g，酒大黄50g，青皮（炒）50g，当归50g，姜半夏75g，乌药50g，醋莪术50g

【剂型规格】①小蜜丸每100丸重20g；②大蜜丸每丸重10g。

【功效主治】疏肝理气，消胀止痛。用于肝气不舒，症见胸胁痞闷、食滞不消、呕吐酸水。

【组方分析】方中柴胡、炒青皮、醋香附、防风四药合用，功能疏肝理气；陈皮、麸炒枳壳、木香、乌药、紫苏梗五药合用，能理气消积而消胀止痛；半夏、茯苓、桔梗、厚朴、豆蔻、甘草合用，以健脾调中，行气消胀；山楂、槟榔、六神曲、大黄合用，以消食导滞，化积消胀；白芍、当归养血和血，以柔肝体；气滞邪结则血瘀，故以三棱、莪术行气活血化瘀；黄芩、薄荷，以清解郁热；气郁日久则化热，以黄芩苦寒清热、薄荷辛凉解郁以解之。此外，甘草还具调和诸药之能。诸药合用，共奏舒肝理气，消胀止痛之功。

【用法用量】口服。小蜜丸一次10g，大蜜丸一次1丸，一日2次。

【使用注意】本方芳香辛燥，易耗气伤阴，不宜久服。服药过程中如出现舌红少苔，口燥咽干，心烦失眠等阴虚证，则应停服。

半夏厚朴汤
《金匮要略》

【处方】半夏（一升）12g，厚朴（三两）9g，茯苓（四两）12g，生姜（五两）15g，苏叶（二两）6g

【功效主治】行气散结，降逆化痰。用于梅核气，症见咽中如有物梗阻，咯之不出、吞之不下，胸胁满闷，或咳或呕，舌苔白润或滑腻，脉滑或弦。

【组方分析】方中半夏化痰开结，和胃降逆，为君药；厚朴行气开郁，下气除满，茯苓渗湿健脾助半夏化痰，共为臣药；生姜辛温散结，和胃止呕，苏叶芳香行气，理肺舒肝，共为佐使药。诸药合用，共奏行气开郁，降逆化痰之功。

【用法用量】水煎服，一日一剂，一日3次。

越鞠丸
《中国药典》

【处方】香附（醋制）200g，川芎200g，栀子（炒）200g，苍术（炒）200g，神曲（炒）200g

【剂型规格】水丸，每袋18g。

【功效主治】理气解郁，宽中除满。用于胸脘痞闷、腹中胀满、饮食停滞、嗳气吞酸。

【组方分析】方中香附疏肝解郁治气郁，为君药；川芎辛香，为血中气药，既可活血祛瘀治血郁，又可助香附行气解郁之功，为臣药；栀子清热泻火治火郁，苍术燥湿运脾治湿郁，神曲消食导滞治食郁，三药共为佐药。因痰郁乃气滞湿聚而成，若气行湿化，则痰郁随之而解，故方中不另用治痰之品，此亦治病求本之意。

【用法用量】口服，一次6~9g，一日2次。

【使用注意】虚证郁滞者不宜单用。

胃苏颗粒
《中国药典》

【处方】香附166.7g，紫苏梗166.7g，陈皮100g，枳壳166.7g，槟榔100g，香橼166.7g，佛手100g，炒鸡内金100g

【剂型规格】颗粒剂。①每袋装15g；②每袋装5g（无蔗糖）。

【功效主治】理气消胀，和胃止痛。主治气滞型胃脘痛，症见胃脘胀痛、窜及两胁，得嗳气或矢气则舒，情绪郁怒则加重，胸闷食少，排便不畅，舌苔薄白，脉弦；慢性胃炎及消化性溃疡见上述证候者。

【组方分析】方中香附入肝经，疏肝解郁，理气宽中止痛，为君药。陈皮理气和胃化湿；紫苏梗理气宽中，止痛；枳壳破气消积，利膈宽中；槟榔下气利水，行气消滞，调和脾胃，共为臣药。香橼、佛手疏肝和胃，理气止痛，且燥湿化痰；鸡内金消食健胃，俱为佐药。诸药合用，共奏疏肝理气，和胃止痛之功。

【用法用量】开水冲服。一次1袋，一日3次。15天为一个疗程，可服1~3个疗程或遵医嘱。

【使用注意】脾胃阴虚或肝胃郁火胃痛者及孕妇慎用。忌辛辣刺激性食物，戒烟酒。服药期间要保持情绪稳定，切勿恼怒。

逍遥丸
《中国药典》

【处方】柴胡 100g，当归 100g，白芍 100g，白术（炒）100g，茯苓 100g，炙甘草 80g，薄荷 20g

【剂型规格】蜜丸，①小蜜丸，每 100 丸重 20g；②大蜜丸，每丸重 9g。

【功效主治】疏肝健脾，养血调经。用于肝郁脾虚所致的郁闷不舒、胸胁胀痛、头晕目眩、食欲减退、月经不调。

【组方分析】方中柴胡疏肝解郁，使肝气得以调达，为君药。当归甘辛苦温，养血和血；白芍酸苦微寒，养血敛阴，柔肝缓急，为臣药。白术、茯苓健脾祛湿，使运化有权，气血有源；炙甘草益气补中，缓肝之急，为佐药。加入少许薄荷，疏散郁遏之气，透达肝经郁热，为使药。

【用法用量】口服，小蜜丸一次 9g，大蜜丸一次 1 丸，一日 2 次。

【使用注意】本药不宜与感冒药同时服用，孕妇慎用。

二、降气剂及中成药

降气剂具有降气平喘或降逆止呕的作用，适用于肺胃气逆证。肺气上逆症见咳喘等，常用降气平喘药，如以苏子、杏仁、沉香、款冬花、紫菀等为主组成的方剂；胃气上逆症见呕吐、呃逆、嗳气等，常用降逆止呕药，如以旋覆花、代赭石、半夏、生姜、竹茹等为主组成的方剂。代表方为旋覆代赭汤、苏子降气汤（含丸剂）、木香顺气丸等。

旋覆代赭汤
《伤寒论》

【处方】旋覆花（三两）9g，代赭石（一两）9g，半夏（洗，半升）9g，人参（二两）6g，炙甘草（三两）6g，生姜（五两）10g，大枣（十二枚、擘）4 枚

【功效主治】降逆化痰，益气和胃。用于胃气虚弱、痰浊内阻证，症见心下痞硬、噫气不除，或反胃呕逆、舌淡、苔白滑、脉弦而虚。

【组方分析】方中旋覆花性温而能下气消痰，降逆止嗳，为君药。代赭石质重而沉降，善镇冲逆，但味苦气寒，用量稍小，为臣药。生姜于本方用量独重，寓意有三：一为和胃降逆以增止呕之效；二为宣散水气以助祛痰之功；三可制约代赭石的寒凉之性，使其镇降气逆而不伐胃。半夏辛温，祛痰散结，降逆和胃，与生姜并为臣药。人参、炙甘草、大枣益脾胃，补气虚，扶助已伤之中气，为佐使之用。

【用法用量】水煎服，一日一剂，一日 3 次。

苏子降气汤
《太平惠民和剂局方》

【处方】紫苏子（二两半）9g，半夏（汤洗七次，二两半）9g，川当归（去芦，两半）6g，炙甘草（二两）6g，前胡（去芦，一两）6g，厚朴（去粗皮，姜汁拌炒，一两）6g，肉桂（去皮，一两半）3g

【剂型规格】丸剂，一次 6g，一日 1～2 次。

【功效主治】降气平喘，祛痰止咳。用于上实下虚之喘咳证，症见咳喘短气、痰多、胸膈满闷，或腰痛足弱、肢体倦怠，或肢体浮肿、舌苔白滑或白腻、脉弦滑。

【组方分析】方中紫苏子降气平喘，祛痰止咳，为君药。半夏燥湿化痰降逆，前胡下气祛痰止咳，厚朴下气宽胸除满，三药助紫苏子降气祛痰平喘之功，共为臣药。君臣相配，共治上实。肉桂温补下元，纳气平喘，以治下虚；当归既治咳逆上气，又养血补肝润燥，同肉桂以增温补下虚之效；加生姜、

苏叶以散寒宣肺，共为佐药。甘草、大枣和中调药，是为使药。

【用法用量】加生姜2片、枣子1个、苏叶2g，水煎热服，一日一剂，一日3次。

【使用注意】阴虚，舌红无苔者忌服。

<h2 style="text-align:center">木香顺气丸</h2>
《中国药典》

【处方】木香100g，砂仁100g，醋香附100g，槟榔100g，甘草50g，陈皮100g，厚朴100g，枳壳（炒）100g，苍术（炒）100g，青皮（炒）100g，生姜200g

【剂型规格】水丸，每100丸重6g。

【功效主治】行气化湿，健脾和胃。主治湿阻气滞、胸膈胀闷、脘腹胀痛、恶心呕吐、嗳气纳呆。

【组方分析】方中木香调理三焦，善行脾胃之气滞，为行气止痛要药，又能健脾消食；砂仁芳香醒脾，化湿和胃，共为君药。槟榔行气利水消痞；厚朴下气除满，燥湿消痰，二药助君药行气化湿除满，共为臣药。苍术、陈皮燥湿健脾；香附、青皮、炒枳壳疏肝理气，消积化滞；生姜降气和胃止呕，共为佐药。使药甘草调和诸药。

【用法用量】口服，一次6～9g，一日2次，饭前服用。

【使用注意】孕妇慎用。

其他理气剂
及中成药

答案解析

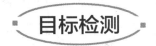

一、单项选择题

1. 越鞠丸的功效是（ ）

   A. 疏肝解郁，行气止痛   B. 行气解郁   C. 通阳散结，行气祛痰

   D. 行气散结，降逆化痰   E. 理气解郁，宽中除满

2. 半夏厚朴汤中，君药是（ ）

   A. 茯苓   B. 厚朴   C. 半夏

   D. 生姜   E. 苏叶

3. 治痰气互结之梅核气的代表方是（ ）

   A. 橘皮竹茹汤   B. 半夏厚朴汤   C. 木香顺气丸

   D. 柴胡疏肝散   E. 越鞠丸

4. 苏子降气汤的功用是（ ）

   A. 降气平喘，祛痰止咳   B. 降逆化痰，益气和胃   C. 降气平喘，补益脾肺，

   D. 降气定喘，清热平喘   E. 止咳平喘，化痰润肺

5. 苏子降气汤与小青龙汤共有的药物是（ ）

   A. 苏子   B. 麻黄   C. 厚朴

   D. 半夏   E. 前胡

二、案例分析题

患者，女，32岁，职员。自述2年前开始手足心发热，曾多次就医治疗，效果不佳。1年前因家庭变故，症状明显加重，伴见失眠、头昏，严重时可见心慌、气短。发病以来月经衍期，色黑有血块，近1周诸证加重，查体：面色萎黄，两目无神，精神不振，舌质红，舌苔厚腻，双寸脉弦而无力，略细。

分析：病例证型，并给予中成药选用建议。

（李智红）

书网融合……

重点回顾

习题

PPT

第十二节 消食剂及中成药

导学情景

情景描述： 患者，男，4岁，食少5天。春节过后，患儿开始出现不思饮食，嗳气酸腐，手心灼热，大便3日一次，气味臭秽、质硬，舌苔腻，脉滑。

情景分析： 新春佳节，饮食多为肥甘厚腻之品，患儿过食肥甘厚腻之品，易致食积。

讨论： 针对患者病情，可选用何方治疗？

学前导语： 患儿症状提示为饮食积滞，可选用保和丸加减治疗。

凡由消食药为主组成，具有健脾消食，化积导滞等作用，用于治疗食积停滞的方剂，统称为消食剂。消食剂治疗疾病，属于"中医八法"中的"消法"。

饮食停滞疾病，或因饮食不节、暴饮暴食致使食积内停、阻滞气机、脾胃升降失调，治宜消食化滞；或因脾胃虚弱、运化无力致使食积内停，治宜健脾消食、消补兼施，因此消食剂及中成药常分为健脾消食和消食化滞两类。

消食剂及中成药药性多较为缓和，属渐消缓散之剂，适用于病势较缓、积滞较轻、素体羸弱患者之食积证；如遇病势较急，积滞较重之食积证，宜采用攻逐泻下之剂。此外，消食剂仍有攻伐属性，故不宜久用，纯虚无实者禁用。

一、消食化滞剂及中成药

消食化滞剂及中成药适用于食积内停证，症见胸脘痞闷、厌食呕恶、嗳腐吞酸、腹痛泄泻等。常以山楂、神曲、莱菔子等消食药物为主，配伍理气、清热、利湿等药组成方剂及中成药，如保和丸、枳实导滞丸、大山楂丸等。

保和丸
《丹溪心法》

【处方】 山楂（六两）180g，神曲（二两）60g，半夏、茯苓（各三两）各90g，陈皮、连翘、莱菔子（各一两）各30g

【功效主治】 消食和胃。用于食滞胃脘证，症见脘腹痞满胀痛、嗳腐厌食、舌苔厚腻、脉滑等。

【组方分析】 保和丸是治疗食积的常用方剂。方中山楂善消油腻肉积，为君药；神曲善化消酒食陈腐之积，莱菔子善消谷面痰浊之积共为臣药；陈皮、半夏、茯苓行气和胃，连翘清热散结，共为佐药。

诸药合用，共奏消食导滞，理气和胃之功。

【用法用量】共为细末，炊饼丸如梧桐子大，每服七八十丸（9g），白汤送服。

【使用注意】忌生冷油腻不易消化食物。

枳实导滞丸
《内外伤辨惑论》

【处方】大黄（一两）30g，枳实（麸炒）、神曲（炒，各五钱）各15g，茯苓、黄芩、黄连、白术（各三钱）各9g，泽泻（二钱）6g

【功效主治】消食导滞，清热祛湿。用于湿热食积证，症见脘腹胀痛、大便秘结、舌苔黄腻、脉沉有力等。

【组方分析】枳实导滞丸是治疗食积、湿热内阻肠胃的常用方剂。方中大黄攻积泻热，为君药；枳实行气导滞消积，神曲消食化滞和胃，共为臣药；黄连、黄芩清热燥湿，茯苓、泽泻利水渗湿，白术燥湿健脾，共为佐药。诸药合用，共奏消食导滞，清热祛湿之功。

【用法用量】共为细末，汤浸蒸饼为丸。每服6~9g，空腹时用温水送下。

【使用注意】孕妇不宜使用。忌酒及辛辣食物。

大山楂丸
《中国药典》

【处方】山楂1000g，六神曲（麸炒）150g，麦芽（炒）150g

【剂型规格】大蜜丸，每丸9g。

【功效主治】开胃消食。用于食积内停所致的食欲不振、消化不良、脘腹胀闷。

【组方分析】方中山楂善消油腻肉食积滞，为君药；麦芽善消米面食积，六神曲善消酒食陈腐之积兼能醒脾和胃，共为佐药。

【用法用量】口服，一次1~2丸，一日1~3次，小儿酌减。

【使用注意】忌酒及辛辣、生冷、油腻食物。

二、健脾消食剂及中成药

健脾消食剂及中成药适用于脾胃虚弱、食积内停证，表现为脘腹痞满、不思饮食、面黄体瘦、倦怠乏力、大便溏薄等。常以消食药如山楂、神曲等药，配伍益气健脾药如人参、白术、山药等为主组成。如健脾丸、枳实消痞丸、香砂枳术丸等。

健脾丸
《证治准绳》

【处方】白术（炒，二两半）75g，木香（另研）、黄连（酒炒）、甘草（各七钱半）各22g，白茯苓（去皮，二两）60g，人参（一两五钱）45g，神曲（炒）、陈皮、砂仁、麦芽（炒）、山楂肉、山药、肉豆蔻（面裹纸包捶去油，各一两）各30g

【功效主治】健脾和胃，消食止泻。用于脾虚食停证，症见脘腹痞满、食少难消、舌苔黄腻、脉弱等。

【组方分析】健脾丸是脾胃虚弱，食积内停，兼有湿热之证的常用方剂。方中白术、茯苓健脾渗湿止泻；人参、甘草健脾益气；神曲、山楂、麦芽消食化滞；山药、肉豆蔻健脾止泻；木香、砂仁、陈皮理气和胃、行气消痞；黄连清热燥湿。诸药合用，消补兼施共奏健脾和胃，消食止泻之功。

【用法用量】共为细末，蒸饼为丸，每服 6～9g，空腹陈米汤下，一日 2 次。

人参健脾丸
《中国药典》

【处方】人参25g，白术（麸炒）150g，茯苓50g，山药100g，陈皮50g，木香12.5g，砂仁25g，炙黄芪100g，当归50g，酸枣仁（炒）50g，远志（制）25g

【剂型规格】大蜜丸，每丸重6g。

【功效主治】健脾益气，和胃止泻。用于脾胃虚弱所致的饮食不化、脘闷嘈杂、恶心呕吐、腹痛便溏、不思饮食、体弱倦怠。

【组方分析】方中人参、茯苓、白术、炙黄芪益气健脾；山药、陈皮、砂仁健脾和胃，燥湿止泻；木香理气健脾，调理中焦气机；酸枣仁、远志安神定志；当归活血养血。诸药共奏健脾益气，和胃止泻之功。

【用法用量】口服。大蜜丸一次 2 丸，一日 2 次。

【使用注意】忌辛辣刺激及不易消化食物。

枳实消痞丸
《兰室秘藏》

【组成】枳实15g，黄连（五钱）15g，厚朴（炙，四钱）12g，半夏曲、人参（各三钱）9g，白术、白茯苓、炙甘草、麦芽、干生姜（各二钱）6g

【功效主治】行气消痞，健脾和胃。用于脾虚气滞、寒热互结之心下痞满证，症见心下痞满、食少或不欲食、倦怠乏力、大便失调、舌苔黄腻等。

【组方分析】枳实消痞丸是脾胃虚弱、寒热互结、气滞湿聚之证的常用方剂。方中枳实行气消痞，为君药；厚朴下气除满，为臣药；半夏散结消痞，黄连清热燥湿，干生姜温中散寒，麦芽消食和胃，人参、白术、茯苓、炙甘草健脾益气，共为佐药；炙甘草调和诸药兼作使药。诸药合用，消补兼施，共奏健脾和胃、行气消痞之功。

【用法用量】共为细末，汤浸蒸饼为丸，每服 6～9g，白汤下，食远服。

香砂枳术丸
《景岳全书》

【组成】木香、砂仁各15g，枳实（麸炒）30g，白术（米泔浸，炒）60g

【功效主治】健脾消痞，理气开胃。症见胸脘痞闷、宿食不消、食少或不欲食、大便溏软。

【组方分析】香砂枳术丸是脾胃虚弱、气滞痞满之证的常用方剂。方中白术健脾燥湿和胃，为君药；枳实消痞导滞，为臣药；砂仁化湿醒脾、行气温中，木香善行脾胃滞气，为佐药。诸药合用，寓消于补，补而不滞。共奏健脾消痞，理气开胃之功。

其他消食剂
及中成药

【用法用量】共药为末，荷叶裹烧饭为丸，如梧桐子大。每服6g，白术汤下。

? 想一想

消食剂与泻下剂均能消体内有形之积邪，其临床应用有何区别？

答案解析

答案解析

目标检测

一、单项选择题

1. 消食剂属于"八法"中的（　）
   A. 消法
   B. 和法
   C. 下法
   D. 清法
   E. 温法

2. 脘腹痞满胀痛、嗳腐吞酸、恶食呕恶，或大便泄泻、舌苔厚腻微黄、脉滑，治疗宜选用（　）
   A. 健脾丸
   B. 木香槟榔丸
   C. 枳实消痞丸
   D. 保和丸
   E. 枳实导滞丸

3. 保和丸中连翘的作用是（　）
   A. 清热解毒
   B. 消痈散结
   C. 疏风清热
   D. 清热散结
   E. 清心利尿

二、简答题

简述消食剂的分类、适应证及代表方剂。

（黄金山）

书网融合……

📑 重点回顾

🎧 习题

第十三节　祛风剂及中成药

PPT

📖 **导学情景**

情景描述：患者，男，23岁，头痛1天。时值暑月，天气炎热，昨日患者入睡时贪凉，吹空调、风扇，今晨起便觉头巅顶作痛，恶寒发热，伴目眩鼻塞，舌苔薄白，脉浮紧。

情景分析：患者因天气炎热，贪凉，不慎受风，致头痛。

讨论：针对患者病情，可选用何方治疗？

学前导语：患者暑月贪凉，不慎受风，致外感头痛，出现"头巅顶作痛，恶寒发热，伴目眩鼻塞，舌苔薄白，脉浮紧"等症状，可选用川芎茶调丸加减治疗。

凡以辛散疏风或息风止痉药为主组成，具有疏散外风或平息内风的作用，用以治疗风证的方剂，统称祛风剂。

风邪为病，其病善动、多变，病位较广泛，可分为外风与内风两类病证。外风有风寒、风热、风湿之别，主要表现为头痛，恶风，肢体麻木，屈伸不利；内风又称类中风，主要表现为眩晕、震颤、四肢抽搐、语言謇涩或卒然昏倒、不省人事，口眼歪斜、半身不遂，其病变主要在肝。祛风剂分为疏散外风和平息内风两类。

　　临床使用祛风剂，必须准确辨证，分清外风、内风之证。属外风者，治宜疏散；属于内风者，则宜平息。内、外风之间，亦可相互影响，相互兼夹，在治疗上，应分清主次，全面兼顾。

? 想一想

外风和内风有何区别？

答案解析

一、疏散外风剂及中成药

　　疏散外风剂适用于外风病证，多以辛散疏风药物为主组成。

川芎茶调散
《太平惠民和剂局方》

　　【处方】川芎、荆芥（去梗）（各四两）各120g，白芷、羌活、甘草（爁）（各二两）各60g，细辛（去芦，一两）30g，防风（去芦，一两半）45g，薄荷（不见火，八两）240g

　　【功效主治】疏风止痛。用于外感风邪头痛，症见偏正头痛或巅顶作痛、恶寒发热、目眩鼻塞、舌苔薄白、脉浮。

　　【组方分析】方中川芎辛温香窜，为血中气药，上行头目，为治诸经头痛之要药，善于祛风活血而止头痛，羌活、白芷疏风止痛，三药共为君药。荆芥、薄荷、防风升散上行，疏散上部风邪；细辛，祛风散寒止痛，配合荆、防、薄荷，增强疏风止痛之效，共为臣药。甘草益气和中、调和诸药，为使。服时以清茶调下，取其苦凉轻清，清上降下，既可清利头目，又能制诸风药之过于温燥与升散，使升中有降，亦为佐药之用。

　　【用法用量】上药共为细末，每服（二钱）6g，食后清茶调下。亦可水煎服，用量按原方比例酌减。

　　【使用注意】气虚、血虚，或因肝风、肝阳而引起的头痛不宜用。

正天丸
《中国药典》

　　【处方】钩藤112g，白芍67g，川芎101g，当归56g，地黄56g，白芷56g，防风56g，羌活56g，桃仁34g，红花34g，细辛56g，独活34g，麻黄56g，黑顺片56g，鸡血藤169g

　　【剂型规格】水丸，每瓶60g或每袋6g。《中国药典》还收载有正天胶囊，其处方、功效、主治均同。

　　【功效主治】疏风活血，养血平肝，通络止痛。用于外感风邪、瘀血阻络、血虚失养、肝阳上亢引起的偏头痛、紧张性头痛以及神经性头痛、颈椎病型头痛、经前头痛。

　　【组方分析】方中川芎疏风活血止痛，为君药。辅以白芷、防风散经络中风邪，导邪外出而止痛；当归活血养血化瘀而止痛；钩藤平肝息风；白芍益阴养血柔肝。佐以羌活、细辛、麻黄、独活、附子祛风散寒而止痛；地黄滋阴柔肝；鸡血藤养血活血通络；桃仁、红花活血化瘀通络而止痛。

　　【用法用量】饭后服用，一次6g，一日2~3次，15天为一个疗程。

　　【使用注意】宜饭后服用。用药期间注意血压监测。有心脏病史者，用药期间注意监测心律情况。孕妇慎用。

消风散
《外科正宗》

【处方】荆芥、防风、牛蒡子、蝉蜕、苍术、苦参、石膏、知母、当归、胡麻仁、生地 (各一钱) 各 3g，木通、甘草 (各五分) 各1.5g

【功效主治】疏风养血，清热除湿。用于风疹、湿疹，症见皮肤疹出色红或遍身云片斑点、瘙痒，抓破后渗出津水，苔白或黄，脉浮数。

【组方分析】方中荆芥、防风、牛蒡子、蝉蜕之辛散透达，疏风散邪，使风去则痒止，共为君药；苍术祛风燥湿，苦参清热燥湿，木通渗利湿热，石膏、知母清热泻火，共为臣药；当归、生地、胡麻仁养血活血，并寓"治风先治血，血行风自灭"之意，为佐药。甘草清热解毒，和中调药，为佐使。

【用法用量】水煎，空腹服，一日一剂，一日3次。

【使用注意】饮食不宜食辛辣、鱼腥、烟酒、浓茶，避免受风。

小活络丸
《中国药典》

【处方】胆南星180g，制川乌180g，制草乌180g，地龙180g，乳香 (制) 66g，没药 (制) 66g

【剂型规格】小蜜丸，每100丸重20g；大蜜丸，每丸重3g。

【功效主治】祛风散寒，化痰除湿，活血止痛。用于风寒湿邪闭阻、痰瘀阻络所致的痹病，症见肢体关节疼痛，或冷痛，或刺痛，或疼痛夜甚、关节屈伸不利、麻木拘挛。

【组方分析】方中草乌、川乌辛温燥烈，专于祛风除湿，散寒止痛，为君药；辅以胆南星燥湿化痰、止痛；配乳香、没药、地龙行气活血，通络止痛。诸药共用，共奏祛风除湿，活络痛痹之效。

【用法用量】用黄酒或温开水送服，小蜜丸一次3g (15丸)；大蜜丸一次1丸，一日2次。

【使用注意】孕妇禁用。

👁 看一看

小活络丸和活络丸同属疏散外风剂，都有祛风除湿、活络通痹的功效，均可用于风寒湿痹及中风后遗症等病证。小活络丸仅有胆南星、制川乌等六味药，药少力宏，具有祛风湿、通经络、活血止痛之效，药性温燥，偏于燥湿化痰、通络。小活络丸服用时黄酒送服，加强温通、辛散之力。活络丸中药味繁杂，功能不仅祛风除湿和舒筋活络，还可益气、补血、填精、清热、行气、息风，用于风寒湿邪痹阻经络、气血运行不畅之症情较为复杂者。

华佗再造丸
《中国药典》

【处方】本品为川芎、吴茱萸、冰片等药味经加工制成的浓缩水蜜丸

【剂型规格】浓缩水蜜丸，每瓶8g或80g。

【功效主治】活血化瘀，化痰通络，行气止痛。用于痰瘀阻络之中风恢复期和后遗症，症见半身不遂、拘挛麻木、口眼歪斜、言语不清。

【组方分析】本方基于"治风先治血，血行风自灭"的经典理论，由川芎、冰片、吴茱萸等中药组方而成，方中川芎活血化瘀、养血祛风，冰片能通窍止痛散郁火，吴茱萸温通血脉，三药合用，具有活血化瘀、化痰通络、行气止痛的作用。

【用法用量】口服。一次 4~8g，一日 2~3 次，重症一次 8~16g，或遵医嘱。

【使用注意】孕妇忌服。

再造丸
《中国药典》

【处方】蕲蛇肉20g，全蝎15g，地龙5g，炒僵蚕10g，醋山甲10g，豹骨（油炙）10g，人工麝香5g，水牛角浓缩粉15g，人工牛黄2.5g，醋龟甲10g，朱砂10g，天麻20g，防风20g，羌活20g，白芷20g，川芎20g，葛根15g，麻黄20g，肉桂20g，细辛10g，附子（附片）10g，油松节10g，桑寄生20g，骨碎补（炒）10g，威灵仙（酒炒）15g，粉萆薢20g，当归10g，赤芍10g，片姜黄2.5g，血竭7.5g，三七5g，乳香（制）10g，没药（制）10g，人参20g，黄芪20g，炒白术18g，茯苓10g，甘草20g，天竺黄10g，制何首乌20g，熟地黄20g，玄参20g，黄连20g，大黄20g，化橘红40g，醋青皮10g，沉香10g，檀香5g，广藿香20g，母丁香10g，冰片2.5g，乌药10g，豆蔻10g，草豆蔻20g，醋香附10g，两头尖（醋制）20g，建曲40g，红曲5g

【剂型规格】大蜜丸，每丸9g。

【功效主治】祛风化痰，活血通络。用于风痰阻络所致的中风，症见半身不遂、口舌歪斜、手足麻木、疼痛痉挛、言语謇涩。

【组方分析】方中人参、白术、茯苓、甘草、黄芪补气。当归、川芎、赤芍、熟地、首乌养血滋阴。羌活、细辛、威灵仙、防风、麻黄、两头尖散风祛湿。川附片、肉桂助阳散寒。蕲蛇、穿山甲、地龙肉、白芷祛风通络。豹骨、骨碎补、油松节、萆薢、桑寄生祛风湿强筋骨。藿香、豆蔻、草豆蔻、母丁香、建曲、红曲、檀香、沉香、乌药、香附、青皮芳香健胃，行气降逆。三七、红花、乳香、没药、血竭、片姜黄、白芷活血化瘀止痛。全蝎、僵蚕、天麻、葛根、龟板息风解痉。玄参、黄连、大黄清心胃热并解诸药之燥。麝香、冰片、朱砂通窍镇静安神。水牛角、牛黄、天竺黄、橘红清心化痰。

【用法用量】口服，一次 1 丸，一日 2 次。

【使用注意】孕妇禁用。

二、平息内风剂及中成药

平息内风剂适用于内风病证，有邪热亢盛、热极动风之实证，阴虚生风、虚风内动之虚证。

镇肝息风汤
《医学衷中参西录》

【处方】怀牛膝（一两）30g，生赭石（轧细，一两）30g，生龙骨、生牡蛎、生龟板（捣碎，各五钱）15g，生杭芍、玄参天冬（各五钱）各15g，川楝子（捣碎，二钱）、生麦芽、茵陈（各二钱）各6g，甘草（钱半）4.5g

【功效主治】镇肝息风，滋阴潜阳。用于类中风，症见头目眩晕、目胀耳鸣、脑部热痛、心中烦热、面色如醉，或时常噫气，或肢体渐觉不利、口角渐形喎斜，甚或眩晕颠仆昏不知人、移时始醒，或醒后不能复原、精神短少、脉长有力。

【组方分析】方中怀牛膝归肝肾之经，重用以引血下行，并有补益肝肾之效，标本兼施，为君药；代赭石和龙骨、牡蛎相配，降逆潜阳，镇熄肝风，龟板、玄参、天冬、白芍滋养阴液，以制阳亢，是为臣药；茵陈、川楝子、生麦芽三味，配合君药清泄肝阳之有余，条达肝气之郁滞，以有利于肝阳之平降镇潜；甘草调和诸药，与麦芽相配，并能和胃调中，防止金石类药物碍胃之弊，均为佐使药。诸药合用镇肝息风，滋阴潜阳，标本兼顾。

【用法用量】水煎服，一日一剂，一日 3 次。

天麻钩藤颗粒
《中国药典》

【处方】天麻 80.5g，钩藤 268g，石决明 214.5g，栀子 80.5g，黄芩 80.5g，牛膝 80.5g，盐杜仲 107g，益母草 107g，桑寄生 214.5g，首乌藤 134g，茯苓 134g

【剂型规格】颗粒剂，每袋装 5g（无蔗糖）、10g。

【功效主治】平肝息风，清热安神。用于肝阳上亢所引起的头痛、眩晕、耳鸣、眼花、震颤、失眠；高血压见上述证候者。

【组方分析】方中天麻、钩藤、石决明均有平肝息风之效，为君药；山栀、黄芩清热泻火，为臣药；益母草活血利水，牛膝引血下行，配合杜仲、桑寄生能补益肝肾，夜交藤、朱茯神安神定志，共为佐使药。诸药合用，平肝息风，清热安神。

【用法用量】开水冲服。一次 1 袋，一日 3 次，或遵医嘱。

【使用注意】虚寒者忌服。

天麻醒脑胶囊
《中国药典》

【处方】天麻 300g，地龙 200g，石菖蒲 300g，远志 200g，熟地黄 100g，肉苁蓉 100g

【剂型规格】胶囊，每粒装 0.4g。

【功效主治】滋补肝肾，平肝息风，通络止痛。用于肝肾不足、肝风上扰所致头痛、头晕、记忆力减退、失眠、反应迟钝、耳鸣、腰酸。

【组方分析】方中天麻、地龙平肝息风通络，熟地黄、肉苁蓉益精血，补肝肾，石菖蒲、远志开窍醒神、益智。

【用法用量】口服。一次 2 粒，一日 3 次。

【使用注意】实证忌服。

牛黄降压丸
《中国药典》

【处方】羚羊角，珍珠，水牛角浓缩粉，人工牛黄，冰片，白芍，党参，黄芪，决明子，川芎，黄芩提取物，甘松，薄荷，郁金

【剂型规格】水蜜丸，每 20 丸重 1.3g；大蜜丸，每丸重 1.6g。

【功效主治】清心化痰，平肝定神。用于心肝火旺、痰热壅盛所致的头晕目眩、头痛失眠、烦躁不安，以及高血压见上述证候者。

【组方分析】方中羚羊角入肝经，凉肝息风；珍珠平肝潜阳，清肝泻火；水牛角浓缩粉清热凉血；冰片、牛黄开窍醒神，清热解毒，息风止痉；白芍、党参、黄芪益气生津，滋阴增液，柔肝舒筋；决明子清泻肝火，兼滋肾阴；川芎上行头目，祛风止痛；黄芩清热泻火，凉血；甘松行气止痛，开郁醒脾；薄荷清利头目，疏肝解郁；郁金解郁开窍，清心凉血。

【用法用量】口服，水蜜丸一次 20～40 丸，大蜜丸一次 1～2 丸，一日 1 次。

【使用注意】腹泻者忌服。

镇脑宁胶囊
《中国药典》

【处方】 水牛角浓缩粉，天麻，川芎，丹参，细辛，白芷，葛根，藁本，猪脑粉

【剂型规格】 胶囊，每粒装 0.3g。

【功效主治】 息风通络。用于风邪上扰之头痛头晕、恶心呕吐、视物模糊、肢麻耳鸣。

【组方分析】 方中水牛角清心凉肝，平肝息风止痉；丹参清心凉肝，活血化瘀通络；两药合用，平肝息风，化瘀通络，为君药。辅以天麻等平肝息风；川芎祛风行气，活血化瘀通络。佐以猪脑补骨髓，益虚劳，治头风偏正头痛；白芷、葛根疏经络之风邪，导邪外出而止头痛；藁本、细辛祛风寒湿邪，通络而止痛。各药合用，平肝息风，化瘀通络。

【用法用量】 口服，一次 4~5 粒，一日 3 次。

【使用注意】 肝火头痛及痰湿眩晕忌用。忌辛辣油腻。不宜久服。

牛黄抱龙丸
《中国药典》

【处方】 牛黄8g，胆南星200g，天竺黄70g，茯苓100g，琥珀50g，麝香4g，全蝎30g，僵蚕（炒）60g，雄黄50g，朱砂30g

【剂型规格】 大蜜丸，每丸1.5g。

【功效主治】 清热镇惊，祛风化痰。用于治疗小儿风痰壅盛所致的惊风，症见高热神昏、惊风抽搐。

【组方分析】 方中牛黄开窍而清神，息风而定惊，以治高热神昏，惊痫痉挛等症，为君药。朱砂、琥珀增强镇惊安神、解毒，为臣药。麝香辛温，善能辟秽化浊通窍；僵蚕、全蝎功善息风定惊，通络止痉；胆南星、天竹黄、雄黄息风豁痰，凉心定惊。诸药相伍，清热镇惊、化痰息风。

【用法用量】 口服，一次 1 丸，一日 1~2 次，周岁以内小儿酌减。

【使用注意】 忌辛辣食物，风寒表证不宜用。

人参再造丸
《中国药典》

【处方】 人参100g，酒蕲蛇100g，广藿香100g，檀香50g，母丁香50g，玄参100g，细辛50g，醋香附50g，地龙25g，熟地黄100g，三七25g，乳香（醋制）50g，青皮50g，豆蔻50g，防风100g，制何首乌100g，川芎100g，片姜黄12.5g，黄芪100g，甘草100g，黄连100g，茯苓50g，赤芍100g，大黄100g，桑寄生100g，葛根75g，麻黄100g，骨碎补（炒）50g，全蝎75g，豹骨（制）50g，炒僵蚕50g，附子（制）50g，琥珀25g，醋龟甲50g，粉萆薢100g，白术（麸炒）50g，沉香50g，天麻100g，肉桂100g，白芷100g，没药（醋制）50g，当归50g，草豆蔻100g，威灵仙75g，乌药50g，羌活100g，橘红200g，六神曲（麸炒）200g，朱砂20g，血竭15g，人工麝香5g，冰片5g，牛黄5g，天竺黄50g，胆南星50g，水牛角浓缩粉30g

【剂型规格】 大蜜丸，每丸重3g。

【功效主治】 益气养血，祛风化痰，活血通络。用于气虚血瘀、风痰阻络所致的中风，症见口眼歪斜、半身不遂、手足麻木、疼痛、拘挛、言语不清。

【组方分析】 方中人参、甘草、黄芪补气以生血；当归、熟地、何首乌、龟板、玄参、葛根养阴生津；豹骨强筋骨，益精血；檀香、香附、朱砂、丁香、沉香理气；赤芍、川芎、姜黄、乳香、青皮行气活血；茯苓、六神曲益气健脾；羌活、天麻、地龙、防风、桑寄生、全蝎、僵蚕、白芷、威灵仙、

蕲蛇祛风通络；橘红、胆南星、天竺黄化痰；麻黄、细辛散寒凝，通经络；藿香、豆蔻、草豆蔻、粉草薢化湿；大黄、三七、骨碎补、琥珀、没药、血竭活血祛瘀；黄连、水牛角清热解毒；附子、肉桂温里散寒；乌药行气散寒止痛；麝香、冰片、牛黄醒神开窍。诸药合用，具益气养血，祛风化痰，活血通络之功。

【用法用量】口服。一次 1 丸，一日 2 次。

【使用注意】孕妇忌服。

其他祛风剂
及中成药

答案解析

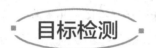

目标检测

一、单项选择题

1. 川芎茶调散中有上清头目，制约风药过于温燥与升散作用的药物是（　　）

    A. 川芎　　　　　　　　　　B. 荆芥　　　　　　　　　　C. 清茶

    D. 薄荷　　　　　　　　　　E. 防风

2. 川芎茶调散中长于治疗少阳、厥阴经头痛药物是（　　）

    A. 细辛　　　　　　　　　　B. 荆芥　　　　　　　　　　C. 川芎

    D. 白芷　　　　　　　　　　E. 羌活

3. 川芎茶调散主治（　　）

    A. 外感风邪头痛　　　　　　B. 肝阳上亢头痛　　　　　　C. 气虚不升头痛

    D. 血虚不荣头痛　　　　　　E. 瘀血阻络头痛

二、简答题

试述祛风剂的分类、适应证及代表方剂。

（杨丽蓉）

书网融合……

重点回顾

习题

PPT

第十四节　祛湿剂及中成药

导学情景

情景描述：患者，男，5 岁，呕吐 1 天。天气炎热，患儿昨夜入睡时踢被，不慎受凉，晨起后，咳嗽、鼻塞流涕，不思饮食，脘腹胀痛，勉强进食后，出现呕吐、大便稀溏、舌苔白腻、脉浮。

情景分析：患儿因天气炎热踢被导致受凉，出现咳嗽、鼻塞流涕、纳差、呕吐腹泻等症。

讨论：针对患者病情，可选用何方治疗？

学前导语：患者症状及舌象提示为外感风寒，内伤湿滞证，可选用藿香正气散或藿香正气水治疗。

凡以祛湿药物为主组成，具有化湿利水、通淋泄浊等作用，用以治疗水湿病证的方剂，称为祛湿剂。祛湿剂治疗疾病，属于"中医八法"中的"消法"。

湿邪有内湿、外湿之分。内湿者，多为过食生冷酒酪、肥甘失节、导致脾失健运，湿从中生。多见脘腹胀满、水肿淋浊、呕恶泻利、黄疸萎痹等症。外湿者，多由湿邪外侵致病，如居处潮湿、冒雾涉水、阴雨湿蒸、汗出沾衣等机体感受湿邪所致，多见恶寒发热、头身困重、肢节酸痛、面目浮肿等症。肌表与脏腑，表里相关，故内湿、外湿常相兼并见。

湿为水之渐，水为湿之积。脾虚则生湿，肾虚则水泛，肺失通调则水道不通，三焦阻则水液失运，膀胱不利则小便不通。故水湿致病，与肺、脾、肾、三焦、膀胱关系密切。治疗上须紧密联系脏腑，辨证论治。

湿邪伤人常与六邪之风、寒、暑、热夹杂，人体有虚实强弱不同，所犯部位有表里上下之分。故湿邪致病较为复杂，祛湿剂及中成药根据湿邪为病的特点及兼夹病证的不同，分为化湿和胃、清热祛湿、利水渗湿、温化水湿、祛湿化浊、攻逐水湿六类。

湿邪重浊黏腻，故祛湿剂及中成药多由辛香温燥或甘淡渗利的药物组成，常配伍理气药，易于耗伤阴液，因此，阴虚津亏、病后体弱及孕妇等应慎用。

一、化湿和胃剂及中成药

化湿和胃剂及中成药适用于湿阻中焦证，症见脘腹痞满、嗳气吞酸、呕吐泄泻、食少体倦等。常应用苦温燥湿与芳香化湿药如苍术、藿香、厚朴等，配伍健脾渗湿和理气药组成方剂及中成药，如藿香正气散（口服液）、平胃散等。

藿香正气散
《太平惠民和剂局方》

【处方】藿香（去土，三两）15g，大腹皮、白芷、紫苏、茯苓（去皮）（各一两）各5g，半夏曲、白术、陈皮（去白）、厚朴（去粗皮，姜汁炙）、苦桔梗（各二两）各10g，炙甘草（二两半）12g

【功效主治】解表化湿，理气和中。适用于外感风寒、内伤湿滞证，症见恶寒发热、头痛，胸膈满闷，脘腹疼痛，恶心呕吐、肠鸣泄泻，山岚瘴疟，舌苔白腻，脉浮或濡缓。

【组方分析】藿香正气散是为外感风寒、内伤湿滞之霍乱吐泻而设。方中重用藿香以辛温解表，芳香化浊，辟秽和中，升清降浊，为君药。紫苏、白芷助君药解表散寒，且有芳香化湿之功；半夏曲、陈皮燥湿和胃，降逆止呕，共为臣药；佐以厚朴、大腹皮化湿散满，下气宽中；白术、茯苓健脾化湿，和中止泻；桔梗宣肺利膈，以通调水道，排除湿邪；生姜、大枣、炙甘草益气健脾，调和诸药，为使药。诸药合用，共奏表里双解、化湿辟秽、理气和中之功。

【用法用量】共为细末，每服二钱6g。加生姜3片、大枣1枚，水煎热服。欲汗出，再煎服用。

【使用注意】本方解表散寒之力较弱，服后宜温覆以助解表。湿热霍乱不宜使用本方。

藿香正气水
《中国药典》

【处方】苍术160g，陈皮160g，厚朴（姜制）160g，白芷240g，茯苓240g，大腹皮240g，生半夏160g，甘草浸膏20g，广藿香油1.6ml，紫苏叶油0.8ml

【剂型规格】本品为深棕色的澄清液体。每支装10ml。

【功效主治】解表化湿，理气和中。用于外感风寒、内伤湿滞或夏伤暑湿所致的感冒，症见头痛昏重、胸膈痞闷、脘腹胀痛、呕吐泄泻；胃肠型感冒见上述证候者。

【用法用量】口服。一次 5~10ml，一日 2 次，用时摇匀。

【使用注意】忌烟、酒及辛辣、生冷、油腻食物，不宜与滋补性中药同用。

平胃散
《太平惠民和剂局方》

【处方】苍术（去粗皮，五斤）15g，厚朴（去粗皮，姜汁制，炒香）、陈皮（去白）各三斤二两9g，甘草（锉，炒，三十两）6g

【功效主治】燥湿运脾，行气和胃。用于湿滞脾胃证，症见脘腹胀满、恶心呕吐、嗳气吞酸、不思饮食、肢体困重、舌苔白腻而厚、脉濡缓。

【组方分析】平胃散是治疗湿滞脾胃的主方，有"治脾圣药"之称。方中苍术燥湿健脾，为君药；厚朴行气散满，为臣药；陈皮理气和胃，为佐药；甘草、姜、枣调和脾胃，为使药。诸药合用，共奏燥湿运脾、行气除满之功。

【用法用量】共为细末，每服二钱6g。加生姜 2 片、干枣 2 枚，水煎热服。空心食前，入盐一捻，沸汤点服亦得。

【使用注意】阴虚气滞、脾胃虚弱者不宜使用。

二、清热祛湿剂及中成药

清热祛湿剂及中成药适用于外感湿热或湿热内盛，以及湿热下注所致的湿温、黄疸、热淋、痢疾、泄泻等证。常以清热利湿药如茵陈、滑石等，或以清热燥湿药如黄柏、黄芩、黄连等为主组成方剂及中成药，如茵陈蒿汤、八正散（合剂）等。

茵陈蒿汤
《伤寒论》

【处方】茵陈（先煎，六两）18g，栀子（十四枚）9g，大黄（二两）6g

【功效主治】清热利湿退黄。用于湿热黄疸证，症见一身面目俱黄、黄色鲜明、头汗出、口中渴、腹微满、食少呕恶、小便短赤、舌苔黄腻、脉沉数。

【组方分析】茵陈蒿汤是治疗阳黄（湿热黄疸）的主方。方中茵陈清热利湿、退黄，为君药；栀子清热降火、通利三焦，为臣药；大黄泄热逐瘀、通便，为佐药。诸药合用，共奏泄热利湿、通利二便之功。

【用法用量】水煎服，一日一剂，一日 3 次。

【使用注意】本方药性寒凉，阴黄（寒湿黄疸）不宜使用。

八正散
《太平惠民和剂局方》

【处方】瞿麦、车前子、萹蓄、大黄（面裹煨，去面，切，焙）、滑石、山栀子仁、木通、甘草（炙）各1斤（9g）

【功效主治】清热泻火、利水通淋。用于湿热淋证，症见尿频尿急、小便涩痛、淋沥不畅，尿色浑赤，甚者癃闭不通，口咽干燥，少腹急满，舌苔黄腻，脉滑数。

【组方分析】八正散是治疗湿热下注膀胱之热淋的常用方。方中滑石清热渗湿、利水通淋，木通上清心火、下利湿热，共为君药；萹蓄、车前子、瞿麦清热利水通淋，为臣药；栀子清泄三焦、通利水道，大黄通便涤热，为佐药；甘草缓急止痛、调和诸药，灯心草导热下行，为使药。诸药合用，共奏清热泻火、利水通淋之功。

【用法用量】 上为散，每服二钱 6g，水一盏，入灯心草，煎至七分，温服，食后临卧。

【使用注意】 淋证日久、肾虚气弱者不宜使用。

八正合剂
《中国药典》

【处方】 瞿麦 118g，车前子 (炒) 118g，篇蓄 118g，大黄 118g，滑石 118g，川木通 118g，栀子 118g，甘草 118g，灯心草 59g

【剂型规格】 本品为棕褐色的液体。①每瓶装 100ml；②每瓶装 120ml；③每瓶装 200ml

【功效主治】 清热，利尿，通淋。主治湿热淋证，症见尿频尿急、小便短赤、淋沥涩痛、口燥咽干、舌苔黄腻、脉滑数。

【组方分析】 方中滑石滑利窍道，清热渗湿，利尿通淋；木通上清心火，下利湿热，使湿热之邪从小便而去，两药相合，清热利尿通淋，共为君药。车前子、篇蓄、瞿麦、灯心草清热利尿通淋，为臣药。佐以栀子利水通淋，引热下行；大黄苦寒下行，走肠腑以泻热。佐使以甘草和中益气，调和诸药。诸药相合，共奏清热、利尿、通淋之功。

【用法用量】 口服，一次 15～20ml，一日 3 次，用时摇匀。

【使用注意】 忌食生冷油腻食物。阴虚胃痛，症见胃部灼热、隐隐作痛、口干舌燥者不宜使用。

三仁汤
《温病条辨》

【处方】 杏仁 (五钱) 12g，飞滑石 (六钱) 18g，白通草 (二钱) 6g，白蔻仁 (二钱) 6g，竹叶 (二钱) 6g，厚朴 (二钱) 6g，生薏苡仁 (六钱) 18g，半夏 (五钱) 10g

【功效主治】 宣畅气机，清利湿热。用于湿温初起及暑温夹湿，症见恶寒、头身疼痛困重、午后身热、苔白不渴等。

【组方分析】 三仁汤是治疗湿温初起、湿重于热的重要方剂。方中杏仁宣利上焦肺气，气行则湿化；白蔻仁芳香化湿，行气宽中，畅中焦之脾气；薏苡仁甘淡性寒，渗湿利水而健脾，使湿热从下焦而去，三仁合用，三焦分消，共为君药。滑石甘淡性寒，通草、竹叶甘寒淡渗，行利湿清热解暑之功，共为臣药。半夏、厚朴行气化湿，散结除满，共为佐药。诸药合用，三焦分消，气畅湿行，暑解热清，诸症自除。

【用法用量】 水煎服，每日 3 次。

【使用注意】 舌苔黄腻，热重于湿不宜使用。

二妙散
《丹溪心法》

【处方】 黄柏 (炒) 、苍术 (米泔浸，炒) 各 15g

【功效主治】 清热燥湿。用于湿热下注，症见筋骨疼痛、或两足萎软，或足膝红肿疼痛，或湿热带下、下部湿疹、小便短赤、舌苔黄腻。

【组方分析】 二妙散是治疗湿热下注所致诸证的基础方。方中黄柏味苦能燥湿、性寒善祛下焦湿热，为君药；苍术燥湿健脾，为臣药；姜汁辛散，调服以助药力。诸药合用，共奏清流洁源、标本兼治、清热燥湿之功。

【用法用量】 共为末，沸汤，入姜汁调服。

【使用注意】本方主要适用于湿热下注证，其清热燥湿力强，故湿多热少不宜使用。

三、利水渗湿剂及中成药

利水渗湿剂及中成药具有利水通便的作用，适用于水湿内停所致的泄泻、水肿、癃闭等证。常以甘淡利水药如茯苓、泽泻、猪苓等为主组方，配伍健脾、行气之品组成方剂及中成药，如五苓散、猪苓汤等。

五苓散
《伤寒论》

【处方】猪苓（十八铢，去皮）9g，泽泻（一两六铢）15g，白术（十八铢）9g，茯苓（十八铢）9g，桂枝（半两，去皮）6g

【功效主治】利水渗湿，温阳化气。适用于以下病证。①蓄水证：症见发热头痛、烦渴欲饮，甚者水入即吐、小便不利，舌苔白，脉浮。②水湿内停：症见水肿、泄泻、小便不利以及霍乱等。③痰饮证：症见脐下动悸、吐涎沫而头眩，或短气而咳。

【组方分析】五苓散主用于治疗太阳经腑同病之蓄水证，兼可治疗水湿内停、痰饮证。方中泽泻甘淡性寒、利水渗湿，为君药；茯苓、猪苓甘淡渗利，为臣药；白术健脾而运化水湿，桂枝辛温通阳，外解太阳之表、内助膀胱温阳化气，为佐药。诸药合用，共奏解表健脾、温阳化气利水之功。

【用法用量】共为细末，以白饮和服6g，每日3次，服后多饮温水，汗出愈。

【使用注意】湿热者忌用。

猪苓汤
《伤寒论》

【处方】猪苓（去皮）、茯苓、泽泻、阿胶、滑石（各一两）9g

【功效主治】利水渗湿，清热养阴。适用于水热互结病证，症见小便不利、发热烦渴，或心烦不寐，或兼有咳嗽、呕恶，舌红苔白或微黄，脉细数。

【组方分析】猪苓汤主用于治疗伤寒之邪内传少阴或阳明所致水热互结证。方中猪苓淡渗利水，为君药；茯苓、泽泻甘淡渗利，为臣药；滑石甘寒利水清热，阿胶甘咸滋阴润燥，共为佐药。诸药合用，共奏利水渗湿，清热养阴之功。

【用法用量】猪苓、茯苓、泽泻、滑石先煎去渣，阿胶烊化入，温服，每日3次。

【使用注意】内热甚，阴津亏耗者忌用。

四、温化水湿剂及中成药

温化水湿剂及中成药适用于阳虚不能化水和湿从寒化所致的水肿、痰饮等证。常以温阳药如附子、桂枝、干姜以及利湿药如茯苓、白术等为主组成方剂及中成药，如苓桂术甘汤等。

苓桂术甘汤
《金匮要略》

【处方】茯苓（四两）12g，桂枝（三两）9g，白术（三两）9g，甘草（二两）6g

【功效主治】温化痰饮，健脾利湿。用于痰饮证，症见胸胁闷满、头晕目眩、心悸气短、舌苔白滑、脉滑等。

【组方分析】苓桂术甘汤主要用于中阳不足、饮停心下所致痰饮证。方中茯苓甘淡性平、健脾利水，为君药；桂枝温阳化饮为臣药；白术健脾燥湿为佐药。甘草调和诸药为使药。诸药合用，共奏温阳化饮利水，健脾利湿之功。

【用法用量】上四味，水煎服，每日 3 次。

【使用注意】饮邪化热不宜使用。

真武汤
《伤寒论》

【处方】茯苓 (三两) 9g，芍药 (三两) 9g，白术 (二两) 6g，生姜 (三两) 9g，附子 (炮，去皮) 9g

【功效主治】温阳利水。适用于以下病证：①脾肾阳虚、水气内停证，症见小便不利、四肢沉重疼痛、腹痛下利，或肢体浮肿、苔白不渴、脉沉；②太阳病发汗太多、阳虚水泛，症见汗出热不解、心下悸动、头目眩、身瞤动等。

【组方分析】真武汤主要用于脾肾阳虚、水气内停证。方中附子温肾暖脾、助阳化气利水，为君药；茯苓、白术健脾渗湿，利水通便，为臣药；生姜温阳散寒、白芍柔肝舒筋，通利小便，为佐药。诸药合用，共奏温阳利水之功。

【用法用量】上五味，水煎服，每日 3 次。

【使用注意】寒湿、阴虚证不宜使用。

五、祛湿化浊剂及中成药

祛湿化浊剂及中成药适用于湿浊不化所致的白浊、妇女带下等证。常以祛湿药如白术、苍术及除湿化浊药如菖蒲、萆薢等为主组成方剂及中成药，如完带汤等。

完带汤
《傅青主女科》

【处方】白术 (土炒、一两) 30g，山药 (炒，一两) 30g，人参 (二钱) 6g，白芍 (酒炒，五钱) 15g，车前子 (酒炒，三钱) 9g，苍术 (制，三钱) 9g，陈皮、黑芥穗、柴胡 (各五分) 各2g，甘草 (一钱) 3g

【功效主治】补脾疏肝、化湿止带。常用于妇科治疗白带病，症见带下色白清稀、肢体倦怠、舌苔淡白、脉缓或濡弱等。

【组方分析】完带汤主要适用于肝脾不和、带脉失约、湿浊下注所致带下病。方中白术健脾祛湿，山药补肾固带共，为君药；人参补中益气，苍术燥湿运脾，白芍调和肝脾，车前子清热利湿，共为臣药；陈皮理气化湿，柴胡、黑芥穗辛散升发，共为佐药；甘草调和诸药，理气和中为使药。诸药合用，共奏补脾疏肝、化湿止带之功。

【用法用量】水煎服，一日一剂，一日 3 次。

【使用注意】湿热下注所致带下不宜使用。

六、攻逐水湿剂及中成药

攻逐水湿剂及中成药适用于水饮壅盛里实证，症见胸胁胀满、水肿腹胀、小便不利，脉实等。常应用攻下逐水药如大戟、甘遂、牵牛子等组成方剂及中成药，如十枣汤等。

十枣汤
《伤寒论》

【处方】 芫花（熬）、大戟、甘遂各1.5g，大枣10枚

【功效主治】 攻逐水饮。适用于以下病证。①悬饮：症见咳唾胸胁引痛、心下痞满、干呕短气、胸背掣痛不得息、舌苔白滑、脉沉弦等。②水肿：症见身肿，尤以身半以下肿甚，腹胀喘满、二便不利等。

【组方分析】 十枣汤是为水饮壅盛内停而设。方中甘遂善行经络水湿，为君药；大戟善泄脏腑水湿，芫花善消胸胁伏饮痰癖共，为臣药；大枣益脾固本和中、缓和药性，为使药。诸药合用，共奏祛邪固本、攻逐水饮之功。

【用法用量】 芫花（熬）、甘遂、大戟，等分。上各为散。以水一升半，先煮大枣肥者十枚，取八合，去滓，纳药末。强人服一钱匕，羸人服半钱，温服之，平旦服。若下少病不除者，明日更服，加半钱，得快下利后，糜粥自养。

【使用注意】 孕妇忌服。

其他祛湿剂及中成药

? 想一想

将真武汤中附子、白术用量加倍，去生姜，加人参，就是伤寒论中的附子汤。请思考上述两方组方意义及功效的异同？

答案解析

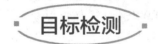 目标检测

答案解析

一、单项选择题

1. 祛湿剂属于"八法"中的（　　）

    A. 补法　　　　　　　　B. 消法　　　　　　　　C. 下法

    D. 清法　　　　　　　　E. 和法

2. 患者，男，脘腹胀满，不思饮食，口淡无味，恶心呕吐，肢体沉重，倦怠嗜卧，舌苔白腻而厚，脉缓。治疗宜选用（　　）

    A. 平胃散　　　　　　　B. 藿香正气散　　　　　C. 茵陈蒿汤

    D. 真武汤　　　　　　　E. 八正散

3. 主治外感风寒、内伤湿滞的方剂是（　　）

    A. 平胃散　　　　　　　B. 完带汤　　　　　　　C. 八正散

    D. 茵陈蒿汤　　　　　　E. 藿香正气散

4. 八正散的君药是（　　）

    A. 萹蓄、瞿麦　　　　　B. 木通、滑石　　　　　C. 车前子、木通

    D. 栀子、大黄　　　　　E. 滑石、瞿麦

5. 三仁汤中有"宣上、畅中、渗下"作用的代表药物是（　　）

    A. 杏仁、半夏、通草

    B. 杏仁、半夏、滑石

  C. 杏仁、厚朴、通草

  D. 杏仁、白蔻仁、竹叶

  E. 杏仁、白蔻仁、薏苡仁

二、简答题

简述五苓散中配伍桂枝的意义。

（黄金山）

书网融合……

🗐 重点回顾   🗐 习题

PPT

第十五节 外用剂及中成药

📖 导学情景

  情景描述： 患者，男，25 岁，便后肛门肿物脱出，伴便血 1 天。患者接连 3 天吃火锅，今晨起解便，肛门有如花生米大小肿物脱出伴便血，色鲜红，大便干结。查体：肛周红肿，肛门 3 点钟方向可见肿物脱出；舌苔黄，脉数。既往有痔疮反复出血史。

  情景分析： 患者接连 3 日过食辛辣火锅，致使湿热内积，诱发痔疮。

  讨论： 针对患者病情，可选用何中成药治疗？

  学前导语： 患者过食辛辣，湿热内积肠道出现"便后肛门肿物脱出伴便血"等症状，为痔疮发作，可选用马应龙麝香痔疮膏治疗。

  凡根据药物特点配伍制成不同剂型，用于体表皮肤黏膜以及口、咽、眼、鼻、耳、前后二阴等部位的药物，统称为外用剂。

  外用剂及中成药，因为药物常直接用于患处，或药施于外，依赖药物的性能使其直达病所，产生治疗作用，达到治疗目的，常起效迅捷。外用中成药有散剂、膏剂、酒剂及敷贴剂等多种剂型。

  外用剂所使用药物，大多有一定毒性，多不可内服；在外用过程中需注意使用方法，以防中毒。若使用过程中出现丘疹、水疱、潮红、渗液、瘙痒等过敏反应时，应立即停止使用，必要时进行相应的治疗。现将常用的外用剂及中成药介绍如下。

一、散剂

  散剂又称掺药，是指将一种或数种药物经粉碎、混匀而制成的粉末状制剂，分内服和外用两种。散剂的特点是制作简便、吸收快、便于携带及使用。外用散剂的使用方法有撒敷法、调敷法、吹敷法等。

（一）撒敷法

  撒敷法是将药粉直接均匀撒布患处，外用无菌敷料或膏贴固定以治疗疾病的方法。常用药剂如生肌散。

生肌散
《经验方》

【处方】 制炉甘石 15g，滴乳石 9g，滑石 30g，血珀 9g，朱砂 3g，冰片 0.3g

【功效主治】 生肌收口。用于痈疽溃后、脓水将尽者。

【用法用量】 研极细末。掺疮面上，外盖膏药或药膏。

（二）调敷法

调敷法即用茶、油、酒等液体将药粉调成糊状敷于患处以治疗疾病的方法。如以茶水调敷如意金黄散，黄酒调敷七厘散。

金黄散
《医宗金鉴》

【处方】 大黄、黄柏、姜黄、白芷各 2500g，南星、陈皮、苍术、厚朴、甘草各 1000g，天花粉 5000g

【功效主治】 清热除湿、散瘀化痰、止痛消肿。用于疮疡阳证未溃，痈疖肿痛、暑湿流注。

【用法用量】 共研为末，可用葱捣汁、酒、植物油、蜂蜜、醋等调敷。

如意金黄散
《中国药典》

【处方】 姜黄 160g，大黄 160g，黄柏 160g，苍术 64g，厚朴 64g，陈皮 64g，甘草 64g，生天南星 64g，白芷 160g，天花粉 320g

【剂型规格】 散剂。每袋装 12g。

【功效主治】 清热解毒，消肿止痛。用于热毒瘀滞肌肤所致疮疡肿痛、丹毒流注，症见肌肤红、肿、热、痛；亦可用于跌打损伤。

【用法用量】 外用。红肿、烦热、疼痛，用清茶调敷；漫肿无头，用醋或葱酒调敷，亦可用植物油或蜂蜜调敷。一日数次。

【使用注意】 疮疡已破溃者勿用，不可内服。

七厘散
《中国药典》

【处方】 血竭 500g，乳香（制）75g，没药（制）75g，红花 75g，儿茶 120g，冰片 6g，人工麝香 6g，朱砂 60g

【剂型规格】 散剂。每瓶装 1.5g 或 3g。

【功效主治】 化瘀消肿，止痛止血。用于跌扑损伤、血瘀疼痛、外伤出血。

【用法用量】 口服。一次 1～1.5g，一日 1～3 次；外用，调敷患处。

【使用注意】 孕妇禁用。

（三）吹敷法

吹敷法即将药粉装入药管吹到患处以治疗疾病的方法。常用药剂如冰硼散。

冰硼散
《外科正宗》

【处方】 冰片五分，硼砂（煅）五钱，朱砂五分，玄明粉五钱

【功效主治】 清热解毒，消肿止痛。用于热毒蕴结所致的咽喉疼痛、牙龈肿痛、口舌生疮。

【用法用量】 共研为末。吹敷患处，每次少量，每日数次。

二、汤剂

汤剂是指将药物经水或酒浸泡，再煎煮一定时间后，去渣取汁制成的液体剂型。主要用于内服；外用可用于熏蒸、洗浴及含漱。常用外用汤剂如海桐皮汤等。

海桐皮汤
《医宗金鉴》

【处方】 海桐皮、透骨草、乳香、没药各二钱（6g），当归（酒洗）一钱半（4.5g），川椒三钱（9g），川芎、红花各一钱（3g），威灵仙、白芷、甘草、防风各八分（2.4g）

【功效主治】 活血通络，行气止痛。用于跌打损伤、筋翻骨错、瘀血闭阻、风湿痹痛等。

【用法用量】 共为粗末，装白布袋内，扎口煎汤，熏洗患处。

复方大承气汤
《中西医结合治疗急腹症》

【处方】 厚朴、莱菔子（炒）各15～30g，枳壳、大黄（后下）、赤芍各15g，芒硝9～15g，桃仁9g

【功效主治】 通里攻下，行气活血。用于单纯性肠梗阻，阳明腑实而气胀明显者。

【用法用量】 水煎，灌肠。

【使用注意】 气虚阴亏，燥结不甚者，年老、体弱、孕妇慎用。

三、膏剂

膏剂是指将药物用水或植物油煎熬去渣浓缩而成的剂型，分内服和外用两种。内服膏剂可分为流浸膏、浸膏、煎膏，流浸膏与浸膏常用于调配其他制剂使用；外用膏剂可分为软膏剂和硬膏剂。

（一）软膏剂

软膏剂又称药膏，即将药物与适宜的调剂煎熬或捣匀混合制成的半固体外用制剂。具有一定的黏稠性，柔软、滑润。外涂后逐渐软化，药物吸收较缓慢，发挥作用较为持久。适用于烧烫伤、肿疡、溃疡，皮肤病糜烂结痂渗液较少者等。

生肌玉红膏
《外科正宗》

【处方】 当归60g，白芷15g，白蜡60g，轻粉12g，甘草36g，紫草6g，血竭12g，麻油500ml

【功效主治】 活血祛腐，解毒镇痛，润肤生肌。用于肿疡溃后脓水将尽、烧烫伤、肉芽生长缓慢者。

【用法用量】 先用当归、甘草、紫草、白芷四味入油内浸3日，慢火熬至微枯色，细绢滤清，将油复入煎滚，下血竭使化尽，次下白蜡，微火化开。先用茶盅4枚，预炖水中，将膏分作四处，倾入盅内，候片时，下研极细轻粉，每盅内投和3g，搅匀，候一昼夜取起。将膏药涂于纱布上，贴敷患处。

马应龙麝香痔疮膏
《中国药典》

【处方】麝香，人工牛黄，珍珠，炉甘石（煅），硼砂，冰片，琥珀

【剂型规格】软膏剂，每支 10g。

【功效主治】清热燥湿，活血消肿，去腐生肌。用于湿热瘀阻所致的各类痔疮、肛裂，症见大便出血，或疼痛、有下坠感；亦用于肛周湿疹。

【用法用量】外用，涂搽患处。

【使用注意】孕妇禁用。

京万红软膏
《中国药典》

【处方】地榆，地黄，当归，桃仁，黄连，木鳖子，罂粟壳，血余炭，棕榈，半边莲，土鳖虫，穿山甲，白蔹，黄柏，紫草，金银花，红花，大黄，苦参，五倍子，槐米，木瓜苍术，白芷，赤芍，黄芩，胡黄连，川芎，栀子，乌梅，冰片，血竭，乳香，没药

【剂型规格】软膏剂。①每支装 10g；②每支装 20g；③每瓶装 30g；④每瓶装 50g。

【功效主治】活血解毒，消肿止痛，去腐生肌。用于轻度水、火烫伤，疮疡肿痛，创面溃烂。

【用法用量】用生理盐水清理创面，涂敷本品或将本品涂于消毒纱布上，敷盖创面，用消毒纱布包扎，一日 1 次。

【使用注意】孕妇慎用。

（二）硬膏剂

硬膏剂又称膏药，即用植物油将药物煎至一定程度后去渣，存油加入黄丹等再煎搅匀、冷却凝结制成的外用制剂。其富有黏性，能保护创面。使用时温化后摊涂于纸或纱布上，贴于患处或穴位。适用于一切外科病初起、已成、溃后各个阶段。

千捶膏
《经验方》

【处方】蓖麻子肉 150g，嫩松香粉 300g，轻粉（水飞）30g，铅丹 60g，银朱 60g，茶油（夏天 40g，冬天 75g）

【功效主治】消肿止痛，提脓祛腐。用于一切阳证，如痈、有头疽、疖、疔等。

【用法用量】先将蓖麻子肉捣烂，加入松香末，打匀后入轻粉、铅丹、银朱，最后加入茶油，捣数千捶成膏。使用时温化后摊于纸或纱布上，贴敷患处。

狗皮膏
《中国药典》

【处方】生川乌 80g，生草乌 40g，羌活 20g，独活 20g，青风藤 30g，香加皮 30g，防风 30g，铁丝威灵仙 30g，苍术 20g，蛇床子 20g，麻黄 30g，高良姜 9g，小茴香 20g，官桂 10g，当归 20g，赤芍 30g，木瓜 30g，苏木 30g，大黄 30g，油松节 30g，续断 40g，川芎 30g，白芷 30g，乳香 34g，没药 34g，冰片 17g，樟脑 34g，丁香 17g，肉桂 11g

【剂型规格】膏药。每张净重 12g、15g、24g 或 30g。

【功效主治】祛风散寒，活血止痛。用于风寒湿邪、气血瘀滞所致的痹病，症见四肢麻木、腰腿疼痛、筋脉拘挛，或跌打损伤、闪腰岔气、局部肿痛；或寒湿瘀滞所致的脘腹冷痛、行经腹痛、寒湿带

下、积聚痞块。

【用法用量】 外用。用生姜擦净患处皮肤，将膏药加温软化，贴于患处或穴位。

【使用注意】 孕妇忌贴腰部和腹部。

? **想一想**

膏药为何不宜用于溃疡脓水过多？

答案解析

四、酊剂

酊剂是指根据制方规律，将各种药物浸泡在乙醇溶液中，最后取其药液形成的药剂。适用于跌打损伤、痹症、疮疡未溃及皮肤病。如苦参酒、骨痛灵酊、正骨水等。

苦参酒
《朱仁康临床经验集》

【处方】 苦参 310g，百部 90g，野菊花 90g，凤眼草 90g，樟脑 125g

【功效主治】 灭菌止痒。用于脂溢性皮炎、皮肤瘙痒症、单纯糠疹、玫瑰糠疹等。

【用法用量】 将前四味药装入大口瓶内，加入 75% 乙醇（或白酒）5000ml，泡 7 天后去渣，加樟脑溶入。外涂患处，每日 1～2 次。

骨痛灵酊
《中国药典》

【处方】 雪上一枝蒿 80g，干姜 110g，龙血竭 1g，乳香 5g，没药 5g，冰片 1.5g

【剂型规格】 酊剂。每瓶装 30ml、60ml、70ml、100ml 或 250ml；每袋装 5ml 或 10ml。

【功效主治】 温经散寒，祛风活血，通络止痛。用于腰、颈椎骨质增生，骨性关节炎，肩周炎，风湿性关节炎。

【用法用量】 外用。一次 10ml，一日 1 次。将药液浸于敷带上贴敷患处 30～60 分钟；20 天为一疗程。

【使用注意】 孕妇及皮肤破损处禁用；本品只供外用，不可内服；用药后 3 小时内用药部位不得吹风，不接触冷水。

正骨水
《中国药典》

【处方】 九龙，川木香，海风藤，土鳖虫，豆豉姜，大皂荚，香加皮，莪术，买麻藤，过江龙，香樟，徐长卿，降香，两面针，碎骨木，羊耳菊，虎杖，五味藤，千斤拔，朱砂根，横经席，穿壁风，鹰不扑，草乌，薄荷脑，樟脑

【剂型规格】 酊剂。每瓶装 12ml、30ml、45ml 或 88ml。

【功效主治】 活血祛瘀，舒筋活络，消肿止痛。用于跌打扭伤、各种骨折、脱臼，运动前后搽用能消除疲劳。

【用法用量】 用药棉蘸药液轻搽患处；重症者用药液湿透药棉敷患处 1 小时，每日 2～3 次。

【使用注意】 忌内服；不能搽入伤口；用药过程中如有瘙痒起疹暂停使用。

五、洗剂

洗剂是指将各种不同的方药研末，然后与水溶液混合在一起而制成的药剂。常用于急性、过敏性皮肤病等。如炉甘石洗剂、三黄洗剂等。

炉甘石洗剂
《外伤科学》

【处方】炉甘石 10g，氧化锌 5g，甘油 5ml

【功效主治】消炎止痒。用于无渗出的急性瘙痒性皮肤病、单纯性皮肤瘙痒、热痱等。

【用法用量】水（或饱和石灰水）加至100ml。充分摇匀后外涂；也可加入5%硫磺或1%冰片或薄荷等。

三黄洗剂
《经验方》

【处方】大黄、黄柏、黄芩、苦参 各 15g

【功效主治】清热燥湿，收涩止痒。用于一切疮疡，湿热毒蕴者，急性皮肤病、疖病等有红肿瘙痒渗液者。

【用法用量】共研细末。上药 10～15g 加入蒸馏水 100ml，医用石炭酸 1ml。临用时摇匀，涂擦患处，每日 4～5 次。

六、条剂

条剂又称药捻，是指将药物细粉用桑皮纸粘药后搓成细条，或桑皮纸搓成细条后粘药粉而成的药剂。用时插入瘘管或疮口内，以达到治疗疾病的目的。如白降丹。

白降丹
《医宗金鉴》

【处方】朱砂、雄黄 各 6g，水银 30g，硼砂 15g，火硝、食盐、白矾、皂矾 各 45g

【功效主治】化腐拔毒，腐蚀平胬。用于溃疡脓腐难去，或已成瘘管、肿疡成脓不能自溃，疣、痣、瘰疬等。

【用法用量】先将朱砂、雄黄、硼砂、食盐、白矾、火硝、皂矾共研匀，微火烊化，入水银调匀，待其干涸。用一瓦盆，下有水，即以盛干涸药料瓦罐覆置盆中，四周以赤石脂和盐卤层层封固，再以炭火置于倒覆的瓦罐上，约3小时即成。收集盆中白色晶片状药粉。清水调涂疮头上，或可和米糊为条，插入疮口中，外盖膏药。

七、线剂

线剂又称药线，是指将丝线或棉线置于药液中浸煮，经干燥制成的外用制剂。常用于治疗瘘管、痔疮及赘生物，通过药物的腐蚀作用及药线的紧扎作用，达到引流或使赘生物萎缩脱落的目的。如药制丝线。

药制丝线
《外科正宗》

【处方】芫花 15g，壁钱 6g，丝线 9g

【功效主治】腐蚀。用于瘘管。

【用法用量】将芫花、壁钱加水 2 碗，煎至 1 碗去渣，再加入丝线文火煎至水干，阴干。挂线或结扎患处。

八、栓剂

栓剂又称塞药，是指将药粉与基质混合制成的一定形状的固体制剂。通过置入腔道并逐渐融化而释放药物，以达到治疗局部或全身性疾病的目的。如双黄连栓。

双黄连栓
《中国药典》

【处方】金银花 2500g，黄芩 2500g，连翘 5000g

【剂型规格】栓剂。每粒重 1.5g。

【功效主治】疏风解表，清热解毒。用于外感风热所致的感冒，症见发热、咳嗽、咽痛；上呼吸道感染、肺炎见上述证候者。

【用法用量】直肠给药。小儿一次 1 粒，一日 2 ~ 3 次。

【使用注意】忌内服。

九、锭剂

锭剂是将药物研磨成细粉或加适当的黏合剂制成特定形状的固体药剂，有纺锤形、圆柱形、条形等，可用于内服或外用。外用常磨汁涂于患处，如紫金锭。

紫金锭（玉枢丹）
《霍乱论》

【处方】山慈菇 60g，五倍子 60g，千金子霜 30g，雄黄 23g，朱砂 23g，红芽大戟 45g，麝香 6g

【功效主治】化痰开窍，解毒辟秽，消肿止痛。用于霍乱痧胀、瘟疫喉风、癫狂痈疽、疔疮疖肿，蛇虫咬伤等。

【用法用量】共为细末，糯米汤调，制成锭剂。可内服或外用，内服每次 0.6g，捣碎冲服；外用醋磨调敷患处。

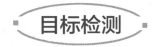

目标检测

答案解析

一、单项选择题

1. 生肌散的功效是（　）

 A. 生肌收口   B. 化瘀消肿   C. 活血祛腐

 D. 活血消肿   E. 活血解毒

2. 复方大承气汤的药物组成有（　）

 A. 大黄、赤芍、芒硝、桃仁

 B. 川芎、枳壳、大黄、赤芍、芒硝

 C. 厚朴、莱菔子、枳壳、大黄、赤芍、芒硝、桃仁

 D. 莱菔子、枳壳、大黄、赤芍、芒硝、红花

E. 莱菔子、枳壳、大黄、赤芍、芒硝、当归

二、简答题

外用剂的使用注意有哪些?

（黄金山）

书网融合……

 重点回顾　　 习题

4

第四篇
临床篇

第十五章 临床常见病选方指导

📖 **导学情景**

情景描述：患者，男，43岁。因工作原因应酬较多，经常酒肉不断，近几年血压、血糖、血脂均高出正常水平。1个月前，在酒桌上突然感觉心悸，伴头晕、无力、心口疼及胸闷气短，并立即到医院就医，心电图检查是房性心动过速及心肌缺血，治疗好转后出院。1周前又因劳累出现心悸，但症状轻微，附近药店药师推荐使用稳心颗粒，持续服用，未再出现上次的症状，而且复查心电图为正常心电图。

情景分析：患者以心悸为主要临床表现，且心电图提示房性心动过速及心肌缺血，当属中医心悸的范畴。

讨论：治疗心悸的中成药有很多种，为什么药店药师给此患者推荐使用稳心颗粒，并收到良好的效果呢？

学前导语：心悸是由外感或内伤等原因致气血阴阳亏虚、心失所养，或痰饮瘀血阻滞、心脉不畅、心神不安，以心中急剧跳动、惊慌不安，甚则不能自主为主要临床表现的一种病证。在临床上，心悸有虚实两类，此患者年过四十，又有劳累及过度应酬等原因，以致气阴两虚，心脉瘀阻，从而出现心悸不宁、头晕、气短乏力、胸闷胸痛和房性心动过速。而稳心颗粒具有益气养阴、活血化瘀的作用，正适合此患者。中成药物的使用要根据中医的辨证论治来进行选择，药对上证才会有效果，否则无效，甚至引起严重后果。同时服药期间要注意卧床休息，避免劳累、剧烈运动和精神过度紧张，饮食宜清淡，忌酒，以确保疗效。

PPT

第一节 内科常见病选方指导

内科病证是临床上病种最多、最为常见的病证，针对内科常见病证的选方用药要注意以下三点。一是先辨病，后辨证。病能系统地反映人体疾病的发生、发展、临床特点以及转归、预后的基本矛盾，而疾病的本质属性常通过证的形式表现于临床；证是突出反映疾病在某一阶段的主要矛盾和病机属性，也是立法、遣方、用药的重要依据。病和证属同一层次的病理概念，若单纯的辨证，只是抓住了疾病过程的主要矛盾；单纯辨病，则是抓住了整个疾病发生、发展过程中的基本矛盾。故辨病与辨证应是相辅相成的，只有辨病与辨证相结合，才能确保全面准确地掌握疾病的本质，制定最有效的治疗方案。中医病名的诊断依据四诊收集的资料，以临床表现特征及病史（含诱因）为主，参考辅助检查，即可明确中医病名诊断；所谓辨证，就是运用中医的基本理论，从整体出发，将四诊所收集的病史、症状、体征等资料，通过分析综合，以辨清疾病的原因、部位、性质、病势以及邪正之间的关系，从而概括、判断出某种证候的过程。可以说辨证是中医诊断疾病的重要原则与方法，常用辨证方法有八纲辨证、脏腑辨证、气血津液辨证、六经辨证、卫气营血辨证和三焦辨证等。二是确立治则与治法，根据辨证的结果，确定治疗方案、治疗原则和具体治法。三是因法选择主治中成药，并给予健康指导。

一、心脑常见病证

心悸

（一）定义

心悸是由外感或内伤等原因致气血阴阳亏虚、心失所养，或痰饮瘀血阻滞、心脉不畅、心神不安，以心中急剧跳动、惊慌不安，甚则不能自主为主要临床表现的一种病证。心悸既是临床常见病证之一，也是多种病证的症状表现之一，如喘证、胸痹心痛、健忘、失眠、眩晕、水肿等疾病均可出现心悸，故治疗时应主要针对其原发病进行辨证论治。

（二）范围

相当于西医学中各种心律失常性疾病，如心动过速、心动过缓、过早搏动、室颤、室扑、房颤、房扑、房室传导阻滞、预激综合征、病态窦房结综合征、心肌炎、心功能不全、心脏神经官能症。

（三）病因病机

1. 病因

（1）体虚劳倦　先天禀赋不足、素体虚弱，或久病失养、劳倦过度，均可导致气血阴阳亏虚、心失所养而心悸。

（2）七情所伤　平素心虚胆怯，突遇惊恐，触犯心神，心神动摇，不能自主而心悸；长期忧思不解，心气郁结，化火灼津生痰，痰火扰心，心神不宁则心悸；大怒伤肝，怒则气逆，大恐伤肾，恐则精却，阴虚于下，火逆于上，心神扰动则心悸。

（3）饮食不节　嗜食肥甘厚味、煎炸炙博，脾胃蕴热化火生痰，痰火上扰心神则心悸。

（4）感受外邪　风寒湿热之邪乘虚侵入人体而成痹证，痹证日久不愈复感外邪，内舍于心，心脉痹阻，血行不畅而成心悸。

（5）药食不当　某些药物毒性较剧或过量，以致耗伤心气，损伤心阴引起心悸。如中药中的附子、乌头、洋金花、雄黄、麻黄、蟾酥等；西药中的洋地黄、阿托品、奎尼丁、肾上腺素、锑剂以及补液过快、过多等。

👁 **看一看** ———————————

风湿性心脏病简称风心病，是由于风湿热活动累及心脏瓣膜而造成的心脏瓣膜病变，一般表现为二尖瓣、三尖瓣、主动脉瓣中有一个或几个瓣膜狭窄和（或）关闭不全。临床上狭窄或关闭不全常同时存在，但往往以一种为主。患病初期常无明显症状，后期则表现为心悸短气、乏力、下肢水肿、咳嗽、咳粉红色泡沫痰等心功能失代偿的表现。本病多发于冬春季，寒冷、潮湿和拥挤环境下，初发年龄多在 5～15 岁，复发多发生在初发后 3～5 年内。

2. 病机　心悸的基本病机为气血阴阳亏虚、心失所养以致心神不宁，或痰浊瘀血阻滞心脉、心神不宁。心虚胆怯者，心虚则神不内守，胆怯则遇惊气乱，以致心神不能自主则心悸；心血不足者，血为神志活动的主要物质基础，血虚则不能养神，神不安则心悸；肾阴亏虚，水亏则不能上济于心，以致心火内动，心神不安则心悸；心阳不振者，一方面心血运行迟缓、血不养心，另一方面心阳虚衰、心失温煦，均可致心神不安而心悸。水饮凌心是由于阳虚不能化水，水邪内停，上凌于心而心神不安则心悸；瘀阻心脉者为瘀血阻滞心脉，血行不畅，心失所养，心神不安则心悸；痰火扰心者，多由火热上扰心神，加之痰浊阻滞心脉，心脉不畅则心神不安，发为心悸。

练一练

下列选项中属于心悸病机的是（　　）

A. 心神不安　　　B. 心脉痹阻　　　C. 肝阳上亢　　　D. 肺气上逆　　　E. 肾阴不足

答案解析

（四）诊断要点

1. 典型表现　自觉心悸不安、心跳剧烈，神情紧张，不能自主，心搏异常，或快或慢，或心跳过重，或忽跳忽止，呈阵发性或持续性；兼胸闷不舒，易激动、心烦，少寐多汗，颤动，头晕乏力。脉象表现为数、疾、促、结、代、沉、迟等。

2. 病史　中老年人常见，常由情志刺激、惊恐、紧张、劳倦过度、寒冷刺激、饮酒饱食等诱发。

3. 辅助检查　心电图、胸部 X 线摄片、血压、心脏超声检查等有助于明确诊断。

（五）辨证论治

鉴别诊断

1. 心虚胆怯

【证候表现】心悸不宁、善惊易恐，遇惊则心悸怵惕、坐卧不安、少寐多梦而易惊醒，苔薄白或如常，脉细略数或细弦。

【治法】镇惊定志，养心安神。

【方剂】安神定志丸加减。

【中成药】安神定志丸。

2. 心血不足

【证候表现】心悸不安、怔忡，健忘，头晕目眩，面色无华，气短，神疲乏力，或自汗，舌淡红，脉细弱。

【治法】补血养心，益气安神。

【方剂】归脾汤加减。

【中成药】归脾丸。

3. 阴虚火旺

【证候表现】心悸易惊，思虑劳心则症状加重，心烦失眠、五心烦热、少寐多梦，头晕目眩，伴有耳鸣、面赤升火、腰酸，舌红少津，苔薄黄或少苔，脉细数。

【治法】滋阴清火，养心安神。

【方剂】天王补心丹或朱砂安神丸为主方加减。

【中成药】滋心阴口服液、天王补心丹、朱砂安神丸。

4. 心阳不振

【证候表现】心悸不安，动则尤甚，胸闷气短，面色苍白，形寒肢冷，舌淡苔白，脉虚弱，或沉细无力。

【治法】温补心阳，安神定悸。

【方剂】桂枝甘草龙骨牡蛎汤合参附汤加减。

【中成药】补心气口服液、黄芪注射液、心宝丸、参附注射液。

5. 心血瘀阻

【证候表现】心悸，胸闷不适，心痛时作，痛如针刺，唇甲青紫，舌质紫暗或有瘀斑，脉涩或结或代。

【治法】活血化瘀，理气通络。

【方剂】桃仁红花煎合桂枝甘草龙骨牡蛎汤加减。

【中成药】丹参注射液、丹七片、银杏叶片、血府逐瘀胶囊。

（六）健康指导

1. 调情志 心情愉快，精神乐观，情绪稳定，避免不良精神刺激。

2. 节饮食 饮食宜营养丰富，易于消化，低脂、低盐饮食。切忌过饥过饱、辛辣炙博、肥甘厚味。

3. 慎起居 生活规律，注意寒温交错，防止外邪入侵；劳逸结合，避免剧烈活动及体力劳动；重症须卧床休息。

4. 长期治疗 本病病势缠绵，须坚持长期治疗。可配合食补、药膳等来增强抗病力；积极治疗原发病，如胸痹、喘证、痰饮、肺胀、痹病等；及早发现加重的先兆症状，结合心电监护，做好急救治疗。

胸痹

（一）定义

胸痹是由多种原因导致心脉痹阻，临床以胸部闷痛，甚则胸痛彻背、喘息不得卧为主要特征的一种疾病。轻者表现为偶发的、短暂、轻微的胸部沉闷或隐痛，或表现为发作性膻中或左胸含糊不清的不适感；严重者剧烈疼痛，或呈压榨样绞痛。可常伴心悸、短气、呼吸不畅，甚至喘促、面色苍白、惊恐不安、冷汗自出等。一般多由劳累、饱餐、寒冷及情绪激动而诱发，亦可在无明显诱因或安静时发病。

（二）范围

相当于现代医学中的缺血性心脏病中的心绞痛、心肌梗死。若心包炎、二尖瓣脱垂综合征、病毒性心肌炎、心肌病、慢性阻塞性肺气肿、慢性胃炎等疾病患者，出现胸闷、心痛彻背、短气、喘不得卧等症状时，也可参照胸痹辨证论治。

（三）病因病机

1. 病因

（1）寒邪内侵 素体阳虚，胸阳不振，当天气变化或骤遇寒冷，阴寒之邪易乘虚而入，以致胸阳不展，血行不畅、痹阻胸阳而卒发为胸痹。

（2）饮食失调 过食膏粱厚味，嗜好烟酒，脾胃受损，运化失职，痰浊内生上犯心胸，以致胸阳不展，气机不畅而发为胸痹；若痰浊痹阻日久，痰阻血瘀，痰瘀互结，亦可使胸痹加重。再者嗜食辛辣醇酒厚味之品，湿郁成痰，热郁化火，以致痰火犯于心胸亦可发生胸痹心痛。

（3）情志失调 忧思伤脾，脾失健运，痰浊内生，痹阻心脉可发胸痹；郁怒伤肝，肝失疏泄，肝郁化火，灼津为痰，以致气滞痰阻或痰瘀交阻于心脉则发为胸痹心痛。

（4）劳倦内伤 长期劳倦、久病，脾胃虚弱，运化失职，气血无生化之源，以致心脉失养，拘急而胸痹心痛；积劳伤阳，心肾阳虚不得鼓动心脉，以致血脉不畅而胸痹心痛；年迈体虚，肾气自半，精血渐亏，肾阳虚衰则不能鼓动五脏之阳，以致心气不足，或心阳不振发为胸痹，或肾阴亏虚则不能濡养五脏之阴，肾水不能上济于心，以致心脉失于濡养发为胸痹。

👁 **看一看**

冠心病发病的相关因素

①年龄、性别，本病多发于40岁以上，男性多于女性；②遗传因素；③高血压，不论性别收缩压或舒张压升高有同样危险；④高甘油三脂或高胆固醇血症；⑤糖耐量异常或糖尿病；⑥A型性格行为；⑦长期从事脑力劳动者；⑧肥胖；⑨精神压力；⑩缺少运动，长期吸烟。

前3种患病危险因素个人无法改变，后7种危险因素可以通过调整个人生活方式改善。

2. 病机 胸痹的主要病机为心脉痹阻，临床辨证有虚实两端，且常相兼为病。实证多为寒凝、气滞、血瘀、痰浊，痹阻胸阳，阻滞心脉，不通则痛；虚证多以气虚、阴亏、阳衰（肺、脾、肝、肾亏虚），心脉失养，不荣则痛。

胸痹的发展趋势可由标及本，由轻转剧。轻者为胸阳不振，阴寒之邪上乘使气机阻滞而表现为胸中气塞、短气；重者可逐渐发展为痰瘀交阻于胸中而气机痹阻，表现为胸痛彻背。在发病上也有缓作与急发之分，缓作表现为病情渐进加重，日积月累，始则偶感心胸不舒，继而心痛时作，发作日频，重则可牵引心胸、后背作痛；急性发作则表现为素无不适之感，或许久不发，常因感寒、劳倦、情志所伤而卒发。胸痹心痛若得到及时有效治疗，可获较长时间的缓解；反复发作提示病情较为顽固；若失治或失于调理，病情则进一步发展为真心痛，甚至"旦发夕死，夕发旦死"。

（四）诊断要点

1. 典型表现 胸痹常表现为心前区憋闷疼痛，甚则牵引左肩背、咽喉、胃脘部、左上臂内侧等部位疼痛，多反复发作，胸闷、胸痛一般持续几秒到几十分钟即可缓解。若严重者可表现疼痛剧烈、持续不解、汗出肢冷、面色苍白、唇甲青紫、心跳加快或心律失常等危候，甚至可发生猝死。常伴有心悸、气短、自汗、甚则喘息不得卧等兼证。

⚒ **练一练**

下列选项中，属于胸痹主症的是（ ）

A. 胸胁胀痛，持续不解，多伴有咳唾　　B. 咳嗽，胸痛，脓血痰

C. 心下有气攻冲作痛　　D. 自觉心中悸动不安，心搏异常

E. 胸部闷痛甚则胸痛彻背，休息或用药后可缓解

答案解析

2. 病史 胸痹多见于中年以上发病，常因劳累、饮酒饱餐、寒冷、情绪等因素诱发。

3. 相关检查 心电图、心脏超声心动图、动态心电图监测、放射性核素检查、冠状动脉造影和左室造影、血管镜等检查有助于胸痹的诊断和鉴别诊断。

鉴别诊断

（五）辨证论治

1. 心血瘀阻

【证候表现】心胸疼痛剧烈，痛有定处，如刺如绞，甚则心痛彻背，背痛彻心，或痛引肩背，日久不愈，伴有胸闷，可因暴怒而加重，舌质暗红，或紫暗，有瘀斑，舌下瘀筋，苔薄，脉涩或结、

代、促。

【治法】活血化瘀，通脉止痛。

【方剂】血府逐瘀汤加减。

【中成药】速效救心丸、地奥心血康（软）胶囊、复方丹参滴丸、复方丹参注射液、心通口服液、血栓心脉宁片。

2. 气滞心胸

【证候表现】心胸满闷不适，隐痛阵发，痛无定处，时欲太息，常因情志不遂时容易诱发或加重，可兼有脘腹胀闷，得嗳气或矢气则舒，苔薄或薄腻，脉细弦。

【治法】疏调气机，和血舒脉。

【方剂】柴胡疏肝散加减。

【中成药】柴胡疏肝散、逍遥丸。

3. 寒凝心脉

【证候表现】突然出现心痛如绞，或心痛彻背、背痛彻心，或因感寒而痛甚，伴心悸气短、形寒肢冷、冷汗自出，苔薄白，脉沉紧或促。

【治法】辛温散寒，宣痹通阳。

【方剂】枳实薤白桂枝汤合当归四逆汤加减。

【中成药】苏合香丸、冠心苏合香丸。

4. 痰浊壅塞

【证候表现】素体肥胖，胸闷重而心痛轻，痰多气短，遇阴雨天而易发作或加重，常伴有倦怠乏力，纳呆便溏、恶心、口黏、咯吐痰涎，苔白腻或白滑，脉滑。

【治法】通阳泄浊，豁痰开结。

【方剂】瓜蒌薤白半夏汤合涤痰汤加减。

【中成药】丹蒌片。

5. 心肾阴虚

【证候表现】胸闷痛或灼痛，心中悸而烦，失眠盗汗，头晕耳鸣，腰膝酸软，或时有胸闷刺痛，舌质红少津，少苔或剥苔，脉细数，或促代。

【治法】滋阴益肾，养心和络。

【方剂】天王补心丹合炙甘草汤加减。

【中成药】天王补心丹、滋心阴口服液（颗粒/胶囊）。

6. 心肾阳虚

【证候表现】胸闷痛气短，遇寒加重，心悸，唇甲淡白，腰酸、乏力、汗出，畏寒肢冷，或胸痛彻背、四肢厥冷、唇色紫暗、面浮肢肿，或动则气喘，不能平卧，舌质淡，或紫暗，苔白，脉沉细，或脉微欲绝，或沉细迟，或结代。

【治法】益气壮阳，温络止痛。

【方剂】参附汤合右归饮加减。

【中成药】芪苈强心胶囊、参仙升脉口服液。

7. 气阴两虚

【证候表现】胸闷隐痛，时作时止，心烦心悸，神疲，短气，头晕，手足心热，或胸闷而刺痛，舌质嫩红或有齿痕，少苔或薄白苔，或舌质淡青有瘀斑，脉细弱无力，或结、代。

【治法】益气养阴，活血通络。

【**方剂**】生脉散和人参养营汤加减。

【**中成药**】生脉饮、黄芪生脉饮。

（六）健康指导

1. 调情志　中医学认为"七情之由作心痛"，因此防治胸痹心痛必须高度重视精神调摄，避免过于激动或喜怒忧思无度，保持心情平静、愉快。

2. 节饮食　不宜过食肥甘，戒烟限酒，宜清淡低盐饮食，多吃水果及富含纤维食物，保持大便通畅，食勿过饱。

3. 慎起居　气候的寒暑晴雨变化对本病的发病亦有明显影响。《诸病源候论·心痛病诸候》认为："心痛者，风凉邪气乘于心也"，故本病慎起居、适寒温，居处必须保持安静、通风。

4. 其他　发作期患者应立即卧床休息；缓解期要注意适当休息，坚持力所能及的活动，做到动静相宜，保证充足的睡眠；发病时密切观察舌脉、体温、呼吸、血压及精神情志变化，及时就医。

头痛

（一）定义

头痛是指由于外感与内伤，致使脉络拘急或失养，清窍不利，以头部疼痛为主要临床特征的疾病。头痛既是一种常见病证，也是一个常见症状，可以发生于多种急、慢性疾病过程中，有时亦是某些相关疾病加重或恶化的先兆。

（二）范围

相当于西医的偏头痛、紧张性头痛、周期性偏头痛、丛集性头痛及慢性阵发性偏头痛等。

（三）病因病机

1. 病因

（1）**感受外邪**　起居不慎、坐卧当风、风寒湿热等外邪上犯于头，阻遏清阳之气，气血不畅，不通则痛。外邪中以风邪为主，常挟寒、湿、热邪上袭。

（2）**情志内伤**　长期精神紧张忧郁，肝气郁结，肝失疏泄，肝脉上达于巅顶，络脉失于条达、拘急而头痛；或平素性情暴逆，恼怒太过，气郁化火，日久肝阴被耗，肝阳失敛而上亢，气壅脉满，清阳受扰而头痛。

（3）**饮食不节**　素嗜肥甘厚味，暴饮暴食，劳伤脾胃，不能运化转输水津，聚而成痰，以致清阳不升，浊阴不降，湿蒙清窍而发头痛；饮食伤脾，气血化生不足，气血不足以充营脑海，亦可致头痛。

（4）**内伤不足**　先天禀赋不足，或劳欲伤肾，阴精耗损，或年老气血衰败，或久病不愈，产后、失血之后，营血亏损，气血不能上营于脑，髓海不充则可致头痛。

另外，外伤跌扑或久病入络则络行不畅，血瘀气滞，脉络失养而易致头痛。

2. 病机　头为神明之府，"诸阳之会""脑为髓海"，五脏之精华，六腑清阳之气皆能上注于头，凡能影响脏腑之精血、阳气的因素皆可导致头痛，归纳起来可分为外感与内伤两类。外感头痛的基本病机是风寒湿热之邪外袭，上扰清窍，清窍不利；内伤头痛的基本病机是肝脾肾功能失调，风、火、痰、瘀上扰清窍，气血阴阳亏损，清窍失养。病位在头，与肝脾肾关系密切。

（四）诊断要点

1. 典型表现　以头痛为主症，表现为前额、额颞、巅顶、顶枕部甚至全头部疼痛，头痛性质为跳痛、刺痛、胀痛、昏痛、隐痛、空痛。可突然发作，也可反复发作。疼痛持续时间可以数分钟、数小时、数天或数周不等。

2. 病史 有外感、内伤引起头痛的因素，或有反复发作的病史。

3. 辅助检查 血常规、血压，必要时做脑脊液、脑血流图、脑电图检查、颅脑 CT 和 MRI、经颅多普勒检查，有助于排除器质性疾病，明确诊断。

鉴别诊断

（五）辨证论治

1. 外感头痛

·风寒头痛

【证候表现】 头痛起病较急，其痛如破，痛连项背，恶风畏寒，口不渴，苔薄白，脉多浮紧。

【治法】 疏风散寒止痛。

【方剂】 川芎茶调散加减。

【中成药】 川芎茶调散、天麻头痛片、都梁丸、正柴胡饮颗粒。

·风热头痛

【证候表现】 起病急，头呈胀痛，甚则头痛如裂、发热或恶风，口渴欲饮、面红目赤、便秘溲黄、舌红苔黄，脉浮数。

【治法】 疏风清热。

【方剂】 芎芷石膏汤加减。

【中成药】 芎菊上清丸、牛黄上清丸。

·风湿头痛

【证候表现】 头痛如裹，肢体困重，胸闷纳呆，小便不利，大便或溏，苔白腻，脉濡。

【治法】 祛风胜湿通窍。

【方剂】 羌活胜湿汤加减。

【中成药】 正天丸、九味羌活丸。

✎ 练一练

下列选项中，不适合治疗风寒头痛的是（ ）

A. 川芎茶调散　　　　B. 天麻头痛片　　　　C. 正柴胡饮颗粒

D. 都梁丸　　　　　　E. 天麻钩藤颗粒

答案解析

---

2. 内伤头痛

·肝阳头痛

【证候表现】 头胀痛而眩，心烦易怒，面赤口苦，或兼耳鸣胁痛，夜眠不宁，舌红苔薄黄，脉弦有力。

【治法】 平肝潜阳。

【方剂】 天麻钩藤饮加减。

【中成药】 镇脑宁胶囊、天麻钩藤颗粒、牛黄降压胶囊、脑立清丸。

·痰浊头痛

【证候表现】 头痛昏蒙，胸脘满闷，呕恶痰涎，苔白腻，或舌胖大有齿痕，脉滑或弦滑。

【治法】 健脾化痰，降逆止痛。

【方剂】 半夏白术天麻汤加减。

【中成药】 半夏白术天麻丸。

·瘀血头痛

【证候表现】 头痛经久不愈，其痛如刺，入夜尤甚，固定不移，或头部有外伤史，舌紫或有瘀斑、瘀点，苔薄白，脉沉细或细涩。

【治法】 活血通窍止痛。

【方剂】 通窍活血汤加减。

【中成药】 通天口服液、血府逐瘀丸、正天丸。

（六）健康指导

1. 避免感受外邪，勿情志过激，慎劳倦、过食肥甘等以预防头痛的发生。

2. 头痛的急性发作期，应适当休息，不宜食用炸烤辛辣的厚味食品，以防生热助火，有碍治疗，同时限制烟酒。

3. 适当保证环境安静，有助缓解头痛。

二、肺系常见病证

感冒

（一）定义

感冒是感受风邪或时行疫毒，肺卫功能失调，以恶寒、发热、鼻塞、喷嚏、流涕、头痛、全身不适等为主要临床表现的一种外感疾病。

感冒为常见多发病，一年四季均可发病，以冬春季较为多见。轻型感冒可不药而愈，重症感冒却能影响工作和生活，甚至危及小儿、老年体弱者的生命，尤其时行感冒暴发时，可迅速流行，症状严重，感染者众多，以致死亡，造成严重后果。同时，感冒也是咳嗽、心悸、水肿、痹证等多种疾病发生和加重的因素。因此感冒不是小病，须积极防治。

（二）范围

感冒有普通感冒与时行感冒之分，中医感冒与西医学感冒基本相同，普通感冒相当于西医学的急性上呼吸道感染，时行感冒相当于西医学的流行性感冒。

（三）病因病机

1. 病因

（1）风邪　是引起感冒的主要外因，因"风为百病之长""风者，百病之始也"，风为外感病致病之先导，常因气候骤变、淋雨受凉、出汗后伤风等致风邪侵袭而患病。

（2）时行疫毒　是一种具有强烈传染性的外在致病因素，流行往往与岁时有关，一般每 2～3 年一小流行，10 年左右一大流行；这种邪气的特点是致病性强，常从口鼻而入，易传染、易流行。

（3）体质　人体感邪后是否发病，除了感邪的轻重外，关键在于正气的强弱。同一时间、环境，正气强者可不发病，而卫外不固者则易发病。感邪发病之后，又因体质的不同而产生不同的病理变化，如阳虚之人易感风寒之邪，阴虚之人易感风热之邪等。

2. 病机　肺居胸中，位于上焦，主气司呼吸，开窍于鼻，上系于喉，外合皮毛，职司卫外。因此外邪可由口鼻、皮毛乘虚入侵机体时，肺卫首当其冲，出现卫表不和。卫阳被邪气所遏，正邪相争则恶寒发热，头身疼痛；肺失宣肃而致鼻塞、喷嚏、流涕、咳嗽、咽痛等。

（四）诊断要点

1. 典型表现　初期恶风、恶寒，鼻咽部痒而不适，喷嚏，鼻塞、流涕，语声重浊或声嘶，头痛等，继而出现发热、咳嗽、咽痛、肢节酸楚不适等。部分患者可病及脾胃，而兼有恶心、呕吐、胸闷、食欲减退、大便稀溏等症。起病较急，病程较短，病程 3～7 天，普通感冒一般不发生传变。而时行感冒呈流行性发病，常多人同时发病，迅速蔓延。起病急，全身症状较显著，如高热、周身酸痛、头痛、疲乏无力等，而肺系症状相对较轻。

2. 病史 感冒四季皆有，以冬春季为多见。根据气候突然变化，有伤风受凉、淋雨冒风的经过，或时行感冒正流行之际。

3. 辅助检查 白细胞计数多正常或升高，中性粒细胞计数降低，淋巴细胞计数相对升高。胸部 X 线检查：正常或肺纹理增粗、紊乱。

鉴别诊断

（五）辨证论治

1. 常人感冒

· 风寒证

【证候表现】恶寒发热、头痛无汗，肢节酸痛，鼻塞流涕，咽痒咳嗽，口不渴或渴喜热饮，苔薄白，脉浮紧。

【治法】辛温解表，宣肺散寒。

【方剂】荆防败毒散加减。

【中成药】荆防颗粒、正柴胡饮颗粒、九味羌活丸。

· 风热证

【证候表现】身热微恶风、汗出不畅，头胀痛，面色多赤，咽喉肿痛，咽燥口渴，鼻流浊涕，咳嗽，痰黏或黄，苔白或微黄，脉浮数。

【治法】辛凉解表，宣肺清热。

【方剂】银翘散加减。

【中成药】银翘解毒片、感冒退热颗粒、羚羊感冒胶囊、桑菊感冒颗粒。

· 暑湿证

【证候表现】夏令感邪，身热，微恶风，汗少，肢体酸重或疼痛，头昏重胀痛，鼻流浊涕，心烦，口渴，小便短赤，或胸闷、脘痞，泛恶，便溏，口中粘腻，渴不多饮，舌苔薄黄腻，脉濡数。

【治法】清暑祛湿解表。

【方剂】新加香薷饮加减。

【中成药】暑热感冒颗粒，夏季贪凉饮冷所引起的感冒可选藿香正气水（胶囊）。

· 秋燥证

【证候表现】发热恶寒，鼻咽干燥，干咳无痰或少痰，头痛，舌苔薄白少津，脉浮为本证基本特征。凉燥见恶风寒重而无汗，不甚渴饮，咳嗽少痰，苔薄脉浮而不数；温燥则见微恶风寒，少汗而渴，咳嗽无痰，咽干痛，舌边尖红，脉浮数。

【治法】润燥疏表。

【方剂】凉燥用杏苏散加减，温燥用桑杏汤加减。

【中成药】秋燥感冒颗粒。

· 时行疫毒证

【证候表现】突然恶寒，高热不退，甚至寒战，周身酸楚，无汗，口干、咳嗽、咽喉疼痛，伴明显全身症状。呈流行性。

【治法】清热解毒解表。

【方剂】清瘟解毒丸加减。

【中成药】清瘟解毒片、连花清瘟胶囊。

2. 虚人感冒

· 阴虚证

【证候表现】身热微恶风寒，少汗，头昏，心烦，口干，干咳痰少，舌红少苔，脉细数。

【治法】滋阴解表。

【方剂】加减葳蕤汤加减。

【中成药】体虚感冒合剂。

· 气虚证

【证候表现】恶寒较甚，发热、无汗，身楚倦怠，咳嗽，咯痰无力，舌苔淡白，脉浮而无力。

【治法】益气解表。

【方剂】参苏饮加减。

【中成药】参苏丸。

（六）健康指导

1. 加强体育锻炼，增强机体适应气候变化的能力。

2. 气候变化时适时增减衣服，注意防寒保暖，避免接触感冒患者等。

3. 预防药物的使用，如贯众、板蓝根、大青叶、鸭跖草、藿香、薄荷、佩兰、荆芥等。常用食品如葱、大蒜、食醋亦有预防作用。

4. 适当休息，多饮水，以素食、流质为宜，慎食油腻难消化之品。卧室空气要流通，但不可直接吹风。

5. 无汗者应在服药后进热粥或覆被以促汗解表，汗后及时更换干燥洁净衣服，以免再次受邪。

咳嗽

（一）定义

咳嗽多由外感或内伤等因素，致肺失宣肃，肺气上逆冲击气道，以咳嗽、咯痰为主要临床表现的一种病证。历代医家称有声无痰为咳，有痰无声为嗽，有痰有声为咳嗽。临床上往往痰声并见，难以截然分开，故以咳嗽并称。咳嗽是内科中最为常见的病证之一，发病率甚高，尤其老年人以及寒冷地区发病率更高。

（二）范围

本病相当于西医学的上呼吸道感染，急、慢性支气管炎，支气管扩张，肺炎等。

（三）病因病机

1. 病因

（1）外感六淫　当肺卫功能失调或减退时，遇气候突变或冷暖失常，六淫外邪，尤其是风、寒、燥、热之邪从口鼻或皮毛入侵，伤及于肺，肺失清肃，肺气上逆而咳嗽。其他如烟尘、秽浊之气亦可使肺失宣降而上逆为咳。

（2）脏腑失调　一是肺脏自病，一般多由肺系多种疾病，迁延不愈，耗伤气阴，致肺气虚弱，肺不主气、肃降无权，或肺阴亏虚，肺失润降，上逆而咳；二是他脏及肺，《内经》认为"五脏皆令人咳，非独肺也"，他脏病变虽可影响及肺，但主要涉及肝、脾、肾。因肺、肝经络相通，生理情况下肺气肃降能制约肝之升发，以防升发太过，若因情志不遂，肝失疏泄，气郁化火，气火循经上犯而致咳嗽；又因肺气有赖于脾气运化之水谷的润泽，每当饮食不节、嗜酒无度、肥甘辛辣等均可致脾失健运，聚湿生痰而上干于肺，或久病致气血不足、母病及子，使肺气虚弱而致咳；肺为气之主，肾为气之根，肾可摄纳肺吸入之清气，肺肾协调，呼吸平衡而有深度，若房劳伤肾，或肾失摄纳而气逆于上，或肾阴不足、虚火炎上，或肾阳虚衰、水停于下、上凌于肺均可影响于肺而致上逆而咳。

2. 病机　无论是外感还是内伤，均累及肺脏受病，致肺失宣降而咳嗽。肺主气，司呼吸，其位最高，为五脏之华盖，肺又开窍于鼻，外合皮毛，故肺最宜受外感、内伤之邪；而肺又为娇脏，不耐寒热，邪侵则肺气不清，失于肃降，迫气上逆而咳。故咳嗽是内外病邪犯肺，肺脏驱邪外达的一种病理反应。

（四）诊断要点

1. 典型表现　以咳逆有声或咳吐痰液为主要临床表现。

2. 病史　外感咳嗽多有外感史，起病急，病程短，初起咳嗽伴咽痒、恶寒发热、鼻塞流涕等表证；内伤多有肺系疾病史或相关脏腑疾病史，表现为病势缓，病程长，常因外感诱发或发作，以咳嗽、咯痰为主，兼有相关脏腑功能失调表现。

3. 辅助检查　急性咳嗽，周围血白细胞总数和中性粒细胞计数升高；听诊可闻及两肺野呼吸音增粗，或伴散在干湿性啰音；肺部 X 线摄片检查正常或肺纹理增粗。

鉴别诊断

（五）辨证论治

1. 外感咳嗽

·风寒袭肺

【证候表现】咳声重浊，气急，喉痒，常伴鼻塞、流清涕，咯痰稀薄色白，头痛，肢体酸楚，恶寒发热，无汗，舌苔薄白，脉浮或浮紧。

【治法】疏风散寒，宣肺止咳。

【方剂】三拗汤合止嗽散加减。

【中成药】通宣理肺丸、杏仁止咳糖浆、半夏露。

·风热犯肺

【证候表现】咳嗽频剧气粗，或咳声嘎哑，喉燥咽痛，口渴，咳痰不爽，痰黄或黏稠，鼻流黄涕，咳时烘热汗出，肢体酸楚，恶风，身热头痛，舌苔薄黄，脉浮数或浮滑。

【治法】疏风清热，宣肺止咳。

【方剂】桑菊饮加减。

【中成药】急支糖浆、蛇胆川贝枇杷膏。

·风燥伤肺

【证候表现】多发于秋季，干咳，连声作呛，咽喉干痛，唇鼻干燥，口干，无痰或痰少而黏连成丝，咳痰不爽，咳而胸痛，痰中带有血丝，鼻塞，头痛，微寒，身热，舌质红干而少津，脉浮。

【治法】疏风清肺，润燥止咳。

【方剂】桑杏汤加减。

【中成药】二母宁嗽丸、牛黄蛇胆川贝胶囊、川贝枇杷膏。

2. 内伤咳嗽

·痰湿蕴肺

【证候表现】咳嗽反复发作，咳声重浊，痰黏腻或稠厚成块，痰多易咯，早晨或食后咳甚痰多，食甘甜油腻物加重，胸闷、脘痞、呕恶，食少，体倦，大便时溏，舌苔白腻，脉濡滑。

【治法】燥湿化痰，理气止咳。

【方剂】二陈汤合三子养亲汤加减。

【中成药】二陈丸（合剂）、橘红痰咳煎膏、桔梗冬花片。

·痰热郁肺

【证候表现】咳嗽气息急促，或喉中有痰声，痰多稠黏或为黄痰、咳吐不爽，或痰有热腥味，或咳吐血痰、胸胁胀满，或咳引胸痛、舌苔薄黄腻，舌质红，脉滑数。

【治法】清热肃肺，化痰止咳。

【方剂】清金化痰汤加减。

【中成药】清气化痰丸、蛇胆川贝液、蛇胆川贝枇杷膏、橘红丸。

·肺阴亏耗

【证候表现】干咳，咳声短促，痰少黏白，或痰中带血丝，或声音逐渐嘶哑，口干咽燥，常伴有午后潮热，手足心热，夜寐盗汗，口干，舌红少苔，或舌上少津，脉细数。

【治法】滋阴清热，润肺止咳。

【方剂】沙参麦冬汤或百合固金汤加减。

【中成药】百合固金丸、养阴清肺丸。

练一练

肺阴虚咳嗽可推荐使用（　　）

A. 通宣理肺丸　　　　B. 百合固金丸　　　　C. 清气化痰丸

D. 橘红痰咳煎膏　　　E. 二母宁嗽丸

答案解析

（六）健康指导

1. 预防咳嗽的重点在于提高机体卫外功能，增强皮毛腠理适应气候变化的能力，遇有感冒及时治疗。若常自汗出者，必要时可予玉屏风散服用。

2. 咳嗽时要注意观察痰的变化，咳痰不爽时，可轻拍其背以促其痰液咳出。饮食上慎食肥甘厚腻之品，以免碍脾助湿生痰；若属燥、热、阴虚咳嗽者，忌食辛辣动火食品。

3. 各类咳嗽都应戒烟，避免接触烟尘刺激。

三、脾胃常见病证

胃痛

（一）定义

胃痛是由于胃气阻滞，胃络瘀阻，胃失所养，不通则痛导致的以上腹胃脘部近心窝处发生疼痛为主症的一种脾胃肠病证，又称胃脘痛，俗称心口痛。本病证在脾胃肠病证中最为多见，人群中发病率较高。

（二）范围

相当于西医学中以上腹部胃脘疼痛为主要临床表现的急性胃炎、慢性胃炎、消化性溃疡、胃痉挛、胃下垂、胃黏膜脱垂症、胃神经官能症等疾病。

（三）病因病机

1. 病因

（1）外邪犯胃　外邪中寒、热、湿邪，尤其是寒邪，内客于胃，致胃脘气机阻滞，不通则痛。

（2）饮食伤胃　饮食不节，饥饱无常，以致脾胃受损，胃气壅滞，胃失和降，不通则痛；或过食辛辣刺激、肥甘厚味之品，或恣饮酒浆，导致脾胃蕴湿生热，湿热中阻，灼扰胃腑则胃痛；或过食香燥之品，胃阴耗伤，胃失濡润，亦可致胃痛。

（3）**情志不畅**　忧思恼怒，情志不遂，使肝失疏泄，以致肝气郁结，横逆犯胃，胃失和降而胃痛；若肝郁日久化火，郁火乘胃，而致肝胃郁热，胃络不畅则发为胃脘灼热而痛；久病入络，气滞日久，而致血行不畅，血脉凝涩，瘀血内结则胃络瘀阻，不通则痛。

（4）**素体脾虚及它病**　素体脾胃虚弱，劳倦过度，脾胃运化失司，气机不畅；或它病久病，伤及肾阳，致中焦失于温煦；或中阳不足，中焦虚寒，脉络失于温养而致胃痛；或热病伤阴，阴液耗伤，胃络失于滋养而痛。此外，本病也可因过服寒凉之药伤及脾胃之阳气，而致胃痛。

2. 病机　胃为阳土，喜润恶燥，为五脏六腑之大源，主受纳腐熟水谷，胃气以和降为顺，胃气宜通，不宜郁滞，因此胃痛的基本病机是外感或内伤的原因导致胃气失和，气机不利，不通则痛，以及胃失温煦、濡养，不荣则痛。

（四）诊断要点

1. 典型表现　上腹近心窝处胃脘部发生疼痛，疼痛性质有胀痛、刺痛、灼痛、剧痛、隐痛；兼有食欲不振、恶心呕吐，嘈杂泛酸，嗳气吞酸等。

2. 病史　中青年发病居多，多有反复发作病史，发病前多有明显的诱因，如天气变化、饥饿、劳累、恼怒、进食生冷干硬或辛辣醇酒，或服用有损脾胃的药物等。

3. 辅助检查　电子胃镜、上消化道钡餐造影、幽门螺杆菌（Hp）检测、胆红素、转氨酶、淀粉酶化验和 B 超、CT 等检查，腹部 X 线检查、血常规、心肌酶谱、肌钙蛋白、心电图等检查有助于诊断及鉴别诊断。

鉴别诊断

（五）辨证论治

1. 寒邪客胃

【证候表现】胃痛暴作，甚则拘急作痛，遇寒痛增，得热痛减，口淡不渴，或喜热饮，苔薄白，脉弦紧。

【治法】温胃散寒，理气止痛。

【方剂】良附丸加减。

【中成药】良附丸、附子理中丸、温胃舒胶囊、小建中颗粒、香砂养胃丸。

2. 饮食停滞

【证候表现】暴饮暴食后，胃脘疼痛，拒按，得食更甚，胀满不消，嗳腐吞酸，不思饮食或厌食，或呕吐不消化食物，其味腐臭，吐后痛减，大便不爽，得矢气及便后稍舒，舌苔厚腻，脉滑有力。

【治法】消食导滞，和胃止痛。

【方剂】保和丸加减。

【中成药】保和丸、枳实导滞丸、沉香化滞丸、六味安消散、开胃山楂丸。

3. 肝气犯胃

【证候表现】胃脘胀满，攻撑作痛，疼痛连及胸胁，伴胸闷嗳气，善叹息，大便不畅，得嗳气、矢气则舒，遇烦恼郁怒则作痛或痛甚，苔薄白，脉弦。

【治法】疏肝解郁，理气止痛。

【方剂】柴胡疏肝散加减。

【中成药】气滞胃痛颗粒、逍遥丸、柴胡舒肝丸、舒肝平胃丸、胃苏颗粒、沉香舒气丸。

4. 肝胃郁热

【证候表现】胃脘灼痛，痛势急迫，喜冷恶热，得凉则舒，泛酸嘈杂，口干口苦，心烦易怒，舌红少苔，脉弦数。

【治法】疏肝泄热，和胃止痛。

【方剂】丹栀逍遥散合左金丸或化肝煎加减。

【中成药】左金丸、三九胃泰颗粒、元胡止痛片、胃逆康胶囊。

5. 湿热中阻

【证候表现】胃脘灼热疼痛，嘈杂泛酸，口干口苦，渴不欲饮，口甜黏浊，食甜食则冒酸水，纳呆恶心，身重肢倦，小便色黄，大便不畅，舌苔黄腻，脉象滑数。

【治法】清热化湿，理气和胃。

【方剂】清中汤加减。

【中成药】香砂平胃丸。

6. 瘀阻胃络

【证候表现】胃脘疼痛，痛如针刺刀割，痛有定处，按之痛甚，食后加剧，入夜尤甚，或见吐血、黑便，舌质紫暗或有瘀斑，脉涩。

【治法】化瘀通络，和胃止痛。

【方剂】失笑散合丹参饮加减。

【中成药】胃力康颗粒。

7. 脾胃虚寒

【证候表现】胃痛隐隐，绵绵不休，冷痛不适，喜温喜按，空腹痛甚，得食则缓，食冷受凉或劳累后，疼痛发作或加重，食少，泛吐清水，神疲乏力，手足不温，大便溏薄，舌淡苔白，脉虚弱。

【治法】温中健脾，和胃止痛。

【方剂】黄芪建中汤加减。

【中成药】香砂六君丸、黄芪建中丸、小建中合剂、附子理中丸。

8. 胃阴亏虚

【证候表现】胃脘隐隐灼痛，似饥而不欲食，口燥咽干，口渴思饮，消瘦乏力，大便干结，舌红少津或光剥无苔，脉细数。

【治法】养阴益胃，和中止痛。

【方剂】益胃汤合芍药甘草汤加减。

【中成药】胃复春片。

练一练

患者，男，28岁。昨日因与朋友聚餐后，出现胃脘疼痛、拒按，不思饮食，脘腹胀满不消，嗳腐吞酸，舌苔厚腻，脉滑有力。可推荐该患者使用（ ）

答案解析

A. 良附丸　　B. 保和丸　　C. 香砂六君丸　　D. 香砂平胃丸　　E. 附子理中丸

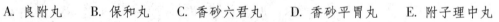

（六）健康指导

1. 饮食以少食多餐、营养丰富、清淡易消化为原则，不宜饮酒、辛辣食物及过食生冷，切忌粗硬饮食，暴饮暴食，或饥饱无常。

2. 应保持心态乐观，避免忧思恼怒及情绪紧张。

3. 注意劳逸结合，病情较重时，需适当休息，这样可减轻胃痛和减少胃痛发作。

泄泻

（一）定义

泄泻是由感受外邪、饮食不节、情志内伤，体虚久病等原因致脾胃受损，湿困脾土，传导失司，临床以排便次数增多、粪质稀溏或完谷不化，甚至泻出如水样为主要临床表现的病证。泄，泄漏之意，大便溏薄，时作时止，病势较缓；泻，倾泻之意，大便直下，如水倾注，清稀如水而势急。但临床所见之泄泻，往往时急时缓，难于截然分开，故合而论之。泄泻是一种常见的脾胃肠病证，一年四季均可发生，但以夏秋两季较为多见。

（二）范围

本病相当于西医学中的多种消化系统疾病，如急慢性肠炎、肠易激综合征、肠结核、吸收不良综合征等。

（三）病因病机

1. 病因

（1）感受外邪　六淫中寒、暑、湿、热，尤其是湿邪，除能侵袭皮毛肺卫之外，亦可直接伤及脾胃，使脾胃气机升降失调，清浊不分，水谷混杂而下发生泄泻。

（2）饮食所伤　饮食过量，宿食内停；或恣食辛辣肥甘，湿热内蕴；或过食生冷，寒邪伤中；或误食馊腐不洁之物，直接伤及脾胃，均可化生积滞、湿热、寒湿之邪，导致脾失健运，升降失调，清浊不分则泄泻。

（3）情志失调　忧郁恼怒，精神紧张，致肝气郁结，横逆克脾；思虑过度，脾气郁结，土虚木贼，脾失健运则泄泻；或素体脾虚湿盛，逢怒时进食，脾伤失运而泄泻。

（4）病后体虚　久病失治，或劳倦内伤致脾胃失健运，水谷不化，积谷为滞，湿滞内生，而成泄泻；先天禀赋不足，或老年肾阳亏虚，或久病伤肾，或素体脾胃阳虚，命门火衰，不能温煦脾土，水谷不化，水反为湿而成泄泻。

2. 病机　本病的基本病机为多种原因导致脾胃受损，运化失司，小肠无以分清别浊，大肠传化失司，水反为湿，谷反为滞，合污而下，发为泄泻。病机关键是脾虚湿盛。

（四）诊断要点

1. 典型表现　粪质稀溏，或完谷不化，或如水样，大便次数增多，每日三五次，甚至十余次；兼见腹痛、腹胀、肠鸣、纳呆。

2. 病史　本病起病或缓或急。暴泄者多有暴饮暴食或误食不洁食物的病史。若迁延日久，时发时止者，常因饮食、情志、外邪等因素而诱发。

3. 辅助检查　粪便检查、内窥镜检查、影像学检查，其他检查如血糖、肾功能、T_3、T_4 等可帮助诊断以及鉴别诊断。

（五）辨证论治

1. 暴泻

·寒湿泄泻

【证候表现】泄泻清稀，甚则如水样，伴腹痛肠鸣、脘闷食少，苔白腻，脉濡缓。若兼外感风寒，则恶寒发热、头痛、肢体酸痛，苔薄白，脉浮。

【治法】芳香化湿，解表散寒。

【方剂】藿香正气散加减。

鉴别诊断

【中成药】藿香正气水（胶囊）、纯阳正气丸。

· 湿热泄泻

【证候表现】泄泻腹痛，泻下急迫，或泻而不爽，粪色黄褐、气味臭秽，伴肛门灼热，或身热口渴，小便短黄，苔黄腻，脉滑数或濡数。

【治法】清肠利湿。

【方剂】葛根黄芩黄连汤加减。

【中成药】葛根芩连胶囊、香连丸。

· 食滞胃肠

【证候表现】泻下稀便，臭如败卵，伴有不消化食物，脘腹胀满，腹痛肠鸣，泻后痛减，嗳腐酸臭，不思饮食，苔垢浊或厚腻，脉滑。

【治法】消食导滞。

【方剂】保和丸加减。

【中成药】保和丸、加味保和丸、枳实导滞丸。

2. 久泻

· 脾胃虚弱

【证候表现】稍进油腻食物或饮食稍多，大便次数即明显增加，伴有不消化食物，大便时泻时溏，迁延反复，纳呆，食后脘闷不舒，面色萎黄，神疲倦怠，舌淡苔白，脉细弱。

【治法】健脾益气，化湿止泻。

【方剂】参苓白术散加减。

【中成药】参苓白术颗粒、人参健脾丸、六君子丸、补脾益肠丸。

· 肾阳虚衰

【证候表现】每于黎明之前脐腹作痛，肠鸣即泻，泻下完谷，泻后即安，伴小腹冷痛，形寒肢冷，腰膝酸软，舌淡苔白，脉细弱。

【治法】温补脾肾，固涩止泻。

【方剂】四神丸加减。

【中成药】四神丸、涩肠止泻散、固肠止泻丸、固本益肠片。

· 肝郁乘脾

【证候表现】每于抑郁恼怒或情绪紧张之时，即发生腹痛泄泻，腹中雷鸣，攻撑作痛，腹痛即泻，泻后痛减，矢气频作，伴胸胁胀闷，嗳气食少，舌淡，脉弦。

【治法】抑肝扶脾，调中止泻。

【方剂】痛泻要方加减。

【中成药】痛泻宁颗粒。

（六）健康指导

1. 平时要养成良好的卫生习惯，忌食馊腐变质食物，不饮生水，少食生冷瓜果。

2. 居处要冷暖适宜，并可结合食疗健脾益胃。

3. 一些急性泄泻患者可暂时禁食，以利于病情的恢复；对重度泄泻者，应及时补充体液以防止脱液的发生。饮食可给予流质或半流质。

四、肝胆常见病证

胁痛

(一) 定义

胁，侧胸部，指腋以下至第十二肋骨部位的统称。胁痛是以胁肋部疼痛为主要表现的一种肝胆病证，它是肝胆疾病中的常见证，临床有许多病证都是依据胁痛来判断其为肝胆病或系与肝胆有关的疾病。

(二) 范围

西医学中急性肝炎、慢性肝炎、肝硬化、肝癌、肝寄生虫病、急性胆囊炎、慢性胆囊炎、胆石症、慢性胰腺炎、胁肋外伤以及肋间神经痛等疾病若以胁痛为主要症状时皆可参考胁痛辨证论治。

(三) 病因病机

1. 病因

（1）肝气郁结　肝胆同居胁下，经脉布于两胁，当情志抑郁或暴怒气逆，可导致肝脉不畅，气机阻滞，不通则痛。

（2）饮食不节　过食肥甘厚味，脾胃受损，湿热内生，郁于肝胆，使肝胆失于疏泄，可发为胁痛。

（3）瘀血阻络　因气行则血行，气滞则血瘀。若肝郁气滞可以及血，久则引起血行不畅而瘀血停留，发为胁痛；或邪气外邪以及跌仆闪挫，均可致瘀血阻滞胁络，不通则痛，而成胁痛。

（4）湿热蕴结　外感湿热之邪，侵袭肝胆，或嗜食醇酒肥甘辛辣，损伤脾胃，生湿蕴热，内外之湿热，均可蕴结于肝胆，以致肝胆疏泄不利，气机阻滞，不通则痛。

（5）肝阴不足　素体肾虚，或久病耗伤，或劳欲过度，以致精血亏损，水不涵木，肝阴不足，络脉失养，不荣则痛。

2. 病机　胁痛的基本病机为肝络失和，"不通则同"或"不荣则痛"。病位主要在肝胆，又与脾胃及肾密切相关。胁痛的病性虽有虚实之别，但临床以实证居多；实证多表现为气滞、血瘀或湿热特征，虚证以肝阴不足为主，同时虚实之间亦可相互转化。本病治疗得当则预后良好，若迁延日久不愈可逐渐转化为慢性，若失治误治，可发展为积聚、鼓胀、肝癌。

(四) 诊断要点

1. 典型表现　胁痛以胁肋部疼痛为主要特征，其痛或发于一侧，或同时发于两胁，疼痛性质可表现为胀痛、刺痛、窜痛、隐痛，多为拒按，间有喜按者。常反复发作，一般初起疼痛较重，久之则胁肋部隐痛时发。

2. 病史　常有情志不遂、外感湿热、饮食不节、劳欲久病或跌扑闪挫等病史。

3. 辅助检查　血常规、肝功能、胆囊造影、B超等实验室检查有助于诊断及鉴别诊断。

(五) 辨证论治

1. 肝气郁结

【证候表现】胁肋胀痛，走窜不定，甚则连及胸肩背，情志不舒则痛增，胸闷、善太息，饮食减少，脘腹胀满，得嗳气则舒，舌苔薄白，脉弦。

【治法】疏肝理气。

【方剂】柴胡疏肝散加减。

【中成药】逍遥丸、舒肝丸、柴胡疏肝丸、沉香四宝丸。

鉴别诊断

2. 瘀阻肝络

【证候表现】胁肋刺痛，痛处固定，拒按，持续不已，入夜尤甚，或胁下有积块，面色晦暗，舌质紫暗，脉沉弦。

【治法】活血化瘀，通络止痛。

【方剂】血府逐瘀汤或复元活血汤加减。

【中成药】血府逐瘀胶囊、复方延胡止痛片、鳖甲煎丸。

3. 肝胆湿热

【证候表现】胁肋胀痛，拒按，或引及肩背，伴有脘闷纳呆，恶心呕吐，厌食油腻，口干口苦，腹胀尿少，或有黄疸，舌苔黄腻，脉弦滑。

【治法】清利肝胆湿热。

【方剂】茵陈蒿汤合大柴胡汤加减。

【中成药】龙胆泻肝丸、清肝利胆口服液、胆石通胶囊、利胆排石片。

4. 肝阴不足

【证候表现】胁肋隐隐作痛，绵绵不已，遇劳加重，口干咽燥，两目干涩，头晕目眩，心中烦热，舌红少苔，脉弦细数。

【治法】养阴柔肝，养血通络。

【方剂】一贯煎。

【中成药】滋补肝肾丸。

✎ 练一练

患者，男，41岁。该患者3年来经常发生胁痛，前晚因过量饮酒后即感胁痛难忍，现症：胸胁灼痛，持续不解，痛剧难忍，厌食腹胀，口苦，泛呕，便溏不爽，舌红苔黄腻，脉滑数。辨证属（　　）

答案解析

A. 肝郁气滞　　　B. 肝血瘀阻　　　C. 肝胆湿热　　　D. 肝阳上亢　　　E. 肝阴不足

（六）健康指导

1. 因胁痛皆与肝的疏泄功能失常有关，故保持精神愉快，情绪稳定，使气机条达，对胁痛的防治有着重要的作用。

2. 胁痛属于肝阴不足者，应注意休息，劳逸结合，多食蔬菜、水果、瘦肉等清淡而富有营养的食物。

3. 胁痛属于湿热蕴结者，尤应忌酒、辛辣肥甘、生冷不洁之品。

五、肾系常见病证

淋证

（一）定义

淋证是指因饮食劳倦、湿热侵袭而致的以小便频急、滴沥不尽、尿道涩痛、小腹拘急、痛引腰腹为主要临床表现的病证。

（二）范围

相当于西医学中以小便频急、淋漓不尽为主要表现的尿路感染、尿路结石、泌尿系统肿瘤、乳糜尿的病证。

（三）病因病机

1. 病因

（1）外感湿热　下阴不洁，秽浊之邪上逆以内犯膀胱，酿成湿热，湿热久蕴致肾与膀胱气化不利而成淋证。

（2）饮食不洁　嗜食辛辣肥甘厚腻之品，或嗜酒太过，脾失健运，湿热内生，下注膀胱，膀胱气化不利而成淋证。

（3）情志失调　恼怒伤肝，肝失疏泄，或气滞化火，气火郁于下焦，膀胱气化不利发为淋证。

（4）体虚劳欲　先天禀赋不足，或年老肾亏，多产多育，久病劳欲过度，致肾气虚衰，或久淋不愈，耗伤正气，脾肾两虚，肾与膀胱气化无权发为淋证。

2. 病机　淋证的基本病机是湿热蕴结，肾与膀胱气化不利。病位在膀胱和肾，与肝、脾关系密切。热结膀胱则小便灼热疼痛为热淋；湿热久蕴，尿液煎熬而成砂石，阻滞尿道，小便艰涩刺痛发为石淋；膀胱湿热，灼伤脉络，迫血外溢，小便涩痛有血，发为血淋；湿热壅滞，阻滞肾络，肾不得升清降浊，小便混如脂膏，发为膏淋；肝气郁滞，气火郁于膀胱发为气淋。脾肾两虚，肾与膀胱气化失司是淋证久病的关键。脾气不足，中气下陷，则发气淋；脾虚不能统血，血随尿出，可发为血淋；肾阴不足，阴虚火旺，虚火灼络，血液外溢，也可发为血淋；肾气虚衰，固涩无权，不能制约脂液，尿液混浊如脂膏，可发为膏淋；脾肾亏虚，劳则气耗，遇劳即发，则为劳淋。

（四）诊断要点

1. 典型表现　小便频急、滴沥不尽、尿道涩痛、小腹拘急、痛引腰腹是淋证的基本临床特征。各种淋证尚有各自的特征。

（1）热淋　起病急，小便热痛而赤，小便频急症状明显，虽每日小便可达数十次，每次尿量却不多。

（2）石淋　小便排出砂石，或尿道中砂石，致排尿时尿流突然中断，尿道窘迫疼痛，或腰腹绞痛难忍。

（3）气淋　小腹胀满明显，小便艰涩疼痛，尿后余沥不尽。

（4）血淋　尿中带血或夹有血块，并有尿路疼痛。

（5）膏淋　小便混浊如米泔或滑腻如脂膏。

（6）劳淋　久淋，小便淋沥不已，时作时止，遇劳即发。

2. 病史　多见于已婚女性，每因劳累过度，情志变化，感邪而诱发。病久或反复发作后，常伴有低热、腰痛、小腹坠胀、疲劳等症。

3. 辅助检查　尿常规、尿细菌培养、腹部 X 线摄片、肾盂造影、双肾及膀胱 B 超、膀胱镜等，可明确诊断及鉴别。

鉴别诊断

（五）辨证论治

1. 热淋

【证候表现】小便频急短涩，尿道灼热刺痛，尿色黄赤，少腹拘急胀痛，或有寒热、口苦、呕恶，或腰痛拒按，或有大便秘结，苔黄腻，脉滑数。

【治法】清热解毒，利湿通淋。

【方剂】八正散加减。

【中成药】八正合剂、三金片、热淋清颗粒。

2. 石淋

【证候表现】尿中时夹砂石，小便艰涩，或排尿时突然中断，尿道窘迫疼痛，少腹拘急，或腰腹绞痛难忍，痛引少腹，连及外阴，尿中带血，舌红，苔薄黄。

【治法】清热利尿，通淋排石。

【方剂】石韦散加减。

【中成药】石淋通片（颗粒）、排石片、复方金钱草清热颗粒。

3. 气淋

【证候表现】实证表现为小便涩痛，淋沥不已，小腹胀满疼痛，苔薄白，脉多沉弦。虚证表现为尿时涩滞，小腹坠胀，尿有余沥，面白不华，舌质淡，脉虚细无力。

【治法】实证宜利气疏导，虚证宜补中益气。

【方剂】实证用沉香散加减，虚证用补中益气汤加减。

【中成药】实证可选沉香散；虚证可选补中益气丸。

4. 血淋

【证候表现】实证表现为小便热涩刺痛，尿色深红，或夹有血块，疼痛满急加剧，或见心烦，舌苔黄，脉滑数。虚证表现为尿色淡红，尿痛涩滞不明显，腰酸膝软，神疲乏力，舌淡红，脉细数。

【治法】实证宜清热通淋，凉血止血；虚证宜滋阴清热，补虚止血。

【方剂】实证用小蓟饮子加减，虚证用知柏地黄丸加减。

【中成药】实证可选八正合剂；虚证可选知柏地黄丸。

5. 膏淋

【证候表现】实证表现为小便混浊如米泔水，置之沉淀如絮状，上有浮油如脂，或夹有凝块，或混有血液，尿道热涩疼痛，舌红，苔黄腻，脉濡数。虚证表现为病久不已，反复发作，淋出如脂，小便涩痛反见减轻，但形体日渐消瘦，头昏无力，腰酸膝软，舌淡，苔腻，脉细弱无力。

【治法】实证宜清热利湿，分清泄浊；虚证宜补虚固涩。

【方剂】实证用程氏萆薢分清饮，虚证用膏淋汤。

【中成药】实证可选萆薢分清丸，虚证可选七味都气丸、金锁固金丸、补中益气丸。

6. 劳淋

【证候表现】小便不甚赤涩，但淋沥不已，时作时止，遇劳即发，腰酸膝软，神疲乏力，舌质淡，脉细弱。

【治法】健脾益肾。

【方剂】无比山药丸加减。

【中成药】金匮肾气丸、济生肾气丸。

（六）健康指导

1. 增强体质，防止情志内伤，改变不良生活习惯，如忍尿、过食肥甘、纵欲过劳、外阴不洁等。

2. 注意妊娠及产后卫生，对防止子淋、产后淋的发生有重要意义。

3. 积极治疗消渴、痨瘵等疾病，避免不必要的导尿及泌尿道器械操作，可减少本病证的发生。

4. 多喝水，适当休息，饮食宜清淡，忌肥腻香燥、辛辣之品；禁房事。

第二节　外科常见病选方指导

PPT

外科疾病是指通过手术或手法整复处理，才能获得最好治疗效果的疾病，中医外科疾病内容广泛，包括疮疡、乳房病、肛门直肠疾病、男性前阴病、皮肤病及性传播疾病、外伤性疾病与周围血管病等。

一、外科疾病的诊治要点

（一）诊断要点

除传统的辨证方法外，外科在辨别阴阳属性上还有自己的特点，即依据疾病的发生、发展、症状和转归等各方面的相对性，直接辨认其为阳证或阴证（表15－1）。阴阳是外科疾病辨证的总纲。

表15－1　中医外科疾病阴阳辨证鉴别

	阳证	阴证
发病特点	急性发作	慢性发作
皮肤颜色	红赤	苍白或紫暗或皮色不变
皮肤温度	焮热	凉或不热
肿胀形势	高肿突起	平塌下陷
肿胀范围	根盘收束	根盘散漫
肿块硬度	软硬适度	坚硬如石或柔软如绵
疼痛感觉	疼痛剧烈、拒按	疼痛和缓、隐痛、不痛或酸麻
病位深浅	皮肤、肌肉	血脉、筋骨
脓液质量	脓质稠厚	脓质稀薄
溃疡形色	肉芽红活润泽	肉芽苍白或紫暗
病程长短	病程比较短	病程比较长
全身症状	初期常伴形寒发热，口渴、纳呆、大便秘结，小便短赤，溃后渐消	初期无明显症状，或伴虚寒症状，酿脓时有虚热症状，溃后虚象更甚
舌苔脉象	舌红苔黄，脉有余	舌淡苔少，脉不足
预后顺逆	易消、易溃、易敛，多顺	难消、难溃、难敛，多逆

外科疾病最显著的特点就在于局部病灶的存在，主要包括红肿、疼痛、发热、成脓、麻木、溃疡、结节、瘙痒、肿块、功能障碍以及皮肤部位的各种损害等。只有从整体观念出发，局部与全身辨证相结合，外在表现与内在脏腑相结合，综合辨证，才能抓住证候的主要致病因素，为施治提供可靠的依据。

练一练

下列症状属于阴证表现的是（　　）

A. 高肿突起　　　　B. 根盘收束　　　　C. 坚硬如石或柔软如棉

D. 有脓，脓质稠厚　　E. 肉芽红活润泽

答案解析

（二）治疗要点

1. 内治法　从整体观念出发，同时按照疮疡初起、成脓、溃后三个不同发展阶段，确立消、托、补三个总的治疗原则。

（1）消法　是运用不同的治疗方法和方药，使初起的肿疡得到消散，不使邪毒结聚成脓。消法是一切肿疡初起的治法总则。适用于尚未成脓的初期肿疡和非化脓性肿块性疾病以及各种皮肤性疾病。

（2）托法　是用补益气血和透脓的药物，扶助正气以托毒外出，以免毒邪扩散和内陷的治疗法则，适用于外疡中期（成脓期）。

（3）补法　是用补养的药物，恢复其正气，助其新生，使疮口早日愈合的治疗法则。适用于溃疡

后期。

2. 外治法 是运用药物、手术、物理方法或配合一定的器械等，直接作用于患者体表某部或病变部位而达到治疗目的的一种治疗方法。常用的方法有药物疗法、手术疗法和其他疗法。药物疗法常用的有膏药、油膏、草药、箍围药、掺药等。手术疗法和其他疗法本教材不做论述。

二、痤疮

（一）定义

痤疮也称粉刺，指颜面、胸、背等处生丘疹如刺，可挤出白色碎米样粉汁。其是毛囊、皮脂腺的慢性炎症，多发于青年男女，常伴皮肤油腻。

（二）病因病机

素体阳热偏盛，肺经蕴热，复受风邪，熏蒸面部而发；或过食辛辣肥甘厚味，助湿化热，湿热互结，上蒸颜面而致；或脾气不足，运化失常，湿浊内停，郁久化热，热灼津液成痰，湿热瘀痰，凝滞肌肤而发。

（三）诊断要点

痤疮多发于青春发育期，易反复发生，常在饮食不节或月经前后加重。好发于颜面、颈、胸背部或臀部。皮损初起为针头大小的丘疹，或为白头粉刺、黑头粉刺，可挤出白色或淡黄色脂栓，若感染而成红色小丘疹，顶端可出现小脓疱。愈后可留暂时性色素沉着或轻度凹陷性疤痕。严重者表现为聚合痤疮，感染部位较深，出现紫红色结节、脓肿、囊肿，甚至破溃形成窦道和疤痕，或呈橘皮样改变，伴皮脂溢出。无自觉症状或轻度瘙痒，炎症明显时可有疼痛。病程长短不一，青春期后可逐渐痊愈。

（四）鉴别诊断

1. 粉刺与酒渣鼻 酒渣鼻多发于壮年，皮疹分布以鼻准、鼻翼为主，两颊前额也可见，绝不累及其他部位；无黑头粉刺，患部潮红、充血。

🔧 **练一练**

青年人颜面、上胸背部散在毛囊性红丘疹、黑头粉刺，甚至结节、脓肿，伴皮脂溢出，诊断为（   ）

A. 面游风　　B. 痤疮　　C. 酒渣鼻　　D. 油风　　E. 颜面疔疮

答案解析

2. 粉刺与职业性痤疮 职业性痤疮常发生于接触沥青、焦油及石油制品的工人；同工种的人往往多发生同样损害；丘疹密集，伴毛囊角化，除面部外，其他接触部位如手背、前臂、肘部亦有发生。

（五）辨证论治

1. 内治

·肺经风热

【证候表现】丘疹色红，或有痒痛，或有脓疱；伴口渴喜饮，大便秘结，小便短赤；舌质红，苔薄黄，脉弦滑。

【治法】疏风清肺。

【方剂】枇杷清肺饮加减。

【中成药】防风通圣丸、清热暗疮丸、金花消痤颗粒。

·肠胃湿热

【证候表现】 颜面、胸背部皮肤油腻，皮疹红肿疼痛，或有脓疱；伴口臭、便秘、溲黄；舌红，苔黄腻，脉滑数。

【治法】 清热除湿解毒。

【方剂】 茵陈蒿汤加减。

【中成药】 皮肤病血毒丸、当归苦参丸。

·痰湿瘀滞

【证候表现】 皮疹颜色暗红，以结节、脓肿、囊肿、疤痕为主，或见窦道，经久难愈；伴纳呆腹胀；舌质暗红，苔黄腻，脉弦滑。

【治法】 除湿化痰，活血散结。

【方剂】 二陈汤合桃红四物汤加减。

【中成药】 湿毒清胶囊。

2. 外治

（1）皮疹较多，可用颠倒散茶调涂患处，每日 2 次，或每晚涂 1 次，次晨洗去。

（2）脓肿、囊肿、结节较甚者，可外敷金黄膏，每日 2 次。

（六）健康指导

1. 经常用温水、硫磺皂洗脸，若皮脂较多时，可每日 3～4 次，不用冷水洗面，以防毛孔收缩，皮脂堵塞，粉刺加重。

2. 忌食辛辣刺激食物，如辣椒、酒类；少食油腻、甜食；多食新鲜蔬菜水果，保持大便通畅。

3. 不可滥用化妆品。

4. 禁止用手挤压粉刺，以免炎症扩散，愈后遗留凹陷性疤痕。

第三节　妇科常见病选方指导

PPT

一、妇科疾病的诊治要点

（一）诊断要点

妇科疾病的诊断要点是在对全身症状了解的同时，着重收集经、带、胎、产方面的信息，应用时须注重问诊和望诊。

问诊要点包括：问年龄、问主诉、问现病史、问月经史、问带下、问婚产史、问既往史。望诊时除观察患者的神志、形态、面色、唇色、舌质、舌苔外，还应注意观察月经、带下和恶露的量、色、质的变化。

练一练

妇科疾病的问诊要点有（　　）

A. 问年龄　　B. 问月经史　　C. 问带下　　D. 问婚产史　　E. 以上均是

答案解析

（二）治疗要点

妇科疾病的治疗须重视女性自身生理、病理特点，常以补肾滋肾、健脾和胃、疏肝养肝、调理气血诸法来调补冲任，是治疗妇科疾病的基本原则。同时，女性生殖道与外界相通，容易直接感受外邪，可以配合外治法，以使药物直达病所，提高疗效。

二、月经不调

月经不调也称月经失调，为妇科常见疾病，表现为月经周期或出血量的异常，可伴月经前、经期时的腹痛及全身症状。包括月经先期、月经后期、月经先后不定期、月经过多。

月经先期

（一）定义

月经周期提前 1~2 周，连续 3 个月经周期以上者，称为"月经先期"，亦称"经早"。相当于西医的"月经频发"。月经先期伴月经过多可进一步发展为崩漏，应及时进行治疗。

（二）病因病机

1. 阳盛实热　素体阳盛，外感热邪，过食辛辣助阳之品，以致热伤冲任，迫血下行而经期提前。

2. 肝郁血热　素性抑郁，情志内伤，导致肝气郁结，郁久化热，热伤冲任，迫血下行而月经先期而行。

3. 阴虚血热　素体阴虚，久病失血，产多乳众，以致阴血亏损，营阴暗耗。虚热内生，热扰冲任，血海不宁而致月经先期。

4. 气虚　素体脾虚，饮食不节，劳逸失常，思虑过度，以致中气不足，统摄无权，冲任不固，不能制约经血，月经先期而至。

❋ 练一练

月经先期的病因不包括（　　）

A. 寒凝　　B. 气虚　　C. 阴虚血热　　D. 肝郁血热　　E. 阳盛实热

答案解析

（三）诊断要点

1. 临床表现　月经来潮提前 1~2 周，且连续出现 2 个月经周期以上，经期、经量基本正常或伴有月经过多。

2. 妇科检查　若属黄体功能不足的排卵性月经失调，则盆腔无明显器质性病变；若属盆腔炎性疾病引起的月经先期，则检查中可见盆腔炎性疾病体征。

3. 辅助检查　基础体温测定、子宫内膜活检有助于诊断以及鉴别诊断。

（四）鉴别诊断

1. 月经先期与经间期出血　经间期出血是在 2 次正常月经之间的子宫出血，常发生在月经周期第 12~16 天，也就是排卵期，出血量少，出血时间短，有规律地反复发生。月经先期则是月经周期提前，往往经量较多。

2. 月经先期与月经先后无定期　月经先后无定期是以月经或提前、或错后 7 天以上，并连续 3 个月经周期以上才能诊断。而月经先期只有月经提前而无月经延后。

3. 月经先期与崩漏　崩漏是月经周期、经期、经量均发生严重紊乱的无周期性的子宫出血，量多为崩，量少为漏。而月经先期伴月经过多，虽周期改变，但提前不超过 2 周，经量虽多但经期正常，且能自行停止。

（五）辨证论治

1. 阳盛实热

【证候表现】经期提前，量多，色紫红，质稠，心胸烦闷，渴喜冷饮，大便燥结，小便短赤，面色红赤，舌红，苔黄，脉滑数。

【治法】清热降火，凉血调经。

【方剂】清经散加减。

【中成药】龙胆泻肝丸、固经丸。

2. 肝郁血热

【证候表现】经期提前，量多或少，经色紫红，质稠有块，经前乳房、胸胁、少腹胀痛，烦躁易怒，口苦咽干，舌红，苔黄，脉弦数。

【治法】清肝解郁，凉血调经。

【方剂】丹栀逍遥散加减。

【中成药】加味逍遥丸、越鞠丸。

3. 阴虚血热

【证候表现】经期提前，量少，色红质稠，颧赤唇红，手足心热，咽干口燥，舌红，苔少，脉细数。

【治法】养阴清热，凉血调经。

【方剂】两地汤加减。

【中成药】知柏地黄丸、二至丸。

4. 气虚

【证候表现】经期提前，或兼量多，色淡质稀，神疲肢倦，气短懒言，小腹空坠，纳少便溏，舌淡红，苔薄白，脉缓弱。

【治法】补脾益气，固冲调经。

【方剂】补中益气汤加减。

【中成药】补中益气丸、归脾丸、人参养荣丸、当归调经冲剂。

（六）健康指导

1. 调畅情志，避免精神刺激，保持心情愉快。

2. 不可过食辛辣助阳之品。

3. 注意经期卫生，避免过劳或剧烈运动。

月经后期

（一）定义

月经周期错后 7 天以上，甚至错后 3~5 个月一行，经期正常者，称为月经后期，亦称经期错后、经迟。相当于西医学的月经稀发。月经后期若伴经量过少，常可发展为闭经。

（二）病因病机

1. 血虚　数伤于血，产多乳众，病后体虚，饮食减少，以致化源不足，营血衰少，冲任不足，血海不能按时满溢，则经行错后。

2. 血寒　素体阳虚，久病伤阳，阳气不足，脏腑失于温养，生化失期，以致气虚血少，冲任不足，血海不能按时满溢，经行错后，为虚寒；经产之时，感受寒邪，过服寒凉，寒邪结于冲任，以致血为寒凝，胞脉不畅，血行迟滞，血海不能按时满溢，经行错后，为实寒。

3. 气滞 素性抑郁，情志不遂，气机郁滞，血为气滞，以致冲任不畅，血海不能按时满溢，经行错后。

4. 痰湿 素体肥胖，痰湿内盛，劳逸过度，饮食不节，损伤脾气，痰湿内生，下注冲任，以致胞脉壅滞，气血运行迟缓，血海不能按时满溢，经行错后。

（三）诊断要点

1. 临床表现 月经周期错后 7 天以上，甚至 3～5 个月一行，经期基本正常，且连续出现 3 个月经周期以上。

2. 妇科检查 一般内外生殖器无明显的器质性病变。

3. 辅助检查 基础体温测定、内分泌性激素测定及 B 超等检查，有助于了解子宫、卵巢的发育和病变。

（四）鉴别诊断

1. 月经后期与月经先后无定期 二者均为月经周期异常的病变。月经先后无定期表现月经或提前，或错后 1～2 周。而月经错后只表现为月经周期延后，甚至 3～5 个月一行，常伴月经过少。

2. 月经后期与早孕 早孕者，既往月经正常，突然停经，有早孕反应；妊娠试验阳性反应；妇科检查子宫体增大、变软，宫颈着色；B 超可见子宫内有孕囊。

（五）辨证论治

1. 血虚

【证候表现】经期错后，量少，色淡质稀，小腹空痛，皮肤不润，面色苍白或萎黄，头晕眼花，心悸失眠，或伴腰膝酸软，带下清稀，舌淡，苔薄，脉细无力。

【治法】补血养营，益气调经。

【方剂】大补元煎或归肾丸加减。

【中成药】乌鸡白凤丸。

2. 血寒

·虚寒

【证候表现】经期错后，量少，色淡质稀，小腹隐痛，喜温喜按，腰酸无力，小便清长，面色㿠白，舌淡，苔白，脉沉迟无力。

【治法】温经扶阳，养血调经。

【方剂】艾附暖宫丸加减。

【中成药】艾附暖宫丸、温经丸。

·实寒证

【证候表现】经期错后，量少，经色紫黯有块，小腹冷痛拒按，得热痛减，畏寒肢冷，舌黯，苔白，脉沉紧或沉迟。

【治法】温经散寒，活血调经。

【方剂】温经汤加减。

【中成药】少腹逐瘀丸。

3. 气滞

【证候表现】经期错后，量少，经色黯红或有血块，小腹胀痛，精神抑郁，胸闷不舒，舌象正常，脉弦。

【治法】理气行滞，活血调经。

【方剂】膈下逐瘀汤加减。

【中成药】复方益母草膏、血府逐瘀丸、七制香附丸。

4. 痰湿

【证候表现】经期错后，量少，色淡，质黏，头晕体胖，心悸短气，脘闷恶心，带下量多，舌淡胖，苔白腻，脉滑。

【治法】燥湿化痰，活血调经。

【方剂】芎归二陈汤加减。

【中成药】参苓白术颗粒。

（六）健康指导

1. 经前及经期适寒温，避免冒雨涉水，过食寒凉。
2. 调节情志，保持心情舒畅，避免精神刺激。
3. 做好计划生育，避免因人工流产、产乳过多，耗伤精血。

月经先后无定期

（一）定义

月经周期提前或错后7天以上，连续3个月经周期以上者，称为月经先后无定期，又称月经愆期、经乱。若青春期初潮后1年内或者更年期月经先后无定期，无其他证候者，可不予治疗。月经先后无定期若伴经量增多及经期紊乱，可发展为崩漏。

（二）病因病机

1. 肾虚　素体肾气不足，房劳多产，久病大病，损伤肾气，开阖不利，以致冲任失调，血海蓄溢失常，则经行先后无定期。

2. 肝郁　素性抑郁，忿怒过度，肝气逆乱，疏泄失司，以致冲任不调，血海蓄溢失常，则月经先后无定期。

（三）诊断要点

1. 临床表现　月经或提前或错后7天以上，经期正常，经量或正常或多或少，并连续3个月经周期以上。

2. 妇科检查　一般无明显改变。

3. 辅助检查　B超、卵巢功能测定有助于诊断。

（四）鉴别诊断

1. 月经先后无定期与崩漏　两者都有周期紊乱，月经先后无定期经期正常，经量变化不大，而崩漏则是周期、经期、经量均异常，阴道流血或量多如注，或淋漓不断。

2. 月经先后无定期与妊娠　对月经先后无定期的生育期妇女，当出现月经延后时，应注意排除妊娠，可通过早孕试验、B超等进行鉴别。

（五）辨证论治

1. 肾虚

【证候表现】经行或先或后，量少色淡，质稀，头晕耳鸣，腰酸腿软，小便频数，舌淡，苔薄，脉沉细。

【治法】补肾益气，养血调经。

【方剂】固阴煎加减。

【中成药】女金丸、乌鸡白凤丸、济生肾气丸。

2. 肝郁

【证候表现】经行或先或后，经量或多或少，色黯红而有血块，或经行不畅，胸胁、乳房、少腹胀痛，伴精神郁闷，时欲太息，嗳气食少，舌质正常，苔薄，脉弦。

【治法】疏肝解郁，和血调经。

【方剂】逍遥散加减。

【中成药】妇科十味片、调经丸、定坤丹。

（六）健康指导

1 保持心情舒畅，以使气血畅达。

2 及时治疗本病，重视平时调护，防止转化为崩漏或闭经。

月经过多

（一）定义

月经周期正常，经量明显多于以往者，称为月经过多。本病相当于西医学排卵型功能失调性子宫出血病引起的月经过多，或子宫肌瘤、子宫内膜异位症、盆腔炎症等疾病引起的月经过多。宫内节育器引起的月经过多可按本病治疗。

（二）病因病机

1. 气虚　素体虚弱，饮食失节，劳倦过度，大病久病，损伤脾气，中气不足，以致冲任不固，血失统摄，则经行量多。

2. 血热　素体阳盛，恣食辛燥，感受热邪，五志过极化火，热扰冲任，迫血妄行，遂致经行量多。

3. 血瘀　素性抑郁，忿怒过度，气机郁滞，血行不畅，或经期产后余血未尽，复感受外邪，或房事不禁，瘀血内停，以致冲任瘀阻，血不归经，则经行量多。

（三）诊断要点

1. 临床表现　月经量与正常相比明显增多，但月经周期、经期基本正常，而且连续 2 个月经周期以上。病程长者可有血虚之象。

2. 妇科检查　内外生殖器无明显器质性病变。若为盆腔炎性疾病，可有宫体压痛，附件增粗、压痛或有炎性包块存在。若为子宫肌瘤，子宫体增大，质较硬，形态不规则，或可触及结节。

3. 辅助检查　B 超可协助诊断盆腔炎性病变；宫腔可明确子宫内膜息肉、黏膜下肌瘤等疾病的诊断。

（四）鉴别诊断

1. 月经过多与崩漏　崩漏的出血无周期性，同时伴经期延长，淋漓日久不能自然停止，而月经过多有周期性，经量虽明显增多，但在一定的时间内能自然停止。

2. 月经过多与流产　早期自然流产，尤其是孕后 1 个月即流产，易误诊为月经过多。流产者伴下腹阵痛，经检查有胚胎组织排出，同时妊娠试验可进行鉴别。

（五）辨证论治

1. 气虚

【证候表现】行经量多，色淡红，质清稀，神疲体倦，气短懒言，小腹空坠，面色㿠白，舌淡苔薄，脉缓弱。

【治法】补气摄血，固冲调经。

【方剂】举元煎加减。

【中成药】人参养荣丸、八珍颗粒、归脾丸。

2. 血热

【证候表现】经行量多，色鲜红或深红，质黏稠，口渴喜冷饮，多梦心烦，尿黄便结，舌红苔黄，脉滑数。

【治法】清热凉血，固冲止血。

【方剂】保阴煎加炒地榆、槐花。

【中成药】紫地宁血散。

3. 血瘀

【证候表现】经行量多，色紫黯，质稠有血块，经行腹痛，或平时小腹胀痛，舌紫黯或有瘀点、瘀斑，脉涩有力。

【治法】活血化瘀，固冲止血。

【方剂】失笑散加三七、茜草、益母草。

【中成药】四物颗粒、定坤丹。

练一练

血热型月经过多，可推荐使用（　　）

A. 人参养荣丸　　B. 八珍颗粒　　C. 定坤丹　　D. 四物颗粒　　E. 紫地宁血散

答案解析

（六）健康指导

1. 保持心情舒畅，避免精神刺激。
2. 慎食辛辣温燥之品，以富营养、易消化为原则。
3. 保持月经期卫生保健，经期注意休息，避免过劳。

三、痛经 微课

（一）定义

在经期或经行前后，出现周期性小腹疼痛，或痛引腰骶，甚则剧痛晕厥者，称为痛经，也称为经行腹痛。

看一看

西医学把痛经分为原发性痛经和继发性痛经，前者又称功能性痛经，系指生殖器官无明显器质性病变者；后者多继发于生殖器官的某些器质性病变，如盆腔子宫内膜异位症、子宫腺肌病、慢性盆腔炎等。功能性痛经容易痊愈，器质性病变导致的痛经病程较长，缠绵难愈。

（二）病因病机

1. 肾气亏损　先天肾气不足，房劳多产，久病虚损，肾气受损，肾虚则精亏血少，以致冲任不足，经行血泄之时，胞脉愈虚，失于濡养，"不荣则痛"。

2. 气血虚弱　素体虚弱，气血不足，或脾胃虚弱，化源不足，或大病久病，耗伤气血，以致气虚血少，经行血泄之时，冲任气血更虚，胞脉失于濡养，"不荣则痛"。

3. 气滞血瘀　素性抑郁，忿怒伤肝，肝失疏泄，气滞血瘀；或经期产后，余血内留，蓄而成瘀，以致冲任瘀滞，血行不畅，经前经时气血下注冲任之时，胞脉气血更加壅滞，"不通则痛"。

4. 寒凝血瘀　经期产后，寒邪外袭，或过食寒凉生冷，以致寒客冲任，与血搏结，气血凝滞不畅，经前经时气血下注冲任之时，胞脉气血更加壅滞，"不通则痛"。

（三）诊断要点

1. 临床表现　经期或经行前后小腹疼痛，可痛及全腹或腰骶部，随月经周期而发。或剧烈疼痛难忍，或伴有呕吐、汗出、面青肢冷，以致晕厥。月经净后疼痛缓解，也有部分患者，经血将净或经净后 1~2 天始小腹隐痛。

2. 妇科检查　原发性痛经多无明显器质性病变。继发性痛经，如子宫内膜异位症多有痛性结节，子宫粘连，活动受限，或伴有卵巢囊肿；子宫腺肌症患者的子宫多呈均匀性增大，局部有压痛；盆腔炎性疾病有盆腔炎症征象。一些患者可见子宫体极度屈曲、宫颈口狭窄等。

3. 辅助检查　盆腔 B 超、宫腔镜、腹腔镜检查，有助于子宫内膜异位症、子宫腺肌症、盆腔炎性疾病的诊断，必要时可结合碘油造影。

（四）鉴别诊断

1. 痛经与异位妊娠　异位妊娠多有停经史和早孕反应，疼痛不呈周期性；妊娠试验阳性；痛经虽可出现剧烈的小腹痛，但无上述妊娠征象。

2. 痛经与胎动不安　胎动不安在轻微小腹痛和少量阴道流血的同时，伴有腰酸和小腹下坠感，腹痛不呈周期性；妊娠试验阳性；B 超可见宫腔内有孕囊和胚芽，或见胎心搏动。

（五）辨证论治

1. 气滞血瘀

【证候表现】经前或经期小腹胀痛拒按，胸胁、乳房胀痛，经行不畅，经色紫黯有块，块下痛减，舌紫黯，或有瘀点，脉弦或弦涩有力。

【治法】行气活血，祛瘀止痛。

【方剂】膈下逐瘀汤加减。

【中成药】调经止痛片、元胡止痛片、妇女痛经丸、妇康宁、益母草颗粒。

2. 寒凝血瘀

·实寒

【证候表现】经前或经期，小腹冷痛或绞痛，得温痛减，经行量少，色黯有块。伴畏寒肢冷，面色青白，带下淋漓。舌黯、苔白或白滑，脉沉紧。

【治法】温经散寒，化瘀止痛。

【方剂】少腹逐瘀汤加减。

【中成药】少腹逐瘀丸、痛经丸、田七痛经胶囊。

·虚寒

【证候表现】经期或经后小腹冷痛，喜温喜按，经血量少，色黯有块，腰腿酸软，大便溏软，小便清长。舌淡胖苔白润，脉沉。

【治法】扶阳暖宫，温经止痛。

【方剂】温经汤加艾叶、附子、小茴香。

【中成药】艾附暖宫丸。

3. 肝肾亏损

【证候表现】经期或经后小腹隐隐作痛，喜按，月经量少，色淡质稀，头晕耳鸣，腰腿酸软，小便清长，面色晦黯，舌淡苔薄，脉沉细。

【治法】补肾填精，养血止痛。

【方剂】调肝汤加减。

【中成药】女金丹丸。

4. 气血虚弱

【证候表现】经期或经后小腹隐痛喜按，月经量少，色淡质稀，神疲乏力，头晕心悸，失眠多梦，面色苍白，舌淡，苔薄，脉细弱。

【治法】补气养血，和中止痛。

【方剂】圣愈汤去生地，加白芍、香附、延胡索。

【中成药】妇康片。

练一练

艾附暖宫丸适用于痛经的（　　）

A. 实寒证　　B. 虚寒证　　C. 气滞血瘀证　　D. 气虚虚弱证　　E. 肝肾亏虚证

答案解析

（六）健康指导

1. 普及月经生理常识，消除恐惧、焦虑心理；调节情绪，以免气机郁滞。
2. 经期注意保暖，忌冒雨涉水、游泳避免受寒。
3. 经期禁房事，避免发生子宫内膜异位症及盆腔感染。
4. 不宜食用寒冷、生冷、油腻之品，以免伤脾碍胃，寒湿内生。

第四节　儿科常见病选方指导

PPT

一、儿科疾病的诊治要点

（一）诊断要点

儿科疾病的诊查与其他各科一样，须望、闻、问、切四诊合参。但是，依据小儿的生理、病理特点，四诊应用有其特殊性。闻诊诊查范围有一定限制；婴幼儿不会叙述病情，较大儿童的主诉也不一定可靠；切脉按诊易因小儿叫闹啼哭而受到影响。因此儿科收集病史患儿资料时最为重视望诊；问诊着重问其父母或养育人的喂养情况以及疾病发生情况。

儿科辨证方法应用八纲辨证、脏腑辨证、卫气营血辨证、六淫疫疠辨证、气血痰食辨证等，其中以前两种最为常用。

（二）治疗要点

小儿疾病的治疗法则与成人基本相同。儿科用药一定要注意到小儿的体质特点，祛邪而不伤正，扶正而不腻滞，勿留邪、不损正，固护胃气，维护生机。对大苦、大寒、大辛、大热，尤其是有毒之药物，一定要审慎应用，必须使用时也当中病即止。

小儿汤剂的煎服方法一般与成人相同，但服药量需比成人小。汤剂处方用药总量，一般新生儿为成人量的1/6，乳婴儿为成人量的1/3~1/2，幼儿及幼童为成人量的2/3，学龄儿童用成人量。

煎煮汤剂前放水不要太多，一般以浸透后水能淹没药物为宜。煎出的药液总量要依据年龄大小来掌握，一般婴儿为60~100ml，幼儿及学龄前儿童为150~200ml，学龄儿童为200~250ml。依据患儿每次服药量和病情特点灵活掌握每日服药次数，可分3~5次。

二、食积

（一）定义

食积是因小儿喂养不当，内伤乳食，停积胃肠，脾运失司所引起的一种小儿常见的脾胃病证，以不思乳食、腹胀嗳腐、大便酸臭或便秘为主要表现，称积滞。与西医学的消化不良相近。

👁 **看一看**

食积与伤乳、疳证有密切关系，一般情况伤于乳食，经久不愈，病情增进，可转变为积，积久不消，迁延失治，日渐羸弱，则转化为疳。三者名虽异而病源则一，只是病情轻重深浅之不同。可以说食积是疳证的前奏，以实为主。疳证是食积发展的结果，故"积为疳之母""无积不成疳"。

（二）病因病机

1. 乳食内积 小儿脾常不足。伤于乳者，多因乳哺不节、食乳过量或乳液变质、冷热不调，停积脾胃，壅而不化，成为乳积；伤于食者，多因饮食喂养不当、饱食无度、偏食嗜食、生冷不节，食物不化，或过食肥甘厚腻不易消化之物，停聚中焦而食积。

2. 脾虚夹积 小儿先天不足，脾胃虚弱；或病后失调，脾胃受损；或过服寒凉攻伐之品，以致脾胃虚寒，运化无力，乳食稍有不当，即可停积不化，形成积滞。

（三）诊断要点

1. 临床表现 不思或少思乳食，脘腹胀痛，呕吐酸馊，大便溏泻，臭如败卵或便秘；伴烦躁不安，夜间哭闹，或有发热等症。

2. 病史 有伤乳、伤食史。

3. 辅助检查 大便检查，有不消化食物残渣或脂肪球。

（四）鉴别诊断

食积与厌食 二者均为喂养不当，脾运失健所致。厌食除长期食欲不振、厌恶进食外，一般无嗳气酸腐、大便酸臭、脘腹胀痛之症。

（五）辨证论治

1. 乳食内积

【证候表现】食欲不振或拒食，脘腹胀满，疼痛拒按；或有嗳腐恶心，呕吐酸馊乳食，烦躁哭闹，夜卧不安，低热，肚腹热甚，大便秽臭，舌红苔腻。

【治法】消乳消食，化积导滞。

【方剂】消乳丸或保和丸加减。

【中成药】保和丸、小儿化食丸、枳实导滞丸、四磨汤口服液。

2. 脾虚夹积

【证候表现】神倦乏力，面色萎黄，形体消瘦，夜寐不安，不思乳食，食则饱胀，腹满喜按，呕吐酸馊乳食，大便溏薄、夹有乳凝块或食物残渣，舌质淡红，苔白腻，脉沉细而滑。

【治法】健脾助运，消补兼施。

【方剂】健脾丸加减。

【中成药】小儿健脾丸、小儿香橘丹。

练一练

答案解析

患者，男，6岁。患儿2个月前因饱食快餐后出现纳少、腹胀，时有呕吐与腹痛，呕吐物酸腐，大便臭秽，矢气频转，无发热，口微渴，烦躁，夜寐不安，手足心热，舌红，苔稍黄较厚，脉弦滑。可诊断为（　）

A. 泄泻　　　B. 厌食　　　C. 呕吐　　　D. 积滞　　　E. 胃痛

（六）健康指导

1. 提倡母乳喂养，不应过饥过饱。食品宜新鲜清洁，不应过食生冷、肥腻之物。

2. 随着年龄的增长，逐渐添加相适应的辅助食品，不应偏食、杂食，合理喂养，更不要乱服滋补品。

3. 平时应保持大便通畅，养成良好的排便习惯。

4. 呕吐者可暂禁食3~6小时，或给予数滴生姜汁，加少许糖水饮服；腹胀者揉摩腹部。

想一想

答案解析

临床常见病证用药指导应遵循的原则是什么？

目标检测

答案解析

一、单项选择题

1. 风热感冒宜选用（　）

A. 银翘散　　　　　B. 桑菊饮　　　　　C. 止嗽散

D. 荆防败毒散　　　E. 参苏饮

2. 痰热咳嗽主证为（　）

A. 久咳，干咳少痰或痰中带血，午后潮热

B. 久咳气逆，干咳少痰，咳引胸胁痛

C. 久咳痰多，痰白易出，胸脘痞闷

D. 咳嗽新起，咳声粗亢，痰稠色黄

E. 咳嗽新起，咽干鼻燥，咳声嘶哑，痰少黏稠，难以咯出

3. 心悸，善惊恐，坐卧不安，舌苔薄白，脉象虚弦，属（　）

A. 心血不足　　　B. 饮邪上犯　　　C. 心虚胆怯

D. 心阴不足　　　E. 心阳衰弱

4. 胃痛属寒邪客胃者，治以（　）

A. 活血化瘀　　　B. 消食导滞　　　C. 疏肝理气

D. 散寒止痛　　　E. 温中健脾

5. 下列关于泄泻与痢疾的鉴别，无意义的是（　）

A. 泻下有无脓血　　　　B. 泻下爽利与否　　　　C. 泻下次数之多少

D. 里急后重之有无　　　E. 泻下稀薄与赤白黏冻

6. 燥热便秘的治法为（　）

A. 顺气导滞　　　　　　B. 清热润下　　　　　　C. 养血润燥

D. 益气润肠　　　　　　E. 温阳通便

7. 气滞便秘的特点是（　）

A. 面赤身热，口臭唇焦，尿赤，苔黄燥，脉滑实

B. 嗳气频作，胸胁痞满，腹胀，苔薄腻，脉弦

C. 神疲气短，临厕努挣乏力，大便不燥，脉虚

D. 面色无华，头晕心悸，舌淡，脉细

E. 面色㿠白，畏寒肢冷，尿清，舌苔白，脉沉迟

8. 痰浊头痛的特征是（　）

A. 头痛且空　　　　　　B. 头痛如裂　　　　　　C. 头痛如裹

D. 头痛且晕　　　　　　E. 头痛昏蒙

9. 鉴别淋证与癃闭的关键在于（　）

A. 有无小便短赤灼热　　B. 有无排尿困难　　　　C. 有无小便混浊

D. 有无小便量少　　　　E. 有无排尿疼痛

10. 患者小便热涩疼痛，尿色深红，或夹有血块。应首选考虑的是（　）

A. 热淋　　　　　　　　B. 血淋　　　　　　　　C. 气淋

D. 石淋　　　　　　　　E. 劳淋

二、简答题

1. 普通感冒与时行感冒的区别是什么？

2. 胃痛的分型、治法、代表方各是什么？

3. 如何区别淋证与尿血、尿浊？

三、案例分析题

患者，女，62岁。患者腹泻反复发作2年，曾服用多种中西药物，病情时好时差。近半月来腹泻次数增多，少则2~3次，多达6~7次，大便稀溏，饮食稍有不慎即腹泻，纳少，消瘦，面色萎黄，乏力，腰酸怕冷，时有腹胀腹痛，夜寐不安，平时多思多虑，精神易紧张，无发热，无黏冻血便，舌淡，苔薄，脉沉细。

分析：此患者所患何病，属什么证候类型？如何确定治法和推荐中成药？

（田　丹）

书网融合……

📄重点回顾　　　📱微课　　　📄习题

实　训

实训一　临床常见病的辨证

【实训内容】

感冒、咳嗽、胃痛、泄泻、便秘、头痛、痔、痛经、积滞、痹证的辨证。

【实训目的】

1. 知道感冒、咳嗽、胃痛、泄泻、便秘、头痛、痔、痛经、积滞、痹证的常见证型。

2. 知道感冒、咳嗽、胃痛、泄泻、便秘、头痛、痔、痛经、积滞、痹证的辨证要点。

3. 能运用所学知识对临床常见病进行基本的辨证诊断。

【实训准备】

教室、多媒体设备、临床常见病各证型病案1例。

【实训方法】

1. 课前分组，每10人一组，组成讨论小组。

2. 任意选择1～3例病案通过多媒体设备展示。

3. 每组同学熟悉病案后开展讨论，教师巡回指导。

4. 各讨论小组选派一名代表上台就辨证诊断及辨证依据作交流发言，小组间互评，教师点评。

5. 投票选出本次实训课最佳发言代表，给予适当加分。

6. 教师最后总结归纳，并布置课后作业：5～10例病案的辨证诊断及依据，要求完成书面实训报告。

病案示例

（周雪峰）

实训二　体质测试

【实训目的】

1. 熟悉中医9种体质判定标准、方法及测试方法。

2. 能正确辨识中医9种体质。

3. 能对中医9种体质进行测试并进行养生指导。

4. 能正确使用中医体质测试仪。

【实训准备】

1. 准备《中医体质分类与判定表》（中华中医药学会标准）。

2. 准备草稿纸、签字笔。

3. 中医体质测试仪。

【实训方法】

1. 以班级为单位预先分好小组，每组 6~8 人。

2. 教师示范讲解中医体质的判定方法。

3. 同学实操。

4. 中医体质测试仪实操。

【实训内容】

1. 简单回顾中医体质学说理论知识。

2. 模拟临床中医体质实际判定情景，教师进行情景教学——以案例示范讲解中医体质判定方法。

3. 回答《中医体质分类与判定表》中的全部问题，每一问题按 5 级评分，计算原始分及转化分，依标准判定体质类型。

原始分 = 各个条目的分值相加。

$$转化分数 = [（原始分 - 条目数）/（条目数 \times 4）] \times 100$$

4. 平和质为正常体质，其他 8 种体质为偏颇体质。判定标准见表 1。

表 1　平和质与偏颇体质判定标准表

体质类型	条件	判定结果
平和质	平和体质转化分 ≥ 60 分	是
	其他 8 种体质转化分均 < 30 分	是
	平和体质转化分 ≥ 60 分	基本是
	其他 8 种体质转化分均 < 40 分	基本是
	不满足上述条件者	否
偏颇体质	转化分 ≥ 40 分	是
	转化分 30~39 分	倾向是
	转化分 < 30 分	否

5. 随机抽取 2 名同学展示中医体质判定方法，1 名同学扮演测试者，1 名同学扮演被测试者，其余同学扮演评委，进行观摩指正。

6. 中医体质测试仪实操。

7. 教师小结。

【实训检测】

1. 技能目标　熟悉中医 9 种体质判定标准、方法及测试方法；能正确辨识中医 9 种体质；能对中医 9 种体质进行测试；能正确使用中医体质测试仪。

2. 能力目标　应变能力，临床思维能力，根据测试结果能给被测试者正确作出分析、解释，答疑，给出合理的养生指导建议。

【实训评价】

评价内容见表 2。

表2　中医体质测试技能训练考核表

专业班级		姓名		日期	
实训项目		实训成绩		教师签名	
考核内容		评分标准		分值	得分
技能目标	仪表、礼貌用语、测试前沟通工作			20分	
	根据中医体质分类与判定表逐一询问被测试者，做出打分			25分	
	根据判定标准将打分结果进行转化，得出被测试者最终体质			20分	
	中医体质测试仪实操			10分	
能力目标	结合中医临床，根据被测试者具体的体质给出相应的养生指导建议			25分	
合计				100分	

（张　芳）

实训三　中药饮片的辨识

【实训目的】

1. 掌握常用中药饮片性状的辨识。

2. 熟悉中药饮片的鉴别方法。

3. 了解中药的来源。

【实训准备】

中药饮片辨识实训室及常用中药饮片。

【实训方法】

1. 教师讲解常用中药饮片的鉴别方法和性状辨识要点，辨别中药饮片的形、表、质、断、色、味等。

2. 学生在教师指导下在进行中药饮片的辨识。

3. 总结训练过程，分析讨论。

【实训内容】

根据中药饮片辨识要点辨识饮片。在教师的组织下，借助中药饮片，指导学生通过眼看、手摸、鼻闻、口尝等方式，对常用中药饮片进行辨识训练。使学生掌握中药的来源、常用中药饮片的基本特征、辨识方法和技能，做好实训记录报告（表3）。

表3　中药饮片的辨识

序号	辨识要点	鉴别方法	中药饮片名称
1			
2			
3			
4			

序号	辨识要点	鉴别方法	中药饮片名称
5			
6			
7			
8			
9			
10			

【实训检测】

1. 态度目标 中药饮片辨识的操作过程中，态度是否认真细致，团队配合是否默契，老师可根据学生的模拟情境作出评价。

2. 能力目标 将中药饮片辨识过程中，是否运用正确鉴别方法，性状辨别要点是否清晰、全面等技能，作为能力目标进行综合评价。

【实训评价】

评价内容见表4。

表4 问病荐药技能训练考核表

专业班级		姓名		日期	
实训项目		实训成绩		教师签名	
考核内容	评分标准			分值	得分
素质目标	仪表、礼貌用语、沟通能力			20分	
技能目标	饮片辨识要点正确			30分	
	专业术语表述清晰简洁，语言流畅			20分	
	正确选择鉴别方法			20分	
	正确学出中药饮片名称，无错别字			10分	
合计				100分	

实训四 中药汤剂的制备

【实训目的】

1. 掌握中药汤剂的煎煮器具、水的选择及煎煮流程。

2. 熟悉中药的特殊煎煮方法。

3. 学会中药汤剂的制备。

【实训准备】

1. 能容许多名学生同时进行煎煮中药并能进行指导教学的中药炮制实训室。

2. 临床常用经典处方、处方中的中药，煎药器具。

【实训方法】

1. 教师讲解中药汤剂煎煮的意义、方法及注意事项。

2. 教师示范汤剂煎煮过程。

3. 学生依据所给处方选择一定量的药物。

4. 进行特殊药物煎服法鉴别。

5. 在教师指导下在进行中药汤剂的制备。

6. 总结训练过程，分析讨论。

【实训内容】

1. 中药特殊煎煮方法　将钩藤、鳖甲、砂仁、赭石、广藿香、附子、芒硝、旋覆花、川乌、车前子、人参、大黄、阿胶、海金沙、薄荷、胖大海、番泻叶、鹿茸、鹿角胶，按其各自的煎煮方法填入表5。

表5　中药特殊煎煮方法

特殊煎煮方法	中药
先煎	
后下	
包煎	
另煎	
烊化	
冲服	
泡服	

2. 学生依据所给处方煎煮药物。

【实训检测】

1. 态度目标　中药汤剂制备的操作过程中，态度是否认真细致，团队配合是否默契，老师可根据学生的模拟情境作出评价。

2. 能力目标　将中药汤剂制备过程中，是否正确按方取药，器具和煎药用水的选择是否正确，煎药过程中火候的调节是否合理，煎煮次数和煎药量是否准确等技能，作为能力目标进行综合评价。

【实训评价】

评价内容见表6。

表6　中药汤剂制备训练考核表

专业班级		姓名		日期	
实训项目		实训成绩		教师签名	
考核内容	评分标准			分值	得分
素质目标	仪表、礼貌用语、沟通能力			20分	
技能目标	汤剂制备过程正确抓取中药及药量			30分	
	器具、煎药用水正确			10分	
	中药特殊煎煮方法正确			20分	
	火候调节合理			10分	
	煎药次数和煎药量正确			10分	
合计				100分	

（邱　麒）

实训五　临床常用中成药的社会调查

【实训目的】

通过实地调查，掌握常用中成药及剂型特点，熟悉中成药包装特点和说明书应撰写的内容以及药品营销中中成药品分类的方法，了解常用中成药的价格及分布情况等；通过与药学服务岗位的直接接触，了解药学服务的对象、需求及服务内容，初步了解向患者合理推荐中成药的专业能力和交流沟通技巧，为今后从事药学服务和药品营销工作奠定基础。

【实训准备】

1. 中成药调查分组　按病症分类的方法，设置调查中成药分组，如腹痛、腹泻等。每组编号准备抽签材料。

2. 按实训学生人数准备调查汇总表。

【实训方法】

1. 组建实训小组　根据班级学生人数，每3～5人组建小组。

2. 抽取调查中成药类别　各小组长随机抽签决定调查中成药组，每个中成药组调查小组不少于2组。每个中成药组调查地点至少有分药房和医院各1家。

3. 现场调查　分别到医药连锁零售药店或医疗单位中成药药房等药品经营岗位，实地调查。

4. 整理分析　汇总调查资料，撰写《常用中成药剂型的社会调查报告》。

【实训内容】

1. 调查对象　医院中成药房、药店营销相关人员，或进入场地的顾客、患者。

2. 调查内容　根据所抽取病症中成药组，调查该类病症常用中成药的品种、剂型、价格、说明书内容、销售情况等。

3. 分组汇总调查资料

【实训结果】

1. 填写《常用中成药调查汇总表》（表7）。

表7　常用中成药调查汇总表

序号	药品名称	剂型规格	包装	说明	生产企业	价格（元）	销售情况	药品分类		
								剂型	药店	方剂学
1										
2										
……										

备注：（1）说明内容包括性状、主要成份、功能与主治、用法与用量、贮藏等内容。
（2）中成药的药品分类方法为：①剂型分类，是药剂学常用的分类方法；②药店分类法，是按作用范围及其主要作用分类，便于问病售药、医师处方及药店售药；③方剂学分类，为临床实用价值较高的分类方法。

2. 撰写《常用中成药剂型的社会调查报告》。

（李智红）

实训六　问病荐药技能训练

【实训目的】

1. 掌握问病荐药技巧，增强学生中成药知识及指导合理使用中成药的能力。

2. 熟悉常见疾病感冒、咳嗽、胃痛、泄泻、头痛、失眠、便秘、痛经的问病要点、辨证分型，推荐合适的中成药。

3. 了解中成药的用药方法、不良反应及使用注意。

【实训准备】

1. 模拟药房　配备常用的各种剂型中成药品盒。

2. 问病荐药案例　感冒、咳嗽、胃痛、泄泻、头痛、失眠、便秘、痛经等病证的辨证分型、治疗原则、推荐药品的案例。

【实训方法】

1. 组建小组　以班级为单位，预先分好小组，5～6人一组。

2. 角色扮演　随机抽取每组学生2名，一名扮演药店店员，一名扮演顾客（患者）。

3. 抽取案例　扮演顾客（患者）的学生到模拟药房，从问病荐药案例中随机抽取案例。

4. 模拟药房情境　抽签后扮演顾客（患者）的学生从模拟药房门外走进药架前，扮药房店员的学生主动热情接待，进行问病荐药的情境对话。

5. 问病后辨证分型，推荐使用药物　扮演药房店员的学生详细介绍药品功效主治、用药方法等，指导合理用药。

【实训内容】

1. 问病荐药过程　根据顾客（患者）的主诉和临床表现进行诊断、辨证，然后推荐合适的中成药并介绍其功效主治用药方法、不良反应及一些注意事项。

2. 问病荐药内容

（1）病因及诱因　询问起病的环境与时间，是否有明显的起病原因或诱因。

（2）主要症状及持续时间　问主诉，即现在最痛苦的症状、体征及持续时间。

（3）伴随症状　问是否有其他伴随症状。

（4）诊治经过　起病后是否有过就医？是否服用何药治疗，用药效果如何？有无不良反应等。

（5）发病以来　饮食、二便、睡眠、精神状况。

（6）既往史　既往健康状况和既往患病情况。

（7）药物过敏史　是否对某些药品有过敏史。

（8）个人生活史　社会经历、职业及工作条件、生活起居、饮食嗜好，婚姻生育等。

（9）家族史　直系亲属及配偶的健康和患病情况，有无传染病史或与遗传有关的疾病等。

（10）妇女　问月经史、婚及孕产史。

根据以上询问，了解患者病情，进行综合分析，辨证分型，为患者推荐合适的中成药，并指导其合理用药。

【实训检测】

1. 素质目标　模拟过程中店员向病态度要和蔼可亲，语言要通俗易懂，顾客态度要严肃认真密切配合，沟通流畅，老师可根据学生的模拟情境作出评价。

2. 能力目标 将问病要点是否清晰全面、辨证分型是否准确推荐药品是否正确指导合理用药是否清楚全面等技能，作为能力目标进行综合评价。

【实训评价】

评价内容见表8。

表8 问病荐药技能训练考核表

专业班级		姓名		日期	
实训项目		实训成绩		教师签名	
考核内容	评分标准			分值	得分
素质目标	仪表端正、态度和蔼，礼貌用语，注重用语技巧、沟通流畅			20分	
技能目标	问病过程表述清晰简洁，语言通俗流畅，问病和诊断要点清楚全面			20分	
	辨病、辨证正确			20分	
	准确推荐使用药物，药物介绍及用药依据清晰易懂			20分	
	用药指导：服法、不良反应、注意事项及药品价格等			15分	
	温馨提示：如健康指导等			5分	
合计				100分	

（杨丽蓉）

索　引

中药药名索引

方剂与中成药药名索引

参考文献

［1］张伯礼．中医内科学［M］．北京：中国中医药出版社，2017．

［2］陈红风．中医内科学［M］．北京：中国中医药出版社，2018．

［3］谈勇．中医内科学［M］．北京：中国中医药出版社，2019．

［4］马融．中医内科学［M］．北京：中国中医药出版社，2019．

［5］张虹，孙涛．中医药学概论［M］．北京：中国医药科技出版社，2019．

［6］周少林，吴立明．中医药学概论［M］．北京：人民卫生出版社，2018．

［7］孙广仁．中医基础理论［M］．北京：中国中医药出版社，2012．

［8］应福义．中医诊断学［M］．北京：人民卫生出版社，2014．

［9］国家药典委员会．中华人民共和国药典（2020年版）［M］．北京：中国医药科技出版社，2020．

［10］肖振辉．中医内科学［M］．北京：人民卫生出版社，2010．

［11］吴恒亚．中医外科学［M］．北京：人民卫生出版社，2010．

［12］傅淑清．中医妇科学［M］．北京：人民卫生出版社，2010．

［13］刘百祥．中医儿科学［M］．北京：人民卫生出版社，2010．

［14］徐德生．中药学综合知识与技能［M］．北京：中国医药科技出版社，2014．